NEUROIMMUNOLOGY

牛津神经免疫学

原　著　[美] Bibiana Bielekova

　　　　[美] Gary Birnbaum

　　　　[美] Robert P. Lisak

主　译　曹学兵　田代实

副主译　经　屏　郭珍立　魏　钧

中国科学技术出版社

·北　京·

图书在版编目（CIP）数据

牛津神经免疫学 /（美）比比亚纳·比列科瓦（Bibiana Bielekova），（美）加里·伯恩鲍姆（Gary Birnbaum），（美）罗伯特·P. 利萨克（Robert P. Lisak）原著；曹学兵等主译 . —北京：中国科学技术出版社，2023.10

书名原文：Neuroimmunology

ISBN 978-7-5236-0203-4

Ⅰ. ①牛… Ⅱ. ①比… ②加… ③罗… ④曹… Ⅲ. ①神经免疫学 Ⅳ. ① R392.9

中国国家版本馆 CIP 数据核字（2023）第 132040 号

著作权合同登记号：01-2023-2839

策划编辑	王久红　孙　超	
责任编辑	王久红	
文字编辑	张　龙	
装帧设计	华图文轩	
责任印制	李晓霖	

出　　版	中国科学技术出版社	
发　　行	中国科学技术出版社有限公司发行部	
地　　址	北京市海淀区中关村南大街 16 号	
邮　　编	100081	
发行电话	010-62173865	
传　　真	010-62179148	
网　　址	http://www.cspbooks.com.cn	

开　　本	889mm×1194mm　1/16	
字　　数	428 千字	
印　　张	15.5	
版　　次	2023 年 10 月第 1 版	
印　　次	2023 年 10 月第 1 次印刷	
印　　刷	北京盛通印刷股份有限公司	
书　　号	ISBN 978-7-5236-0203-4/R·3119	
定　　价	148.00 元	

版权声明

译校者名单

主　译　曹学兵　田代实

副主译　经　屏　郭珍立　魏　钧

译校者　（以姓氏笔画为序）

马卓然　华中科技大学同济医学院附属　　　　庞晓伟　华中科技大学同济医学院附属
　　　　协和医院　　　　　　　　　　　　　　　　同济医院

王　娜　宜昌市第一人民医院　　　　　　　　经　屏　武汉市中心医院

王群丰　武汉市中心医院　　　　　　　　　　胡昕倩　宜昌市第一人民医院

田代实　华中科技大学同济医学院附属　　　　查运红　宜昌市第一人民医院
　　　　同济医院　　　　　　　　　　　　　　　　姜　蕊　湖北省钟祥市中医医院

伍　怡　华中科技大学同济医学院附属　　　　秦　川　华中科技大学同济医学院附属
　　　　协和医院　　　　　　　　　　　　　　　　同济医院

刘珊珊　武汉市蔡甸区人民医院（协和　　　　贾复敏　湖北省中西医结合医院
　　　　江北医院）　　　　　　　　　　　　　郭珍立　湖北省中西医结合医院

刘感哲　武汉市中心医院　　　　　　　　　　曹学兵　华中科技大学同济医学院附属

许　盼　武汉市中心医院　　　　　　　　　　　　　　协和医院

杨　笙　华中科技大学同济医学院附属　　　　隋思蓓　宜昌市第一人民医院
　　　　同济医院　　　　　　　　　　　　　　曾玮琪　广东省佛山市第一人民医院

肖海凌　湖北省中西医结合医院　　　　　　　蔡谋善　宜昌市第一人民医院

吴慧文　宜昌市第一人民医院　　　　　　　　谭　旸　武汉市中心医院

汪　慧　湖北省中西医结合医院　　　　　　　操基清　武汉市中心医院

张雪意　湖北省中西医结合医院　　　　　　　魏　钧　宜昌市第一人民医院

陈　云　湖北省中西医结合医院

尚　珂　华中科技大学同济医学院附属
　　　　同济医院

内容提要

本书引进自牛津大学出版社，由国际神经免疫学领域的知名专家 Bibiana Bielekova 博士、Gary Birnbaum 教授、Robert P. Lisak 教授联合编写，旨在为读者全面介绍神经免疫学领域的相关进展。全书共 11 章，囊括了当前有关神经免疫学领域的重要信息，重点阐述了神经免疫疾病的早期诊断和治疗，向读者介绍了快速发展的神经免疫学前沿知识。本书内容丰富，编排新颖，形式创新，紧跟学术前沿，有助于国内神经病学内、外科医师了解和掌握免疫学，熟知神经系统疾病的病理生理机制、诊断与治疗领域的进展，进一步提高临床分析思维能力和实践水平。

业界专家推荐

本书由该领域的顶级专家 Bielekova、Birnbaum 和 Lisak 所著，简洁明了地介绍了人体免疫系统与神经系统的动态交互作用，详细阐述了人体免疫系统功能紊乱对神经系统所产生的影响和疾病，并针对所讨论的每种自身免疫性疾病提出了最新的管理建议，可用于神经系统免疫疾病（如多发性硬化症、视神经脊髓炎、重症肌无力、炎症性肌病、吉兰 - 巴雷综合征、慢性炎症性脱髓鞘神经病、副肿瘤性疾病和各种风湿性疾病）诊断和管理的实用指南。谨向参与治疗这些复杂神经免疫疾病的神经科医生和非神经科医生强烈推荐本书，它将是一份宝贵的资料。

——Steven Galetta, MD,
Philip Moskowitz Professor and Chair of Neurology,
NYU School of Medicine, New York, NY

没有什么比提到"免疫学"更能让临床医生的大脑迅速"宕机"了。然而，对于大多数从事神经系统疾病治疗的人而言，缺乏该领域的正规教育让他们感到越来越焦虑。对于大多数活跃在临床一线的医生，自接受医学培训以来，免疫学领域的发展一日千里。随着时间的推移，新的术语、理念、病理生理学机制都会让他们觉得更加落伍。最重要的是，越来越多的专业免疫疗法也在不断发展。

致力于神经免疫学研究的多位临床科学家联合编写了此书。他们将自身的智慧和洞察力赋予本书，旨在帮助读者对这一晦涩难懂的领域有一个广泛且基本的了解。对于希望获取更多知识的读者，还可以查阅书中提到的重要参考文献。本书编写时，尽量避免使用未经解释的术语，以引导读者轻松阅读各个主题章节。科学家、临床医生、住院医师、研究生，甚至对此领域有特殊兴趣的准临床人员，都能在书中找到大量有关神经免疫疾病的前沿信息。本书是任何个人图书馆或高等院校图书馆都会强烈推荐的参考用书。

——Mark S. Freedman, HBSc, MSc, MD, CSPQ, FANA, fAAN, FRCPC,
Professor of Medicine (Neurology), University of Ottawa;
Sr. Scientist, The Ottawa Hospital Research Institute;
Director, Multiple Sclerosis Research Unit,
The Ottawa Hospital General Campus, CANADA

针对多发性硬化症和自身免疫性神经疾病的免疫疗法发展迅速。本书清晰地整合了神经免疫性疾病的免疫学背景和该领域专家百科全书式的临床经验，以帮助读者理解免疫疗法的机制。对于应用复杂疗法治疗患者的临床科学家而言，这是一部不可或缺的读物。

——Anthony T. Reder, MD,
Professor of Neurology, The Committees on Neurobiology and Immunology,
University of Chicago, IL

神经免疫学领域发展日新月异。一方面，越来越多的神经系统疾病被认为与免疫介导相关；另一方面，越来越多的免疫导向疗法得到开发和批准。本书详细介绍了免疫系统及其与神经系统的交互作用，并概述了免疫疗法，包括其预期的治疗作用模式和临床应用，为后续深入探讨了免疫介导的神经系统疾病做好了铺垫，为读者认识和了解一系列由免疫系统介导的中枢和周围神经系统疾病打下了良好的基础。本书还为对神经炎症其他新兴主题感兴趣的读者提供了有用的背景知识，如免疫系统和神经系统在大脑发育和稳态中的交互作用，以及发展迅速的免疫 - 神经精神疾病和肿瘤免疫领域知识，包括检查点抑制剂、CAR-T 疗法相关的神经系统并发症。

——Amit Bar-Or, MD, FRCPC,
Melissa and Paul Anderson President's Distinguished Professor,
Director, Center for Neuroinflammation and Experimental Therapeutics,
Chief, Multiple Sclerosis Division, Department of Neurology,
Perelman Center for Advanced Medicine, University of Pennsylvania, PA

译者前言

免疫学是近年来生命科学领域发展迅速的学科之一。随着生命科学的发展，免疫学广泛渗透到基础医学、预防医学和临床医学等多个学科，同时与人类疾病的防治，特别是一些重大的感染性疾病、自身免疫病和肿瘤等的病因、诊断、预防和治疗密切相关。随着免疫学基础理论的不断拓展，越来越多疾病的发病被证实与免疫学机制相关，神经系统疾病也不例外。

2022 年盛夏，我有幸研读了 *NEUROIMMUNOLOGY*，被其丰富、前沿、交叉的知识内容所撼动，其信息量巨大，几乎囊括了当前有关神经免疫学领域的所有重要信息。本书并不是关于神经免疫疾病的全面详细阐述，因为它面向的读者不是神经免疫领域的专家，而是那些照料患者的临床医生。所以，本书尽可能针对神经免疫疾病的早期诊断和治疗进行阐述，向读者介绍快速发展的神经免疫学前沿。

本书的著者均为从事神经免疫多年的专家及教授，他们基于近年来基础研究的拓展，新药物、新技术的开发应用，以及大量临床医学研究数据，在查阅大量文献后，对海量的数据进行了系统的归纳、整理和提炼，以可读和权威的形式，简洁明了地呈现在书中。

本书的译者多是临床一线的医师、教授，在紧张繁忙的临床医疗、教学、科研工作之余，一丝不苟，反复揣摩，最终完成了全部译稿。全书译毕，掩卷回首，深感当前对神经免疫领域的探索仅为冰山一角。既往许多问题虽抽丝剥茧，但仍有许多未解之谜尚待探索。相信中译本的出版，将有助于国内神经病学内、外科医师了解和掌握免疫学，熟知神经系统疾病的病理生理学、诊断与治疗领域的进展，进一步提高理论知识与临床实践水平。书中内容涵盖广泛，涉及基础与临床的多个学科，对于专业性较强的部分，译者都进行了反复斟酌、求教查证，但由于中外术语规范及语言表述习惯有所不同，中译本中可能遗有表述不够准确之处，敬请广大读者斧正。

华中科技大学同济医学院附属协和医院

原书前言

我们编写本书的初衷是希望向读者介绍快速进展的神经免疫学领域。在该领域中，免疫系统在神经系统疾病发病中发挥了主导或优势的作用。然而，本书并不是关于这些疾病的详细汇编，因为它面向的读者不是这些领域的专家，而是那些照顾患者的医疗保健提供者。所有章节都尽可能针对各种疾病的早期诊断和治疗进行阐述。第1章阐述了人类免疫系统的基本知识。第2章向读者介绍了不断出现的免疫调节药物和非药物治疗的全套疗法，重点介绍了这些治疗的作用机制和可能的后果。有关剂量的详细信息则在后续讲解具体疾病的章节中进行详述。

本书尽可能在每个章节都与其他章节进行内容互动，可为正在讨论的问题提供深入的见解。按照惯例，像神经免疫学这样迅速发展的领域，大多数最新进展没有被纳入此书。因此，强烈推荐读者将本书作为神经免疫学的入门参考资料。

Bibiana Bielekova

Gary Birnbaum

Robert P. Lisak

目　录

第 1 章　写给非神经免疫工作者的神经免疫学
Neuroimmunology for the Non-Immunologist

Bibiana Bielekova　著

吴慧文　隋思蓓　胡昕倩　译　　查运红　魏　钧　校

仅用一章来阐述免疫学是不够的。临床神经科医生也没有必要掌握全部免疫学的详细知识，如特定细胞因子、表面分子或信号通路的功能。相反，理解免疫系统如何运行是至关重要的。这使临床医生能够了解免疫介导性治疗的适应证，它能做什么或不能做什么，何时选择积极的免疫抑制是必要，何时选择广泛的免疫抑制可能是有害的，以及其他常见和能够治疗的疾病，如慢性尿路感染如何影响中枢神经系统（central nervous system，CNS）炎症。

一、免疫系统的作用

为了获得这种概念上的理解，有必要从进化的角度来看待免疫系统。

免疫系统的目标是调节生物体和物种的生存。它通过两个相关的功能来实现这一目标：①保护有机体免受"外来"或非自身来源物质的伤害，无论它们是病原体，还是突变的、肿瘤性的或癌性的细胞[1]；②使伤口愈合。自生命组织由复杂的细胞系统组成以来，这两种交织在一起的功能在进化中得到了加强。随着病原感染因子的多样性、复杂性和有效性不断增加，多细胞生物需要在病原体入侵后存活并保持必要的自身功能（有效的伤口愈合），这两者之间的平衡是影响免疫系统进化的因素[2]。相反，在过去的 5 亿年中，自身免疫病（甚至是与衰老相关的问题）并不是免疫系统必须与之斗争的障碍；这些问题在进化的尺度上是短暂的。因此，如果我们不首先了解免疫系统在应对病原体而不断进化发展起来的功能，我们就无法理解免疫系统在这些当前条件下扮演的角色。

由病原体驱动的免疫进化经历了数亿年，这与始于 1928 年以发现青霉素为开端的，短暂的抗生素发展历史形成了鲜明对比[3]。伤口愈合的发展也需要类似的时间框架，因为生物体变得更加复杂，需要快速清除受损组织并形成结构完整的瘢痕。直到现在，在后抗生素时代，如纤维化等带有强烈进化印记的免疫机制，才显示出它们的不利之处。纤维化能够导致严重残疾，特别是在与慢性炎症和衰老相关的疾病中尤为明显。如果我们将免疫系统的这些有害功能作为物种生存的积极力量来研究，我们将更容易充分理解并可能逆转这些有害功能。

二、免疫系统的进化：先天免疫和获得性免疫

让我们从免疫系统的基本功能开始，那就是抵抗病原体。最原始的免疫系统（在脊椎动物、无脊椎动物和植物中被发现）由身体的每一个细胞组成，特别是体表的上皮细胞。这些细胞分泌保护分子以应对损伤或压力[4]。最著名的例子是被称为防御素的抗菌肽和被称为干扰素的

糖蛋白。这些分泌分子的作用是直接抑制入侵的病原体，并警告邻近细胞注意即将发生的危险。诱导这些分子分泌的信号分为两大类：①病原体相关分子模式（pathogen associated molecular pattern，PAMP）[5]；②危险相关分子模式（danger associated molecular pattern，DAMP）[6]。PAMP代表不同类型病原体特有的进化保守特征，通常不存在于哺乳动物中。诱导防御分子分泌的PAMP，包括在某些病毒和细菌成分（如脂多糖、鞭毛蛋白和肽聚糖）中发现的双链RNA或未甲基化的CpG结合区。另外，DAMP代表在生理条件下没有分泌到细胞外环境中的分子，如有序细胞死亡（凋亡），但当细胞因坏死而死亡（细胞溶解通常与溶血性感染有关）时，这些分子很容易释放。DAMP包括嘌呤代谢物，如ATP、染色质相关的高迁移率族蛋白B1（high mobility group box，HMGB1）和某些热激蛋白等。PAMP和DAMP均通过模式识别受体（pattern recognition receptor，PRR）识别。细胞表面表达的PRR包括Toll样受体（Toll-like receptor，TLR）[7]、C型凝集素受体（C-type lectin receptor，CLR）[8]和一些受体激酶[9]。PRR也可以在细胞内，识别感染细胞或被吞噬的病原体；包括NOD样受体（NOD-like receptor，NLR）[10]和RIG-Ⅰ样受体（RIG-Ⅰ-like receptor，RLR）[11]。最后，还有分泌型PRR，如补体受体、五聚蛋白（如血清淀粉样蛋白和C反应蛋白）和聚集蛋白，如甘露糖结合凝集素（mannose-binding lectin，MBL，见下文）[11]。它们通过包被或调理病原体，促进其被免疫系统的细胞摄取，并通过激活补体（可直接杀死病原体）来中和病原体。

随着PRR进化得越来越复杂（应对病原体及其效应器和免疫逃避机制日益增长的多样性），生物体的所有细胞都难以执行这些代谢需求高的免疫功能。因此，免疫系统进化的下一阶段是发展专门感知危险信号并对其做出反应的细胞。这些特化的细胞和上述受体分子构成的整体成为抵抗损伤和病原体进入的最初或第一线的防御，统称为先天性免疫系统[12]。先天性免疫系统的主要细胞效应群起源于被称为原粒细胞的单一前体细胞，因此得名为髓系细胞[13, 14]。例如，大多数起源于骨髓的白细胞，通常寿命较短，如中性粒细胞、嗜碱性粒细胞和嗜酸性粒细胞，以及单核细胞和髓样树突状细胞（myeloid dendritic cell，MDC）。一种髓系细胞类型是分布在组织中的长寿巨噬细胞，这些细胞起源于卵黄囊的胚胎发生过程。这些组织驻留的巨噬细胞不同于来自骨髓的单核细胞，包括中枢神经系统的小胶质细胞、肝脏[15]的Kupffer细胞、肺的肺泡巨噬细胞和表皮的Langerhans细胞。新产生的单核细胞衍生的巨噬细胞可以替代部分（如肺泡巨噬细胞），但不是所有类型的组织常驻髓系细胞（如小胶质细胞）。骨髓来源的髓样细胞和组织常驻的卵黄囊来源的髓样细胞之间的区别对于慢性炎症的发病机制可能非常重要，因为这两种细胞类型在它们的功能和主要信号传导途径方面不同。具体而言，大多数组织内巨噬细胞执行重要的体内平衡和组织修复功能[16]。然而在慢性感染或自身免疫期间，它们可以重新编程为更具促炎性的表型，从而丧失其组织修复功能，导致器官损伤加剧。

进化的下一步是"适应性"免疫系统的发展[17, 18]。与先天性免疫系统相反，先天性免疫系统"预先设定"对外部危险立即做出反应，获得性免疫系统需要时间做出反应，但随后可获得"免疫记忆"，从而对先前暴露的病原体做出快速反应。获得性免疫系统进一步保护生物体免受部分抑制（尽管不一定消除）的感染性病原体侵袭。例如，可能将其核酸整合到人类基因组中的人类疱疹病毒。获得性免疫系统由新的更高度专业化的细胞组成，有新的受体和机制，具有对抗新的或不断演变的威胁所必需的随机性和多样性。令人惊讶的是，这一进化步骤很可能利用了入侵的病原体，它提供了一种转座因子（转座元件），赋予原始免疫球蛋白样基因，通过由重组激活基因（recombination activating gene，RAG）介导而获得的基因重排能力[19, 20, 21]，如RAG-1和RAG-2。这使生物体能够产生前所未有的多样性分子，这些分子成为细胞表面的"外来识别"受体。这些受体现在被称为 T 细胞受体（T-cell receptor，TCR）和 B 细胞受体（B-cell receptor，BCR）。为什么这种多样性是必要的？因为它使免疫系统能够成功地应对各种感染，包括以前从未遇到过的感染。

三、多样性（多态）是获得性免疫的标志

多样性（多态）是获得性免疫的标志，因为它允许 T 细胞和 B 细胞识别、对抗和建立对于各种传染性或毒性威胁的记忆。这些高度多样化的表面受体，识别感染性和非感染性病原体的一部分，并作为抗原发挥作用。抗原是可以与这些细胞表面受体相互作用并导致细胞刺激的分子。TCR 识别的抗原通常是短肽。TCR 有两种类型，由被称为 α（alpha）和 β（beta）的 2 条糖蛋白链组成，不能独立识别抗原。相反，这些 α/β T 细胞只能识别与主要组织相容性复合体（major histocompatibility complex，MHC）蛋白结合的多肽，这些分子在向 T 细胞呈递抗原的其他细胞的表面表达。这些表达 MHC 的细胞随后充当抗原提呈细胞（antigen presenting cell，APC）。还有一种不同类型的 T 细胞，称为 γ/δ T 细胞，具有由 γ 和 δ 链组成的 TCR[22]。这些 T 细胞在血液中的出现频率低于 α/β T 细胞。相反，γ/δ T 细胞主要存在于胃肠道黏膜等组织中 [23]。γ/δ T 细胞具有几个特殊的特征，它们倾向于识别脂质抗原，而不是多肽，并且它们不需要 MHC 分子来识别和响应这些抗原。最后，γ/δ TCR 的多样性程度低于 α/β TCR，而且这些 TCR 倾向于识别几种微生物共同存在的进化保守的抗原。因此，γ/δ T 细胞同时具有先天免疫和获得性免疫的特征，并且执行重要的免疫调节功能 [24]。让我们再来看看激活 α/β T 细胞所必需的 MHC 系统。

在人体中，MHC 分子又称人类白细胞抗原（human leukocyte antigen，HLA）[22, 25]。我们识别两种主要类型的 MHC 分子，包括 MHC Ⅰ（人主要等位基因称为 HLA-A、HLA-B、HLA-C）

和 MHC Ⅱ（人类主要等位基因称为 HLA-DR、HLA-DQ、HLA-DP）。类似于 TCR 和 BCR 的多样性，MHC 分子也具有高度的多样性。MHC 分子源于双亲遗传，不像 TCR 和 BCR 那样具有重组和增加其多样性的潜力。然而，MHC 蛋白的多样性足以与许多不同的抗原结合，甚至是那些以前从未遇到的抗原。MHC Ⅰ 分子实际上在身体的所有细胞上都有表达（一些细胞，如神经元，可能仅在炎症期间大量表达 MHC Ⅰ 分子）。MHC Ⅰ 分子结合 8～10 个氨基酸的多肽，这些多肽通常来自细胞内环境（侵入细胞的病原体或正常的自体多肽）。相比之下，MHC Ⅱ 分子只在免疫系统的细胞上表达，特别是那些我们称为专业 APC 的细胞，如树突状细胞（dendritic cell，DC）和 B 细胞。MHC Ⅱ 分子结合源自细胞外环境中蛋白质的更长的肽（13～25 个氨基酸），并被 APC 摄取（如吞噬）和加工（分解）。

并不是每个 T 细胞都能识别每一个 MHC 分子。在细胞表面表达 CD8 分子的 T 细胞被称为 CD8（细胞毒性）T 细胞，而表达 CD4 分子的 T 细胞被称为 CD4（辅助）T 细胞。这种区别在功能上是相关的，因为表达 CD8 的 T 细胞显示的受体只与载有多肽的 MHC Ⅰ 分子结合（从而识别细胞内抗原），而表达 CD4 的 T 细胞具有与载有多肽的 MHC Ⅱ 分子结合受体（从而识别细胞外抗原）。这种二分法调节 CD8 和 CD4 T 细胞的不同功能。然而，一些专业的 APC 可以将细胞外抗原交叉呈递到 CD8 T 细胞，B 细胞、某些树突状细胞和巨噬细胞具有这种有效免疫的基本功能（可能对自身免疫也非常重要）[26]。我们将在本章后面讨论 CD4 T 细胞和 CD8 T 细胞之间的功能差异。

四、B 细胞向浆细胞分化：亲和力成熟和同型转换

传统的 T 细胞只能在蛋白质被消化、加工成线性肽并装载到 MHC 分子上时才能识别蛋白质的一部分。与之相反，BCR 可以直接与天然 3D 结构的蛋白质结合。每个 BCR 只能结合这种复杂

蛋白质中相对较小的一部分，这一小部分被称为不连续表位。抗体（antibody，Ab），又称免疫球蛋白，由浆母细胞和浆细胞分泌，本质上是活化B细胞分泌和修饰的BCR，B细胞活化后分化为Ab分泌细胞。

尽管BCR在骨髓中已经通过与TCR多样化相同过程而发生多样化，但Ab进一步的多样化不是完全随机的。相反，抗体的多样化是由于刺激性抗原的浓度越来越有限。最初，当刺激性抗原的浓度较高时，对该抗原具有高和低亲和力BCR的B细胞都会被刺激。随着抗原水平的下降，低亲和力的BCR不再被刺激，而具有高抗原亲和力的B细胞被选择性地激活。这种高亲和力BCR的选择性激活越来越强，启动了新的BCR突变过程[27, 28, 29]。那些产生了增加其抗原亲和力的突变的B细胞优先接收到BCR信号并存活下来。这个过程被称为亲和力成熟，发生在次级淋巴器官中，如淋巴结和脾脏[28]。与亲和力成熟类似，B细胞经历另一个分化过程，称为同型或类别转换。抗体有不同的类型，第一类是来自最近激活的B细胞（尚未启动亲和力成熟和类别转换的B细胞），开始产生IgM抗体时（有时被称为"种系"IgM）。IgM抗体通常是低亲和力抗体。为了弥补它们与抗原结合强度低的缺点，IgM抗体是五聚体，换言之，由5个类似的抗体部分组成。它们在免疫反应开始时产生。随着活化的B细胞继续分化为长期存活的浆细胞，它们的BCR增加了对抗原的亲和力，这些细胞也将从产生IgM抗体转换为单体免疫球蛋白，如IgG、IgD、IgA（以二聚体形式分泌）或IgE。IgD不被分泌出来，但以BCR的形式留在B细胞表面（所有的BCR都以IgM或IgD单体免疫球蛋白的形式存在）。这些不同形式的抗体（IgM、IgG、IgA和IgE）被称为"同型"，由抗体内部的重链决定（见下文）。

抗体是属于免疫球蛋白超家族的糖蛋白，占所有血浆蛋白的10%～20%。它们在免疫中发挥重要作用，并且是先天免疫反应和获得性免疫反应之间的桥梁[30]。在结构上，它们是由重链二聚体和轻链二聚体组成的复杂蛋白质。重链有5种类型，对应抗体的5种同型包括γ（对应IgG）、δ（IgD）、α（IgA）、μ（IgM）、ε（IgE）。每条重链可以与2条轻链中的1条（κ或λ）配对，产生的二聚体组装成Y形结构，其顶部包含2个抗原结合位点，称为抗原结合片段（fragment of antigen binding，Fab fragment，简称Fab片段）。在抗体亲和力成熟过程中发生突变的Fab片段称为"高变区"，代表与抗原的特定表位直接接触的氨基酸。另外，Y结构的底部被称为可结晶片段（crystallizable fragment，Fc fragment，简称Fc片段），它在很大程度上决定了Ab在免疫系统中的效应功能。

IgG是最常见的抗体形式，通常以最高浓度分泌，具有4种不同的"亚型"，包括IgG1、IgG2、IgG3和IgG4[30]。这些亚型在其一些固有功能上有所不同，如结合补体C1q（IgG3 > IgG1 > IgG2=IgG4）。IgG同种亚型是针对不同类型的病原体而产生的（见下文）。IgG（及其所有亚型）和IgE是单体抗体，但通常比IgM五聚体对抗原的亲和力高得多。亲和力成熟和类别转换的过程需要CD4 T细胞的协助，CD4 T细胞识别与分化B细胞相同的复合蛋白抗原。这种T细胞被称为滤泡辅助性T细胞（follicular helper T-cell，Tfh）。这两个过程（亲和力成熟和类别转换）是B细胞分化为长寿浆细胞的标志，发生在次级淋巴器官（淋巴结和脾脏）。因此，这些B细胞/浆细胞分化过程也被称为生发中心反应[28]。值得注意的是，一些抗体（IgG2）在没有Tfh帮助的情况下也可以经历亲和力成熟，因为它们识别非蛋白抗原。

抗体的4种主要效应功能[30]包括：①调理作用（阻断干扰其致病作用的表位，如阻断病原体进入细胞或阻断分泌毒素的重要蛋白质）；②补体激活和产生的补体依赖的细胞毒性（complement dependent cytotoxicity，CDC）；③吞噬作用［病原体介导的抗原呈递和（或）病原体杀伤的内化］；④依赖抗体的细胞毒性（antibody-dependent cellular cytotoxicity，ADCC）。

调理作用是由Fab片段介导的，所有的抗体亚型都具有这种功能。当抗体与自身抗原结合时，称为自身抗体。自身抗体在中枢神经系统自身免疫病中起重要作用。基于我们迄今为止所讨论的内容，高亲和力的自身抗体结合蛋白抗原的存在提示了自身反应性 CD4 T 细胞的存在，这些细胞为自身反应性 B 细胞提供了帮助。例如，视神经脊髓炎谱系疾病（neuromyelitis optica spectrum disorder，NMOSD）中抗水通道蛋白 4（aquaporin 4，AQP4）自身抗体的存在，意味着 AQP4 靶向自身反应性 CD4⁺ T 细胞的存在，这些细胞也可能积极参与疾病过程 [31]。这一点将在本章与免疫耐受的关系中进一步讨论。

　　Fc 片段决定了调理蛋白的变化，IgM 和 IgG 抗体的 Fc 片段结合并激活补体 C1q，然后启动 CDC。如前所述，不同亚型的 IgG 抗体结合补体的强度不同（IgG3 > IgG1 > IgG2=IgG4）。由于 IgG4 与补体结合较差，许多阻断但不杀死含有该蛋白质的细胞的治疗性抗体被改造为 IgG4 结构（如那他珠单抗），而用于杀死携带靶向蛋白质的细胞的治疗性抗体通常被改造成 IgG1（如阿仑单抗、利妥昔单抗和奥瑞珠单抗）。

　　一方面，正如我们将在本章后面看到的那样，在类别转换过程中分泌的抗体类型的选择主要由免疫反应的靶位决定；例如，病毒和细菌引起高水平的 IgG 分泌，尤其是补体结合的 IgG1 和 IgG3 亚型。另一方面，蠕虫和其他寄生虫产生 IgE 类型的反应，能够激活嗜碱性粒细胞和肥大细胞。IgA 主要分泌在黏膜表面，因此其产生是由黏膜病原体引起的。虽然蛋白质靶标引发依赖于 CD4⁺ Tfh 帮助的 IgG1、IgG3、IgG4 反应，但非蛋白抗原（如脂多糖）可诱导不需要 T 细胞帮助的 IgG2 类型的反应。因此，尽管缺乏一种抗体亚型通常对免疫反应没有显著影响（除外最常见的 IgG1 亚型）。但 IgG2 抗体是例外，它结合通常存在于细菌中的非蛋白抗原。因此，选择性 IgG2 缺乏会使个体对某些细菌感染的易感性增加 [30]。

　　IgG 亚类与先天免疫细胞上表达的 Fc 受体（Fc receptor，FcR）的层次结构（IgG3 > IgG1 > IgG4 > IgG2）类似 [30]，如同它们结合 / 激活补体一样。这决定了 IgG 亚型诱导 ADCC 的能力。然而，这一分级并不一定意味着 IgG3 或 IgG1 抗体在每一种情况下都会导致 ADCC。因为另一种免疫细胞参与了 ADCC［通常是自然杀伤细胞（natural killer cell，NK cell），但也包括髓系细胞］。这种"效应器"细胞也在对环境进行采样，并合成正负信号，以确定它是否会参与 ADCC。阳性信号包括与 FcR 结合的抗体数量（因此在其细胞表面高表达的靶点通常会引起更强的 ADCC 信号）、共刺激分子、PAMP、DAMP 和活化的细胞因子；而阴性信号包括 MHC 分子、杀伤细胞抑制性受体（killer inhibitory receptor，KIR）和其他抑制性受体和细胞因子的正常表达。因为许多调节信号是由组织提供的，所以 ADCC 的存在与否也取决于免疫反应发生的组织。在这方面，中枢神经系统的组织相当特殊，通常向杀伤细胞提供强烈的免疫调节信号。因此，一些结合神经元上表达的蛋白质的免疫致病 IgG1 抗体（如抗 N- 甲基 -D- 天冬氨酸受体抗体）不会引起 CDC 或 ADCC，除非血脑屏障发生明显功能障碍或上述免疫调节机制失效。相反，这些抗体通过细胞表面的靶阻断和靶下调来介导神经症状。虽然中枢神经系统组织的免疫调节功能有利于保护重要器官免受免疫介导的损伤，但这种组织特异性也限制了去细胞治疗性抗体的有效性，这些抗体不仅到达脑脊液（cerebrospinal fluid，CSF）的浓度仅相当于血清水平的 0.1%，而且 CSF/CNS 中补体的缺乏和细胞毒性细胞的缺乏 / 抑制导致，即使单克隆抗体（如利妥昔单抗）被直接注射到 CSF 中，对鞘内 B 细胞的杀伤也不充分 [32]。

　　与结合 C1q 和 FcR 时 IgG 亚型所表现出来的清晰层次形成鲜明对比的是，IgG 结合新生儿 FcR（FcRn）决定抗体半衰期和抗体向胎盘的迁移，以及跨黏膜表面（包括 CSF）的双向转运时，其亚型之间没有差异。因此，所有 IgG 亚型的半衰期都在 21 天，并且它们都具有相似的 CSF 外显率（和外排）。

　　血液中最主要的 IgG 亚型是 IgG1，其次是

IgG2，而 IgG3 和 IgG4 亚型不常见。IgG3 反应往往发生在病毒和细菌感染的初期（IgG3 在免疫中具有最大的促炎作用），而 IgG4 反应往往发生在多次 / 重复暴露抗原之后 [30]。IgG4 水平升高可能是几种免疫介导的，通常在纤维化的疾病中发挥作用（包括中枢神经系统炎症）。这些疾病统称为 IgG4 相关疾病 [33]。因为 IgG4 抗体通常是在没有感染的情况下形成的，它们往往是针对治疗性蛋白的抗体反应的主要亚类（包括治疗性抗体）。

最后，除了抗体亚型和 IgG 亚型，还有被称为"同种异型"的 IgG 亚类的等位基因变异，这是由基因决定的。一些同种异型被发现比其他类型更具免疫原性，这对于开发治疗性抗体（其免疫原性应该最小）很重要，对于确定抗体介导的自身免疫病的表型也很重要。同样，抗体功能受翻译后修饰（如糖基化和岩藻糖基化）的影响。通过在不同的表达系统中产生治疗性的单克隆抗体，具有相同氨基酸序列的单抗在介导 CDC 和 ADCC 的能力上可能不同，或者具有不同的半衰期 [34]。

五、补体系统

补体系统属于先天免疫的体液部分，并强化了（补充）先天免疫机制 [35, 36]。与抗体一样，补体也调理并中和病原体或其毒素，并通过吞噬作用促进其抗原呈递和先天性免疫系统细胞的清除。然而，补体也与获得性免疫的体液分支（抗体）相互作用，其中上述 CDC 代表 IgM、IgG（主要是 IgG3 和 IgG1）和 IgE 亚型的抗体的重要效应功能。

补体系统的组成部分主要由肝脏产生，但也由免疫系统的一些细胞（如单核细胞和巨噬细胞，包括生理条件下在补体用于修剪神经元之间突触连接时的小胶质细胞）[37] 和在慢性炎症情况下的上皮细胞产生（包括星形胶质细胞）[38]。

在非炎症性生理条件下，补体成分以非活性的前蛋白形式在血液中循环 [35]。几种不同的触发因素能够激活蛋白酶，该酶激活其中一种补体蛋

白。这种激活形成了级联反应，最终形成 C5b-9 攻膜复合物（membrane attack complex，MAC），该复合物在病原体的细胞膜或外膜上穿孔，导致细胞 / 病原体死亡。

补体可以通过 3 种不同的方式 / 途径激活。首先，经典途径需要抗体抗原的"免疫复合体"，并导致 C1 复合体的激活。这一途径被 IgM 五聚体免疫复合物或几个（理想情况下为 6 个）IgG 免疫复合物激活。其次，替代途径可以在许多情况下被激活，如受损细胞或病原体直接介导的 C3 补体成分水解。最后，当甘露糖结合凝集素（MBL）（集合家族的一部分）或其同系物（称为无花果糖素）与病原体表面的甘露糖残基（不同的糖分子）结合时，MBL 途径被激活。该复合体激活甘露糖结合凝集素相关丝氨酸蛋白酶（MBL-associated serine protease，MASP），如 MASP-1、MASP-2、MASP-3，从而裂解 C4 和 C2，其中的片段结合在一起形成 C3 转换酶，并激活经典的补体途径。MBL 与甘露糖残基的结合也参与病毒的中和。

被自身抗体激活的补体在一些神经免疫性疾病中起着重要的致病作用，特别是在 NMOSD[39, 40]、部分血管炎 [41] 和可能的多发性硬化（multiple sclerosis，MS）患者的亚组中（患有抗体介导的脱髓鞘的致病亚型，称为亚型 Ⅱ 的患者）（见第 3 章）[42]。在这些疾病中，补体的激活已经通过病理标本中 C9- 新抗原的存在（激活的，裂解的 C9）而得到证实。并且在诊断方面，血清 / 脑脊液标本中 MAC 激活成分的存在也证实了这一点 [43]。

机体内存在许多调节蛋白，包括可溶性因子和膜蛋白，能够保护细胞免受补体的不当损伤 [36]。可溶性的 C1 抑制药和 C4 结合蛋白抑制经典的和甘露糖结合的凝集素途径的补体激活，而可溶性补体因子 H（complement factor H，CFH）是补体激活替代途径的主要抑制因子。膜结合补体调节剂包括膜辅因子蛋白（membrane cofactor protein，MCP）/CD46、衰变加速因子（decay accelerating factor，DAF）/CD55、CD59、CR1 和凝血酶调节蛋白。幸亏有膜结合调节剂的存在，MAC 在直接杀死有核细胞方面效率不高 [44]。如果自身抗体

靶向的抗原在细胞表面上表达稀少（例如，与利妥昔单抗和奥瑞珠单抗靶标的 CD20 大量表达相比，达利珠单抗靶向的 CD25 的表达相对较低），则尤其如此。然而，由于 MAC 插入有核细胞的细胞膜而引起的亚致死性损伤会引发一系列细胞事件。这些事件根据情况的不同，最终可能会导致细胞死亡。因此，即使我们认为疾病是补体介导的，其他免疫机制在调节 CDC 的致病性方面也发挥着重要作用。反之亦然，补体调节获得性免疫的激活，激活的 T 细胞表达和分泌补体成分[35, 44]。对于补体介导的免疫发病机制来说，亚致死性 MAC 插入有核细胞的非细胞杀伤作用同样重要。例如，释放加剧炎症的趋化因子警报。MAC 插入内皮细胞可诱导黏附分子的表达、凝血级联反应的激活和血管扩张[44]。这些复杂的相互作用支持了免疫系统巧妙地整合了先天免疫和获得性免疫，达到了有效保护机体免受病原体侵害和维持组织稳态的平衡。

六、自身抗原、抗原呈递和免疫突触

我们提到，在生理条件下，MHC Ⅰ 分子结合源自正常细胞内蛋白肽，而 MHC Ⅱ 分子结合源自正常分泌蛋白肽。这些自身抗原通常不会诱导 T 细胞的活化，这一现象被称为免疫耐受（见后文）。然而，自身抗原是 T 细胞存活所必需的。换言之，每个人都有自身反应性 T 细胞。然而，这些 T 细胞通常不会引起组织损伤，因为它们与自身抗原的结合较弱（亲和力低），并且它们的无意激活也受到免疫耐受几种互补机制的控制。

CD4 或 CD8 细胞与 T 细胞表面的 TCR 一起，与 B 细胞、巨噬细胞和单核细胞等细胞表面的载肽 MHC Ⅰ 或 MHC Ⅱ 分子形成复合物。如前所述，这些细胞将抗原加工成适合两种不同 MHC 复合物的形式，使它们可被 TCR 识别。这个过程称为抗原呈递，而进行该处理的细胞称为 APC。T 细胞和 APC 之间的结构称为免疫突触。为了形成免疫突触，两个细胞都必须停止（或至少减慢）它们各自的运动。然后，通过免疫突触交换的信息

由两个细胞处理，并根据这些信息，细胞决定它们对彼此的下一步行为。

T 细胞和 B 细胞如何区分自身抗原和感染性抗原？主要区别在于抗原呈递的背景。因为感染提供了 PAMP（并且经常导致组织损伤，从而导致 DAMP 的分泌），所以 APC 被激活。这意味着，除了用于抗原呈递的 MHC- 肽复合物外，它们还在细胞表面表达许多共刺激分子，以及分泌进一步激活致敏 T 细胞的细胞因子。因此，在 T 细胞激活过程中，MHC- 肽复合物被称为信号 1，即共刺激信号 [由许多不同的结合分子提供，如 CD80-CD28、CD86-CD28、CD40-CD40L、诱导性共刺激分子（inducible costimulator，ICOS）-ICOS-L 及其他信号] 称为信号 2，细胞因子激活信号称为信号 3。信号 2 和信号 3 仅在 APC 激活期间（通常由病原体）提供。未成熟的 T 细胞（尚未完全激活的细胞）需要所有 3 个信号才能进入增殖周期并完全激活。由于 APC 上的共刺激信号和促炎性细胞因子在响应 PAMP 或 DAMP 时上调，所以在生理条件下，未成熟 T 细胞的活化仅在感染或组织损伤的条件下发生。与未被激活的 T 细胞相比，先前已激活的 T 细胞对共刺激的要求较低。最近激活的 T 细胞称为效应 T 细胞，而很久以前激活的 T 细胞（及那些在免疫反应的收缩阶段幸存并变得失活的 T 细胞）称为记忆 T 细胞。这些效应和记忆 T 细胞具有较低的激活阈值，这意味着它们可以被较弱的共刺激结合的较低浓度的抗原结合。尽管如此，这些细胞通常需要一些共刺激信号和促炎性细胞因子的组合才能在生理条件下完全激活。它们的过度或不适当激活是由中枢和外周耐受过程调控的（见下文）。由于控制免疫细胞激活的正反馈和负反馈的多样性，普通的遗传变异体，每一种都只对这些无数分子中的一种产生轻微影响，可以共同显著降低免疫细胞的激活阈值，从而使受试者容易发生自身免疫。这适用于多基因自身免疫病，如多发性硬化和系统性红斑狼疮等。另外，基本免疫调节分子的罕见基因突变可导致系统性自身免疫或器官获得性免疫介导的组织损伤，包括中枢神经系统炎症。这种影响 CNS 的单

基因免疫缺陷的例子是穿孔素缺乏症[45][表现为孤立的 CNS 炎症性疾病，伴有或不伴有 CNS 受累的噬血细胞性淋巴组织细胞增生症（hemophagocytic lymphohistiocytosis，HLH）]和细胞毒性 T 淋巴细胞相关抗原 4（cytotoxic T lymphocyte-associated antigen-4，CTLA-4）突变[46]。

七、免疫耐受

T 细胞对自身抗原的无损伤行为是通过胸腺中的 T 细胞"选择"来确保的，称为胸腺选择[47]。胸腺选择有两部分，分为阳性选择和阴性选择。阳性选择意味着已生成（通过随机重组）受体的 T 细胞不识别与 MHC Ⅰ 或 MHC Ⅱ 分子结合的任何自身抗原，从而被"忽视"而在胸腺中死亡。换言之，自身抗原必须为未成熟 T 细胞提供存活信号，使其被积极选择并在第一个步骤中存活下来。阳性选择的 T 细胞随后进行阴性选择，那些 T 细胞重组其 TCR，与 MHC Ⅰ 或 MHC Ⅱ 等位基因呈递的自身抗原结合过强，从而发生细胞凋亡，因为它们被认为是危险的。如果它们离开胸腺，可能会攻击身体的正常细胞。这种阴性选择过程也称为中枢耐受或胸腺耐受[48]。这一过程是存在缺陷的。例如，由于编码调节这一过程的基本蛋白质的基因中的遗传或新的（从头）突变，如叉头框蛋白 P3（forkhead box P3，FoxP3）是全身性自身免疫发展的基础。类似的中枢耐受过程培养骨髓和脾脏中的未成熟 B 细胞[49]。由于胸腺和骨髓在获得性免疫系统细胞的发育和培养中发挥重要作用，它们被称为初级淋巴器官。

最后，到达血液的那些 T 细胞（和 B 细胞）也受到控制，通过多种共同构成外周耐受的机制使它们对自身抗原无反应[50]。外周耐受有许多机制，包括调节一种类型的免疫细胞受其他免疫细胞的调节（调节性 T 细胞、调节性 B 细胞或调节性 NK 细胞）。T 细胞和 B 细胞也可以通过称为无反应的过程失活。参与外周耐受的两个重要调节分子是 CTLA-4 和程序性死亡受体 1（programmedcelldeathprotein1，PD-1）[51]。上文提到，CTLA-4 突变会导致影响中枢神经系统组织的炎症性疾病。PD-1 通路的抑制药（又称为"免疫哨点"抑制药）是高效的抗癌药物，因为它们促进了针对癌症的自体免疫反应。然而，它们通常会引发自身免疫反应，经常影响中枢神经系统[52]。随着这些免疫增强的癌症治疗策略成指数级增长，神经科医生将更频繁地遇到医源性中枢神经系统炎性疾病。

八、先天免疫细胞

在讨论免疫系统如何对感染做出反应之前，让我们介绍一下在免疫系统中发挥重要作用的其他淋巴细胞。CD4+ T 细胞和 CD8+ T 细胞（获得性免疫的细胞分支），以及 B 细胞 / 浆细胞（获得性免疫的体液分支）源自常见的淋巴干细胞，还有固有淋巴细胞（innate lymphoid cell，ILC）和浆细胞样树突状细胞（plasmacytoid dendritic cell，PDC）。PDC 与髓样树突状细胞（MDC）一样，是专业（高效）的 APC。

固有淋巴细胞包括 NK 细胞和其他固有淋巴细胞，被归类为 ILC1～ILC3。ILC3 的亚型称为淋巴组织诱导物（lymphoid tissue inducer，LTI）细胞。ILC 广泛存在于黏膜相关淋巴组织（mucosa-associated lymphoid tissue，MALT）中，调节黏膜免疫，并与包括 MS 在内的多种自身免疫病有关。

NK 细胞有时与固有淋巴细胞归为一类。人类的 NK 细胞可分为 CD56dim（又称细胞毒性）和 CD56bright（调节性）NK 细胞。CD56dim NK 细胞代表了血液中大多数的 NK 细胞（90%），是"专业"杀手。然而，CD8+ T 细胞只能杀死表达具有正确抗原的 MHC Ⅰ 分子的细胞，而 CD56dim NK 细胞则杀死缺乏 MHC Ⅰ 分子或缺乏"自身"MHC Ⅰ 分子的细胞。这是因为这些 NK 细胞表达识别自身 MHC 分子的 KIR，并向 NK 细胞提供阴性（无杀伤）信号。人们可能会问，拥有这样两个平行杀伤系统的目的是什么？需要 MHC Ⅰ 分子来杀伤的 CD8+ T 细胞和没有 MHC Ⅰ 分子时杀伤的 NK 细胞。这一机制是必要的，因为一些病原体（特别是病毒）会导致细胞下调其 MHC I 分子，从而避免被 CD8⁺ T 细胞杀死。一些肿瘤也这样做，以阻止 CD8⁺ T 细胞识别应激抗原，从而提醒获得性免疫系统肿瘤细胞正在经历不受控制的生长这一事实。因此，我们可以认为 CD8⁺ T 细胞和 CD56^{dim} NK 细胞的细胞毒性高度互补。不能被 CD8⁺ T 细胞杀死的不健康细胞是 NK 细胞的主要目标，反之亦然。

CD56^{dim} NK 细胞使用抑制性 KIR 识别健康的 "自我" 细胞，而 CD56^{bright} NK 细胞缺乏传统的抑制性 KIR，但仍然能够检测到 MHC I 分子的缺乏。CD56^{bright} NK 细胞以一种相当复杂的方式实现自身 MHC I 识别，它们表达与人类白细胞抗原 -E（HLA-E）结合的 NKG2A/CD94 抑制性受体。HLA-E 是人类白细胞抗原基因簇的一部分，但与高度多态的 HLA-A、HLA-B、HLA-C 分子（被称为经典 MHC I 分子并被 CD8⁺ T 细胞识别）相反，HLA-E 和 HLA-G 具有有限的多态性，被称为非经典的 MHC I。在生理条件下，HLA-E 优先结合属于经典 MHC I 分子的多肽。换言之，当 MHC I 分子被下调时（由于感染或癌症），HLA-E 也被下调或开始与不同的多肽结合。有趣的是，CD56^{bright} NK 细胞根据与 HLA-E 等位基因结合的肽调节 NKG2A/CD94 与 HLA-E 结合的强度。当 HLA-E 分子中的 MHC I 衍生多肽被病毒多肽或应激蛋白衍生多肽取代时，CD56^{bright} NK 细胞可能将这种细胞识别为不健康的细胞，并将其杀死。在这方面，它们的行为类似于 CD8⁺ T 细胞，尽管 CD8⁺ T 细胞属于获得性免疫系统，而 NK 细胞是先天性免疫系统的一部分。更有趣的是，活化的 T 细胞（包括 CD4⁺ T 细胞和 CD8⁺ T 细胞）也会将不同的多肽结合到它们的 HLA-E 结合区中，这使得它们容易受到 CD56^{bright} NK 细胞的杀伤。这就是我们称 CD56^{bright} NK 细胞为细胞因子的原因，它们在下调 T 细胞介导的免疫应答方面发挥着积极作用。然而，许多有效的 MS 治疗方法，如 β 干扰素抑制药、阿仑珠单抗、达利珠单抗（因不良反应而退出市场）和骨髓移植都会增加 CD56^{bright} NK 细胞的比例或绝对数量。更耐人

寻味的是，CD56^{bright} NK 细胞在妊娠期显著扩增，它们参与抑制母亲的免疫细胞对基因非自体胎儿的反应。正如 Birnbaum 将在 ILC 中讨论的那样 [53]，尽管被认为是先天性免疫系统的一部分，但在获得性免疫的发展和激活中发挥着至关重要的作用。具体地说，LTI 细胞在胚胎发育过程中对淋巴结形成是不可或缺的。LTI 细胞也在胃肠道的回肠形成被称为 Peyer 斑的集合淋巴小结，并在成年后维持这一功能。在感染期间，它们还与获得性免疫系统合作。根据入侵人体的感染源的类型（病毒、细菌和寄生虫），先天性免疫系统的不同细胞与 T 细胞的不同功能亚群协作，以协调有效的免疫反应（见下文）。

九、免疫系统不仅是其组成部分的总和，也是一个系统

我们介绍了不同种类的免疫细胞，并指出它们是属于先天免疫还是获得性免疫。然而，其中一些类别并不是非常清楚，同一种常见的淋巴前体产生的细胞既属于获得性免疫又属于先天免疫，而其他细胞（如 γ/δ T 细胞和 CD56^{bright} NK 细胞）很难完全归类，因为它们具有属于这两个系统的特征和作用。因此，重要的是，我们要认识到虽然对免疫系统进行分类对概念理解是有用的，但免疫系统最重要的特征是，它是一个系统。在这个系统中，不同的组成部分虽然进化方式可能不同，但却又完全整合并相互依赖。人类倾向于应用线性 / 二元思维对事物强加分级，而自然却很少以这种形式来呈现。

这是这本书的读者必须理解的最重要的概念，在一种条件下我们标记为 "有害的" 的细胞在另一种条件下是 "有益的"；当条件改变时，称为 "调节" 的细胞可能获得对身体组织有害的功能，而变成由我们以前标记为 "效应器" 的免疫细胞成分来 "调节"。此外，我们倾向于将注意力集中在获得性免疫细胞上，因为可以通过单独转移（主要是非生理学的）大量激活的 T 细胞，或者带有 B 细胞或抗体的 T 细胞，将免疫介导的

疾病从一种动物转移到另一种动物上。但我们往往忘记了，正是先天性免疫系统对病原体或危险信号的反应决定了获得性免疫系统是否被激活，以及在多大程度上被激活，并发展／维持其记忆功能。因此，不应该轻易接受最简单的结论，即使疾病的特征是激活某种细胞类型（如 T 细胞），这种激活细胞的转移可以将疾病从患病的动物转移到健康的动物上，但免疫系统的其他成分很可能也在这种免疫介导疾病的病理生理中发挥重要作用，要么是由于未能对主要参与者进行监管，要么是因为促使其过度激活，要么是允许其长期存活。

同样，我们倾向于从还原论模型中得出强有力的结论，例如，基于基因敲除的动物模型。我们消除一个基因，然后观察动物的"表型"。如果动物没有表现出生病的样子，或者如果我们在动物身上诱导的疾病看起来没有什么不同，就能得出结论，这种基因在疾病中没有发挥作用。这可能是真的，也可能不是。因为生物系统的另一个重要特征是它的稳健性[54]。稳健性意味着一个系统可以容忍一些功能失调或攻击，而不会明显改变它的行为。稳健性是由多种相互制约的调节机制和效应器机制的多重／冗余性（当一个以上的分子／基因可以发挥相似或部分重叠的功能时）所介导的。因此，我们所说的表型"健康"免疫系统（没有免疫性疾病）不仅可以包括一个真正健康的免疫系统，而且还可以包括某些分子改变但仍有代偿的免疫系统。在某种程度上，当所有的代偿机制耗尽时，即使是一个小的、新的改变也会使这种应激系统失代偿，免疫功能障碍（或免疫缺陷）变得明显。在这种情况下[54]，即使有可能，也非常难以识别哪些细胞或分子导致了免疫发病。来自 MS 的数据表明，不同的原因可能导致疾病的最终表型相同（见第 3 章）。

单基因疾病是由单个基因的突变引起的，该突变对基本的、最少冗余的蛋白质具有致残作用，导致系统发生直接、不可避免的改变。在多基因免疫介导的疾病中，许多常见的遗传变异（每种变异对一种必需蛋白质影响较小，或者对高度冗余的蛋白质有较大影响）微妙而缓慢地改变系统的功能，使其对某种感染形式过度活跃，或者更容易受到另一种形式的感染。因此，在环境因素的正确组合下，免疫系统功能的这种变化会导致免疫性疾病。

目前，我们对免疫系统（或任何其他复杂的生物系统）还没有完整的认识。我们的知识大多来自简单化的模型。这影响了我们治疗免疫性疾病的方式。由免疫系统单一成分的大幅改变引起的疾病（例如，单一分子的基因突变或免疫系统单一成分的感染），用简单化的模型来表示更合适。在免疫性疾病中定义单一元素，并将它们作为治疗靶点，不仅让治疗更准确，而且更有效。免疫哨点抑制药就很好地诠释了这一概念，其中阻断单个调节分子（如 PD-1）会导致免疫病理。一旦清除致病药物，免疫系统的正常功能就会恢复。

同样，FoxP3 或穿孔素缺乏症等单基因疾病可以通过异基因骨髓移植有效地治疗，这种移植可以恢复突变分子的正常功能。相比之下，源于免疫系统许多组成部分的微小变化引起的疾病只有在用尽所有调节机制后才表现为疾病的表型。这类免疫介导的疾病代表慢性感染或无菌炎症状态（自身免疫或自身炎症），将不太可能对单一治疗产生反应，特别是在这些疾病完全发病之后。由于不同的机制可能导致表型相似的结果，这种多基因、进化性疾病可能需要个性化的联合治疗（针对特定患者的过程）。这种在心血管和传染病中很常见的个性化治疗方法，在肿瘤学中开始变得更加常见。但由于对许多疾病过程的了解不够，以及缺乏适用于活体受试者的分子生物标志物，目前这些方法在神经免疫学领域仍然难以应用。

十、免疫系统的感染和反应

上文提到，这两个免疫系统，先天性免疫系统和获得性免疫系统，作为一个连贯、相互作用、相互依赖的系统发挥作用。我们可以描述一些如何进行免疫反应的刻板印象序列，但必须记住，任何描述的序列都只有在病原体变得不受控制之前才有效。一旦该序列激活了免疫系统中那些抑制病原体生存的组件，另一个平行的序列（构成了免疫反应的调节性关闭）将通过检测 PAMP 和 DAMP 的减少而启动。最有趣的是，与复杂的人类行为形成鲜明对比，生物系统缺乏单一的决策机构；相反，调控发生在单个细胞的水平上。这些细胞从它们的邻居那里接收关于病原体状态、邻近细胞的健康状况和免疫细胞激活水平的信号。这些复杂的信号使用进化印记算法实时处理，其输出调节细胞的行为。因此，我们可以将每个细胞视为独立的决策者，尽管在人类意义上没有真正的"独立"意志。相反，虽然每个细胞在信号处理方面是自主的，但它的行为输出受到前述算法和环境的限制，这些环境是由进化塑造的，以支持有机体在生存中实现的更大目标。这些带有基因印记的算法（在系统生物学中称为"协议"[54, 55]）将单个细胞整合成一个系统，并介导细胞间的协作和相互调节。理解这些算法是有效治疗控制的必要前提。例如，由于大多数动作是在正负信号的积分超过激活阈值时触发的，因此仅在随后免疫功能的激活阈值以下抑制信号通路可能就足够了（并需要避免不良反应）。与试图完全抑制单一途径或分子相比，对几个相加途径施加这种"温和"抑制可能要有效得多，也更安全，就像我们今天使用的一些非常强大的药物一样。事实上，完全抑制单个分子，如 VLA-4（那他珠单抗）、CD25（达利珠单抗）或 PD-1（纳武单抗或派姆单抗），可提供的治疗效果，通常伴随不可接受（长期）的毒性。

免疫细胞的集体行为是由病原体生长（通过释放 PAMP、DAMP 和外来抗原来驱动免疫细胞的激活）和病原体控制（驱动自我调节、细胞凋亡、切换到修复程序、建立免疫记忆和终止免疫反应）之间的动态平衡来指导的。当人体受到一种新病原体的侵袭时，免疫系统并不知道它的众多成分中的哪一种将能够最有效地对抗这种病原体。相反，人体会启动保守的序列，激活越来越大比例的免疫系统。可编程活性记忆的释放指导这些激活步骤，使用"进化记忆"指导这些激活步骤，有效的意识是，"如果病原体属于这一类（如病毒、细菌、真菌、寄生虫等），那么激活这些特定的免疫机制的成功概率更高"。我们现在将描述免疫系统的细胞组件的主要作用，以及它们之间在免疫反应进化过程中的相互作用（图 1-1）。

病毒和细胞内病原体（如结核分枝杆菌）的感染引发一种免疫应答称为"Th1"免疫应答（图 1-1）。该反应由 APC 启动[56]，APC 在吞噬感染物质时，开始产生一种称为 IL-12 的细胞因子。淋巴结中的 NK 细胞通过产生另一种称为 γ 干扰素（interferon-gamma，IFN-γ）的原型 Th1 细胞因子对病毒感染做出应答。这两种体液物质在 Th1 细胞特异性的转录因子（T-box expressed in T-cell，T-BET），这些 T 细胞含有来自感染病毒蛋白质的抗原肽特异的 TCR[57]。这些最初被激活的 T 细胞开始产生细胞因子 IL-2，几天后，还分泌额外的"促炎"细胞因子，如 IFN-γ 和肿瘤坏死因子 -α（tumor necrosis factor-α，TNF-α）。尽管图 1-1 侧重于 CD4+ T 辅助细胞，如果它们表达 T-BET 并分泌 IFN-γ 和（或）TNF-α，则称为"Th1"细胞，但具有相同的转录因子（T-BET）和细胞内信号分子 STAT4 对 CD8+ T 细胞对抗病毒和细胞内细菌非常重要。产生 IFN-γ 和 TNF-α 的 CD8 T 细胞称为 Tc1 细胞，指的是它们的细胞毒性（细胞杀伤）潜力。当 T 细胞被激活时（72h 内），先天性免疫系统的细胞，特别是单核细胞和巨噬细胞（macrophage，MΦ）呈现促炎表型，其特征是分泌促炎分子，如 IL-1、IL-6、IL-12、IL-23 和诱生型一氧化氮合酶（inducible nitric oxide synthase，iNOS）[58]。这些促炎巨噬细胞和单核细胞有时被称为"M1"巨噬细胞，与 NK 细胞和 ILC1 型 ILC 一起，杀死并限制病原体的传播[59]。如前所述，先天免疫细胞和 Th1/Tc1 T 细胞相互激活，并在病原体限制和清除中相互协作。

最后，一种称为 Tfh 的 CD4+ 效应 T 细胞亚型[60]，主要接收由 IL-6 和 IL-21 介导的诱导信号[61]，为识别重叠病毒蛋白抗原的幼稚 B 细胞提供"帮助"。这种 T 细胞有助于启动生发中心反应，从而导致抗体亲和力成熟和同种型转换。Th1 免疫反

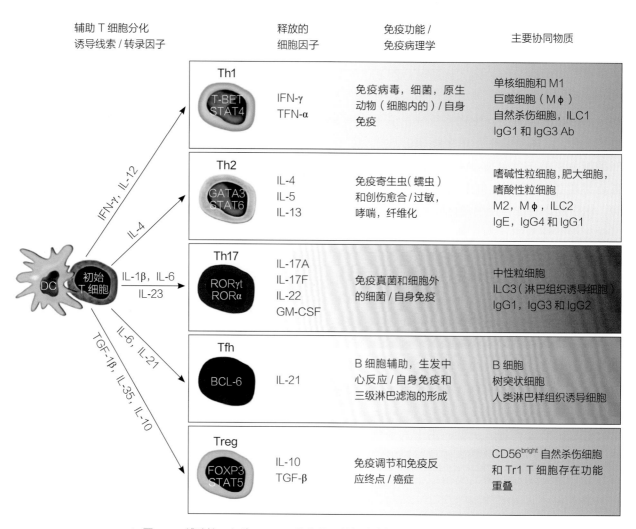

辅助 T 细胞分化 诱导线索 / 转录因子	释放的 细胞因子	免疫功能 / 免疫病理学	主要协同物质
Th1 T-BET STAT4	IFN-γ TFN-α	免疫病毒，细菌，原生动物（细胞内的）/自身免疫	单核细胞和 M1 巨噬细胞（Mφ） 自然杀伤细胞，ILC1 IgG1 和 IgG3 Ab
Th2 GATA3 STAT6	IL-4 IL-5 IL-13	免疫寄生虫（蠕虫）和创伤愈合 / 过敏，哮喘，纤维化	嗜碱性粒细胞，肥大细胞，嗜酸性粒细胞 M2，Mφ，ILC2 IgE，IgG4 和 IgG1
Th17 RORγt RORα	IL-17A IL-17F IL-22 GM-CSF	免疫真菌和细胞外的细菌 / 自身免疫	中性粒细胞 ILC3（淋巴组织诱导细胞） IgG1，IgG3 和 IgG2
Tfh BCL-6	IL-21	B 细胞辅助，生发中心反应 / 自身免疫和三级淋巴滤泡的形成	B 细胞 树突状细胞 人类淋巴样组织诱导细胞
Treg FOXP3 STAT5	IL-10 TGF-β	免疫调节和免疫反应终点 / 癌症	CD56^bright 自然杀伤细胞和 Tr1 T 细胞存在功能重叠

▲ 图 1-1　辅助性 T 细胞（CD4）的分化及其与感染状况和免疫病理学的关系

DC. 树突状细胞；IFN. 干扰素；IL. 白细胞介素；TGF. 转化生长因子；T-BET.T 盒子转录因子；STAT4. 信号转导及转录激活蛋白 4；GATA3.GATA 结合蛋白 3，含锌指结构域的转录因子；STAT6. 信号转导及转录激活蛋白 6；RORγt. 转录因子，参与 Th17 转录；RORα. 转录因子，参与 Th17 转录；Tfh. 滤泡辅助性 T 细胞；BCL-6. 一种原癌基因，有转录抑制作用；Treg . 调节性 T 细胞；FOXP3. 叉头框蛋白 P3；STAT5. 信号转导及转录激活蛋白 5；GM-CSF. 粒细胞 – 巨噬细胞集落刺激因子；ILC. 固有淋巴细胞

应导致 IgG1 和 IgG3 的主要产生，这两种抗体同种型在激活补体蛋白方面特别有效。Th1 对自身抗原的免疫反应与几种自身免疫病有关，包括 MS。

相比之下，Th2 型免疫反应是针对寄生虫，特别是蠕虫启动的[62]。先天性免疫系统中启动和参与 Th2 类型反应的细胞是嗜碱性粒细胞、嗜酸性粒细胞、肥大细胞和 ILC2，它们也称为"核细胞"[63]。诱导的细胞因子是 IL-4，主要的转录因子是 GATA3[64]。其激活是将幼稚 T 细胞转化为 Th2 表型所需的，Th2 T 细胞随后产生 Th2 型细胞因子 IL-4、IL-5 和 IL-13，导致 Th2 免疫的先

天和适应性成分相互激活循环，包括交替激活的（所谓的 M2）巨噬细胞[65]。与 Th2 免疫失调相关的免疫病理状态是过敏反应、哮喘、特应性皮炎和纤维性疾病[66, 67]。Tfh CD4+ T 细胞还帮助 B 细胞分化为浆母细胞和浆细胞，启动亲和程序抗体成熟和同种型转换以响应蛋白质抗原，但产生的主要抗体类型是 IgE 和 IgG4，同时产生较少量的其他 IgG 亚型（包括 IgG1）。

最后，"Th17"型的免疫反应是由真菌和细胞外细菌引发的。先天性免疫系统的主要成分是中性粒细胞和 ILC3[68]。诱导细胞因子是 IL-1β、

IL-6，尤其是 IL-23，它们激活转录因子 RORγt（RORC），诱导 T 细胞产生细胞因子 IL-17A、IL-17F、IL-22 和 GM-CSF[69]。Th17 细胞也与自身免疫病相关，尤其是在动物（如鼠）模型中，如实验性变态反应性脑脊髓炎（experimentally allergic encephalomyelitis，EAE）和人类疾病（如银屑病和 NMOSD[70-72]）。因为 Th17 细胞也参与三级淋巴滤泡的形成[73]，它们可能在神经免疫疾病中对靶器官（如 CNS 或周围神经干）的免疫反应的分区中起重要作用。

在本章开头提到，将免疫反应分为这些功能集群使我们能够从概念上思考特定疾病的免疫反应模式，但这些概念并没有与实际免疫反应的复杂性保持一致。因此，科学家将能够同时产生 Th1 和 Th2 细胞因子的 T 细胞称为"Th0"T 细胞，将产生 IL-22 而没有 IL-17 的 T 细胞称为"Th22"T 细胞，产生的 T 细胞 IL-9（单独或除 Th2 细胞因子外）作为"Th9"T 细胞等[74]。实际情况是，T 细胞功能具有极强的可塑性，具有极大表型改变能力[75, 76]。例如，在单个和重复的激活周期，T 细胞可根据外部线索（如其他细胞因子和不同的 PAMP/DAMP 信号）改变其细胞因子的产生。因此，Th1 细胞可以通过 Th0 表型转变为 Th2 细胞。更重要的是，调节性 T 细胞可以变成效应 T 细胞，反之亦然。此外，在免疫反应中，不同表型的 T 细胞之间存在相互调节作用。例如，在 EAE 模型中，Th2 细胞被认为是"有益的"，因为它们可以对抗 Th1 细胞，从而减轻 Th1 介导的免疫病理[77]。哮喘和特应性皮炎中存在类似的关系，其中 Th2 细胞是致病性的，而 Th1 细胞可能是"有益的"[78, 79]。因此，在一种情况下被认为是"促炎"的细胞因子在另一种情况中可能是"抗炎"的。

此外，免疫调节方面存在类似的多效性和功能多样性。最著名的 CD4+ 调节性 T 细胞（Treg；图 1-1）表达转录因子 FoxP3，并通过产生免疫抑制细胞因子 TGF-β（和 IL-10）从幼稚和早期效应 T 细胞"窃取"或竞争 IL-2，并通过杀死激活的效应 T 细胞进行免疫调节[80, 81]。FoxP3 Treg

要么在胸腺中被诱导，在那里它们介导对自身抗原的中枢耐受（这些被称为"天然"Treg），要么在血液和组织中的免疫反应期间被诱导（这些被称为"诱导"Treg），它们介导外周免疫耐受[82]。除了 FoxP3 Treg，还有许多其他细胞类型具有重叠调节功能。例如，分泌 IL-10 的 CD4+ Tr1 T 细胞、调节性 CD8 T 细胞和能够有效竞争并限制获得 IL-2 和杀死活化 T 细胞的 CD56bright NK 细胞[83]。如前所述，关于 T 细胞可塑性，FoxP3 Treg 可以在免疫反应期间成为 Th17 效应细胞，其特征是先天性免疫系统的 Th17 臂的强烈激活[84, 85, 86]。此外，由于 TGF-β 是纤维化反应最有效的诱导剂之一，高水平的 FoxP3+ Treg 可能并不总是有益的。

这些例子共同强调了免疫反应是复杂且高度动态的，因此通过基于系统生物学的模型而不是通过简单的线性思维更具可预测性。我们将在本章结束时简要描述神经免疫疾病诊断所面临的挑战。

确定某种疾病是否由免疫介导并非易事，因为多种致病过程可能同时发生，如变性和炎症（见第 3 章）。商业检测也不完善。目前，有 4 种广泛可用的中枢神经系统炎症检测方法，包括脑脊液白细胞（white blood cell，WBC）计数、计算 IgG 指数、脊髓液是否存在特异性抗体寡克隆区带（oligoclonal band，OCB），以及可能有价值的在脑 / 脊髓 MRI 上证明对比增强病变（contrast-enhancing lesion，CEL）的存在。OCB 是一种免疫球蛋白克隆型，与血浆相比，其在 CSF 中的比例显著过高或仅存在于 CSF 中。OCB 的存在仅仅意味着浆细胞（或浆母细胞）选择性归巢，这些浆细胞（或浆母细胞）分泌针对特定靶点（通常是人以前遇到的嗜神经病原体）的免疫球蛋白到 CNS 组织（如脑膜或血管周围间隙）。

上述每个检测在解释上都有问题：对未扫描的脑脊液上进行的 CSF 白细胞计数缺乏敏感性。根据该检测，大多数 MS 患者，包括复发型 MS 患者，将被认为是非炎症性的。因此，该检测可以被认为对诊断显性炎症很敏感，如中枢神经系统的感染性疾病或恶性造血细胞浸润脑膜。如果在大量的脑脊液上进行,细胞通过离心浓缩 50 倍,则脑脊液白细胞计数的敏感性可以大大提高[87]。

IgG 指数和 OCB 对以鞘内体液免疫激活为特征的炎症具有高度敏感性,如 MS 或 CNS 莱姆病。然而,只要自身抗体主要在 CNS 之外产生,这些生物标志物在大部分患有其他神经免疫疾病的患者中不存在,包括由抗体介导的疾病如 NMOSD(见第 5 章)[87]。此外,这两种生物标志物都不是动态的,患有儿童嗜神经性感染的受试者的 IgG 指数可能会升高,即使炎症消退几十年后,OCB 也会在他们的余生中存在[87]。这是因为分泌 IgG 的浆细胞,包括那些向中枢神经系统组织归巢的浆细胞,可以在人类生命的整个过程中持续存在。此外,由于 IgG 指数是一个计算值,用于比较脑脊液和血清中 IgG 浓度与脑脊液和血清白蛋白的比值,当脑脊液中总蛋白浓度升高或血清白蛋白降低时,该指数作为炎症标志物的特异性降低。

最后,CEL 是一种既不敏感也不特异的中枢神经系统炎症标志物[87]。事实上,对比增强磁共振成像(magnetic resonance imaging,MRI)在 MS 领域的成功让临床医生忘记了 CEL 并不意味着炎症。对比度增强所表明的只是血脑屏障(blood brain barrier,BBB)的破坏,在绝大多数患者中,血脑屏障破坏与炎症有关,但在缺氧、高渗压和肿瘤患者中也可以看到。因此,绝不能认为对比度增强即意味着炎症。反之亦然,缺乏 CEL,正如大多数多发性硬化患者的单一 MRI 所见,并不意味着缺乏鞘内炎症;事实上,许多患有 MS 以外的神经免疫或神经炎症疾病的受试者(高达 50%)[87]可能缺乏 CEL。即使是多发性硬化,在复发缓解型多发性硬化(relapsing-remitting multiple sclerosis,RRMS,伴或不伴 CEL)、继发进展型多发性硬化(secondary progressive multiple sclerosis,SPMS)和原发进展型多发性硬化(primary progressive multiple sclerosis,PPMS)患者之间,鞘内炎症的数量在组水平上是相同的。MS 中的 CEL 与免疫细胞从外周到 CNS 的转运,以及活化免疫细胞在血管周围积聚有关,这一过程不会发生在进展性 MS 患者中,他们脑膜中已建立三

级淋巴滤泡[88],因此他们可以反复激活鞘内腔内的获得性免疫细胞[87]。

在抗体方面,针对 CNS 组织成分的抗体的商业化检测越来越多[89, 90, 91]。这些通常作为由多种检测组成的诊断组提供。例如,自身免疫性脑炎或疑似副肿瘤疾病的诊断组[92, 93, 94]。强烈鼓励从业者使用此类试剂盒,而不是检测单个自身抗体,因为具有相同自身抗体靶标的患者可能具有截然不同的临床表现。这些检测的诊断准确性在描述特定抗体介导疾病的章节中进行了描述。该领域的研究仍在继续,每年都会发现新的、潜在致病的神经系统成分抗体。然而,尽管取得了这一进展,但在包括 NMOSD 在内的表型抗体介导的神经系统疾病患者中,仍有很大比例的患者未发现自身抗体。

诊断过程的一个重要部分是排除神经系统感染,这里的诊断进展同样稳健,除了传统的微生物学检测和 IgM 和 IgG 亚型对脑脊液和血清中可疑病原体早期和晚期表达的蛋白质的抗体反应的血清学测量之外,使用靶向和多重聚合酶链反应(polymerase chain reaction,PCR)进行传染源的分子诊断已变得广泛可用。这些 PCR 通常以组合的形式方便地提供,避免了从业者预先指定疑似引起疾病的感染因子类型[95, 96]。细菌 16S rRNA 的 PCR 可用作细菌感染的广泛筛查测试[97]。此外,三级转诊中心可以对 CSF 进行无偏见的二代测序以搜索未知病原体[98-101],美国疾病控制中心(Center for Disease Control,CDC)是使用这些新颖、广泛的方法对确定的病原体进行验证性分析的绝佳资源。

总之,目前的诊断试验在神经免疫疾病诊断方面的准确性还是有限的。由于对比增强结构成像的敏感性和特异性有限,我们强烈鼓励早期(开始治疗之前)并在必要时重复检查 CSF,作为炎症性中枢神经系统疾病诊断检查的一部分。多种三级转诊中心提供研究化验,从业人员可以联系这些中心的研究人员以获取此类非标准化验。例如,基于蛋白质和测序的 CSF 分子生物标志物研究分析,在诊断神经免疫或神经感染性疾

病的敏感性和特异性方面都大大优于当前的临床试验[87, 98-102]。获得此类非标准分析可能不仅有助于准确诊断，还可能发现治疗反应不足，从而提高治疗水平，改善患者预后。我们认为神经免疫学领域将不可避免地走向精准医学。在精准医学中，导致神经系统组织破坏的特定驱动因素，可以被有针对性的优化组合疗法来识别和消除。

参考文献

［1］ Koebel CM, Vermi W, Swann JB, et al. Adaptive im-munity maintains occult cancer in an equilibrium state. Nature. 2007;450(7171):903–907.

［2］ Bowie AG, Unterholzner L. Viral evasion and subver-sion of pattern-recognition receptor signalling. Nat Rev Immunol. 2008;8(12):911–922.

［3］ Ligon BL. Penicillin: its discovery and early develop-ment. Semin Pediatr Infect Dis. 2004;15(1):52–57.

［4］ Schulenburg H, Kurz CL, Ewbank JJ. Evolution of the in-nate immune system: The worm perspective. Immunol Rev. 2004;198:36–58.

［5］ Mogensen TH. Pathogen recognition and infam-matory signaling in innate immune defenses. Clin Microbiol Rev. 2009;22(2):240–273.

［6］ Matzinger P. The danger model: a renewed sense of self. Science (80–). 2002;296(5566):301–305.

［7］ Marshak-Rothstein A. Toll-like receptors in sys-temic autoimmune disease. Nat Rev Immunol. 2006;6(11):823–835.

［8］ Dambuza IM, Brown GD. C-type lectins in immu-nity: recent developments. Curr Opin Immunol. 2015;32:21–27.

［9］ Reid DM, Gow NA, Brown GD. Pattern recognition: recent insights from Dectin-1. Curr Opin Immunol. 2009; 21(1):30–37.

［10］ Fritz JH, Ferrero RL, Philpott DJ, Girardin SE. Nod-like proteins in immunity, infammation and disease. Nat Immunol. 2006;7(12):1250–1257.

［11］ Takeuchi O, Akira S. Pattern recognition receptors and infammation. Cell. 2010;140(6):805–820.

［12］ Medzhitov R, Janeway CA, Jr. Innate immune rec-ognition and control of adaptive immune responses. Semin Immunol. 1998;10(5):351–353.

［13］ Ji H, Ehrlich LIR, Seita J, et al. Comprehensive methylome map of lineage commitment from haematopoietic progenitors. Nature. 2010;467:338–342.

［14］ Kondo M. Lymphoid and myeloid lineage commit-ment in multipotent hematopoietic progenitors. Immunol Rev. 2010;238(1):37–46.

［15］ Ransohoff RM, Cardona AE. The myeloid cells of the central nervous system parenchyma. Nature. 2010;468 (7321):253–262.

［16］ Bailey SL, Carpentier PA, McMahon EJ, Begolka WS, Miller SD. Innate and adaptive immune responses of the central nervous system. Crit Rev Immunol. 2006;26(2): 149–188.

［17］ Parkin J, Cohen B. An overview of the immune system. Lancet. 2001;357(9270):1777–1789.

［18］ Bonilla FA, Oettgen HC. Adaptive immunity. J Allergy Clin Immunol. 2010;125(2 Suppl 2):S33–S40.

［19］ Pancer Z, Cooper MD. The evolution of adaptive im-munity. Annu Rev Immunol. 2006;24:497–518.

［20］ Cooper MD, Alder MN. The evolution of adaptive im-mune systems. Cell. 2006;124(4):815–822.

［21］ Litman GW, Rast JP, Fugmann SD. The origins of vertebrate adaptive immunity. Nat Rev Immunol. 2010;10 (8):543–553.

［22］ Haas W, Pereira P, Tonegawa S. Gamma/delta T cells. Annu Rev Immunol. 1993;11:637–685.

［23］ Komori HK, Meehan TF, Havran WL. Epithelial and mucosal gamma delta T cells. Curr Opin Immunol. 2006; 18(5):534–538.

［24］ Born W, Cady C, Jones-Carson J, et al. Immunoregulatory functions of gamma delta T cells. Adv Immunol. 1999; 71:77–144.

［25］ Klein J, Sato A. The HLA system. Second of two parts. N Engl J Med. 2000;343(11):782–786.

［26］ Segura E, Amigorena S. Cross-presentation in mouse and human dendritic cells. Adv Immunol. 2015;127:1–31.

［27］ Mesin L, Ersching J, Victora GD. Germinal center B cell dynamics. Immunity. 2016;45(3):471–482.

［28］ Victora GD, Nussenzweig MC. Germinal centers. Annu Rev Immunol. 2012;30:429–457.

［29］ Berek C, Berger A, Apel M. Maturation of the immune response in germinal centers. Cell. 1991;67(6):1121–1129.

［30］ Vidarsson G, Dekkers G, Rispens T. IgG subclasses and allotypes: From structure to effector functions. Front Immunol. 2014;5:520.

［31］ Pohl M, Fischer MT, Mader S, et al. Pathogenic T cell responses against aquaporin 4. Acta Neuropathol. 2011;122 (1):21–34.

［32］ Komori M, Lin YC, Cortese I, et al. Insuffcient di-sease inhibition by intrathecal rituximab in pro-gressive multiple sclerosis. Ann Clin Transl Neurol. 2016;3(3):166–179.

［33］ Kamisawa T, Zen Y, Pillai S, Stone JH. IgG4-related disease. Lancet. 2015;385(9976):1460–1471.

［34］ Bielekova B, Becker B. Monoclonal antibodies in MS: mechanism of action. Neurology. 2010;74(Suppl 1):S31–S40.

［35］ Ricklin D, Hajishengallis G, Yang K, Lambris JD. Complement: a key system for immune surveillance and homeostasis. Nat Immunol. 2010;11(9):785–797.

［36］ Zipfel PF, Skerka C. Complement regulators and inhib-itory proteins. Nat Rev Immunol. 2009;9(10):729–740.

［37］ 37. Stephan AH, Barres BA, Stevens B. The comple-ment system: an unexpected role in synaptic pruning during devel-opment and disease. Annu Rev Neurosci. 2012;35:369–389.

［38］ Liddelow SA, Guttenplan KA, Clarke LE, et al. Neurotoxic reactive astrocytes are induced by acti-vated microglia. Nature. 2017;541:481–487.

［39］ Marignier R, Nicolle A, Watrin C, et al. Oligodendrocytes are damaged by neuromyelitis optica immunoglobulin G via astro-cyte injury. Brain. 2010;133(9):2578–2591.

［40］ Saadoun S, Waters P, Bell BA, et al. Intra-cerebral in-jection of neuromyelitis optica immunoglobulin G and human com-plement produces neuromyelitis optica lesions in mice. Brain. 2010;133(2):349–361.

［41］ Mader S, Gredler V, Schanda K, et al. Complement activating antibodies to myelin oligodendrocyte glyco-protein in neuromyelitis optica and related disorders. J Neuroinfammation. 2011;8:184.

［42］ Lucchinetti C, Bruck W, Parisi J, et al. Heterogeneity of multiple sclerosis lesions: implications for the pathogenesis of demyelination. Ann Neurol. 2000;47(6):707–17.

［43］ Harjunpaa A, Wiklund T, Collan J, et al. Complement activation in circulation and central nervous system after rituximab (anti-CD20) treatment of B-cell lym-phoma. Leuk Lymphoma. 2001;42(4):731–738.

［44］ Noris M, Remuzzi G. Overview of comple-ment activation and regulation. Semin Nephrol. 2013;33(6):479–492.

［45］ Janka GE. Familial and acquired hemophagocytic lymphohis-tiocytosis. Eur J Pediatr. 2007;166(2):95–109.

［46］ Schubert D, Bode C, Kenefeck R, et al. Autosomal dom-inant immune dysregulation syndrome in humans with CTLA4 mutations. Nat Med. 2014;20(12):1410–1416.

［47］ Klein L, Hinterberger M, Wirnsberger G, Kyewski B. Antigen presentation in the thymus for positive selection and central tolerance induction. Nat Rev Immunol. 2009;9 (12): 833–844.

［48］ Gallegos AM, Bevan MJ. Central tolerance: good but imperfect. Immunol Rev. 2006;209:290–296.

［49］ Nemazee D. Mechanisms of central tolerance for B cells. Nat Rev Immunol. 2017;17(5):281–294.

［50］ Mueller DL. Mechanisms maintaining peripheral tol-erance. Nat Immunol. 2010;11(1):21–27.

［51］ Fife BT, Bluestone JA. Control of peripheral T-cell tol-erance and autoimmunity via the CTLA-4 and PD-1 pathways. Immunol Rev. 2008;224:166–182.

［52］ Yshii LM, Hohlfeld R, Liblau RS. Infammatory CNS disease caused by immune checkpoint inhibitors: status and perspectives. Nat Rev Neurol. 2017;13(12):755–763.

［53］ Cristiani CM, Palella E, Sottile R, et al. Human NK cell subsets in pregnancy and disease: toward a new biological complexity. Front Immunol. 2016;7:656.

［54］ Bielekova B, Vodovotz Y, An G, Hallenbeck J. How implementation of systems biology into clinical trials accelerates understanding of diseases. Front Neurol. 2014;5:102.

［55］ Villoslada P, Steinman L, Baranzini SE. Systems bi-ology and its application to the understanding of neu-rological diseases. Ann Neurol. 2009;65(2):124–139.

［56］ Szabo SJ, Sullivan BM, Peng SL, Glimcher LH. Molecular mechanisms regulating Th1 immune responses. Annu Rev Immunol. 2003;21:713–758.

［57］ Morandi B, Bougras G, Muller WA, Ferlazzo G, Munz C. NK cells of human secondary lymphoid tissues en-hance T cell polarization via IFN-gamma secretion. Eur J Immunol. 2006;36(9):2394–2400.

［58］ Wang N, Liang H, Zen K. Molecular mechanisms that infuence the macrophage M1-M2 polarization bal-ance. Front Immunol. 2014;5:614.

［59］ Italiani P, Boraschi D. From monocytes to M1/ M2 macrophages: phenotypical vs. functional differentia-tion. Front Immunol. 2014;5:514.

［60］ King C, Tangye SG, Mackay CR. T follicular helper (TFH) cells in normal and dysregulated immune responses. Annu Rev Immunol. 2008;26:741–766.

［61］ Leonard WJ, Zeng R, Spolski R. Interleukin 21: a cy-tokine/cytokine receptor system that has come of age. J Leukoc Biol. 2008;84(2):348–356.

［62］ Hewitson JP, Grainger JR, Maizels RM. Helminth immuno-regulation: the role of parasite secreted proteins in modulating host immunity. Mol Biochem Parasitol. 2009; 167(1):1–11.

［63］ Robinette ML, Fuchs A, Cortez VS, et al. Transcriptional pro-grams defne molecular character-istics of innate lymphoid cell classes and subsets. Nat Immunol. 2015; 16(3):306–317.

［64］ Zhu J, Yamane H, Cote-Sierra J, Guo L, Paul WE. GATA-3 promotes Th2 responses through three different mechanisms: induction of Th2 cytokine production, selective growth of Th2 cells and in-hibition of Th1 cell-specifc factors. Cell Res. 2006;16(1):3–10.

［65］ Fairweather DL, Cihakova D. Alternatively acti-vated macrophages in infection and autoimmunity. J Autoimmun. 2009;33(3–4):222–223.

［66］ Brandt E, Sivaprasad U. Th2 cytokines and atopic der-matitis. J Clin Cell Immunol. 2011;2:110.

［67］ Barron L, Wynn T. Fibrosis is regulated by Th2 and Th17 responses and by dynamic interactions be-tween fbroblasts and macrophages. Am J Physiol Gastrointest Liver Physiol. 2011;300(5):G723-G728.

［68］ Sutton CE, Mielke LA, Mills KH. IL-17-producing gam-madelta T cells and innate lymphoid cells. Eur J Immunol. 2012;42(9):2221–2231.

［69］ Manel N, Unutmaz D, Littman DR. The differentiation of human T(H)-17 cells requires transforming growth factor-beta and induction of the nuclear receptor RORgammat. Nat Immunol. 2008;9(6):641–649.

［70］ Bettelli E, Oukka M, Kuchroo VK. T(H)-17 cells in the circle of immunity and autoimmunity. Nat Immunol. 2007; 8(4):345–350.

［71］ Huppert J, Closhen D, Croxford A, et al. Cellular mechanisms of IL-17-induced blood–brain barrier disruption. FASEB J. 2010;24(4):1023–1034.

［72］ Peters A, Pitcher LA, Sullivan JM, et al. Th17 cells induce ectopic lymphoid follicles in central nervous system tissue in-fammation. Immunity. 2011;35(6):986–996.

［73］ Sweet RA, Lee SK, Vinuesa CG. Developing connections amongst key cytokines and dysregulated germinal centers in auto-immunity. Curr Opin Immunol. 2012;24(6):658–664.

［74］ Zhu J, Paul WE. Heterogeneity and plasticity of T helper cells. Cell Res. 2010;20(1):4–12.

［75］ Hirahara K, Vahedi G, Ghoreschi K, et al. Helper T-cell differ-entiation and plasticity: insights from epigenetics. Immunolo-gy. 2011;134(3):235–245.

［76］ Zhou L, Chong MMW, Littman DR. Plasticity of CD4+ T cell lineage differentiation. Immunity. 2009;30(5):646–655.

［77］ Liblau RS, Singer SM, McDevitt HO. Th1 and Th2 CD4+ T cells in the pathogenesis of organ-specifc au-toimmune diseas-es. Immunol Today. 1995;16:34–38.

［78］ Dong C, Flavell RA. Th1 and Th2 cells. Curr Opin Hematol. 2001;8(1):47–51.

［79］ Tang L, Benjaponpitak S, DeKruyff RH, Umetsu DT. Reduced prevalence of allergic disease in patients with multiple scle-rosis is associated with enhanced IL-12 production. J Allergy Clin Immunol. 1998;102(3):428–435.

［80］ Joller N, Lozano E, Burkett PR, et al. Treg cells expressing the coinhibitory molecule TIGIT selec-tively inhibit proinfamma-tory Th1 and Th17 cell responses. Immunity. 2014; 40(4):569–581.

［81］ Shalev I, Schmelzle M, Robson SC, Levy G. Making sense of regulatory T cell suppressive function. Semin Immunol. 2011;23(4):282–292.

［82］ Panduro M, Benoist C, Mathis D. Tissue Tregs. Annu Rev Immunol. 2016;34:609–633.

［83］ Bielekova B, Catalfamo M, Reichert-Scrivner S, et al. Regu-latory CD56bright natural killer cells mediate immunomodu-latory effects of IL-2R-alpha-targeted therapy (daclizumab) in multiple sclerosis. PNAS. 2006;103 (15):5941–5946.

［84］ Bettelli E, Carrier Y, Gao W, et al. Reciprocal de-velopmental pathways for the generation of patho-genic effector TH17 and regulatory T cells. Nature. 2006;441(7090):235–238.

［85］ Zhou X, Bailey-Bucktrout S, Jeker LT, Bluestone JA. Plas-ticity of CD4+ FoxP3+ T cells. Curr Opin Immunol. 2009; 21(3):281–285.

［86］ Pan F, Yu H, Dang E V., et al. Eos mediates foxp3-dependent gene silencing in CD4+ regulatory T cells. Science (80-.). 2009;325(5944):1142–1146.

［87］ Komori M, Blake A, Greenwood M, et al. CSF markers reveal intrathecal infammation in progressive multiple sclerosis. Ann Neurol. 2015;78(1):3–20.

［88］ Magliozzi R, Howell O, Vora A, et al. Meningeal B-cell folli-cles in secondary progressive multiple sclerosis as-sociate with early onset of disease and severe cortical pathology. Brain. 2007;130(Pt 4):1089–1104.

［89］ Lennon VA, Kryzer TJ, Pittock SJ, Verkman AS, Hinson SR. IgG marker of optic-spinal multiple scle-rosis binds to the aquaporin-4 water channel. J Exp Med. 2005;202 (4): 473–477.

［90］ Dalmau J, Graus F, Villarejo A, et al. Clinical anal-ysis of an-ti-Ma2-associated encephalitis. Brain. 2004;127(Pt 8): 1831–1844.

［91］ Graus F, Saiz A, Dalmau J. Antibodies and neu-ronal autoim-mune disorders of the CNS. J Neurol. 2010;257(4):509–517.

［92］ Wright S, Vincent A. Progress in autoimmune epi-leptic en-cephalitis. Curr Opin Neurol. 2016;29(2): 151–157.

［93］ Flanagan EP, Caselli RJ. Autoimmune encephalop-athy. Semin Neurol. 2011;31(2):144–157.

［94］ Linnoila JJ, Rosenfeld MR, Dalmau J. Neuronal sur-face antibody-mediated autoimmune encephalitis. Semin Neurol. 2014;34(4):458–466.

［95］ Javali M, Acharya P, Mehta A, et al. Use of multi-plex PCR based molecular diagnostics in diagnosis of suspected CNS infections in tertiary care set-ting: a retrospective study. Clin Neurol Neurosurg. 2017;161:110–116.

［96］ Favaro M, Savini V, Favalli C, Fontana C. A multi-target re-al-time PCR assay for rapid identifca-tion of meningitis-asso-ciated microorganisms. Mol Biotechnol. 2013;53 (1):74–79.

［97］ Greisen K, Loeffelholz M, Purohit A, Leong D. PCR primers and probes for the 16S rRNA gene of most species of patho-genic bacteria, including bac-teria found in cerebrospinal fuid. J Clin Microbiol. 1994;32(2):335–351.

［98］ Wilson MR, O'Donovan BD, Gelfand JM, et al. Chronic men-ingitis investigated via metagenomic next-generation sequenc-ing. JAMA Neurol. 2018;75(8):947–955.

［99］ Perlejewski K, Popiel M, Laskus T, et al. Next-generation sequencing (NGS) in the identifcation of encephalitis-causing viruses: unexpected detection of human herpesvirus 1 while searching for RNA pathogens. J Virol Methods. 2015;226:1–6.

［100］ Wilson MR, Naccache SN, Samayoa E, et al. Actionable di-agnosis of neuroleptospirosis by next-generation sequencing. N Engl J Med. 2014;370:2408–2417.

［101］ Mongkolrattanothai K, Naccache SN, Bender JM, et al. Neurobrucellosis: Unexpected answer from metagenom-ic next-generation sequencing. J Pediatric Infect Dis Soc. 2017;6(4):393–398.

［102］ Barbour C, Kosa P, Komori M, et al. Molecular-based di-agnosis of multiple sclerosis and its progressive stage. Ann Neurol. 2017;82(5):795–812.

第 2 章　神经免疫性疾病的治疗方法
Therapies of Neuroimmunologic Diseases

Gary Birnbaum　Bibiana Bielekova　Robert P. Lisak　**著**

胡昕倩　王娜　吴慧文　**译**　　查运红　魏钧　**校**

一、背景

本章的目的不是提供影响免疫功能的药物清单，而是使医疗卫生人员能够采用不断更新的疾病修饰治疗方法以有效、安全和适当的方式治疗神经免疫疾病。

此外，本章希望提供一种思路或逻辑方法来启动不同的治疗方法或治疗顺序，理解先前的免疫调节治疗对后续治疗的影响。目前随着不同治疗方案的安全性与疗效的研究不断更新，治疗方案也在随之变化。因此，建议读者以本章中的数据为框架来理解不同的新方案，避免制订刻板的治疗方法。此外，鉴于个体疾病的异质性，"个性化"治疗是一个越来越重要的因素。

显而易见的第一步是明确该疾病是否是由免疫介导。Bielekova 在关于神经免疫学的章节（见第 1 章）中阐述了这个问题。支持免疫介导疾病的证据包括血液检查、血清生物标志物检测、组织活检（若可获取），以及恰当的影像学检查和脑脊液检查。虽然当前医疗原则倾向于避免有创检查，如脑脊液（CSF）检查或活检，但在适当时机获得有关炎症、免疫介导反应存在的"硬"数据可能是"金标准"，因为仅通过观察获得的数据只有 60%～80% 的准确度。尤其是在诊断多发性硬化（MS）时尤其如此，其中错误分类率可高达 30%[1]。在诊断 MS 的情况下，CSF 检查不仅提高诊断准确性，也可以提供有关炎症类型的线索。

这些线索可以指导选择最适当的早期疾病修饰治疗方案。

在选择神经免疫疾病的疾病修饰治疗时，除了常规的治疗途径外，重要的是要考虑治疗的基本作用机制（mechanisms of action，MOA）。一种治疗方案的基本作用机制应该与对应疾病所涉及的基本致病机制相吻合。许多治疗有多种作用模式，但不确定哪一种起主导作用。最重要的是，一种疗法的免疫调节作用可能会影响后续疗法的疗效[2]。虽然关于神经免疫疾病的致病机制仍有很多领域需要了解，但基于对药物 MOA 的了解来选择初始和后续的疾病修饰治疗有望带来最大的获益，包括最小的不良反应和降低药物不良反应的风险。例如，治疗 MS 的药物说明了疾病修饰治疗中可能存在的多种机制：①醋酸格拉替雷、β 干扰素和富马酸二甲酯对潜在致病性免疫细胞的免疫调节；② 改变免疫细胞运输，如单克隆抗体那他珠单抗，减少炎症细胞进入中枢神经系统（CNS），1- 磷酸鞘氨醇受体调节药捕获次级淋巴组织中的淋巴细胞；③通过利妥昔单抗和阿仑单抗等单克隆抗体消除细胞；④抑制免疫细胞增殖，减少激活的潜在致病性免疫细胞，如特立氟胺和克拉屈滨。

支持诊断免疫介导疾病的另一个因素是在已知致病抗原的情况下，存在针对靶抗原的抗体。因此，确定抗原在哪里表达就变得非常重要。靶抗原是细胞膜成分还是在细胞质或细胞核内表达？在后一种情况下，靶抗原的抗体存在可能只是疾病的诊断标志物，实际的致病机制是细胞介导的免疫反应。自身免疫性脑病和副肿瘤性疾病就是这种情况（见下文）。在其他情况下，靶抗原特异性抗体在发病机制中很重要。发病机制会因诱导的抗体类型（同种型）不同而不同。因此，一些抗体通过激活补体引起组织破坏，治疗则需要针对补体激活这一环节。例如，使用依库珠单抗和静脉注射免疫球蛋白（intravenous immunoglobulin，IVIg）治疗重症肌无力（myasthenia gravis，MG），其中抗体主要是针对乙酰胆碱受体（AChR）的同种型 IgG1 和 IgG3。相比之下，肌肉特异性激酶（muscle-specifc kinase，MuSK）特异性抗体主要是 IgG4 同种型，不固定补体，所以 MuSK 抗体阳性 MG 的治疗不同于抗 AChR 抗体阳性 MG。

目前的免疫抑制或免疫调节治疗与感染并发症、癌症，甚至继发性自身免疫的巨大风险有关，尤其是在长时间使用或用于免疫系统受损的人（如老人）中。此外，许多治疗方法的 CNS 外显率有限，因此可能无法有效地针对 CNS 中的慢性炎症。MS 最能说明这一点。正常中枢神经系统不像其他组织一样有淋巴结和淋巴滤泡系统。此外，CNS 内皮细胞被紧密连接所分开，形成所谓的血脑屏障（BBB）。CNS 一度被认为与外周免疫系统的活动相对隔离。然而，至少在过去 30 年中，人们已经认识到激活的而非静止的免疫细胞，无论其抗原特异性如何，都可以通过黏附和穿透毛细血管内皮细胞、进入和离开 CNS[3]。如果这些细胞不遇到它们的刺激性抗原或不被炎性细胞因子或趋化因子进一步激活，它们就会离开中枢神经系统并重新进入循环。此外还描述了脑膜淋巴通道的存在，也称为"类淋巴系统"[4, 5]。该系统似乎在允许免疫细胞从 CNS 排出到颈部淋巴结，以及从大脑中清除有毒物质方面发挥作用[6, 7]。然而，激活免疫细胞，尤其是获得性免疫系统的免疫细胞，需要由中枢神经系统外的抗原激活。如果最初的激发抗原存在于 CNS，则这种外周激活的免疫细胞转移到

CNS，在那里它们被常驻树突状细胞（DC）重新刺激。这种重新激活的 T 细胞和 B 细胞增殖并分泌物质（如细胞因子和趋化因子），这些物质打开 BBB 并募集具有非 CNS 抗原特异性的细胞。在 MS 中，这种 BBB 改变在 CNS 的磁共振成像（MRI）上显示为"开口样"对比增强病变（CEL）。CEL 在复发型多发性硬化开始时很普遍，但随着疾病的进展变得不那么频繁或完全消失。CEL 的消失并不意味着炎症的消失，相反，它反映了炎症模式的变化，即更加区隔化，并且相对独立于外周免疫系统激活。慢性炎症常常导致靶器官中产生三级淋巴滤泡。在 MS 中，这些淋巴结构存在于相当大比例的长期 / 进展型 MS 患者的脑膜中[8]。这些淋巴滤泡的存在表明了一种机制。位于鞘内隔室中的获得性免疫细胞可被反复激活，无须外部刺激[9]。目前美国食品药品管理局（Food and Drug Administration，FDA）批准的疗法都很难进入中枢神经系统组织。此外，即使是预期能更好穿透血脑屏障的小分子[10, 11]，如增殖抑制药物环磷酰胺，也可能对鞘内分隔性炎症没有太大影响。因为进展型 MS 患者或任何其他慢性炎症患者的 T（和 B）细胞是终末分化的，几乎没有进一步增殖的能力，但仍然能够产生大量的多种细胞因子和细胞毒性分子[12]。

最近对 FDA 批准的免疫调节药在 MS 中疗效的 Meta 分析支持这些机制解释说法。数据显示，随着患者年龄的增长，临床疗效显著下降，由此产生的回归模型预测 MS 患者平均 53 岁后对残疾进展的疗效为 0%（图 2-1）[13]。这并不意味着 53 岁以后的 MS 患者不能从免疫调节治疗中获益，但必须权衡老年患者治疗的风险与潜在获益。因此，免疫调节治疗，尤其是那些最有效的治疗，应该只考虑用于持续复发或持续 CEL 的老年患者，这表明开放的 BBB 有利于药物进入鞘内。长期存在鞘内炎症而无 CEL 的老年患者停止免疫调节治疗，疾病不一定会复发。许多 MS 专家认为[14]，有太多老年患者因 MS 治疗而出现严重不良反应［包括进行性多灶性白质脑病（progressive multifocal leukoencephalopathy，PML）相关死亡］，

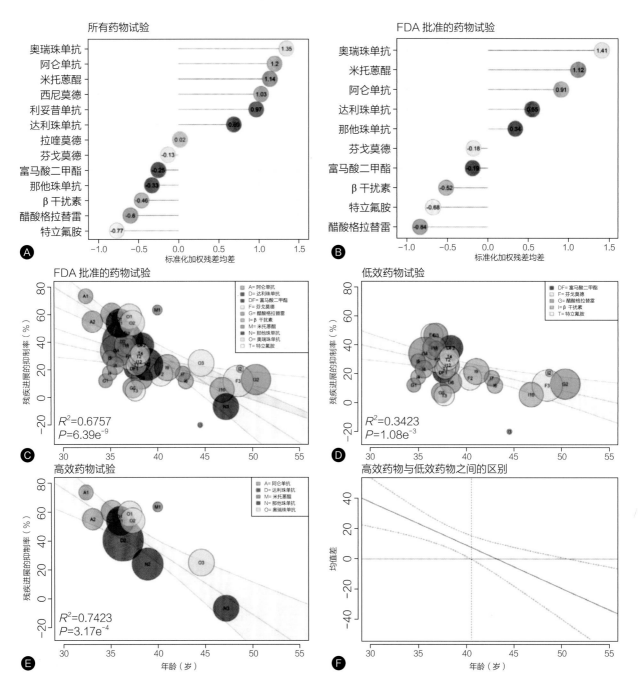

▲ 图 2-1　使用扩展残疾状态量表（EDSS）评估多发性硬化（MS）免疫调节治疗对残疾累积的疗效进行 Meta 分析

A. 根据药物特异性加权残差得出低效和高效分类，并开发具有年龄和功效之间相互作用的优化线性回归模型。从线性回归计算出的标准化、药物特异性加权残差平均值的比较功效等级适合所有药物。B. 适合 FDA 批准适应证中研究的批准药物的临床试验。棒棒糖图中直接提供了药物特异性残差的平均值。FDA 批准的来自免疫调节疾病修饰疗法被分为高效药物（阳性药物）和低效能药物（阴性药物）。C. 描述了一个回归模型。D 和 E. 包括所有 FDA 批准的药物，其中年龄和功效之间存在相互作用（0 表示低功效，1 表示高功效）。简单加权线性回归适用于低效和高效药物的临床试验，仅使用于研究 FDA 批准药物的试验。相应的决定系数（R^2）和 P 值包含在各个图中，而插图图例提供了各个药物的颜色和字母代码。F. 95% 置信区间表示作为年龄函数的低药效和高药效之间的统计显著差异。灰色的垂直虚线表示 > 40.5 岁的低效和高效药物之间没有显著差异

经许可转载，引自 Weideman AM, Tapia-Maltos MA, Johnson K, Greenwood M, Bielekova B. Meta-analysis of the age-dependent efficacy of multiple sclerosis treatments. *Front Neurol*.2017;8:577.

考虑到免疫调节治疗在这个年龄组缺乏潜在的疗效，他们不应该一开始就接受这些治疗。

尽管其他神经免疫疾病没有类似的数据，但在受慢性炎症影响的器官中（如干燥病的唾液腺和类风湿关节炎的关节），第三级淋巴滤泡的形成已得到充分证实[15, 16]。因此，划分炎症与对全身免疫调节治疗的反应减弱的概念可能会普及。我们展望了新的治疗策略的未来发展，该策略具有更好组织渗透性和 MOA。然而，在此类新疗法可用之前，临床医生必须权衡长期免疫调节疗法的潜在益处与此类疗法的负面后果。

为免疫介导的神经系统疾病选择合适的免疫调节疗法可能非常困难，因为我们对哪些药物最有益的实际预测知识知之甚少。上述对 MS 中所有现有的免疫调节药物的 Meta 分析（图 2-1）表明，与低功效类别的药物（芬戈莫德、富马酸二甲酯、β 干扰素、特立氟胺和醋酸格拉默）相比，高效治疗类别［奥瑞珠单抗、米托蒽醌、阿仑单抗、达利珠单抗（不再可用）和那他珠单抗］的益处增加，但前提是在 40.5 岁之前开始使用高效药物。虽然这些数据仅与 MS 患者的治疗有关，但在大多数情况下，神经免疫疾病早期开始最有效的免疫调节治疗的一般原则是正确的。

第三个挑战是确定免疫调节疗法的疗效。显然，临床疗效至关重要。如果患者在临床或影像学上没有改善，医生应质疑先前的诊断结论并评估是否需要改变疾病修饰治疗的必要性。即使在临床上"稳定"的患者中，治疗效果的评估也可能特别困难，因为目前的临床结果对于记录由残留的且通常是条件性炎症引起的数年至数十年的疾病进展并不敏感。影像生物标记物在这方面可能更敏感，但提供超微结构信息的定量成像或成像方式目前仅用作研究测试。CSF 分子生物标志物分析可以高灵敏度地量化接受当前免疫调节药物治疗的患者的残余鞘内炎症。此类分析尚无法商业化[11, 17]，但如果这种情况发生变化，它们将成为指导治疗决策的有用工具，并可能为开发神经免疫疾病合理的联合治疗提供一个框架。

考虑到前面提到的注意事项和建议，以下讨论列出了大多数当前可用的神经免疫疾病修饰疗法。

二、皮质类固醇

皮质类固醇种类繁多，具有多种 MOA。最广泛用于治疗神经免疫疾病的是糖皮质激素。糖皮质激素的 MOA 仍未完全了解。内源性和外源性的糖皮质激素与所有器官（包括 CNS）上的糖皮质激素受体（GR）相互作用。受体是转录因子，通过与细胞核中的 DNA 相互作用并调节多种基因的转录而发挥作用。GR 在不同器官中存在多种变体或亚型，导致不同的作用，从调节器官发育到引起行为改变，改变昼夜节律，临床上最有用的功能是抗炎。在与糖皮质激素相互作用后，受体会改变其构象并从细胞表面迁移到细胞核，在那里它通过与 DNA 的直接相互作用或与其他转录因子的相互作用增强或抑制大量基因的表达[18, 19, 20]。GR 的某些亚型对彼此具有拮抗作用。例如，GRβ 是一种显性抑制性受体，可抵消显性激活因子 GRα 的作用。进一步增加了复杂性，不同的器官具有不同数量的 DNA 区域［糖皮质激素应答元件（glucocorticoid response element, GRE）］，它们可以与 GR 相互作用，包括抑制性和激活性。因此，糖皮质激素与 GR 相互作用的最终效应是情境特异性的，这意味着不同器官中的效应不同，并且是由特定器官中激活和抑制受体亚型的净平衡的结果[18, 21]。最近的数据也表明，GR 作为微 RNA 的调节剂，影响 mRNA 的功能，也影响糖皮质激素的活性[22]。

鉴于糖皮质激素作用的复杂性，个体对糖皮质激素的反应存在显著的差异也就不足为奇了。事实上，有充分的证据证明，由于 GR 或多药耐药基因的罕见突变，存在对糖皮质激素的抗炎作用产生耐药性[23, 24, 25]。更常见的是，耐药性是由于长期或反复应用糖皮质激素所致[26, 27]。此外，足够强烈的炎症环境，以及足够高水平的炎症细胞因子，如肿瘤坏死因子和 IL-1β，可以减少 GR 结合，减轻糖皮质激素的作用[28, 29]。重要的是，也有报道称 GR 基因多态性似乎导致更严重的 MS 病程 [30]。所有对糖皮质激素无反应或反应不足的患者均应考虑糖皮质激素抵抗，并考虑其他抗炎药。还有例子表明给予炎性细胞因子拮抗药可以恢复糖皮质激素的反应性 [31]。

糖皮质激素介导的抗炎反应涉及多种机制。具体机制阐述超出了本章的范围，多篇文章对此进行了综述，但从广义上讲，糖皮质激素的作用是通过抑制 T 细胞和巨噬细胞中核因子 κB（NF-κB）的功能，从而抑制促炎性细胞因子、趋化因子和细胞黏附基因的转录，从而降低了基因的表达 [32]。抗炎蛋白包括 GILZ、MKP-1、IL-10 和 IL1-RA。它们还有助于抑制淋巴细胞的活化和凋亡 [33]，以及淋巴细胞"重定向"远离中枢神经系统 [34]。令人惊讶的是，虽然给予糖皮质激素会导致获得性免疫系统的下调，但至少在动物模型中，糖皮质激素可以导致先天性免疫系统的炎症反应增强 [35]。

鉴于 GR 在包括 CNS 在内的多个器官中普遍存在，糖皮质激素的使用会引起大量不良反应 [30]。众所周知，长期使用糖皮质激素会使病情恶化。这些不良反应包括骨质疏松症、皮肤萎缩、糖尿病、眼内压升高和青光眼、白内障、股骨头缺血性坏死、生长迟缓、高血压、月经周期变化和情绪变化，严重时出现精神病。有人尝试研究导致所需抗炎活性的信号与导致非所需不良事件的信号之间的差异 [36]。一种理论是 GR 单体诱导的基因激活导致抗炎作用，而 GR 二聚体诱导不良基因激活途径。这个假设现在受到质疑，使用转基因小鼠的数据也受到质疑 [37]。由于目前没有容易确定的方法来最大限度地减少糖皮质激素的不良反应，任何治疗方案的目标都应该是在最短时间内使用尽可能低的有效剂量，以达到最大的疗效。

有临床观察和试验数据表明，糖皮质激素的剂量（以泼尼松当量表示）在治疗神经免疫疾病中很重要。例如，在一项为期 2 年的视神经炎临床试验研究中，只有大剂量（甲泼尼龙 1000mg，静脉注射 3 天，每日 1 次；然后是泼尼松 1mg/kg，口服 11 天），而不是低剂量（泼尼松 1mg/kg，口服 14 天）糖皮

质激素，抑制了临床确诊 MS 的发展 [38]。从这项试验得出的简单结论是口服糖皮质激素不起作用，但随后的研究驳斥了这一点，这些研究表明，大剂量口服糖皮质激素（如口服泼尼松 1250mg/d）与静脉制剂一样有效 [39, 40]。如前所述，炎性细胞因子可能抑制机体对糖皮质激素的反应，更高水平的炎症可能需要更高剂量的糖皮质激素才能达到完全抑制。

治疗神经免疫疾病的最常用的糖皮质激素是甲泼尼龙及其同系物泼尼松龙和泼尼松。

甲泼尼龙通常每天静脉注射，剂量不一，时间长短不一。对于 MS 的急性发作，通常的剂量是 1000mg 静脉注射，持续 3～7 天。更长剂量（5～7 天）可能会抑制内源性类固醇的产生，导致戒断症状，如虚弱、疲劳、关节痛、食欲下降、体重减轻、恶心、腹痛、腹泻和呕吐。为了防止这种情况，建议口服减量。在此类患者中，使用甲泼尼龙片剂 4mg 在 6 天内逐渐减量，第一天 48mg，之后减少 8mg/d，可以最大限度地减少戒断症状。一般来说，短期服用大剂量甲泼尼龙后无须口服类固醇减量。然而，有些患者短期服用高剂量糖皮质激素后出现严重的关节疼痛和疲劳。在此类患者中，如前所述，在 6 天内逐渐减量可以最大限度地减少此类戒断症状。

大剂量类固醇的一种给药方式是口服，将液体甲泼尼龙稀释在果汁或水果匀浆中。然而，对于某些人来说，这种味道不好。另一种选择是使用甲泼尼龙 32mg 片剂，每天摄入 3 片，尽管可以分开服用，但这对一些人来说也是困难的。大剂量甲泼尼龙的常见不良反应是失眠、液体潴留和焦虑。为了尽量减少这些不良反应，应在一天的早些时候服用该药物，减少每日盐摄入量，并根据需要给予温和的抗焦虑药，如小剂量劳拉西泮（0.5mg/d）。一些患者在服用糖皮质激素时会出现严重的心理问题，出现无法控制的哭泣、抑郁，甚至自杀念头。在使用糖皮质激素的同时联合使用碳酸锂 300mg/d 疗效显著。对于 1 型或 2 型糖尿病患者或血压控制不良的患者，使用糖皮质激素可能需要内分泌科医生或心脏病科医生的

协助。有时大剂量甲泼尼龙会导致肝毒性 [41]。对于可能发生这些不良反应风险的患者，应考虑进行血糖水平和肝功能的基线实验室检测，并在甲泼尼龙治疗期间和之后进行随访。

糖皮质激素泼尼松也常用于神经免疫疾病患者的抗炎治疗。长期使用的不良反应、不良事件和后果与甲泼尼龙非常相似，胃肠道症状的发生率没有增加。不良事件的治疗与之前讨论的甲泼尼龙相似。泼尼松以片剂形式给药，剂量不同，时间不同，范围从几天作为 MS 恶化的急性治疗（口服泼尼松 1250mg，在药理学上相当于甲泼尼龙 1000mg，并且在生物学上同样有效）[42, 43] 至几个月甚至几年作为 MG、巨细胞性动脉炎（giant cell arteritis，GCA）和肌炎的治疗。

如果需要泼尼松长期治疗，患者应进行预先筛查，随后进行血糖水平、钾浓度、肝功能检查，并用双能 X 线吸收法（dual energy X-ray absorptiometry，DEXA）评估骨密度，并根据需要进行适当的干预。

三、单克隆抗体

单克隆抗体不仅彻底改变了医疗实践中的诊断检测，它们还彻底改变了多种神经系统疾病的治疗，最近是 MS 和难治性 MG。单克隆抗体是通过用高度纯化的抗原对啮齿动物（通常是小鼠）进行免疫，然后通过与癌性 B 细胞或骨髓瘤细胞融合使免疫动物的脾 B 细胞永生化，从而由被称为"杂交瘤"的细胞而产生的。然后通过有限稀释克隆单个 B 细胞杂交瘤，以便在每个组织培养孔中仅放置一个细胞，并在体外扩增细胞，然后测试 B 细胞杂交瘤培养上清液中是否存在针对免疫抗原的抗体。当发现时，进一步扩增产生抗体的细胞，并纯化得到的抗体。此类抗体在医学上的应用问题在于它们是鼠类或小鼠抗体，当注射到人体中时，它们自身会诱导针对它们的免疫反应。因此，需要人源化抗体。这可以通过多种方式实现。最初的解决方案是移除抗体的重链或 Fc 片段（非抗原结合部分），并用一对人重链替换

它们。这产生了部分人源化或嵌合的小鼠单克隆抗体。有两种方法可以更充分地人源化小鼠抗体。第一种是免疫已经被人类免疫球蛋白基因取代的转基因小鼠。因此，此类小鼠产生的所有抗体基本上都是人抗体。虽然这是一种可接受的技术，但它可能导致免疫球蛋白基因出现意外突变，从而增加这些抗体本身在人体中诱导免疫反应的风险。另一种更完全人源化小鼠抗体的方法是用一对类似的人高变区（hypervariable region，HVR）替换分子的重链部分和特异性抗原结合区或高变区部分。然后可以进一步调整 HVR 的氨基酸序列，以提高抗体对所需抗原的亲和力并提高抗体稳定性。

虽然制药公司可以随意命名抗体，但抗体的通用名称由世界卫生组织使用国际非专有药名（International Nonproprietary Names，INN）系统定义。该系统要求在专有单克隆名称的末尾使用后缀"mab"，并允许人们通过使用中间字母来识别单克隆的人源化程度。因此，名称中间的"xi"表示嵌合单克隆。例如，利妥昔单抗，其中 Fab 片段或可变区是非人的，但 Fc 片段是人的。名称中的字母"zu"表示人源化单克隆抗体；那他珠单抗，其中高变区是非人源的，但其余的 Fab 片段和 Fc 片段是人源的。名称中的字母"u"表示人类单克隆抗体，如 Raxibacumab，与人类抗体的序列同源性＞ 85%。命名系统正在发展，现在可以使用双特异性单克隆抗体，即单克隆抗体设计为具有不同的 HVR 和两种不同的抗原特异性。还有一些抗体只是部分人源化，名称中带有"xizu"的特点。

即使非常小心，单克隆抗体与其指定抗原相互作用的特异性仍然不是绝对的，导致不同程度的结合"混杂"，有时会导致不良和意外后果 [44, 45]。这种不良的结合反应可以解释与单克隆抗体使用相关的一些意外后果和不良事件（脱靶效应）。单克隆抗体的第二种主要不良反应是"靶向效应"，即对靶向分子或细胞类型的强烈 / 完全抑制会导致治疗效果，但同时（某些环境条件下或具有特定遗传背景的人中）也会导致不良事件。

例如，达利珠单抗介导的 CD25 阻断对 FoxP3$^+$ Treg 的抑制，这会导致与达利珠单抗相关的皮肤损伤[46]和脑病。这可能是由于阻断 CD25 而抑制 FoxP3$^+$ Treg，这是一种靶效应，而不是脱靶效应。尽管如此，单克隆抗体仍然是神经免疫疾病治疗的重要组成部分。

（一）那他珠单抗（Tysabri®）

那他珠单抗是首个被批准用于治疗复发型 MS 的单克隆抗体，它是一种人源化抗体，可与 α4β1（非常晚期抗原 -4）和 α4β7［淋巴细胞 Peyer 斑块黏附分子（LPAM）］整合素的 α4 亚基结合。整合素表达于所有白细胞的表面（中性粒细胞和一些单核细胞和巨噬细胞除外）。因为那他珠单抗是一种 IgG4 亚型，它不会激活补体或抗体依赖的细胞毒性，因此不会杀死表达 VLA-4 的细胞（见第 1 章）。通过阻断 α4 整合素与全身血管内皮细胞上的黏附分子的相互作用，免疫细胞被阻止进入器官，特别是阻止淋巴细胞跨越血脑屏障的迁移。因此，复发性多发性硬化患者的中枢神经系统炎症和复发频率大大降低[47]，可能还会降低脑萎缩的发生率[48]，尽管较长时间的后续研究未能显示这一益处[49]。

正如预期的那样，那他珠单抗显著的免疫抑制作用导致了大量潜在的严重不良事件。其中最严重的是感染 JC 病毒（JC virus）的风险增加，导致少突胶质细胞感染和可能致命的进行性多灶性白质脑病（PML）。正如多发性硬化一章所述（见第 3 章），发生 PML 的风险随着那他珠单抗治疗时间的延长而增加，尤其是在治疗 > 2 年后。先前使用其他免疫抑制药物如环磷酰胺和硫唑嘌呤治疗的患者，发生 PML 的风险进一步增加。以抗体指数表示（> 0.9），JC 病毒抗体滴度高的患者患 PML 的风险也会增加[50]，并随着年龄的增长而增加[51]。截至撰写本文时，全球与那他珠单抗相关的 PML 的 MS 患者数量为 728 例[52]。对 PML 患者的监测是通过一种名为 TOUCH 的程序完成的，该程序由药物制造商 Biogen-IDEC 运行。它不专门监测其他感染或不良事件。

服用那他珠单抗的患者感染除 PML 以外其他疾病的风险增加，特别是单纯疱疹病毒和水痘 - 带状疱疹病毒感染，以及分枝杆菌肺部感染[53, 54, 55]。此外，由于 α4β1 整合素的 α4 亚单位也是器官内细胞与细胞接触的黏附分子，因此接受那他珠单抗的患者，癌前病变和癌性病变（如黑色素瘤）的肿瘤形成和转移风险可能会增加[56, 57, 58]。然而，这些观察结果还没有在其他研究中得到证实[59]。在服用那他珠单抗的患者中观察到了严重的，甚至是致命的肝毒性[60, 61, 62]，以及对该药物的过敏反应[63]。具有特定的人类白细胞抗原（HLA）Ⅱ等位基因（HLA-DRB1*13 和 HLA-DRB1*14）的人发生此类反应的风险增加[64]。

那他珠单抗每月静脉滴注 300mg。它必须在 FDA 规定的 TOUCH 安全评估计划的输液中心输注。由于存在急性输液反应的风险，输液中心应做好对此类反应进行治疗的准备。所有患者在服用那他珠单抗前都应做相应的血样检查。这应该包括肝功能的检测，测量 JC 病毒抗体指数（在美国免费从药品制造商 Biotin-IDEC 获得，尽管在美国也有商业化的检测方法），全血细胞计数（complete blood count，CBC），以及水痘免疫检测。如果缺乏水痘免疫力，建议接种疫苗。还应该获得基线中枢神经系统磁共振成像，并进行仔细的皮肤科检查，以寻找具有恶性潜能的病变。

如前所述，发生 PML 的风险随着那他珠单抗治疗的持续时间而增加，在治疗 2 年后显著增加。这导致一些医疗工作者建议在 2 年后停止那他珠单抗，即使对药物反应良好的患者也是如此，并将疾病修饰治疗疗法改为一种发生 PML 风险较小的药物。不幸的是，这种方法导致多发性硬化大面积复发的风险大大增加，在停止使用那他珠单抗后数周至数月内病情加重[65-68]。即使在使用替代性疾病矫正疗法后也会出现反弹，而且没有一种药物在预防反弹疾病方面表现出优越性[66, 67, 69]。因此，无论出于何种原因停止那他珠单抗的患者，必须立即重新开始另一种疾病修饰疗法，不需要等待药物的效果消失或恢复正常的免疫功能。希望这样做可以减少疾病复发的风险。不言而喻，因停止使用那他珠单抗而导致的多发性硬化发作，应像对待其他多发性硬化的恶化一样积极治疗。

一些研究人员认为，目前那他珠单抗的剂量对身材较小的个体来说太高，并已启动了针对特定体重以下的个体实施减少剂量方案，希望还能降低患 PML 的风险 [70, 71]。其他研究者以那他珠单抗与 α4 受体结合的时间延长为由，将那他珠单抗的给药频率降低到每 6～8 周 1 次，并指出药物疗效持续，可能会降低患 PML 的风险 [72]。目前尚不清楚这些旨在降低 PML 风险的措施是否有效。

由于 PML 的风险随着血液中抗 JC 病毒抗体指数的上升而增加，因此在开始治疗前对患者进行抗体指数检测是很重要的，如果指数高（＞ 0.9），则应考虑其他疾病修饰疗法。指数应至少每 3～6 个月监测 1 次，特别是在指数最初为"负"（＜ 0.2）的情况下，因为数值可能会随着时间的推移而变化，并迅速上升。

正如 MS 一章所述（见第 3 章），中枢神经系统磁共振成像是评估疾病活动性和对疾病修饰疗法反应性的基本工具。在服用那他珠单抗的患者中，它们在尽早发现提示 PML 的变化方面显得尤为重要。这一点至关重要，因为及早发现和治疗会减少严重后果 [73, 74]。关于脑 MRI 上 PML 的变化与 MS 有何不同，已经有很多报道 [75, 76]。然而，差别可能很细微，很难与 MS 相关的新病变区分开来。脑 MRI 监测频率应随着那他珠单抗治疗时间的延长和 JC 病毒指数较高的患者而增加。临床上用那他珠单抗治疗稳定的患者，应考虑至少每 6 个月进行 1 次无对比剂的脑部磁共振检查。如果 PML 的风险由于既往应用免疫抑制药物而进一步增加，则每 3 个月监测 1 次脑部磁共振是合适的。仅靠脑部磁共振成像的变化不足以对 PML 做出明确的诊断，还需要进行额外的诊断检测。这些措施包括进行腰椎穿刺术和使用超灵敏的聚合酶链反应（PCR）检查是否存在 JC 病毒 [77]。这需要由在这种检测方法经验丰富的实验室来完成。然而，如果脑部病毒病变量较小，脑脊液中 JC 病毒的检测可能是阴性 [78]。如果有相关的非典型临床症状，并且 PML 的可疑程度仍然很高，脑活检可能是明确诊断的唯一手段，同时使用免疫组织化学和聚合酶链式反应来证实病毒感染 [79]。由于 PML 的未治疗时间越长，效果就越差 [80]，因此对于 PML 的高危患者，以及那些临床表现不典型或脑部磁共振成像显示新病变的患者，密切和频繁的监测至关重要。

目前尚无公认的治疗那他珠单抗引起的 PML 的方案，但所有的治疗算法都涉及停止那他珠单抗，以努力恢复对 JC 病毒的细胞介导的免疫 [73]。鉴于那他珠单抗与 α4 整合蛋白的持续结合，有人主张用血浆置换去除药物 [81]。这确实可以迅速大幅减少药物与 α4 整合素的结合，尽管它只清除了游离的抗体，而结合在细胞表面的抗体仍然存在，并且可以抑制细胞迁移长达 3～6 个月。通常的方案是每隔 1 天进行 1.5 倍血浆容量的交换，总共进行 5 次交换。多种其他疗法已经提出，但都是针对单个患者或少数患者，没有对照 [73]。因此，目前除了血浆置换、支持性护理和快速清除大脑中的那他珠单抗的疗法，即免疫重建炎症综合征（immune reconstruction inflamatory syndrome, IRIS；见下文）外，没有其他的治疗方法。

随着那他珠单抗的去除，免疫系统的重建，大量的抗 JC 病毒细胞毒性 T 细胞渗透到 CNS。在停用那他珠单抗 6 个月后，高达 65% 的患者会发生这种情况 [82]，并导致感染 JC 病毒的少突胶质细胞和神经元大规模死亡，造成不可逆转的组织破坏，通常比 PML 造成的影响更严重 [83, 84]。这种被称为 IRIS 的反应可能发生在停用那他珠单抗几周至几个月后，甚至可能出现在开始其他疾病修饰疗法取代已停用的那他珠单抗之后 [85]。最常见的治疗方法是使用大剂量的甲泼尼龙静脉注射，通常每天 1g，持续 3～5 天，如果没有任何反应，重复注射甲泼尼龙，剂量最高可达每天 2g，有望将 IRIS 相关组织破坏降至最低。对于一些需要更长时间用药的患者，可能需要逐渐停用类固醇。其他治疗方法，包括在坊间病例中提倡使用甲氧苄啶和米氮平等抗病毒药物来限制病毒复制[85]。虽然没有大型或对照研究来证实这些观察结果，但可以考虑使用这种药物。

（二）抗 B 细胞单克隆抗体

正如 Bielekova 的免疫学章节，以及多发性硬化和视神经脊髓炎谱系疾病（NMOSD）等章节所述（见第 1 章、第 3 章和第 5 章），B 细胞在几种神经免疫疾病的发病机制中发挥着重要作用。利妥昔单抗和奥瑞珠单抗是两种成功用于神经免疫性疾病治疗的针对 B 细胞表面蛋白的单抗。这两种单抗对 B 细胞表面发现的 CD20 蛋白都具有特异性，而 CD20 存在于从前 B 细胞到成熟 B 细胞的几个成熟阶段。在造血干细胞、前 B 细胞或正常浆细胞上 CD20 不表达，但一些浆母细胞（活化的早期浆细胞前体）可能表达 CD20 蛋白。使用利妥昔单抗或奥瑞珠单抗均可显著减少循环中 B 细胞的数量，在几个月内逐渐恢复到基线水平，幼稚 B 细胞的数量在输注后 6 个月恢复，记忆性 B 细胞随后恢复（10～12 个月）。

利妥昔单抗为嵌合型抗 CD20 单抗，奥瑞珠单抗为人源化抗 CD20 单抗。虽然这些抗体的特异性是相同的，但这些抗体与 CD20 分子相互作用的方式有细微的差异[86]。它们的 Fc 片段或重链的糖基化模式也有差异。这种差异可能会影响它们的疗效和不良反应[87]。

利妥昔单抗作为"超适应证"用药已经用于治疗 MS[88,89,90] 和 NMOSD[91,92,93]，对这两种疾病均有益处，但尚无大规模的 III 期试验证实。利妥昔单抗还成功地用于治疗某些血管炎，如伴有血管炎的肉芽肿和抗中性粒细胞胞质抗体（antineutrophil cytoplasmic antibody，ANCA）阳性的血管炎[94]。在这两种情况下，利妥昔单抗与环磷酰胺或糖皮质激素组合一样有效，且利妥昔单抗耐受性更好。病例报告表明，利妥昔单抗甚至对原发性中枢神经系统血管炎也有效[95, 96]。利妥昔单抗还用于治疗重症肌无力、部分免疫介导性神经疾病和其他神经免疫性疾病（见后文）。然而，FDA 批准的唯一用于治疗神经免疫性疾病的抗 CD20 抗体是奥瑞珠单抗，用于治疗多发性硬化[97]。

奥瑞珠单抗是 FDA 批准用于治疗复发性 MS 的药物，也是 FDA 批准的第一个用于治疗原发进展型 MS 的药物[98]。与每周 3 次皮下注射大剂量 β 干扰素 1a 相比，奥瑞珠单抗对复发型 MS 的疗效明显更好[97]。它对原发进展型 MS 的疗效在统计学上明显好于安慰剂，但在临床上疗效不显著。最重要的是，在一项奥瑞珠单抗治疗原发进展型 MS 患者的 ORATORIO 临床试验中（译者注：ORATORIO 是一项国际性、多中心、双盲、随机、安慰剂对照的 III 期试验，它在 182 个研究地点进行，包括在美洲、澳大利亚、欧洲、以色列、新西兰和俄罗斯等 29 个国家的学术中心、医院和社区专业中心），我们观察到在持续进展性残疾的 MS 患者中，排除 55 岁以上的患者，平均年龄仅为 44.6 岁的较年轻患者中治疗有效率达 25%。老年多发性硬化患者的疾病修饰疗法的疗效是下降的（图 2-1）。

奥瑞珠单抗通过静脉输注给药，最初的 2 次剂量是 300mg，每隔 2 周缓慢输注 2h 以上。然后每 6 个月重新输注 1 次药物，每次剂量为 600mg，再次非常缓慢地输注 3h 以上。奥瑞珠单抗静脉用药过程中可能会发生输液反应，在第一次输液时最常见（34%～40%），随后可能会再发。如果反应轻微（如红斑或瘙痒），则应降低输液速度。对于中度反应（如呼吸过速或麻疹），应停止输液，给予支持性护理，并在症状缓解后 ≥ 30min 以更慢的速度重新开始输液。出现严重反应（如休克、心动过缓、喉头水肿）时，应停止奥瑞珠单抗输注，不再继续用药。

在治疗前预先输注甲泼尼龙 1000mg 或注射抗组胺药物可降低输注反应的风险。特别建议预先用药以避免细胞因子释放综合征或"细胞因子风暴"。由于奥瑞珠单抗（与利妥昔单抗一样）是一种 IgG1 同种型抗体，它能激活补体依赖的细胞毒性和依赖抗体的细胞毒性（见第 1 章）。这导致 FcR 与自然杀伤（NK）细胞和髓系细胞结合，导致它们的激活和促炎介质的释放。这些又会反过来导致细胞因子的大量释放。细胞因子风暴表现为潮红、低血压、心动过速、胸痛和呼吸过速，并可危及生命，需要立即治疗。细胞因子释放综合征或细胞因子风暴与过敏反应的不同之处在于，前者会随着后续用药而减少（因为要杀死的 B 细胞更少），而过敏反应会随着后续给药而增加，这是由于抗药物免疫反应（如结合抗体和中和抗体）发展的结果。

由于注射奥瑞珠单抗后 B 细胞耗尽会产生严重的免疫抑制效应，该药物不应用于活动性乙型肝炎感染者。并且还会增加其他感染发生的风险，特别是上呼吸道感染和单纯疱疹病毒感染（口腔和生殖器）。在那他珠单抗治疗的患者中记录到过 PML，但到目前为止，在只接受奥瑞珠单抗治疗的多发性硬化患者中还没有出现过 PML，但是 PML 可能会在未来发生。基于在接受利妥昔单抗治疗的患者中发生了 PML 患者，尽管不是针对多发性硬化，而是针对风湿病，并且通常发生在有先前接受过免疫抑制药物史的患者中[99]，应该对服用奥瑞珠单抗的患者持续监测是否会出现这种疾病。

在奥瑞珠单抗的Ⅲ期临床试验中观察到更高的癌症率，主要影响到乳腺。在接受奥瑞珠单抗治疗期间，应监测患者是否出现癌症，并在此后的一段时间内持续进行监测。奥瑞珠单抗在妊娠期女性或哺乳期的婴儿中输注的安全性尚不清楚，应该避免在这些患者中使用该药物。

其他抗 CD20 的单抗正在大型临床试验中测试其对复发型多发性硬化的疗效，其中包括嵌合抗体利妥昔单抗和奥法木单抗的完全人源化抗体[100]。奥法木单抗已经被批准用于治疗慢性淋巴细胞白血病和某些淋巴瘤。

虽然 B 细胞耗竭抗体，如前面提到的抗 CD20 单克隆体，可以在复发型多发性硬化的过程中产生实质性的益处，但其他影响 B 细胞的激活、分化、存活和功能的药物可能会在复发型多发性硬化的过程中产生意想不到的不良反应，最好的例证是阿塞西普，一种重组融合蛋白，它抑制 B 细胞和浆细胞的功能，对记忆 B 细胞几乎没有影响。由于服用该药物的复发人数不断增加，

阿塞西普的Ⅱb 期临床试验提前停止[101]。

尽管测试多发性硬化 B 细胞耗竭治疗的最初动机是存在升高的脑脊液免疫球蛋白指数和脑脊液寡克隆条带作为异常增加的 B 细胞活性的指标，但利妥昔单抗和奥瑞珠单抗都不能杀死浆细胞。记忆 B 细胞和一些浆母细胞表达 CD20，它们被抗 CD20 抗体耗尽。当自身抗体主要由这两种细胞分泌时，B 细胞耗尽后抗体水平下降。然而，在奥瑞珠单抗的临床试验中，B 细胞耗尽后脑脊液中的抗体指数和 OCB 并没有减少[102]，表明这些鞘内产生的抗体主要是由浆细胞分泌。

（三）阿仑单抗 (Lemtrada®)

阿仑单抗是一种人源化的 IgG1 亚型单抗，与细胞表面蛋白 CD52 结合，CD52 存在于所有成熟的淋巴样细胞和除中性粒细胞外的大多数髓系细胞的表面。CD52 在未成熟的淋巴干细胞上不表达。由此产生的与 CD52 的结合导致这些细胞快速破坏，致使获得性免疫系统完全丧失。逐渐地，在几周到几个月甚至几年的时间里，获得性免疫系统开始重建，首先是 B 细胞，然后是 T 细胞群体。如本书第 1 章所述，T 细胞强烈地调节 B 细胞的功能。在缺乏 T 细胞介导的调节功能的情况下，B 细胞过早地再生（恢复功能）导致了使用阿仑单抗后的主要不良事件之一，即 B 细胞介导的自身免疫病的发展（见下文）[103, 104]。

阿仑单抗是 FDA 批准用于治疗≥ 2 种其他疾病修饰疗法无效的复发型多发性硬化患者的药物[105]。由于使用阿仑单抗可能出现不良反应，FDA 要求在美国药品风险评估和减低策略（Risk Evaluation and Mitigation Strategy，REMS）计划下对其进行处方。

阿仑单抗通过静脉输注给药。建议治疗 2 个疗程。第一个疗程包括每天 1 次，每次 12mg 的药物输注，缓慢给药≥ 4h。第二个疗程在 12 个月后注入。它包括每天 3 次输注 12mg 的药物，再次缓慢地给药 4h。由于给予阿仑单抗会导致淋巴细胞迅速溶解，并释放大量炎性细胞因子，因此患者应该在 2 个疗程的前 3 天接受大剂量的糖

皮质激素治疗，以防止细胞因子释放综合征或细胞因子风暴。这一现象类似于前面在 B 细胞耗竭抗体章节中讨论的大量细胞因子释放的影响。在某些情况下，可能需要住院来处理这些不良事件，并可能需要预先给予类固醇和抗组胺药物。此外，由于疱疹病毒感染的风险大大增加，患者应该在注射阿仑单抗的第一天接受抗疱疹病毒药物治疗，此后 ≥ 2 个月，或者直到免疫反应充分重建，每微升 > 200 个 CD4$^+$ 细胞，以发生时间较长的时间为准。此外，由于自身免疫性甲状腺疾病的高发病率（见下文），除了常规的 CBC 和代谢研究外，患者在治疗前还应该进行甲状腺功能测试。如果合适，还应该对他们进行人类免疫缺陷病毒感染筛查，并对其他活动性的感染进行测试，如肝炎和结核病。治疗 2 年后，应每月进行一次 CBC 和代谢检查，尤其是肾功能检查。最重要的是，在阿仑单抗治疗后不应接种活疫苗。患者还应接受弓形虫抗体检测，并每年进行人乳头瘤病毒筛查 [106]。

最近的数据表明，一些人对阿仑单抗反应不完全，淋巴细胞破坏不足或不完全，甚至出现多发性硬化严重的反弹 [103, 107, 108, 109]。在某些情况下，这可能是由于产生了中和抗体，在第二个疗程后，31% 的人发现了中和抗体，75% 的患者有阿仑单抗结合抗体 [110]。在其他患者中，多发性硬化复发较快，在注射阿仑单抗后最快 6 个月就出现了，病情恶化可能是由于 B 细胞活化不受限制而导致的，因为这些患者中 B 细胞的数量高于预期 [103, 107, 109]，即使患者对利妥昔单抗抗 B 细胞治疗有反应 [103]。中和抗体的产生可能会抵消阿仑单抗后续治疗的好处，如果考虑 > 2 个疗程的治疗，则应考虑对其进行检测。还有一个非常重要的阿仑单抗缺乏疗效的机制是既往与其他疾病修饰疗法如芬戈莫德联合治疗的结果 [2]。由于使用 1- 磷酸鞘氨醇受体（sphingosine-1-phosphate receptor，S1PR）调节药芬戈莫德治疗会将淋巴细胞困在中央淋巴组织内（见下文），潜在的致病细胞可能不会暴露于阿仑珠单抗的细胞毒性作用，随着致病淋巴细胞恢复其离开淋巴组织的能

力并进入血液循环和中枢神经系统中，以致疾病明显复发。类似的现象也可能发生在其他通过捕获免疫细胞发挥作用的非细胞毒性药物上。

如前所述，由于注射阿仑单抗后获得性免疫反应的重建出现偏差，非中枢神经系统发生 B 细胞介导的自身免疫病的风险很高。在一个病例系列报道中，22.2% 的接受阿仑单抗治疗的患者在治疗后 12～18 个月出现这种情况，最常见的是影响到甲状腺（15.7%）[111]。另一病例系列研究显示，47.7% 的患者患有自身免疫病 [112]，其中 30% 的患者患有自身免疫性甲状腺疾病 [113]。其他不太常见的自身免疫病是免疫性血小板减少性紫癜（immune thrombocytopenic purpura，ITP）（如果不及时治疗，可能会致命）[115]，以及 Goodpasture 综合征（译者注：Goodpasture 综合征为病因不明的过敏性疾病，血内有循环抗肾小球基底膜抗体及免疫球蛋白和补体呈线样沉积于肾小球基膜，造成肺出血伴严重进展性发展的肾小球肾炎为特点），抗肾基膜抗体导致肾衰竭，可能需要肾移植 [111, 113, 114, 115]。阿仑单抗注射报告的其他不常见，但可能很严重的自身免疫病包括自身免疫性溶血性贫血 [116, 117]、噬血细胞性淋巴组织细胞增生症 [118]、自身免疫性肝炎 [119] 和斑秃进展为普遍性脱发 [120]。患者应该密切监测这些与治疗相关的疾病的发展，并进行适当的血液检查和临床观察。

在使用阿仑单抗治疗后，可能会发生严重和危及生命的感染，特别是疱疹病毒感染 [106]。注射阿仑单抗的患者应进行抗病毒药物的预治疗。据报道，在接受阿仑单抗治疗的 MS 患者中，不太常见但很严重的感染是严重的中性粒细胞减少伴致命性葡萄球菌败血症 [121]、致死性单核细胞增生李斯特菌性脑膜脑炎 [122, 123] 和奴卡菌肺部感染 [124]。随着阿仑单抗使用量的增加，其他意外感染很可能会出现。对于接受阿仑单抗治疗的患者，医疗工作者要对其感染变化非常敏感，早期干预是取得良好结果的关键。

在接受阿仑单抗治疗的患者中，观察到恶性肿瘤发生率增加。最常见的是甲状腺乳头状癌 [125]、

黑色素瘤[126]和继发于 EB 病毒（Epstein-Barr virus，EBV）感染的淋巴增生性疾病[127]。此外，需要仔细观察和每年进行甲状腺和皮肤检查。使用阿仑单抗会增加发生急性非结石性胆囊炎（无结石的胆囊炎）的风险[128]，建议对此进行监测。

综上所述，阿仑单抗是治疗难治性 MS 的一种强有力的免疫抑制疗法，在减少复发型 MS 的活动性方面具有公认的疗效，然而，它的使用需要密切观察输液后的一系列不良反应，这阻碍了它成为更普及的治疗药物。

（四）达利珠单抗 HP(Zinbryta®)，在美国或欧洲不再供应

达利珠单抗是 FDA 于 2016 年批准用于治疗复发型 MS 的人源化单克隆抗体，达利珠单抗阻断 CD25，CD25 是 IL-2 受体的一种成分，用于激活 T 细胞和 FoxP3+ Treg。因此，这两种细胞类型都被达利珠单抗抑制。另外，达利珠单抗不影响 IL-2 的产生，多余的 IL-2 不被 T 细胞消耗，可用于激活和扩增另一个重要的调节群体 CD56bright NK 细胞。这些 NK 细胞能够迁移到中枢神经系统，杀伤或抑制激活的但不静止的 T 细胞，比起活性的参照物 β 干扰素，更能减少脑部炎症和脑萎缩[129]。由于调节性 NK 细胞与 Treg 的功能重叠，人们认为可以避免炎症不良反应。然而，即使在药物测试的早期阶段，达利珠单抗也会导致频繁的皮肤反应[130]。此外，有报道称，一名患者在达利珠单抗治疗中没有扩增 CD56bright NK 细胞，但 FoxP3 Treg 显著减少，出现了表现为血管炎的严重中枢神经系统炎症[131]。由于这些问题和发生暴发性肝衰竭的风险，FDA 建议达利珠单抗主要用于 ≥ 2 种其他疾病治疗无效的患者。根据欧洲药品管理局（European Medicines Agency，EMA）的建议，达利珠单抗于 2018 年 3 月初下架，原因是出现了 12 例严重脑炎的患者，其中 3 例在上市后早期死亡[132]。然而，其作用模式（靶向 CD25，在基因上也与 MS 和 1 型糖尿病等多种自身免疫病的易感性有关）是独特的，对于 MS 的病理过程和人类免疫系统的功能具有参考价值。

目前还不确定达利珠单抗是否会重返市场，但考虑到其过多的严重不良反应，似乎不太可能。

（五）依库珠单抗 (Soliris®)

依库珠单抗是一种人源化单抗，它与人的末端补体蛋白 C5 结合，抑制 C5 分解为 C5a 和 C5b 蛋白，防止 C5a 吸引炎症细胞，防止 C5b 形成组织破坏性膜攻击复合物（见第 1 章）。FDA 于 2017 年批准依库珠单抗用于治疗 AChR 抗体阳性的成人难治性 MG。抗 AChR 抗体在 MG 患者神经肌肉接头的突触后膜上是致病的，导致 AChR 的快速降解，并启动补体介导的膜炎症和破坏。依库珠单抗通过防止补体激活，减少了神经肌肉接头的损伤。依库珠单抗还被 FDA 批准用于治疗阵发性睡眠性血红蛋白尿和非典型溶血性尿毒症综合征。

依库珠单抗在难治性 MG 患者中的第三阶段安慰剂对照试验显示，患者的肌肉力量和日常生活能力都有所改善[133]，在一项扩大研究中，这些好处至少持续了 1 年[134]。最常见的不良反应是头痛和上呼吸道感染，比安慰剂组更常见。依库珠单抗增加了患脑膜炎球菌脑膜炎的风险，因此所有接受依库珠单抗的患者都应该接种脑膜炎奈瑟菌疫苗。

依库珠单抗在第 1 天和第 1 周、第 2 周、第 3 周静脉注射 900mg，此后在第 4 周静脉注射 1200mg，此后每隔 1 周维持 1200mg。输液反应不常见，但可能会发生严重的反应，应该随时提供适当的治疗，包括过敏反应的治疗。2% 的患者会产生可能影响疗效的依库珠单抗抗体。妊娠期或哺乳期女性应谨慎使用依库珠单抗。其他抑制补体途径激活的治疗方法正在几种疾病中进行评估。

（六）奥匹努单抗 (Anti-LINGO-1)

奥匹努单抗是一种完全人源化的单克隆抗体，它针对富含亮氨酸重复序列和含有免疫球蛋白结构域的轴突生长抑制因子受体相互作用蛋白 -1（LINGO-1）。LINGO-1 阻止少突胶质前体细胞的分化，从而抑制髓鞘再形成。在创伤和脱髓鞘动物模型中，阻断 LINGO-1 导致髓鞘形成增加[135-138]。

鉴于这些结果，对视神经炎患者进行了 II 期临床试验，其中一些患者患有多发性硬化 [139]。在新的或恶化的病变或对比增强方面，中枢神经系统磁共振成像没有发现变化，在全视野视觉诱发反应（visual-evoked responses，VERS）的变化方面，也没有观察到视神经重新髓鞘形成变化。然而，在一组患者中，VERS 的改善在统计学上几乎是显著的，所以研究人员认为有必要进行更多的奥匹努单抗研究。

这种单抗解决了复发型多发性硬化和进展型多发性硬化患者的治疗中的一个关键需求，即修复受损组织。对奥匹努单抗的进一步测试，以及对类似抑制蛋白 AMIG03 的阻断 [140]，有望导致新的修复性疗法的开发。

四、干扰素

干扰素是一类天然合成的蛋白质，具有多种生物学功能。它们最早是在 1957 年发现的，当时鸡胚胎细胞感染了流感病毒，发现了干扰病毒复制的细胞因子。这些发现确定了这些细胞因子的抗病毒特性，随后被称为干扰素（Vilcek 在论文中进行了很好的回顾）[141]。干扰素有两个主要分型，I 型和 II 型。这些类型干扰素进一步分为多个亚型，其中 α 干扰素和 β 干扰素是 I 型干扰素的两个主要亚型。存在多个 α 干扰素基因，但只有一个 β 干扰素基因。II 型干扰素的主要亚型是 γ 干扰素。虽然最初的干扰素研究主要集中在 I 型干扰素的抗病毒特性上，但 20 世纪 80 年代，人们发现了 I 型干扰素的其他作用，如增强抗肿瘤细胞毒性和抑制肿瘤细胞增殖。

干扰素通过与特定的细胞表面受体结合来发挥多种作用。I 型干扰素与 II 型干扰素结合的受体相似，但在结合时会产生不同的反应。γ 干扰素具有免疫调节特性，会与不同类别的受体结合，因此其免疫调节模式不同于 I 型干扰素。截至目前，γ 干扰素在治疗神经免疫疾病中的作用仍然未知。事实上，对多发性硬化复发的患者使用 γ 干扰素治疗会加速疾病的进展 [142, 143]。因此，我

们将重点关注 I 型干扰素的功能。

除病毒感染外，多种刺激可诱导 I 型干扰素的产生，包括单链、双链 RNA，以及细菌脂多糖。干扰素的产生也受多种干扰素调节因子（interferon-regulating factor，IRF）的调节。I 型干扰素与二聚体受体结合后，激活了 JAK-STAT 信号通路，从而导致干扰素诱导基因的激活。由于 β 干扰素的总体免疫刺激特性，尽管已知对 MS 有益（如免疫调节的 CD56[bright] NK 细胞数量增加和激活 [144]），但是其在多发性硬化（MS）中的疗效可能是令人惊讶的。此外，β 干扰素能使血脑屏障稳定，这一功能可能与其对多发性硬化的治疗效果相关 [145]。I 型干扰素也可加重自身免疫病，如系统性红斑狼疮、甲状腺炎、关节炎和血管炎 [146, 147]。β 干扰素也会加重视神经脊髓炎谱系疾病（见第 5 章）[148, 149, 150]。引起疾病恶化的机制存在多种说法，如刺激抗原呈递的树突细胞，它反过来激活自身免疫性 T 细胞和 B 细胞；直接干扰素作用于 T 细胞和 B 细胞；增加 B 细胞刺激因子（B Cell stimulating factor，BAFF）的水平从而增强 Th2 反应（见第 1 章），以及持续产生炎症细胞因子 IL-17[148]。然而，这些学说没有得到证实，并且仍存在争议 [151, 152]。

β 干扰素

用于治疗神经免疫疾病的主要是 β 干扰素，目前它的使用仅限于治疗复发型 MS。尽管有很多关于 β 干扰素介导的多重抗炎作用的数据，但其作用于 MS 的具体 MOA 尚不清楚。Benveniste 和 Qin 对 I 型干扰素的免疫调节作用进行了全面的综述 [153]。一些可能的 MOA 在其中被提到。β 干扰素的其他免疫调节作用包括阻断进入中枢神经系统的淋巴细胞，减少 MHC II 类分子的表达，这些分子必须存在于抗原提呈细胞（APC）的表面以刺激 T 细胞，减少 T 细胞的增殖，诱导细胞因子的分泌，如 IL-4、IL-27、IL-10；减少巨噬细胞和 B 细胞的活化，诱导抗炎蛋白 tristetraprolin（TTP，锌指蛋白 36）的产生；下调参与 T 细胞迁移到中枢神经系统的基质金属蛋白酶 9（MMP-9）

的表达；抑制中性粒细胞和淋巴细胞招募细胞因子，如 IL-12、TNF-α、CXCL8 和单核细胞趋化蛋白 1（monocyte chemoattractant protein，MCP-1）的产生；减少淋巴细胞 – 内皮黏附的细胞表面蛋白的形成，如细胞间黏附分子 1（intercelluar adhesion molecule 1，ICAM-1）和血管细胞黏附分子 −1（vascular cell adhesion molecule-1，VCAM-1）；降低小胶质细胞和胶质细胞抗原呈递能力，导致中枢神经系统中淋巴细胞的活化减少。由于 β 干扰素作用的多样性，以上机制都可能对疾病治疗有促进作用。

高达 30%～40% 的复发型 MS 患者对 β 干扰素无反应（"干扰素抵抗"）[148]。虽然产生这种抵抗的原因尚不完全清楚，但至少有两种可能。鉴于复发型 MS 患者的异质性，可以预期 β 干扰素对不同个体的反应将导致干扰素诱导基因激活的模式不同。这种异质性反应可能导致控制这些多发性硬化个体炎症过程所需的基因诱导不足。这在一些研究中得到了证实，最常见的是与黏液病毒抗性蛋白 A（MxA）的诱导有关[154, 155]，但也在基因诱导模式的更广泛分析中得到了证实[156]。β 干扰素反应缺乏的另一个原因是 β 干扰素抗体，其中有两种抗体反应模式，一种是产生与 β 干扰素结合但不影响生物活性的抗体；另一种是结合抗体和可以中和 β 干扰素的抗病毒特性的抗体，这种反应模式体现了该药物的抗炎特性。β 干扰素中和抗体的作用会持续数周到数月，由于抗体水平波动，一些患者会随之完全消失。然而，无论是临床症状还是中枢神经系统的磁共振成像，在 14%～51% 的个体中持续出现高滴度的 β 干扰素中和抗体，这与疾病持续活动的风险高度相关[157, 158, 159]。β 干扰素中和抗体的发展似乎与遗传因素有关，包括 MHC 等位基因（HLA-dr*0401 和 *0408）和 HLA 区域内的几个单核苷酸多态性（single nucleotide polymorphism，SNP）的特殊表达[160, 161]。β 干扰素中和抗体的频率也随 β 干扰素制药的类型和剂量而变化，高剂量皮下注射非糖基化制剂比低剂量肌内注射糖基化制剂中和抗体的频率更高[158, 159]。干扰素耐药存在多方面的临

床意义。开始使用 β 干扰素 1 年内未显示疾病活动性减弱的患者应考虑改变疾病修饰治疗。在最初表现出对 β 干扰素的临床反应但随后发展为新的实质性疾病的患者中［这是一个临床判断，因为复发形式的 MS 和轻微疾病活动没有治愈方法，如 T_2 加权快速反转恢复序列（T_2 weighted fluid attenuated inversion recovery sequence，T_2 FLAIR）上存在一个新的小脑小叶上的小病灶］，应检测 β 干扰素的中和抗体，特别是当该患者考虑增加 β 干扰素的使用剂量时。但是，鉴于其他具有不同 MOA 和增强疗效的疾病修饰疗法的使用性，在疾病活动加重的年轻患者中转向更积极的治疗可能是合理的。

目前，FDA 批准了 6 种 β 干扰素制药用于治疗复发型 MS（Avonex®、Betaseron®、Rebif®、Betaferon®、Extavia® 和 Plegridy®）。它们的 β 干扰素类型不同（Avonex®、Rebif® 和 Plegridy® 的 β 干扰素 1a 和其他 β 干扰素 1b）。3 种形式的 β 干扰素 1b（Betaseron®、Betaferon® 和 Extavia®）具有相同的结构，但由于制造商不同，其名称也不同。与所有生物制品一样，生产工艺的差异可能会影响转译后修饰，因此，即使具有相同的氨基酸序列，药物的免疫原性和疗效也可能不同[160, 161]。β 干扰素有不同的给药途径（Avonex®，肌内注射，其余为皮下给药）。它们的给药频率不同（Avonex® 每周给药 1 次，Plegridy® 每 2 周给药 1 次，Rebif® 每周给药 3 次，其余 β 干扰素 1b 制剂每隔一天给药）。它们的剂量也不同（Avonex® 每周单次剂量最低，Rebif 44μg，每周 3 次）。比较不同制剂相对疗效的临床试验较少，且试验之间的对照组差异较大，所以难于比较临床试验之间的疗效。然而，有 2 项临床试验直接比较了每周低剂量肌内注射 β 干扰素 1a 与每周 3 次高剂量 β 干扰素 1a[162, 163]，或者隔天高剂量 β 干扰素 1b[164, 165]。两项试验均显示，使用更频繁的高剂量 β 干扰素制剂，临床症状和磁共振成像均表现出更好的治疗反应。不良反应是 β 干扰素的中和抗体频率随着 β 干扰素剂量的增加而升高[164]。对于低剂量 β 干扰素无反应的患者，如 Avonex®，可以考虑使用高剂量 β 干扰素。

但在这种情况下，应考虑检测 β 干扰素的中和抗体作为可能的反应不足的来源，因为中和抗体交叉反应和影响所有 β 干扰素的疗效。

β 干扰素最常见的不良反应是疲劳、肌肉疼痛和不适等流感样症状。这些症状通常会在几周到几个月后消退，对温和的止痛药如阿司匹林、布洛芬和对乙酰氨基酚有反应。注射部位反应在皮下注射 β 干扰素时也很常见。这些症状包括红斑、肿胀、瘙痒，在极少数情况下还会出现组织坏死。聚乙二醇化形式的 β 干扰素的皮肤反应更严重，因为药物以储存形式在皮肤下停留很长一段时间。用冰敷和金缕梅酊剂处理注射部位是有益的。β 干扰素可影响肝功能[166]，因此，所有患者都应进行肝功能基线检查，随访 1 个月，如果正常，每半年进行一次。在干扰素调节因子 6（IRF6）[167] 区域存在遗传变异的患者中，β 干扰素诱导肝损伤的易感性增加，对这种变异的检测可以识别出有肝损伤风险的人，但目前还没有这种检测方法。由于 β 干扰素的抗增殖作用，白细胞和血小板计数可以减少。全血细胞计数检测时间应在基线时，随访 1 个月，如果正常，每半年进行 1 次。一种少见的不良事件是甲状腺功能的改变，如甲状腺功能减退或亢进。所以应进行甲状腺功能基线检测，随访 1 个月时重复检测，然后每半年复查 1 次。另一种不太常见但重要的不良事件为患者 β 干扰素的情绪变化。在一些个体中，这种症状表现为抑郁症，这种疾病在 MS 患者中已经更为常见，β 干扰素[168] 可能会恶化该症状，当然在其他情况下，它也可能表现为易怒和偏执。抑郁症的治疗应根据需要开始治疗，但如果性格变化严重，另一种疾病修饰疗法应考虑。

五、醋酸格拉替雷（Copaxone®、Glatopa® 等）

醋酸格拉替雷是由 4 个氨基酸（谷氨酸、赖氨酸、丙氨酸和酪氨酸）组成的共聚物，这些氨基酸是药物名称的首字母。而 4 种氨基酸是中枢神经系统中主要髓鞘蛋白［髓鞘碱性蛋白质（myelin basic protein，MBP），一种与多发性硬化疾病有关的蛋白］中的组成成分。本研究的目的是使用醋酸格拉替雷来诱导对 MBP 的免疫耐受，但随后的数据显示了更复杂的 MOA（见下文），目前，人们认为醋酸格拉替雷并不是一种抗原特异性药物。3 项随机、安慰剂对照试验证明了醋酸格拉莫在复发型 MS 患者中临床和放射疗效，该药物减少了复发的数量和脑磁共振成像上新病变的出现[169, 170, 171]。醋酸格拉替雷现已被批准用于治疗复发型 MS 和延缓临床孤立综合征患者临床确诊的 MS 发作[172]。

与其他疾病修饰疗法一样，复发型多发性硬化患者使用醋酸格拉莫的有益作用的确切机制尚不清楚。然而，注射醋酸格拉替默的多种免疫调节作用已被证明和很好地总结[173, 174]。注射醋酸格拉替雷会导致先天和获得性免疫系统的改变（见第 1 章）。该药物结合在 APC（DC、单核细胞和 B 细胞）表面，并促进以增加 Th2 T 细胞、Treg 和抗炎细胞因子（如 IL-10 和转化生长因子 β）的诱导的方式将药物呈现给 T 细胞。醋酸格拉替雷处理的 APC 与 T 细胞的相互作用也导致 Th1 和 Th17 T 细胞的诱导减少，以及 IL-12 和肿瘤坏死因子等细胞因子的分泌减少，这些都被认为是促炎的[175]。一些数据还表明，醋酸格拉替雷特异性 T 细胞可进入中枢神经系统并诱导保护性细胞因子的表达，如可能促进髓鞘修复的脑源性神经营养因子（brain derived neurotrophic factor，BDNF）[176]。

醋酸格拉替雷有 2 种剂型，一种含 20mg 药物，每日皮下注射，另一种含 40mg 药物，每周皮下注射 3 次。市面上存在多种品牌的醋酸格拉替雷及其仿制品。

醋酸格拉替雷的主要不良反应与注射部位反应有关。在一些人身上，这些症状非常严重，有红肿和瘙痒。用冰对注射部位进行预处理，局部麻醉药膏（如含有利多卡因 / 丙洛卡因的药膏）或金缕梅酊剂（译者注：用于治疗皮肤创伤）可能会有帮助。较少见的注射反应是全身反应，其特征是在注射后数秒内感到胸闷和（或）疼痛、心悸、面部潮红和头晕。症状可持续数分钟至数小时，但不会出现任何长期后果。有全身反应的患者重复注射醋酸格拉替雷一般不再发生不良事件，有全身反应并不表明有进一步发作的倾向。全身反应的病因尚不清楚，但根据事件的顺序，人们认为它们是由于静脉内无意注射醋酸格拉替雷所致。为了减轻进一步的反应，我们建议患者先在注射部位使用冰敷来收缩血管。醋酸格拉替雷不会引起任何激素、血液或代谢变化，因此不需要监测血液工作。一些患者确实产生了醋酸格拉肽的抗体，但迄今为止还没有研究表明这种抗体是有害的。

在某些个体中，长期使用醋酸格拉替雷可导致皮下脂肪损失（脂肪萎缩）、脂肪炎症（脂膜炎），以及组织硬化。这可能会导致严重的肢体美容畸形，但不会丧失力量或活动能力。虽然很难完全避免，但可以通过避免在同一部位重复注射来减少脂肪萎缩的畸形，如果可能的话，在显示脂肪萎缩早期迹象的部位完全停止注射。虽然在一项研究中提倡深度按摩，但目前还没有明确的治疗脂肪萎缩的方法[177]。

六、1- 磷酸鞘氨醇受体调节药

S1PR 在人体内普遍存在。它们与可溶性 1-磷酸鞘氨醇受体相互作用，并在表达它们的器官中触发一系列事件。共有 5 种不同的 S1PR，他们在不同器官上重叠分布。S1PR1 存在于淋巴细胞上，它能使淋巴细胞离开中央淋巴组织并返回循环系统。S1PR1 也存在于心脏细胞中，特别是在电传导系统细胞中，受体的结合会降低心率。该受体存在于神经元上，参与细胞迁移和平滑肌细胞，影响血管通透性。S1PR2 存在于中枢神经系统中，影响听力和平衡，也存在于血管内皮细胞和平滑肌细胞中，影响血管张力和血管通透性。S1PR3 存在于 CNS 细胞中，参与细胞迁移。它还表达于心脏房室结和传导系统细胞、内皮细胞和平滑肌细胞，其功能与 S1PR2 类似。S1PR4 存在于淋巴细胞和浆细胞样 DC 中，通过调节 α 干扰

素的分泌，诱导未成熟 DC 的趋化，并通过调节成熟 DC 释放细胞因子来促进 Th2 反应。S1PR5 存在于少突胶质细胞和中枢神经系统内皮细胞中，调节细胞增殖、凋亡和自噬，诱导血脑屏障"免疫静止"。通过增加血脑屏障内皮特性（如紧密连接）和通过降低转录因子 NF-κB[178]的激活降低白细胞黏附分子、炎症趋化因子和细胞因子的表达来达到静止。S1PR5 也在 NK 细胞上，影响其迁移，导致循环 NK 细胞百分比相对增加。S1PR 结合触发的事件的多样性表明，这种调节有巨大的治疗潜力，但也具有巨大的发生不良事件的风险。

所有的 S1PR 调节药有相似的作用机制。它们是 S1PR 激动药，而不是拮抗药，与受体结合并导致其内化。因此，细胞表面的 S1PR 明显减少，功能活性丧失。

（一）芬戈莫德 (Gilenya®)

芬戈莫德是 FDA 批准的第一种用于治疗复发型 MS 的 S1PR 调节药。由于其不良事件特征，EMA 批准它作为治疗复发型 MS 的二线药物。在一项Ⅲ期临床试验中，芬戈莫德与低剂量 β 干扰素 1a 在儿科 MS 患者（< 18 岁）中的比较显示芬戈莫德有更大的获益[179]，但也有严重的不良事件发生，如先前未描述的癫痫并发症[180]。

如前所述，芬戈莫德与 S1PR 结合，导致受体的内化和活性的丧失。芬戈莫德的结合完全是非选择性的，它可以结合到 5 个 S1PR 中的 4 个，如 S1PR1、S1PR3、S1PR4 和 S1PR5。芬戈莫德具有很长的半衰期，持续作用长达 2 个月。如前所述，1- 磷酸鞘氨醇受体结合到 S1PR1 对淋巴结驻留淋巴细胞离开淋巴结并回到血管循环是必要的。芬戈莫德可阻止这种结合，并导致淋巴细胞在中央淋巴组织中隔离。淋巴细胞群之间的隔离并不一致，主要保留 CD4+ T 细胞，尤其是 CCR7+ 亚群。这导致了外周血 T 细胞组成发生深刻变化，CD4/CD8 T 细胞比例反转，幼稚记忆 T 细胞和中央记忆 T 细胞减少，循环外周记忆 T 细胞增加，后者在刺激下分泌 γ 干扰素[181]。芬戈莫德也会对循环 T 细胞的残留群体产生重大影

响，减少 T 细胞受体库的多样性，并改变 CD4$^+$ 和 CD8$^+$ 细胞的基因组表达谱[182, 183, 184]。在 CD8$^+$ 群体中，参与 S1PR5 和激酶 MAPK1 表达的基因显著增加，同时 CCR7（－）效应记忆 T 细胞增加，CCR7 mRNA 水平下降＞80%。此外，参与 T 细胞活化和淋巴细胞毒性的基因表达增加[183, 184]。因此，芬戈莫德给药后残留的循环淋巴细胞与初始的淋巴细胞群有很大的不同，并且这些变化在停药后仍然存在。B 细胞也被困在淋巴组织中，但 NK 细胞没有。由于 S1PR1 和 S1PR5 也存在于中枢神经系统细胞（星形胶质细胞、少突胶质细胞和神经元）上，而且芬戈莫德可以进入中枢神经系统，因此与中枢神经系统驻留细胞的相互作用可能会产生一些治疗效果[185]。这在几个脱髓鞘动物模型中得到了证实[186, 187]。先前提到的免疫系统（可能还有中枢神经系统）的变化被认为是芬戈莫德和其他 S1PR 调节药在 MS 复发中有益作用的主要方式。然而，它们也可能是芬戈莫德用药后所观察到的一些不良事件的原因（见下文）。如前所述，如果需要另一种疾病修饰治疗代替芬戈莫德治疗，这些变化可能会使事件复杂化，如阿仑单抗章节所指出的那样[2]。

体重＞40kg 的人，每日口服芬戈莫德 0.5mg；对于体重＜40kg 的人，剂量减少到 0.25mg/d。芬戈莫德的效果是长效的，可以持续 2 个月。由于芬戈莫德与 5 个 S1PR 中的 4 个是非特异性结合，首次给药时可能会出现潜在的显著不良反应。这些主要与心功能障碍有关，表现为心动过缓和血压降低。芬戈莫德不宜用于近期心肌梗死、不稳定型心绞痛、脑卒中、短暂性脑缺血发作或严重（Ⅲ/Ⅳ级）心力衰竭患者。服用影响心率药物的患者，如 β 受体拮抗药，可以停用芬戈莫德或医院观察。这同样适用于已知心律异常的患者，如 QTc 间隔延长或心脏传导阻滞的患者。在首次给药前和≥6h 观察期结束时，应获得基线心电图。如果心率正常或过缓，应每小时监测心率和血压持续≥6h，直到心动过缓消退。持续性心动过缓的患者在第二次给药期间可能需要入院并进行类似的监测。如果芬戈莫德停用＞14 天，然后重

新开始，应该建立与首次给药类似的监测。治疗前 6 个月也应进行基线 CBC 和肝功能测试，然后每月监测 1 次，因为有报道称芬戈莫德有肝毒性[188]。最后，使用芬戈莫德的患者也会出现黄斑水肿应获得光学相干断层扫描（optical coherence tomography，OCT）的基线眼检查。芬戈莫德治疗后水痘感染风险增加，患者应进行水痘免疫检测；如果没有，患者应适当接种疫苗。其他感染虽然不太常见，但也可能发生，如隐球菌性脑膜炎和单纯疱疹脑炎。在芬戈莫德的患者中，恶性肿瘤的发生率也略有增加，如淋巴瘤和肉瘤。

如前所述，芬戈莫德对 S1PR1 的内化导致幼稚记忆和中央记忆 T 细胞被困在淋巴组织中。这导致了循环淋巴细胞的减少，1/3 的患者可能很严重（淋巴细胞的绝对计数为≤200/μl）。发生严重淋巴细胞减少的危险因素是基线淋巴细胞减少和既往使用 β 干扰素[189]。停用芬戈莫德后，淋巴细胞减少可能持续 9 个月以上，特别是延迟了幼稚 T 细胞群的重建。这些现象具有多种临床意义[190]。如前所述，如果需要其他疾病修饰疗法来控制复发性疾病，那么淋巴细胞群体的持续变化可能会改变后续的反应。严重的淋巴细胞减少也可能导致感染的发展，如 PML，并且已报道过仅在芬戈莫德的患者中出现的 PML 患者[191]。PML 的治疗和预后在那他珠单抗的章节中描述过。芬戈莫德的主要作用方式不会破坏潜在的致病性 T 细胞，而是隔离它们，并根据其 T 细胞受体库和基因组表达模式改变残留的循环淋巴细胞（见上文）。停止治疗后，在外可能致病的淋巴细胞重新获得 S1PR，使它们返回体循环。停止芬戈莫德似乎也改变了中枢神经系统中的 S1PR，星形胶质细胞上该受体的过度表达，导致星形胶质细胞增生和严重的瘤样炎性脱髓鞘病[192]。因此，停用芬戈莫德会存在增加 MS 相关疾病活动规模甚至病情进展致命反弹的风险。已有报道强调多个患者停用芬戈莫德后，需要尽快恢复另一种改变疾病的治疗[192-196]。最后，有一些病例表明，芬戈莫德的初次使用会导致 MS 的严重恶化[197, 198]。造成这种特殊反应的原因尚不完全清楚，但越来越

多的数据表明，给药芬戈莫德的免疫反应存在异质性，这表明，在一些个体中，芬戈莫德诱导的残留循环淋巴细胞的变化与复发风险相关，并可能预测复发风险 [199, 200, 201]。这种对疾病修饰疗法反应的异质性并不罕见，其他疾病修饰疗法也存在类似的异质性（见 β 干扰素和糖皮质激素部分）。

（二）西尼莫德 (Mayzent®)

西尼莫德是一种 S1PR 调节药，半衰期相对较短，为 30～60h，完全消除需要 7～13 天 [202]。与芬戈莫德相比，它与 S1PR 的结合选择性更强，仅与 S1PR1 和 S1PR5 受体相互作用。FDA 根据 Ⅱ 期安慰剂对照随机临床试验 [203, 204] 和 Ⅲ 期临床试验的数据 [205]。批准该药作为复发型 MS 的治疗，它也被批准用于治疗临床孤立综合征和"活动性"继发进行性 MS，即进行性多发性硬化合并复发。

在 Ⅱ 期试验中，受试者服用多种剂量的西尼莫德，剂量从 0.25～10mg/d。不同剂量对降低疾病复发率及减少了磁共振成像上原有病灶及新发病灶数量有影响，但存在淋巴细胞计数减少百分比减少的剂量反应（10mg/d 的西尼莫德可减少 74%）。不幸的是，严重不良事件也呈剂量依赖性，主要是心动过缓、房室传导阻滞、心肌梗死和心肌梗死所致死亡 [204]。在初始 Ⅱ 期试验 24 个月的延长期中，西尼莫德的疗效得以维持，随着剂量逐渐增加，与剂量相关的心动过缓得到缓解，延长期使用的最高剂量为 2mg/d [203]。

在一项 Ⅲ 期安慰剂对照试验中，对继发进展型多发性硬化患者进行了 2mg/d 的西尼莫德研究 [206]。主要终点为 3 个月内确诊残疾的时间。该试验表明，西尼莫德在延迟残疾进展时间方面有一定的效果（与安慰剂相比差异 21%），具有统计学意义（P=0.013）。亚组分析显示，只有在以复发形式叠加活动性疾病的进展患者亚组（称为"活动性"进展患者），残疾进展的延迟显著。"非积极"进展的患者没有明显的获益。

正如预期的那样，该药有明显的不良反应，主要是治疗开始时肝转氨酶浓度升高、心动过缓和缓慢性心律失常。与安慰剂相比，服用西尼莫

德后，黄斑水肿、高血压、水痘 - 带状疱疹病毒再发和抽搐的发生率增加。通过逐渐增加西尼莫德的初始剂量，心脏第一剂量效应降低。虽然该试验的结果令人鼓舞，但长期安全性问题可能是一个更大的问题 [207]，因为继发性进展性 MS 患者作为一个群体是年龄较大的，有较高的共病发生率，可能会阻止西尼莫德的使用。此外，在扩展试验中，上述相对风险降低了 21%，这是在一组平均年龄为 48 岁的继发进展性 MS 患者中实现的，60 岁以上的患者被排除在研究参与之外 [208]。48 岁以上的患者可能从目前批准的疾病修饰疗法中获益较少（图 2-1）。

（三）奥扎莫德

鉴于 S1PR 调节药治疗复发型 MS 的疗效，人们正在努力寻找比芬戈莫德或西尼莫德耐受性更好的调节药。其中一种是奥扎莫德，它是一种选择性的 S1PR 调节药，与西尼莫德类似，可与 S1PR1 和 S1PR5 相互作用，消除半衰期更短，为 19h [209]。在一项针对复发型 MS 患者为期 6 个月 Ⅱ 期安慰剂对照随机临床试验中，0.5mg/d 和 1mg/d 显著减少了对比增强和新的 T_2 FLAIR 病变的数量，同时也减少了复发，尽管该试验时间很短 [209]。令人鼓舞的是，尽管奥扎莫德与心肌细胞上发现的 S1PR1 受体相互作用，但使用首次剂量逐步递增方案的心动过缓发生率为 0%，而使用西尼莫德的发生率为 29%。然而，Ⅱ 度心脏传导阻滞的发生率为 2.4%，尽管安慰剂组患者的心脏传导阻滞的发生率也为 2.2%。在这项短期试验中，没有黄斑水肿或肺活量下降的报告。在一项非安慰剂对照、24 个月的延长研究中，所有参与者接受 0.5mg/d 或 1mg/d 的盐酸奥扎莫德治疗，在最初接受奥扎莫德治疗的患者中，MRI 显示了持续的低复发率和低新脑损伤累积，而在最初使用安慰剂治疗的患者中这些参数降低了 [210]。这些数据表明，与芬戈莫德和西尼莫德相比，奥扎莫德可能是一种更安全的 S1PR 调节药，这一结论得到了测量奥扎莫德对 QTc 间期影响的其他数据的支持 [211]。然而，目前正在进行的一项更长的 Ⅲ 期

临床试验将奥扎莫德与每周一次的 β 干扰素 1a 进行比较，将更好地确定奥扎莫德作为一种治疗复发型 MS 的长期风险和益处。

（四）波内西莫德

波内西莫德是正在研究的另一种用于治疗复发型 MS[212] 的 S1PR 调节药，它的优点是仅作为 S1PR1 的选择性调节药，具有非常短的半衰期，只有 30h，并在 1 周内完全消除。在一项针对复发型 MS 患者的 Ⅱ 期安慰剂对照试验中，使用多种剂量（10mg/d、20mg/d 和 40mg/d），以剂量相关的方式显著减少了 CNS 磁共振成像上新的 CEL 的积累，降低了年复发率，并增加了首次复发的时间。有不良反应，最明显的是心动过缓。本研究仅为期 6 个月，因此未获得长期的安全性和有效性数据。

正如预期的那样，随着药物剂量的增加，出现了心动过缓和 QTc 间期延长，但随着初始剂量的逐渐增加，影响被降至最低。在这方面，20mg/d 的剂量被认为是最安全的[213, 214]。波内西莫德治疗组比安慰剂治疗组更突出的不良反应是焦虑、头晕、呼吸困难、谷丙转氨酶升高、流感样症状、失眠和外周水肿。大多数生理参数，如患者年龄、性别或体质对波内西莫德的药代动力学没有影响或影响很小。然而，在严重肝病患者中，标准剂量的药物导致波内西莫德及其代谢物的血药浓度增加了 9 倍，因此需要减少剂量[215, 216, 217]。正如目前正在研究的其他 S1PR 调节药所指出的，需要更多的数据来确定波内西莫德作为治疗复发型 MS 患者的长期安全性。

七、口服免疫细胞增殖抑制药

之前提到的几种药物会影响免疫细胞增殖（如 β 干扰素、阿仑珠单抗、达利珠单抗）。此外，一些用于治疗复发型 MS 的几种新型口服药物，其主要作用方式是减少淋巴细胞的活化和增殖。我们将讨论以下 3 种药物，包括特立氟胺、富马酸二甲酯和克拉屈滨。

（一）特立氟胺（Aubagio®）

特立氟胺是一种选择性可逆抑制二氢乳清酸脱氢酶（dihydro-orotate dehydrogenase，DHODH）的药物，DHODH 是一种关键的线粒体酶，在增殖淋巴细胞中大量存在。DHODH 对嘧啶的从头合成至关重要，嘧啶是 DNA 合成所需的碱基之一。因此，阻断这一途径可以减少活化 T 淋巴细胞和 B 淋巴细胞的增殖，而不会导致细胞死亡[218]。特立氟胺对静息淋巴细胞没有影响，这些细胞可以自我更新而不产生新的嘧啶，而是通过另一种途径（"回收途径"）回收现有的嘧啶。其他增殖细胞，如肠道或皮肤中的细胞，DHODH 水平要低得多，并不像抗原刺激的淋巴细胞那样快速扩张。因此，它们受特立氟胺的影响也小得多。特立氟胺的其他类似物 MOA 是通过损害 APC 和淋巴细胞之间的连接（"免疫突触"）的形成来抑制抗原呈递到淋巴细胞，这导致淋巴细胞增殖减少[219] 和 T 细胞群从促炎亚型向调节亚型转变[220]，且新抗原和疫苗接种的反应影响最小[221]。特立氟胺是来氟米特的活性代谢产物，来氟米特是一种用于治疗类风湿关节炎的药物。

根据几项三期随机安慰剂对照临床试验，特立氟胺被 FDA 批准用于治疗复发型 MS[220, 222]。特立氟胺不仅显著减少了临床复发的数量，而且延缓了残疾的累积，中枢神经系统磁共振成像显示该药物可以减少新病灶的产生。特立氟胺有两种服药剂量，7mg/d 和 14mg/d。在临床试验中每日 7mg 的疗效略低。通常患者开始服用剂量为 14mg/d，如果发现有不良反应，则将剂量减少到 7mg/d。

服用特立氟胺可能会发生潜在的严重不良事件，严重时可发展为暴发性肝衰竭。这在特立氟胺中没有发现，但在来氟米特时有报道，由于来氟米特代谢为特立氟胺，可能发生类似的肝毒性。因此，所有患者均应进行基线肝功能检查，此后每隔几个月进行 1 次随访检查。另外，特立氟胺也可能引发严重高血压，导致肾功能损害。在开始特立氟胺治疗时，密切观察生命体征是非常有必要的。使用特立氟胺后可能会出现类似低钾血症的周围神经病变，中性粒细胞和淋巴细胞计数也可能轻微减少，所以在开始使用特立氟胺之前应查全血细胞计数，之后定期复查全血细胞计数。更常见的不良反应是脱发、恶心、上下肢感觉异常、背部及四肢疼痛、腹泻、头痛和上呼吸道感染，但这些症状通常是自限性的[223]。由于特立氟胺具有免疫调节作用，在临床试验中，感染（如肺结核）和与败血症相关的死亡风险增加[220]。因此必须对接触过结核病的患者进行检测。

特立氟胺对啮齿动物和兔子有致畸作用。因此，FDA 建议不要给妊娠期女性或有生育意愿的育龄女性使用该药物。特立氟胺的半衰期为数月，因此，如果女性希望妊娠，则需要有加速消除体内该药物含量的方案。这包括每天口服活性炭（100g/d，每日 2 次）或考来烯胺（24g/d，每日 3 次），服用 11 天，然后需要监测特立氟胺血药浓度，目标是在开始备孕前 ≥ 14 天达到特立氟胺血药浓度 < 0.02mg/L。在接受治疗的男性的精液中可以检测到特立氟胺，虽然没有数据表明这些患者的精子可能会导致异常后代，但建议采用加速消除方案，其方案和建议与用于女性的方案类似，在开始备孕前 ≥ 14 天内达到特立氟胺血药浓度 < 0.02mg/L。特立氟胺停药时也有潜在的危险，在停药后出现明显反弹现象的事件不止一例[224]。

（二）富马酸二甲酯（Tecfidera®）

富马酸二甲酯在成为 FDA 批准的治疗复发性多发性硬化的药物之前有着漫长而复杂的历史。富马酸二甲酯最初被发现具有抗菌防腐的功能[225, 226]，是肿瘤细胞毒性剂的增强药[227]，是心肌梗死面积的调节药[228, 229]，是心肌炎的试验性治疗药，并且是一种有效的霉菌生长抑制药，然而，当在衣服、鞋子和家具上使用时会引起严重的接触性皮炎[230-233]。富马酸二甲酯曾一度被称为"人类健康的危害"，因为它广泛用于鞋子和其他衣服上的硅胶干燥剂袋，会引起严重的皮肤反应[234]。然而，富马酸二甲酯被发现具有抗炎和免疫调节作用[235, 236, 237]，并最终成为复发型

MS 患者的治疗药物[238, 239]。中枢神经系统磁共振成像显示该药物可以减少新病灶的产生，该药物减少了复发频率，延迟了残疾的进展。

富马酸二甲酯对复发型多发性硬化患者的治疗作用方式尚不完全清楚。已知的是，该药物不仅通过凋亡和增殖减少机制降低循环淋巴细胞的水平，不成比例地影响细胞毒性 CD8+ T 细胞的水平，而且还降低 Th1 和 Th17 CD4+ 细胞的水平，产生 Th2 和调节细胞群体偏差（见第 1 章）。B 细胞、NK 细胞和髓样细胞也受到类似的影响，向"非炎症"状态转变，CD27+ 记忆 B 细胞减少，抗炎细胞因子 IL-10 的产生增加，B 调节细胞增加[240]。在动物模型和体外实验中，富马酸二甲酯具有神经元保护作用，但这是否发生在人类身上尚不清楚。富马酸二甲酯是一种抗氧化药，可以调节谷胱甘肽水平，增加 DT 黄递酶和细胞色素 b5 还原酶活性，它还能增加抗炎蛋白血红素加氧酶 −1（heme oxygenase，HO-1）的表达，从而降低促炎性细胞因子 IL-12 的表达，并刺激调节性 T 细胞的发育。富马酸二甲酯的其他作用是减少一氧化氮合酶的产生和促炎性细胞因子 IL-1β、TNF-α 和 IL-6 的分泌，而这可能是通过降低转录因子 NF-κB 的活性来实现。富马酸二甲酯引起短暂的氧化应激，但通过诱导核转录因子红系 2 相关因子 2（nuclear factor-erythroid 2-related factor 2，Nrf2）的水平增加和核定位，来保护细胞免受氧化应激。这导致了神经元细胞中谷胱甘肽合成和循环的增加。Nrf2 的核定位还通过抑制活化淋巴细胞增加的有氧糖酵解而抑制活化淋巴细胞，并随后产生免疫抑制[241]。在实验性自身免疫性脑脊髓炎的 MS 动物模型中，服用富马酸二甲酯后促炎性细胞因子的产生减少与疾病的改善有关[242]。目前尚不清楚这种 MOA 是否在一定程度上导致了这种疾病修饰疗法对 MS 的有益作用，但富马酸二甲酯迅速代谢为富马酸单甲酯，富马酸单甲酯可以通过血脑屏障进入大脑。FDA 暂时批准了一种富马酸单甲酯（Befiertam®）用于治疗复发性多发性硬化，预计富马酸二甲酯的专利将于 2020 年到期时获得全面批准。

富马酸二甲酯 240mg，口服，每日 2 次。然而，由于初始剂量不耐受的情况频繁发生，建议在 2 周内逐渐增加剂量。初始剂量为每日 2 次，每次 120mg，持续 1 周；然后逐渐加量至每日 2 次，每次 240mg。如果高剂量持续不耐受，每日 2 次，每次 120mg 可持续 4 周，并尝试增加剂量。与其他疾病修饰治疗一样，应首先检测全血细胞计数和肝功能基线值。

40% 服用富马酸二甲酯的患者最初会出现不良反应，在某些情况下，不良反应严重到需要住院治疗。面部和身体发红、瘙痒和热感觉是最常见的，通常发生在给药后数小时，可以通过服用食物和阿司匹林（非肠溶）来改善。更令人痛苦的是腹部痉挛疼痛、腹泻、恶心和呕吐等不良反应，如果症状严重，可能需要住院治疗和停药。然而，在许多患者中，最初的不良症状会逐渐消退，最终达到了长期的药物耐受性。

如前所述，服用富马酸二甲酯可导致先天性和获得性免疫系统的持续变化[243]。虽然服用富马酸二甲酯的患者感染的总发病率没有增加，但发生 PML 的风险增加，尽管比服用那他珠单抗的患者的风险要小。富马酸二甲酯治疗患者发生 PML 的风险因素之一是淋巴细胞减少[244, 245, 246]，服用富马酸二甲酯可导致严重淋巴细胞减少，淋巴细胞计数 < $0.5×10^9$/L，可持续数月。然而，一些尚未确定的其他因素肯定也在发挥作用，因为 PML 在淋巴细胞正常的患者接受药物治疗后 6 个月内发生[247, 248]。所以，每 3 个月监测 1 次患者的淋巴细胞计数是非常有必要的，尤其是 JC 病毒指数较高的患者（见有关那他珠单抗的部分）。

正如其他疾病修饰治疗（特别是那他珠单抗和芬戈莫德）所指出的那样，在停止富马酸二甲酯后存在疾病反弹的风险[249]。虽然风险很小，但与其他疾病修饰治疗相比，更多使用富马酸二甲酯的患者因不良反应而停药[250]，因此在决定从富马酸二甲酯换成另一种疗法时应考虑到这一点。富马酸二甲酯在妊娠期间可以服用，但前提是患者和医疗保健提供者一致认为潜在的好

处大于风险。虽然没有数据表明富马酸二甲酯对人类的胚胎毒性，但给妊娠的鼠和兔服用相应剂量富马酸二甲酯确实显示出胚胎致死率增加，成熟延迟。

（三）克拉屈滨（Mavenclad®）

克拉屈滨是一种人工合成的氯化脱氧腺苷类似物，与特立氟胺和富马酸二甲酯相似，因为它可以减少活化细胞的增殖。克拉屈滨也具有细胞溶解作用，这意味着它能有效地杀死分裂活跃的细胞。多年来，克拉曲滨一直被用作静脉（肠外）疗法，治疗血液系统恶性肿瘤[251, 252] 和自身免疫病，如银屑病[253]、类风湿关节炎[254]、系统性红斑狼疮[255, 256]。

克拉屈滨也被用于治疗复发性 MS[257] 和继发进展型 MS[258]，脑部磁共振成像上的 CEL 数量显著减少，但对继发进展性 MS 患者的残疾变化没有影响[259]。基于我们前面描述的长期炎症患者 T 细胞和 B 细胞的终末分化，这是可以预期的。此外，根据非多发性硬化患者的发现[260]，系统性带状疱疹病毒感染的发生[257, 261]，以及克拉屈滨治疗后非 MS 患者会出现 PML[262, 263]，人们存在对克拉屈滨治疗后继发恶性肿瘤的担忧。尽管存在这些问题，克拉屈滨口服制药的临床试验仍在复发型 MS 患者中进行，目前结果是服用克拉屈滨后复发次数减少，3 个月的持续残疾进展延迟，中枢神经系统磁共振成像的急性炎症活动减少[257, 264, 265]。克拉屈滨在欧盟和美国被批准用于治疗复发性 MS，用于治疗复发性多发性硬化，以及"活跃"的继发进展性 MS，即具有叠加复发的进行性疾病。由于其不良反应，FDA 建议在对其他疾病修饰治疗药物无反应或无法耐受的患者中使用克拉屈滨，不推荐临床孤立综合征患者使用。

克拉屈滨（2- 氯脱氧腺苷）作用机制目前很明确。它通过特定的核苷转运蛋白被细胞吸收，并通过磷酸化转变为活性代谢物 [2- 氯脱氧腺苷 5'- 三 磷 酸（2-chlorodeoxyadenosine 5'-triphosphate2-CdATP）]。克拉屈滨的磷酸化是通过脱氧胞苷激

酶（deoxyeytidine kinase，DCK）介导的。脱氧胞苷激酶（DCK）的作用与 5'- 核苷酸酶（5'NT）的作用相反。因此，5'- 核苷酸酶（5'NT）的作用会阻止 2- 氯脱氧腺苷 5'- 三磷酸（2-CdATP）在细胞中的积累，从而导致药效下降。幸运的是，脱氧胞苷激酶（DCK）在 T 细胞（CD4$^+$ 和 CD8$^+$）、B 细胞和树突状细胞中的浓度特别高，导致脱氧胞苷激酶（DCK）与 5'- 核苷酸酶（5'NT）的比例很高。这些细胞由于将克拉屈滨磷酸化为其活性代谢物的能力增强，因此特别容易受到药物的影响。相比之下，脱氧胞苷激酶（DCK）与 5'- 核苷酸酶（5'NT）的比值在非血液细胞类型中非常低，如肝脏、心脏、皮肤、脑、肺和肾脏，这使得这些细胞对克拉屈滨的细胞毒性作用具有相对抵抗性。细胞内 2- 氯脱氧腺苷 5'- 三磷酸（2-CdATP）将自身插入静止和活化淋巴细胞的 DNA 中，导致 DNA 链断裂。2- 氯脱氧腺苷 5'- 三磷酸（2-CdATP）还通过抑制这些作用所需的酶（DNA 聚合酶和核糖核苷酸还原酶）来阻止 DNA 的合成和修复。这通过细胞凋亡和自噬导致细胞死亡，这在临床上表现为严重的淋巴细胞减少。克拉屈滨还可以进入中枢神经系统，并可能对减少细胞黏附分子产生影响，从而限制潜在致病细胞进入中枢神经系统[266]。

克拉屈滨为片剂，剂量为 10mg。截至撰写本章时，还没有 FDA 批准的方案。EMA 批准的方案如下。

克拉屈滨的推荐累积剂量为 3.5mg/kg，分 2 年服用，1 个疗程，每年 1.75mg/kg。每个疗程包括 2 个治疗周，一个在各自治疗年的第 1 个月开始，另一个在第 2 个月开始。每个治疗周为 4～5 天，患者在这 4～5 天每天接受 10mg 或 20mg（1～2 片）的治疗，具体取决于体重（表 2–1 和表 2–2）。在完成 2 个疗程后，在第 3 年和第 4 年不需要进一步的克拉屈滨治疗。在第 4 年后重新开始治疗尚未被研究。第 1 年开始治疗前淋巴细胞计数必须正常，第 2 年开始治疗前至少为 800/mm³。如有必要，第 2 年的疗程可以推迟长达 6 个月，以便淋巴细胞恢复。如果恢复时间 > 6 个月，患者不应再接受克拉屈滨治疗。

表 2-2 显示了每个治疗周的药片总数在各个天的分布情况。建议在每个治疗周每天相同的时间服用。如果每日剂量由 2 片组成，则将 2 片作为单剂量一起服用。

漏服的药物必须根据治疗计划在同一天记起时立即服用，不能与第二天的计划剂量一起服用。在错过剂量的情况下，患者必须在第二天服用错过的剂量，并延长该治疗周的天数。如果连续错过 2 剂，同样的规则适用，治疗周的天数延长 2 天。

克拉屈滨的优点是它的作用时间长，只需要每年服用一个疗程。它的缺点是对免疫系统的长

表 2-1　每个治疗年按患者体重划分的克拉屈滨每周治疗剂量		
体重范围（kg）	剂量（mg）（10mg 片剂的数量）	
	治疗第 1 周	治疗第 2 周
40～50	40mg（4 片）	40mg（4 片）
50～60	50mg（5 片）	50mg（5 片）
60～70	60mg（6 片）	60mg（6 片）
70～80	70mg（7 片）	70mg（7 片）
80～90	80mg（8 片）	70mg（7 片）
90～100	90mg（9 片）	80mg（8 片）
100～110	100mg（10 片）	90mg（9 片）
≥ 110	100mg（10 片）	100mg（10 片）

表 2-2　克拉屈滨工作日 10mg 片剂的数量					
总片数	第 1 天	第 2 天	第 3 天	第 4 天	第 5 天
4	1	1	1	1	0
5	1	1	1	1	1
6	2	1	1	1	1
7	2	2	1	1	1
8	2	2	2	1	1
9	2	2	2	2	1
10	2	2	2	2	2

期影响，以及如果出现不良事件，如感染、恶性肿瘤或疾病控制不足，很难纠正这些影响。随后使用其他影响免疫功能的疾病修饰治疗药物可能会增加克拉屈滨相关的免疫损害的风险。应获得全血细胞计数基线值，并每 3 个月随访 1 次。鉴于带状疱疹病毒感染和 PML 的潜在风险，应进行抗带状疱疹病毒滴度的筛查，如果没有发现免疫力，则应该进行疫苗接种，并测量 JC 病毒指数，后者如果升高，可能会进一步增加发生 PML 的风险。不应给妊娠期女性或没有采取有效避孕措施的具有生育能力的男女服用克拉屈滨。停药后应继续避孕 6 个月，以防止对胎儿造成伤害。

八、静脉注射免疫球蛋白

静脉注射免疫球蛋白（IVIg）广泛应用于免疫疾病，包括许多神经免疫学疾病，如吉兰－巴雷综合征（Guillain-Barré syndrome，GBS）、慢性炎性脱髓鞘性多发性神经病（chronic inflammatory demyelinating polyradiculoreuropathy，CIDP）及其多种变异型、MG、自身免疫性脑病和炎症性肌病。如果正确和谨慎的使用，IVIg 是相对安全的，但价格非常昂贵，有时供不应求。它是由大量健康志愿者的血液制成的，采用了不同的程序来纯化 IgG。这些制剂主要是 IgG，但偶尔也存在 IgA，这带来了一个潜在的风险，如 IgA 缺乏症患者的过敏反应。在治疗前获得 IgG、IgM 和 IgA 基线值水平是很常见的，但在 GBS 等紧急情况下，可以在获得基线值水平之前抽取血液并开始 IVIg，因为 IgA 缺乏症非常罕见。或者，如果患有 IgA 缺乏症的患者需要（IVIg）治疗，则可以应用 IgA 耗竭剂。在欧洲的一些国家，有一种含有 IgM 的五聚体形式。技术上的差异超出了本章的范围，唯一要考虑的是用于糖尿病患者的制剂中碳水化合物的量。正如人们可能预料的那样，IVIg 用于免疫性疾病时有多个潜在的 MOA，而不是用于免疫缺陷的替代疗法。

IgG 的皮下给药已被证明对 CIDP 有效（见第 9 章），并且在美国被批准用于治疗这种疾病。虽然这种途径很可能对其他神经免疫疾病也有效，但目前还没有研究证明。

在 IVIg 输注的 MOA 中，可能是当免疫球蛋白在 CIDP 中皮下注射时：①通过天然存在的抗体，即所谓的抗独特型抗体，阻断致病性抗体；②在补体级联的几个步骤中抑制补体激活；③抑制细胞因子活性；④调节淋巴细胞功能；⑤阻断细胞上的 FcR，进而抑制致病性抗体与那些相同的 FcR 的结合，因此这些细胞将无法参与依赖抗体的细胞毒性（ADCC）反应。最近人们发现新的潜在作用机制是 FcR 作用。该受体抑制内源性 IgG 的分解代谢，并且当被大量外源性 IgG 阻断或完全消灭时，可增加内源性 IgG（包括致病性 IgG 自身抗体）和外源性 IgG 的分解代谢。因此，虽然接受 IVIg 的患者血清中总血清 IgG 水平升高，但免疫致病性内源性 IgG 滴度降低。由于新发现的 FcR 仅参与 IgG 代谢，因此 IVIg 的这种治疗机制与 IgM 类自身抗体治疗疾病无关。很可能还有其他尚未发现的可能 MOA。由于存在多种 MOA，并且由于我们对许多神经免疫疾病的致病途径的了解不完全，因此无法确定哪种 MOA 在 IVIg 的治疗作用中最重要。

IVIg 并不是无害的。也可能发生输液反应，包括头痛、背痛、瘙痒、发热和寒战。通常可以通过预防性使用止痛药（如对乙酰氨基酚或其他非甾体抗炎药）和抗组胺药或通过减慢输液速度来控制这些问题。皮疹和麻疹也会发生。很少有患者会出现严重的头痛，作为无菌性脑膜炎的一部分，并有典型的脑脊液表现。注射 IVIg 经常会引发偏头痛患者的头痛发作。类过敏反应和过敏反应很少见，但也可能发生。

由于 IVIg 增加血液黏度，可能会引发血栓形成，导致卒中、心脏病发作，以及肾损伤。出现低钠血症（低血钠）或明显的低钠血症。老年患者和心脑血管及肾脏疾病风险增加的老年患者需要仔细监测，如果要使用 IVIg，可能需要减慢输注速率或每天输注较低的剂量，以及延长输注的间隔天数。免疫球蛋白可以形成微聚体，与循环中的血液元素结合，导致白细胞减少、血小板减少和贫血，尽管这些症状很少，但具有重要的临床意义。据报道，血清病的基础是微聚体作为沉淀免疫复合体并触发补体激活[267]。

用血小板计数、血尿素氮（blood urea nitrogen，BUN）和肌酐水平监测全血细胞计数是有价值的。这些检测的频率在很大程度上取决于静脉注射免疫球蛋白的使用频率，以及患者可能患有的任何并发症，如肾病。

九、血浆置换

血浆置换（plasma exchange，PLEX），又称血浆交换，用于治疗多种神经免疫疾病的患者，包括 GBS、CIDP、MG、自身免疫性脑病、副肿瘤综合征、NMOSD，以及 MS 和复发性急性播散性脑脊髓炎（acute disseminated encephalomyelitis，ADEM）的某些适应证。如果出现不良反应，血浆置换术还可用于去除治疗性抗体（例如，在出现与那他珠单抗相关的 PML 后去除那他珠单抗）。血浆置换术的引入彻底改变了对肌无力危象（和即将发生的危象）患者的治疗，并且是第一种显示对 GBS 病程有益的治疗方法。血浆置换术去除了所有血浆蛋白，并且显示血浆置换术降低了病理性自身抗体，以及所有循环抗体的水平。然而，其他血浆蛋白也被去除，因此，一些治疗效果可能是由于循环细胞因子的去除所致。由于这种作用，血浆置换术用于由细胞因子风暴或细胞因子释放综合征引起的情况，这在关于阿仑单抗和 B 细胞消耗抗体的章节中介绍。血浆置换术还去除补体途径成分。血浆置换术的作用起效迅速但短暂，最常用于急性 / 亚急性疾病。然而，慢性血浆置换术，作为一种门诊治疗方法，已被用于补充其他免疫疗法[268]。

现代连续性血液净化设备取代了不连续的血浆置换术设备，血浆置换效率更高，循环血浆容量的完全交换通常可以在 1.5～2h 完成（尽管时间部分随每个患者的流速而变化）。置换液通常为正常人血清白蛋白。根据患者的体型、年龄、

静脉通路和一般健康状况，可能需要减慢血浆析离速度。低钙血症可引起头晕、口周刺痛和其他感觉异常，但再次降低钙交换速度和补充钙通常可以缓解这些症状。一些静脉通路良好的患者可以在不使用静脉导管或静脉端口的情况下进行血浆置换，尽管许多患者确实需要这些设备，特别是对于慢性门诊血浆置换。这些导管和端口与凝血和感染相关，但如果有血浆置换单元的经验，则不常见。由于监测了纤维蛋白原并且如果每隔一天进行 1 次血浆置换，严重出血是少见的。关于急性使用时每个疗程的交换次数和长期使用时血浆置换频率的讨论可在单独的章节中找到，并根据患者的临床表现而有所不同。

作为安全预防措施，血浆置换单元在开始血浆置换术前通常会检测人类免疫缺陷病毒（human immunodeficiency virus，HIV）抗体滴度和肝炎抗体。在交换前和交换后，也会定期评估全血细胞计数、血小板计数、尿素氮 / 肌酐、电解质、钙、磷、纤维蛋白原，有时还会评估镁水平。

使用免疫吸附色谱柱的血浆置换已被用于包括 MG 和 CIDP 在内的几种疾病。这种方法的优点是只去除免疫球蛋白，但还没有得到广泛的应用。对血浆置换有反应且病理性抗体为免疫球蛋白的疾病是新发现的 FcR 抑制药治疗的候选疾病。新发现的 FcR 抑制 IgG 分解代谢，从而抑制该 FcR 的作用可降低血清 IgG 水平。这种方法是一种有效的慢性血浆置换的替代品（见第 6 章）。

十、其他免疫抑制药

多年来，有几种免疫抑制药仍然广泛用于免疫 / 炎症性疾病，包括本书中讨论的疾病。虽然超出了本章的范围，但有关这些药物的信息，包括硫唑嘌呤、吗替麦考酚酯、甲氨蝶呤、环孢素、他克莫司和环磷酰胺，将在几个章节和第 6 章关于神经肌肉接头疾病的一些细节中进行讨论。本卷不讨论用于"风湿性"疾病的单克隆抗体，如肿瘤坏死因子 -α（TNF-α）和白细胞介素 -6（IL-6）的

抑制药。抑制 IL-6 功能可能成为 NMOSD 治疗的重要组成部分。尤其重要的是，本书的读者要意识到 TNF-α 抑制药是公认的导致中枢和外周神经系统炎症性脱髓鞘疾病的诱因 [269, 270, 271]。

参考文献

[1] Filippi M, Preziosa P, Meani A, et al. Prediction of a multiple sclerosis diagnosis in patients with clinically isolated syndrome using the 2016 MAGNIMS and 2010 McDonald criteria: a retrospective study. Lancet Neurol. 2018;17:133–142.

[2] Willis M, Pearson O, Illes Z, et al. An observational study of alemtuzumab following fingolimod for multiple sclerosis. Neurol Neuroimmunol Neuroinflamm. 2017;4:e320.

[3] Wekerle H, Sun D, Oropeza-Wekerle RL, Meyermann R. Immune reactivity in the nervous system: modulation of T-lymphocyte activation by glial cells. J Exp Biol. 1987;132:43–57.

[4] Louveau A, Da Mesquita S, Kipnis J. Lymphatics in neurological disorders: a neuro-lympho-vascular component of multiple sclerosis and Alzheimer's disease? Neuron. 2016;91:957–973.

[5] Louveau A, Smirnov I, Keyes TJ, et al. Structural and functional features of central nervous system lymphatic vessels. Nature. 2015;523:337–341.

[6] Da Mesquita S, Louveau A, Vaccari A, et al. Functional aspects of meningeal lymphatics in ageing and Alzheimer's disease. Nature. 2018;560:185–191.

[7] Louveau A, Plog BA, Antila S, Alitalo K, Nedergaard M, Kipnis J. Understanding the functions and relationships of the glymphatic system and meningeal lymphatics. J Clin Invest. 2017;127:3210–3219.

[8] Magliozzi R, Howell O, Vora A, et al. Meningeal B-cell follicles in secondary progressive multiple sclerosis associate with early onset of disease and severe cortical pathology. Brain. 2007;130:1089–1104.

[9] Komori M, Blake A, Greenwood M, et al. CSF markers reveal intrathecal inflammation in progressive multiple sclerosis. Ann Neurol. 2015;78:3–20.

[10] Komori M, Lin YC, Cortese I, et al. Insufficient disease inhibition by intrathecal rituximab in progressive multiple sclerosis. Ann Clin Transl Neur. 2016;3:166–179.

[11] Romme Christensen J, Komori M, von Essen MR, et al. CSF inflammatory biomarkers responsive to treatment in progressive multiple sclerosis capture residual inflammation associated with axonal damage. Mult Scler. 2018:1352458518774880.

[12] Wuest SC, Mexhitaj I, Chai NR, et al. A complex role of herpes viruses in the disease process of multiple sclerosis. PLoS ONE. 2014;9:e105434.

[13] Weideman AM, Tapia-Maltos MA, Johnson K, Greenwood M, Bielekova B. Meta-analysis of the age-dependent efficacy of multiple sclerosis treatments. Front Neurol. 2017;8:577.

[14] Birnbaum G. Stopping disease-modifying therapy in nonrelapsing multiple sclerosis: experience from a clinical practice. Int J MS Care. 2017;19:11–14.

[15] Jones GW, Hill DG, Jones SA. Understanding immune cells in tertiary lymphoid organ development: it is all starting to come together. Front Immunol. 2016;7:401.

[16] Takemura S, Braun A, Crowson C, et al. Lymphoid neogenesis in rheumatoid synovitis. J Immunol. 2001;167:1072–1080.

[17] Komori M, Blake A, Greenwood M, et al. Cerebrospinal fluid markers reveal intrathecal inflammation in progressive multiple sclerosis. Ann Neurol. 2015;78:3–20.

[18] Oakley RH, Cidlowski JA. Cellular processing of the glucocorticoid receptor gene and protein: new mechanisms for generating tissue-specific actions of glucocorticoids. J Biol Chem. 2011;286:3177–3184.

[19] Oakley RH, Cidlowski JA. The biology of the glucocorticoid receptor: new signaling mechanisms in health and disease. J Allergy Clin Immunol. 2013;132:1033–1044.

[20] Oakley RH, Ramamoorthy S, Foley JF, Busada JT, Lu NZ, Cidlowski JA. Glucocorticoid receptor isoform-specific regulation of development, circadian rhythm, and inflammation in mice. FASEB J. 2018: fj201701153R.

[21] Weikum ER, Knuesel MT, Ortlund EA, Yamamoto KR. Glucocorticoid receptor control of transcription: precision and plasticity via allostery. Nat Rev Mol Cell Biol. 2017;18:159–174.

[22] Clayton SA, Jones SW, Kurowska-Stolarska M, Clark AR. The role of microRNAs in glucocorticoid action. J Biol Chem. 2018;293:1865–1874.

[23] Molnar A, Patocs A, Liko I, et al. An unexpected, mild phenotype of glucocorticoid resistance associated with glucocorticoid receptor gene mutation case report and review of the literature. BMC Med Genet. 2018;19:37.

[24] Cuppen BV, Pardali K, Kraan MC, et al. Polymorphisms in the multidrug-resistance 1 gene related to glucocorticoid response in rheumatoid arthritis treatment. Rheumatol Int. 2017;37:531–536.

[25] Vitellius G, Fagart J, Delemer B, et al. Three novel heterozygous point mutations of NR3C1 causing glucocorticoid resistance. Hum Mutat. 2016;37:794–803.

[26] Rodriguez JM, Monsalves-Alvarez M, Henriquez S, Llanos MN, Troncoso R. Glucocorticoid resistance in chronic diseases. Steroids. 2016;115:182–192.

[27] Barnes PJ, Adcock IM. Glucocorticoid resistance in inflammatory diseases. Lancet. 2009;373:1905–1917.

[28] Dejager L, Vandevyver S, Petta I, Libert C. Dominance of the strongest: inflammatory cytokines versus glucocorticoids. Cytokine Growth Factor Rev. 2014;25:21–33.

[29] Pathak S, Goldofsky E, Vivas EX, Bonagura VR, Vambutas A. IL-1beta is overexpressed and aberrantly regulated in corticosteroid nonresponders with autoimmune inner ear disease. J Immunol. 2011;186:1870–1879.

[30] van Winsen LM, Hooper-van Veen T, van Rossum EF, et al. Glucocorticoid receptor gene polymorphisms associated with more aggressive disease phenotype in MS. J Neuroimmunol. 2007;186:150–155.

[31] Vambutas A, Lesser M, Mullooly V, et al. Early efficacy trial of anakinra in corticosteroid-resistant autoimmune inner ear disease. J Clin Invest. 2014;124:4115–4122.

[32] Clark AR. Anti-inflammatory functions of glucocorticoid-induced genes. Mol Cell Endocrinol. 2007;275:79–97.

[33] Cancedda C, Filaci G, Puppo F, Ghio M, Contini P, Indiveri F. Immune homeostasis requires several biologic factors including glucocorticoid hormones. Ann N Y Acad Sci. 2002;966:49–63.

［34］ Schweingruber N, Fischer HJ, Fischer L, et al. Chemokine-mediated redirection of T cells constitutes a critical mechanism of glucocorticoid therapy in autoimmune CNS responses. Acta Neuropathol. 2014;127:713– 729.

［35］ Busillo JM, Azzam KM, Cidlowski JA. Glucocorticoids sensitize the innate immune system through regulation of the NLRP3 inflammasome. J Biol Chem. 2011;286:38703–38713.

［36］ Judd LL, Schettler PJ, Brown ES, et al. Adverse consequences of glucocorticoid medication: psychological, cognitive, and behavioral effects. Am J Psychiatry. 2014;171:1045–1051.

［37］ Vandevyver S, Dejager L, Tuckermann J, Libert C. New insights into the anti-inflammatory mechanisms of glucocorticoids: an emerging role for glucocorticoid-receptor-mediated transactivation. Endocrinology. 2013;154:993–1007.

［38］ Beck RW, Cleary PA, Trobe JD, et al.; Optic Neuritis Study Group. The effect of corticosteroids for acute optic neuritis on the subsequent development of multiple sclerosis. N Engl J Med. 1993;329:1764–1769.

［39］ Barnes D, Hughes RA, Morris RW, et al. Randomised trial of oral and intravenous methylprednisolone in acute relapses of multiple sclerosis. Lancet. 1997;349:902–906.

［40］ Ramo-Tello C, Grau-Lopez L, Tintore M, et al. A randomized clinical trial of oral versus intravenous methylprednisolone for relapse of MS. Mult Scler. 2014;20:717–725.

［41］ Loraschi A, Banfi P, Mauri M, Sessa F, Bono G, Cosentino M. Hepatotoxicity after high-dose methylprednisolone for demyelinating disease. Clin Neuropharmacol. 2010;33:52–54.

［42］ Burton JM. Oral rather than intravenous corticosteroids should be used to treat MS relapses: commentary. Mult Scler. 2017;23:1060–1062.

［43］ Burton JM, O'Connor PW, Hohol M, Beyene J. Oral versus intravenous steroids for treatment of relapses in multiple sclerosis. Cochrane Db Syst Rev. 2012;12:CD006921.

［44］ Kramer A, Keitel T, Winkler K, Stocklein W, Hohne W, Schneider- Mergener J. Molecular basis for the binding promiscuity of an anti-p24 (HIV-1) monoclonal antibody. Cell. 1997;91:799–809.

［45］ Robey IF, Edmundson AB, Schluter SF, Yocum DE, Marchalonis JJ. Specificity mapping of human anti-T cell receptor monoclonal natural antibodies: defining the properties of epitope recognition promiscuity. FASEB J. 2002;16:642–652.

［46］ Cortese I, Ohayon J, Fenton K, et al. Cutaneous adverse events in multiple sclerosis patients treated with daclizumab. Neurology. 2016;86:847–855.

［47］ Polman CH, O'Connor PW, Havrdova E, et al. A randomized, placebo- controlled trial of natalizumab for relapsing multiple sclerosis. N Engl J Med. 2006;354:899–910.

［48］ Portaccio E, Stromillo ML, Goretti B, et al. Natalizumab may reduce cognitive changes and brain atrophy rate in relapsing-remitting multiple sclerosis: a prospective, non-randomized pilot study. Eur J Neurol. 2013;20:986–990.

［49］ Zivadinov R, Hojnacki D, Bergsland N, et al. Effect of natalizumab on brain atrophy and disability progression in multiple sclerosis patients over 5 years. Eur J Neurol. 2016;23:1101–1109.

［50］ Ho PR, Koendgen H, Campbell N, Haddock B, Richman S, Chang I. Risk of natalizumab-associated progressive multifocal leukoencephalopathy in patients with multiple sclerosis: a retrospective analysis of data from four clinical studies. Lancet Neurol. 2017;16:925– 933.

［51］ Prosperini L, Scarpazza C, Imberti L, Cordioli C, De Rossi N, Capra R. Age as a risk factor for early onset of natalizumab-related progressive multifocal leukoencephalopathy. J Neurovirol. 2017;23:742–749.

［52］ Yukitake M. Drug-induced progressive multifocal leukoen-

cephalopathy in multiple sclerosis: a comprehensive review. Clin Exp Neuroimmunol. 2018;9:37–47.

［53］ Foley RW, Tagg NT, Schindler MK, et al. Recurrent natalizumab- related aseptic meningitis in a patient with multiple sclerosis. Mult Scler. 2017;23:1424–1427.

［54］ Hradilek P, Zeman D, Tudik I, Zapletalova O, Ulmann V. Asymptomatic lung disease caused by Mycobacterium kansasii as an opportunistic infection in a patient treated with natalizumab for relapsing-remitting multiple sclerosis. Mult Scler. 2014;20:639–640.

［55］ Gutwinski S, Erbe S, Munch C, Janke O, Muller U, Haas J. Severe cutaneous Candida infection during natalizumab therapy in multiple sclerosis. Neurology. 2010;74:521–523.

［56］ Sabol RA, Noxon V, Sartor O, et al. Melanoma complicating treatment with natalizumab for multiple sclerosis: a report from the Southern Network on Adverse Reactions (SONAR). Cancer Med. 2017;6:1541– 1551.

［57］ Laroni A, Bedognetti M, Uccelli A, Capello E, Mancardi GL. Association of melanoma and natalizumab therapy in the Italian MS population: a second case report. Neurol Sci. 2011;32:181–182.

［58］ Mullen JT, Vartanian TK, Atkins MB. Melanoma complicating treatment with natalizumab for multiple sclerosis. N Engl J Med. 2008;358:647–648.

［59］ Pharaon M, Tichet M, Lebrun-Frenay C, Tartare-Deckert S, Passeron T. Risk for nevus transformation and melanoma proliferation and invasion during natalizumab treatment: four years of dermoscopic follow-up with immunohistological studies and proliferation and invasion assays. JAMA Dermatol. 2014;150:901–903.

［60］ Antezana A, Sigal S, Herbert J, Kister I. Natalizumab-induced hepatic injury: a case report and review of literature. Mult Scler Relat Disord. 2015;4:495–498.

［61］ Bezabeh S, Flowers CM, Kortepeter C, Avigan M. Clinically significant liver injury in patients treated with natalizumab. Aliment Pharmacol Ther. 2010;31:1028–1035.

［62］ Lisotti A, Azzaroli F, Brillanti S, Mazzella G. Severe acute autoimmune hepatitis after natalizumab treatment. Dig Liver Dis. 2012;44:356–357.

［63］ Natalizumab (Tysabri) for relapsing multiple sclerosis. Med Lett Drugs Ther. 2005;47:13–15.

［64］ de la Hera B, Urcelay E, Brassat D, et al. Natalizumab-related anaphylactoid reactions in MS patients are associated with HLA class II alleles. Neurol Neuroimmunol Neuroinflamm. 2014;1:e47.

［65］ Holmoy T, Beiske AG, Zarnovicky S, Myro AZ, Rosjo E, Kerty E. Severe inflammatory disease activity 14 months after cessation of Natalizumab in a patient with Leber's optic neuropathy and multiple sclerosis: a case report. BMC Neurol. 2016;16:197.

［66］ Rasenack M, Derfuss T. Disease activity return after natalizumab cessation in multiple sclerosis. Expert Rev Neurother. 2016;16:587–594.

［67］ Sangalli F, Moiola L, Ferre L, et al. Long-term management of natalizumab discontinuation in a large monocentric cohort of multiple sclerosis patients. Mult Scler Relat Disord. 2014;3:520–526.

［68］ West TW, Cree BA. Natalizumab dosage suspension: are we helping or hurting? Ann Neurol. 2010;68:395–399.

［69］ Uphaus T, Oberwittler C, Groppa S, Zipp F, Bittner S. Disease reactivation after switching from natalizumab to daclizumab. J Neurol. 2017;264:2491–2494.

［70］ Tanaka M, Kinoshita M, Foley JF, Tanaka K, Kira J, Carroll WM. Body weight-based natalizumab treatment in adult patients with multiple sclerosis. J Neurol. 2015;262:781–782.

［71］ van Kempen ZL, Leurs CE, Witte BI, et al. The majority of natalizumab-treated MS patients have high natalizumab concentrations at time of re-dosing. Mult Scler. 2018;24:805–810.

［72］ Zhovtis Ryerson L, Frohman TC, Foley J, et al. Extended interval dosing of natalizumab in multiple sclerosis. J Neurol Neurosurg Psychiatry. 2016;87:885–889.

［73］ Williamson EML, Berger JR. Diagnosis and treatment of progressive multifocal leukoencephalopathy associated with multiple sclerosis therapies. Neurotherapeutics. 2017;14:961–973.

［74］ Linda H, von Heijne A. Presymptomatic diagnosis with MRI and adequate treatment ameliorate the outcome after natalizumab-associated progressive multifocal leukoencephalopathy. Front Neurol. 2013;4:11.

［75］ McGuigan C, Craner M, Guadagno J, et al. Stratification and monitoring of natalizumab-associated progressive multifocal leukoencephalopathy risk: recommendations from an expert group. J Neurol Neurosurg Psychiatry. 2016;87:117–125.

［76］ Wattjes MP, Barkhof F. Diagnosis of natalizumab-associated progressive multifocal leukoencephalopathy using MRI. Curr Opin Neurol. 2014;27:260–270.

［77］ Ryschkewitsch CF, Jensen PN, Major EO. Multiplex qPCR assay for ultra sensitive detection of JCV DNA with simultaneous identification of genotypes that discriminates non-virulent from virulent variants. J Clin Virol. 2013;57:243–248.

［78］ Wijburg MT, Kleerekooper I, Lissenberg-Witte BI, et al. Association of progressive multifocal leukoencephalopathy lesion volume with JC virus polymerase chain reaction results in cerebrospinal fluid of natalizumab- treated patients with multiple sclerosis. JAMA Neurol. 2018;75:827–833.

［79］ Munoz-Marmol AM, Mola G, Fernandez-Vasalo A, Vela E, Mate JL, Ariza A. JC virus early protein detection by immunohistochemistry in progressive multifocal leukoencephalopathy: a comparative study with in situ hybridization and polymerase chain reaction. J Neuropathol Exp Neurol. 2004;63:1124–1130.

［80］ Boster AL, Nicholas JA, Topalli I, et al. Lessons learned from fatal progressive multifocal leukoencephalopathy in a patient with multiple sclerosis treated with natalizumab. JAMA Neurol. 2013;70:398–402.

［81］ Khatri BO, Man S, Giovannoni G, et al. Effect of plasma exchange in accelerating natalizumab clearance and restoring leukocyte function. Neurology. 2009;72:402–409.

［82］ Fine AJ, Sorbello A, Kortepeter C, Scarazzini L. Progressive multifocal leukoencephalopathy after natalizumab discontinuation. Ann Neurol. 2014;75: 108–115.

［83］ Bauer J, Gold R, Adams O, Lassmann H. Progressive multifocal leukoencephalopathy and immune reconstitution inflammatory syndrome (IRIS). Acta Neuropathol. 2015;130:751–764.

［84］ Kleinschmidt-DeMasters BK, Miravalle A, Schowinsky J, Corboy J, Vollmer T. Update on PML and PML-IRIS occurring in multiple sclerosis patients treated with natalizumab. J Neuropathol Exp Neurol. 2012;71:604–617.

［85］ Schroder A, Lee DH, Hellwig K, Lukas C, Linker RA, Gold R. Successful management of natalizumab-associated progressive multifocal leukoencephalopathy and immune reconstitution syndrome in a patient with multiple sclerosis. Arch Neurol. 2010;67:1391–1394.

［86］ Klein C, Lammens A, Schafer W, et al. Epitope interactions of monoclonal antibodies targeting CD20 and their relationship to functional properties. MAbs. 2013;5:22–33.

［87］ Bielekova B, Becker B. Monoclonal antibodies in MS: Mechanism of action. Neurology. 2010;74:S31–S40.

［88］ Alcala C, Gascon F, Perez-Miralles F, et al. Efficacy and safety of rituximab in relapsing and progressive multiple sclerosis: a hospital- based study. J Neurol. 2018;265:1690–1697.

［89］ de Flon P, Gunnarsson M, Laurell K, et al. Reduced inflammation in relapsing-remitting multiple sclerosis after therapy switch to rituximab. Neurology. 2016;87:141–147.

［90］ Salzer J, Svenningsson R, Alping P, et al. Rituximab in multiple sclerosis: a retrospective observational study on safety and efficacy. Neurology. 2016;87:2074–2081.

［91］ Cabre P, Mejdoubi M, Jeannin S, et al. Treatment of neuromyelitis optica with rituximab: a 2-year prospective multicenter study. J Neurol. 2018;265:917–925.

［92］ Ciron J, Audoin B, Bourre B, et al. Recommendations for the use of Rituximab in neuromyelitis optica spectrum disorders. Rev Neurol (Paris). 2018;174:255–264.

［93］ Damato V, Evoli A, Iorio R. Efficacy and safety of rituximab therapy in neuromyelitis optica spectrum disorders: a systematic review and meta- analysis. JAMA Neurol. 2016;73:1342–1348.

［94］ Taha R, El-Haddad H, Almuallim A, Alshaiki F, Obaid E, Almoallim H. Systematic review of the role of rituximab in treatment of antineutrophil cytoplasmic autoantibody-associated vasculitis, hepatitis C virus-related cryoglobulinemic vasculitis, Henoch-Schonlein purpura, ankylosing spondylitis, and Raynaud's phenomenon. Open Access Rheumatol. 2017;9:201–214.

［95］ Salvarani C, Brown RD, Jr., Huston J, 3rd, Morris JM, Hunder GG. Treatment of primary CNS vasculitis with rituximab: case report. Neurology. 2014;82:1287–1288.

［96］ Anis S, Sharabi A, Mina Y, et al. Rituximab as a second-line treatment for lymphocytic vasculitis of the central nervous system. Isr Med Assoc J. 2016;18:630–632.

［97］ Hauser SL, Bar-Or A, Comi G, et al. Ocrelizumab versus interferon beta-1a in relapsing multiple sclerosis. N Engl J Med. 2017;376:221–234.

［98］ Montalban X, Hauser SL, Kappos L, et al. Ocrelizumab versus placebo in primary progressive multiple sclerosis. N Engl J Med. 2017;376:209– 220.

［99］ Berger JR, Malik V, Lacey S, Brunetta P, Lehane PB. Progressive multifocal leukoencephalopathy in rituximab-treated rheumatic diseases: a rare event. J Neurovirol. 2018;24:323–331.

［100］ Bar-Or A, Grove RA, Austin DJ, et al. Subcutaneous ofatumumab in patients with relapsing-remitting multiple sclerosis: The MIRROR study. Neurology. 2018;90:e1805-e1814.

［101］ Kappos L, Hartung HP, Freedman MS, et al. Atacicept in multiple sclerosis (ATAMS): a randomised, placebo-controlled, double-blind, phase 2 trial. Lancet Neurol. 2014;13:353–363.

［102］ Cross AH, Stark JL, Lauber J, Ramsbottom MJ, Lyons JA. Rituximab reduces B cells and T cells in cerebrospinal fluid of multiple sclerosis patients. J Neuroimmunol. 2006; 180:63–70.

［103］ Haghikia A, Dendrou CA, Schneider R, et al. Severe B-cell-mediated CNS disease secondary to alemtuzumab therapy. Lancet Neurol. 2017;16:104–106.

［104］ von Kutzleben S, Pryce G, Giovannoni G, Baker D. Depletion of CD52- positive cells inhibits the development of central nervous system autoimmune disease, but deletes an immune-tolerance promoting CD8 T- cell population: implications for secondary autoimmunity of alemtuzumab in multiple sclerosis. Immunology. 2017;150:444–455.

［105］ Investigators CT, Coles AJ, Compston DA, et al. Alemtuzumab vs. interferon beta-1a in early multiple sclerosis. N Engl J Med. 2008;359:1786–1801.

［106］ Buonomo AR, Zappulo E, Viceconte G, Scotto R, Borgia G, Gentile I. Risk of opportunistic infections in patients treated with alemtuzumab for multiple sclerosis. Expert Opin Drug Saf. 2018;17:709–717.

［107］ Wehrum T, Beume LA, Stich O, et al. Activation of disease during therapy with alemtuzumab in 3 patients with multiple sclerosis. Neurology. 2018;90:e601–e605.

[108] Gobbin F, Marangi A, Orlandi R, et al. A case of acute fulminant multiple sclerosis treated with alemtuzumab. Mult Scler Relat Disord. 2017;17:9–11.

[109] Barton J, Hardy TA, Riminton S, et al. Tumefactive demyelination following treatment for relapsing multiple sclerosis with alemtuzumab. Neurology. 2017;88:1004–1006.

[110] Dubuisson N, Baker D, Kang AS, et al. Alemtuzumab depletion failure can occur in multiple sclerosis. Immunology. 2018;154:253–260.

[111] Cossburn M, Pace AA, Jones J, et al. Autoimmune disease after alemtuzumab treatment for multiple sclerosis in a multicenter cohort. Neurology. 2011;77:573–579.

[112] Tuohy O, Costelloe L, Hill-Cawthorne G, et al. Alemtuzumab treatment of multiple sclerosis: long-term safety and efficacy. J Neurol Neurosurg Psychiatry. 2015;86:208–215.

[113] Coles AJ, Fox E, Vladic A, et al. Alemtuzumab more effective than interferon beta-1a at 5-year follow-up of CAMMS223 clinical trial. Neurology. 2012;78:1069–1078.

[114] Meyer D, Coles A, Oyuela P, Purvis A, Margolin DH. Case report of anti-glomerular basement membrane disease following alemtuzumab treatment of relapsing-remitting multiple sclerosis. Mult Scler Relat Disord. 2013;2:60–63.

[115] Clatworthy MR, Wallin EF, Jayne DR. Anti-glomerular basement membrane disease after alemtuzumab. N Engl J Med. 2008;359:768–769.

[116] Meunier B, Rico A, Seguier J, et al. Life-threatening autoimmune warm hemolytic anemia following treatment for multiple sclerosis with alemtuzumab. Mult Scler. 2018;24:811–813.

[117] di Ioia M, Farina D, di Tommaso V, et al. Simultaneous early-onset severe autoimmune hemolytic anemia and albuminuria during alemtuzumab treatment for multiple sclerosis. Mult Scler. 2018;24:813–815.

[118] Saarela M, Senthil K, Jones J, et al. Hemophagocytic lymphohistiocytosis in 2 patients with multiple sclerosis treated with alemtuzumab. Neurology. 2018;90:849–851.

[119] El Sankari S, Dahlqvist G, Monino L, van Pesch V. Auto-immune hepatitis in a patient with multiple sclerosis treated with alemtuzumab. Acta Neurol Belg. 2018;118:331–333.

[120] Zimmermann J, Buhl T, Muller M. Alopecia universalis following alemtuzumab treatment in multiple sclerosis: a barely recognized manifestation of secondary autoimmunity: report of a case and review of the literature. Front Neurol. 2017;8:569.

[121] Yiannopoulou KG, Papadimitriou D, Anastasiou AI, Siakantaris M. Neutropenia with fatal outcome in a multiple sclerosis patient 23 days after alemtuzumab infusion. Mult Scler Relat Disord. 2018;23:15–16.

[122] Canham LJW, Manara A, Fawcett J, et al. Mortality from Listeria monocytogenes meningoencephalitis following escalation to alemtuzumab therapy for relapsing-remitting multiple sclerosis. Mult Scler Relat Disord. 2018;24:38–41.

[123] Holmoy T, von der Lippe H, Leegaard TM. Listeria monocytogenes infection associated with alemtuzumab: a case for better preventive strategies. BMC Neurol. 2017;17:65.

[124] Sheikh-Taha M, Corman LC. Pulmonary nocardia beijingensis infection associated with the use of alemtuzumab in a patient with multiple sclerosis. Mult Scler. 2017;23:872–874.

[125] Ibitoye R, Wilkins A. Thyroid papillary carcinoma after alemtuzumab therapy for MS. J Neurol. 2014;261:1828–1829.

[126] Pace AA, Zajicek JP. Melanoma following treatment with alemtuzumab for multiple sclerosis. Eur J Neurol.

2009;16:e70–e71.

[127] Cooles FA, Jackson GH, Menon G, Isaacs JD. Epstein-Barr virus-driven lymphoproliferative disorder post-CAMPATH-1H (alemtuzumab) in refractory polymyositis. Rheumatology (Oxford). 2011;50:810–812.

[128] Croteau D, Flowers C, Kulick CG, Brinker A, Kortepeter CM. Acute acalculous cholecystitis: a new safety risk for patients with MS treated with alemtuzumab. Neurology. 2018;90:e1548–e52.

[129] Kim AP, Baker DE. Daclizumab. Hosp Pharm. 2016;51:928–939.

[130] Cortese I, Ohayon J, Fenton K, et al. Cutaneous adverse events in multiple sclerosis patients treated with daclizumab. Neurology. 2016.

[131] Ohayon J, Oh U, Richert N, et al. CNS vasculitis in a patient with MS on daclizumab monotherapy. Neurology. 2013;80:453–457.

[132] European Medicines Agency. European Medicines Agency recommends immediate suspension and recall of multiple sclerosis medicine Zinbryta. https://www.ema.europa.eu/documents/press-release/ ema-recommends-immediate-suspension-recall-multiple-sclerosis- medicine-zinbryta_en.pdf. Published March 7, 2018. Accessed February 2, 2019.

[133] Howard JF, Jr., Utsugisawa K, Benatar M, et al. Safety and efficacy of eculizumab in anti-acetylcholine receptor antibody-positive refractory generalised myasthenia gravis (REGAIN): a phase 3, randomised, double-blind, placebo-controlled, multicentre study. Lancet Neurol. 2017;16:976–986.

[134] Dhillon S. Eculizumab: a review in generalized myasthenia gravis. Drugs. 2018;78:367–376.

[135] Gresle MM, Liu Y, Kilpatrick TJ, et al. Blocking LINGO-1 in vivo reduces degeneration and enhances regeneration of the optic nerve. Mult Scler J. 2016;2:2055217316641704.

[136] Zhang Y, Zhang YP, Pepinsky B, et al. Inhibition of LINGO-1 promotes functional recovery after experimental spinal cord demyelination. Exp Neurol. 2015;266:68–73.

[137] Lv J, Xu RX, Jiang XD, et al. Passive immunization with LINGO-1 polyclonal antiserum afforded neuroprotection and promoted functional recovery in a rat model of spinal cord injury. Neuroimmunomodulation. 2010;17:270–278.

[138] Mi S, Miller RH, Lee X, et al. LINGO-1 negatively regulates myelination by oligodendrocytes. Nat Neurosci. 2005;8:745–751.

[139] Cadavid D, Balcer L, Galetta S, et al. Safety and efficacy of opicinumab in acute optic neuritis (RENEW): a randomised, placebo-controlled, phase 2 trial. Lancet Neurol. 2017;16:189–199.

[140] Foale S, Berry M, Logan A, Fulton D, Ahmed Z. LINGO-1 and AMIGO3, potential therapeutic targets for neurological and dysmyelinating disorders? Neural Regen Res. 2017;12:1247–1251.

[141] Vilcek J. Fifty years of interferon research: aiming at a moving target. Immunity. 2006;25:343–348.

[142] Panitch HS, Hirsch RL, Schindler J, Johnson KP. Treatment of multiple sclerosis with gamma interferon: exacerbations associated with activation of the immune system. Neurology. 1987;37:1097–1102.

[143] Panitch HS, Hirsch RL, Haley AS, Johnson KP. Exacerbations of multiple sclerosis in patients treated with gamma interferon. Lancet. 1987;1:893–895.

[144] Vandenbark AA, Huan J, Agotsch M, et al. Interferon-beta-1a treatment increases CD56bright natural killer cells and CD4+CD25+ Foxp3 expression in subjects with multiple sclerosis. J Neuroimmunol. 2009;215:125–128.

[145] Kraus J, Oschmann P. The impact of interferon-beta treat-

ment on the blood-brain barrier. Drug Discov Today. 2006;11:755–762.

[146] Pascual V, Farkas L, Banchereau J. Systemic lupus erythematosus: all roads lead to type I interferons. Curr Opin Immunol. 2006;18:676–682.

[147] Banchereau J, Pascual V. Type I interferon in systemic lupus erythematosus and other autoimmune diseases. Immunity. 2006;25:383–392.

[148] Axtell RC, Raman C, Steinman L. Type I interferons: beneficial in Th1 and detrimental in Th17 autoimmunity. Clin Rev Allergy Immunol. 2013;44:114–120.

[149] Kira JI. Unexpected exacerbations following initiation of disease- modifying drugs in neuromyelitis optica spectrum disorder: which factor is responsible, anti-aquaporin 4 antibodies, B cells, Th1 cells, Th2 cells, Th17 cells, or others? Mult Scler. 2017;23:1300–1302.

[150] Wang KC, Lin KH, Lee TC, et al. Poor responses to interferon-beta treatment in patients with neuromyelitis optica and multiple sclerosis with long spinal cord lesions. PLoS One. 2014;9:e98192.

[151] Ramgolam VS, Markovic-Plese S. Interferon-beta inhibits Th17 cell differentiation in patients with multiple sclerosis. Endocr Metab Immune Disord Drug Targets. 2010;10:161–167.

[152] Durelli L, Conti L, Clerico M, et al. T-helper 17 cells expand in multiple sclerosis and are inhibited by interferon-beta. Ann Neurol. 2009;65:499–509.

[153] Benveniste EN, Qin H. Type I interferons as anti-inflammatory mediators. Sci STKE. 2007;2007:pe70.

[154] Matas E, Bau L, Martinez-Iniesta M, et al. Baseline MxA mRNA expression predicts interferon beta response in multiple sclerosis patients. PLoS One. 2014;9:e112758.

[155] Matas E, Bau L, Martinez-Iniesta M, et al. MxA mRNA expression as a biomarker of interferon beta response in multiple sclerosis patients. J Neuroimmunol. 2016;291:73–77.

[156] Rani MR, Xu Y, Lee JC, et al. Heterogeneous, longitudinally stable molecular signatures in response to interferon-beta. Ann N Y Acad Sci. 2009;1182:58–68.

[157] Paolicelli D, D'Onghia M, Pellegrini F, et al. The impact of neutralizing antibodies on the risk of disease worsening in interferon beta-treated relapsing multiple sclerosis: a 5 year post-marketing study. J Neurol. 2013;260:1562–1568.

[158] Sominanda A, Rot U, Suoniemi M, Deisenhammer F, Hillert J, Fogdell-Hahn A. Interferon beta preparations for the treatment of multiple sclerosis patients differ in neutralizing antibody seroprevalence and immunogenicity. Mult Scler. 2007;13:208–214.

[159] Gneiss C, Tripp P, Reichartseder F, et al. Differing immunogenic potentials of interferon beta preparations in multiple sclerosis patients. Mult Scler. 2006;12:731–737.

[160] Buck D, Andlauer TF, Igl W, et al. Effect of HLA-DRB1 alleles and genetic variants on the development of neutralizing antibodies to interferon beta in the BEYOND and BENEFIT trials. Mult Scler. 2018:1352458518763089.

[161] Enevold C, Oturai AB, Sorensen PS, Ryder LP, Koch-Henriksen N, Bendtzen K. Polymorphisms of innate pattern recognition receptors, response to interferon-beta and development of neutralizing antibodies in multiple sclerosis patients. Mult Scler. 2010;16:942–949.

[162] Panitch H, Goodin DS, Francis G, et al. Randomized, comparative study of interferon beta-1a treatment regimens in MS: the EVIDENCE trial. Neurology. 2002;59:1496–1506.

[163] Schwid SR, Panitch HS. Full results of the Evidence of Interferon Dose-Response-European North American Comparative Efficacy (EVIDENCE) study: a multicenter, randomized, assessor-blinded comparison of low-dose weekly versus high-dose, high-frequency interferon beta-1a for relapsing multiple sclerosis. Clin Ther. 2007;29:2031–2048.

[164] Barbero P, Bergui M, Versino E, et al. Every-other-day interferon beta-1b versus once-weekly interferon beta-1a for multiple sclerosis (INCOMIN Trial) II: analysis of MRI responses to treatment and correlation with Nab. Mult Scler. 2006;12:72–76.

[165] Durelli L, Verdun E, Barbero P, et al. Every-other-day interferon beta-1b versus once-weekly interferon beta-1a for multiple sclerosis: results of a 2-year prospective randomised multicentre study (INCOMIN). Lancet. 2002;359:1453–1460.

[166] Kowalec K, Kingwell E, Yoshida EM, et al. Characteristics associated with drug-induced liver injury from interferon beta in multiple sclerosis patients. Expert Opin Drug Saf. 2014;13: 1305–1317.

[167] Kowalec K, Wright GEB, Drogemoller BI, et al. Common variation near IRF6 is associated with IFN-beta-induced liver injury in multiple sclerosis. Nat Genet. 2018;50:1081–1085.

[168] Taylor KL, Hadgkiss EJ, Jelinek GA, et al. Lifestyle factors, demographics and medications associated with depression risk in an international sample of people with multiple sclerosis. BMC Psychiatry. 2014;14:327.

[169] Bornstein MB, Miller A, Slagle S, et al. A pilot trial of Cop 1 in exacerbating-remitting multiple sclerosis. N Engl J Med. 1987;317:408–414.

[170] Comi G, Filippi M, Wolinsky JS.; European/Canadian Glatiramer Acetate Study Group. European/Canadian multicenter, double-blind, randomized, placebo-controlled study of the effects of glatiramer acetate on magnetic resonance imaging:measured disease activity and burden in patients with relapsing multiple sclerosis. Ann Neurol. 2001;49:290–297.

[171] Johnson KP, Brooks BR, Cohen JA, et al.; Copolymer 1 Multiple Sclerosis Study Group. Copolymer 1 reduces relapse rate and improves disability in relapsing-remitting multiple sclerosis: results of a phase III multicenter, double-blind placebo-controlled trial. Neurology. 1995;45:1268–1276.

[172] Comi G, Martinelli V, Rodegher M, et al. Effect of glatiramer acetate on conversion to clinically definite multiple sclerosis in patients with clinically isolated syndrome (PreCISe study): a randomised, double-blind, placebo-controlled trial. Lancet. 2009;374:1503–1511.

[173] Aharoni R. Immunomodulation neuroprotection and remyelination— the fundamental therapeutic effects of glatiramer acetate: a critical review. Journal of Autoimmunity. 2014;54:81–92.

[174] Prod'homme T, Zamvil SS. The evolving mechanisms of action of glatiramer acetate. Cold Spring Harb Perspect Med. 2018.

[175] Weber MS, Prod'homme T, Youssef S, et al. Type II monocytes modulate T cell-mediated central nervous system autoimmune disease. Nat Med. 2007;13:935–943.

[176] Sarchielli P, Zaffaroni M, Floridi A, et al. Production of brain-derived neurotrophic factor by mononuclear cells of patients with multiple sclerosis treated with glatiramer acetate, interferon-beta 1a, and high doses of immunoglobulins. Mult Scler. 2007;13:313–331.

[177] Marquez-Rebollo C, Vergara-Carrasco L, Diaz-Navarro R, Rubio- Fernandez D, Francoli-Martinez P, Sanchez-De la Rosa R. Benefit of endermology on indurations and panniculitis/lipoatrophy during relapsing-remitting multiple sclerosis long-term treatment with glatiramer acetate. Adv Ther. 2014;31:904–914.

[178] van Doorn R, Lopes Pinheiro MA, Kooij G, et al. Sphingosine 1- phosphate receptor 5 mediates the immune quies-

cence of the human brain endothelial barrier. J Neuroinflammation. 2012;9:133.

［179］ Lublin F, Miller DH, Freedman MS, et al. Oral fingolimod in primary progressive multiple sclerosis (INFORMS): a phase 3, randomised, double-blind, placebo-controlled trial. Lancet. 2016;387:1075–1084.

［180］ Chitnis T, Arnold DL, Banwell B, et al. Trial of fingolimod versus interferon beta-1a in pediatric multiple sclerosis. N Engl J Med. 2018;379:1017–1027.

［181］ Mehling M, Brinkmann V, Antel J, et al. FTY720 therapy exerts differential effects on T cell subsets in multiple sclerosis. Neurology. 2008;71:1261–1267.

［182］ Chiarini M, Sottini A, Bertoli D, et al. Newly produced T and B lymphocytes and T-cell receptor repertoire diversity are reduced in peripheral blood of fingolimod-treated multiple sclerosis patients. Mult Scler. 2015;21:726–734.

［183］ Roch L, Hecker M, Friess J, et al. High-resolution expression profiling of peripheral blood CD8(+) cells in patients with multiple sclerosis displays fingolimod-induced immune cell redistribution. Mol Neurobiol. 2017;54:5511–5525.

［184］ Friess J, Hecker M, Roch L, et al. Fingolimod alters the transcriptome profile of circulating CD4+ cells in multiple sclerosis. Sci Rep. 2017;7:42087.

［185］ Soliven B, Miron V, Chun J. The neurobiology of sphingosine 1- phosphate signaling and sphingosine 1-phosphate receptor modulators. Neurology. 2011;76:S9–S14.

［186］ Choi JW, Gardell SE, Herr DR, et al. FTY720 (fingolimod) efficacy in an animal model of multiple sclerosis requires astrocyte sphingosine 1-phosphate receptor 1 (S1P1) modulation. P Natl Acad Sci USA. 2011;108:751–756.

［187］ Kim HJ, Miron VE, Dukala D, et al. Neurobiological effects of sphingosine 1-phosphate receptor modulation in the cuprizone model. FASEB J. 2011;25:1509–1518.

［188］ Jain N, Bhatti MT. Fingolimod-associated macular edema: incidence, detection, and management. Neurology. 2012;78:672–680.

［189］ Ohtani R, Mori M, Uchida T, et al. Risk factors for fingolimod- induced lymphopenia in multiple sclerosis. Mult Scler J. 2018;4:2055217318759692.

［190］ Ghadiri M, Fitz-Gerald L, Rezk A, et al. Reconstitution of the peripheral immune repertoire following withdrawal of fingolimod. Mult Scler. 2017;23:1225–1232.

［191］ FDA Communication and Safety D. FDA warns about cases of rare brain infection with MS drug Gilenya (fingolimod) in 2 patients with no prior exposure to immunosuppressant drugs. Clin Infect Dis. 2015;61:i–ii.

［192］ Giordana MT, Cavalla P, Uccelli A, et al. Overexpression of sphingosine-1-phosphate receptors on reactive astrocytes drives neuropathology of multiple sclerosis rebound after fingolimod discontinuation. Mult Scler. 2018;24:1133–1137.

［193］ Novi G, Ghezzi A, Pizzorno M, et al. Dramatic rebounds of MS during pregnancy following fingolimod withdrawal. Neurol Neuroimmunol Neuroinflamm. 2017;4:e377.

［194］ Meinl I, Havla J, Hohlfeld R, Kumpfel T. Recurrence of disease activity during pregnancy after cessation of fingolimod in multiple sclerosis. Mult Scler. 2017;24: 991–994.

［195］ Hatcher SE, Waubant E, Nourbakhsh B, Crabtree-Hartman E, Graves JS. Rebound syndrome in patients with multiple sclerosis after cessation of fingolimod treatment. JAMA Neurol. 2016;73:790–794.

［196］ Berger B, Baumgartner A, Rauer S, et al. Severe disease reactivation in four patients with relapsing-remitting multiple sclerosis after fingolimod cessation. J Neuroimmunol. 2015;282:118–122.

［197］ Boangher S, Goffette S, Van Pesch V, Mespouille P. Early

relapse with tumefactive MS lesion upon initiation of fingolimod therapy. Acta Neurol Belg. 2016;116:95–97.

［198］ Castrop F, Kowarik MC, Albrecht H, et al. Severe multiple sclerosis relapse under fingolimod therapy: incident or coincidence? Neurology. 2012;78:928–930.

［199］ Fujii C, Kondo T, Ochi H, et al. Altered T cell phenotypes associated with clinical relapse of multiple sclerosis patients receiving fingolimod therapy. Sci Rep. 2016;6:35314.

［200］ Song ZY, Yamasaki R, Kawano Y, et al. Peripheral blood T cell dynamics predict relapse in multiple sclerosis patients on fingolimod. PLoS One. 2014;10:e0124923.

［201］ Yokoseki A, Saji E, Arakawa M, et al. Relapse of multiple sclerosis in a patient retaining CCR7-expressing T cells in CSF under fingolimod therapy. Mult Scler. 2013;19:1230–1233.

［202］ Glaenzel U, Jin Y, Nufer R, et al. Metabolism and disposition of siponimod, a novel selective S1P1/S1P5 agonist, in healthy volunteers and in vitro identification of human cytochrome P450 enzymes involved in its oxidative metabolism. Drug Metab Dispos. 2018;46:1001–1013.

［203］ Kappos L, Li DK, Stuve O, et al. Safety and efficacy of siponimod (BAF312) in patients with relapsing-remitting multiple sclerosis: dose- blinded, randomized extension of the Phase 2 BOLD study. JAMA Neurol. 2016;73:1089–1098.

［204］ Selmaj K, Li DK, Hartung HP, et al. Siponimod for patients with relapsing-remitting multiple sclerosis (BOLD): an adaptive, dose-ranging, randomised, Phase 2 study. Lancet Neurol. 2013;12:756–767.

［205］ Chaudhry BZ, Cohen JA, Conway DS. Sphingosine 1-phosphate receptor modulators for the treatment of multiple sclerosis. Neurotherapeutics. 2017;14:859–873.

［206］ Kappos L, Bar-Or A, Cree BAC, et al. Siponimod versus placebo in secondary progressive multiple sclerosis (EXPAND): a double-blind, randomised, phase 3 study. Lancet. 2018;391:1263–1273.

［207］ Hussain R, O'Leary S, Pacheco FM, et al. Acute relapse after initiation of Siponimod in a patient with secondary progressive MS. J Neurol. 2016;263:606–610.

［208］ Kappos L, Bar-Or A, Cree BAC, et al. Siponimod versus placebo in secondary progressive multiple sclerosis (EXPAND): a double-blind, randomised, phase 3 study. Lancet. 2018;391:1263–1273.

［209］ Cohen JA, Arnold DL, Comi G, et al. Safety and efficacy of the selective sphingosine 1-phosphate receptor modulator ozanimod in relapsing multiple sclerosis (RADIANCE): a randomised, placebo- controlled, phase 2 trial. Lancet Neurol. 2016;15:373–381.

［210］ Cohen JA, Comi G, Arnold DL, et al. Efficacy and safety of ozanimod in multiple sclerosis: Dose-blinded extension of a randomized phase II study. Mult Scler. 2018:1352458518789884.

［211］ Tran JQ, Hartung JP, Olson AD, et al. Cardiac safety of ozanimod, a novel sphingosine-1-phosphate receptor modulator: results of a thorough QT/QTc study. Clin Pharmacol Drug Dev. 2018;7:263–276.

［212］ Olsson T, Boster A, Fernandez O, et al. Oral ponesimod in relapsing- remitting multiple sclerosis: a randomised Phase II trial. J Neurol Neurosurg Psychiatry. 2014;85:1198–1208.

［213］ D'Ambrosio D, Freedman MS, Prinz J. Ponesimod, a selective S1P1 receptor modulator: a potential treatment for multiple sclerosis and other immune-mediated diseases. Ther Adv Chronic Dis. 2016;7:18–33.

［214］ Hoch M, Darpo B, Brossard P, Zhou M, Stoltz R, Dingemanse J. Effect of ponesimod, a selective S1P1 receptor modulator, on the QT interval in healthy individuals. Basic Clin Pharmacol Toxicol. 2015;116:429–437.

［215］ Dash RP, Rais R, Srinivas NR. Ponesimod, a selective sphingosine 1- phosphate (S1P1) receptor modulator for autoimmune diseases: review of clinical pharmacokinetics and drug disposition. Xenobiotica. 2018;48:442–451.

［216］ Lott D, Krause A, Dingemanse J, Lehr T. Population pharmacokinetics of ponesimod and its primary metabolites in healthy and organ-impaired subjects. Eur J Pharm Sci. 2016;89:83–93.

［217］ Lott D, Lehr T, Dingemanse J, Krause A. Impact of demographics, organ impairment, disease, formulation, and food on the pharmacokinetics of the selective S1P1 receptor modulator ponesimod based on 13 clinical studies. Clin Pharmacokinet. 2017;56:395–408.

［218］ Bar-Or A, Pachner A, Menguy-Vacheron F, Kaplan J, Wiendl H. Teriflunomide and its mechanism of action in multiple sclerosis. Drugs. 2014;74:659–674.

［219］ Zeyda M, Poglitsch M, Geyeregger R, et al. Disruption of the interaction of T cells with antigen-presenting cells by the active leflunomide metabolite teriflunomide: involvement of impaired integrin activation and immunologic synapse formation. Arthritis Rheum. 2005;52:2730–2739.

［220］ Miller AE. Oral teriflunomide in the treatment of relapsing forms of multiple sclerosis: clinical evidence and long-term experience. Ther Adv Neurol Disord. 2017;10:381–396.

［221］ Bar-Or A, Wiendl H, Miller B, et al. Randomized study of teriflunomide effects on immune responses to neoantigen and recall antigens. Neurol Neuroimmunol Neuroinflamm. 2015;2:e70.

［222］ O'Connor P, Wolinsky JS, Confavreux C, et al. Randomized trial of oral teriflunomide for relapsing multiple sclerosis. N Engl J Med. 2011;365:1293–1303.

［223］ Hendin Travis L, Okai A, Cavalier S, Stam D, Farnett L, Edwards KR. Real-world observational evaluation of hair thinning in patients with multiple sclerosis receiving teriflunomide: is it an issue in clinical practice? Neurol Ther. 2018;7:341–347.

［224］ Yamout BI, Said M, Hannoun S, Zeineddine M, Massouh J, Khoury SJ. Rebound syndrome after teriflunomide cessation in a patient with multiple sclerosis. J Neurol Sci. 2017;380:79–81.

［225］ Liu S, Su K. [Determination of antimicrobial preservative dimethyl fumarate by high performance liquid chromatography]. Se Pu. 1998;16:180–181.

［226］ Wang HH, Sun DW, Kuang R. Inhibition of Escherichia coli by dimethyl fumarate. Int J Food Microbiol. 2001;65:125–130.

［227］ Gu B, DeAngelis LM. Enhanced cytotoxicity of bioreductive antitumor agents with dimethyl fumarate in human glioblastoma cells. Anticancer Drugs. 2005;16:167–174.

［228］ Meili-Butz S, Niermann T, Fasler-Kan E, et al. Dimethyl fumarate, a small molecule drug for psoriasis, inhibits Nuclear Factor-kappaB and reduces myocardial infarct size in rats. Eur J Pharmacol. 2008;586:251–258.

［229］ Milenkovic M, Arsenovic-Ranin N, Vucicevic D, Bufan B, Jancic I, Stojic-Vukanic Z. Beneficial effects of dimethyl fumarate on experimental autoimmune myocarditis. Arch Med Res. 2008;39:639–646.

［230］ Foti C, Zambonin CG, Cassano N, et al. Occupational allergic contact dermatitis associated with dimethyl fumarate in clothing. Contact Dermatitis. 2009;61:122–124.

［231］ Gimenez-Arnau A, Silvestre JF, Mercader P, et al. Shoe contact dermatitis from dimethyl fumarate: clinical manifestations, patch test results, chemical analysis, and source of exposure. Contact Dermatitis. 2009;61:249–260.

［232］ Fraga A, Silva R, Filipe P, et al. Allergic contact dermatitis to dimethyl fumarate in footwear. Contact Dermatitis.

2010;62:121–123.

［233］ Hasan T, Zimerson E, Bruze M. Persistent shoe dermatitis caused by dimethyl fumarate. Acta Derm Venereol. 2010;90:553–554.

［234］ Gimenez-Arnau A. Dimethyl fumarate: a human health hazard. Dermatitis. 2011;22:47–49.

［235］ Lin SX, Lisi L, Dello Russo C, et al. The anti-inflammatory effects of dimethyl fumarate in astrocytes involve glutathione and haem oxygenase-1. ASN Neuro. 2011;3:e00055.

［236］ Albrecht P, Bouchachia I, Goebels N, et al. Effects of dimethyl fumarate on neuroprotection and immunomodulation. J Neuroinflammation. 2012;9:163.

［237］ Gill AJ and Kolson DL. Dimethyl fumarate modulation of immune and antioxidant responses: application to HIV therapy. Crit Rev Immunol. 2013;33:307–359.

［238］ Fox RJ, Miller DH, Phillips JT, et al. Placebo-controlled Phase 3 study of oral BG-12 or glatiramer in multiple sclerosis. N Engl J Med. 2012;367:1087–1097.

［239］ Gold R, Kappos L, Arnold DL, et al. Placebo-controlled Phase 3 study of oral BG-12 for relapsing multiple sclerosis. N Engl J Med. 2012;367:1098–1107.

［240］ Mills EA, Ogrodnik MA, Plave A, Mao-Draayer Y. Emerging understanding of the mechanism of action for dimethyl fumarate in the treatment of multiple sclerosis. Front Neurol. 2018;9:5.

［241］ Kornberg MD, Bhargava P, Kim PM, et al. Dimethyl fumarate targets GAPDH and aerobic glycolysis to modulate immunity. Science. 2018;360:449–453.

［242］ Linker RA, Lee DH, Ryan S, et al. Fumaric acid esters exert neuroprotective effects in neuroinflammation via activation of the Nrf2 antioxidant pathway. Brain. 2011;134:678–692.

［243］ Montes Diaz G, Fraussen J, Van Wijmeersch B, Hupperts R, Somers V. Dimethyl fumarate induces a persistent change in the composition of the innate and adaptive immune system in multiple sclerosis patients. Sci Rep. 2018;8:8194.

［244］ Rosenkranz T, Novas M, Terborg C. PML in a patient with lymphocytopenia treated with dimethyl fumarate. N Engl J Med. 2015;372:1476–1478.

［245］ Khatri BO, Garland J, Berger J, et al. The effect of dimethyl fumarate (Tecfidera) on lymphocyte counts: a potential contributor to progressive multifocal leukoencephalopathy risk. Mult Scler Relat Disord. 2015;4:377–379.

［246］ Bartsch T, Rempe T, Wrede A, et al. Progressive neurologic dysfunction in a psoriasis patient treated with dimethyl fumarate. Ann Neurol. 2015;78:501–514.

［247］ Lehmann-Horn K, Penkert H, Grein P, et al. PML during dimethyl fumarate treatment of multiple sclerosis: How does lymphopenia matter? Neurology. 2016;87:440–441.

［248］ Nieuwkamp DJ, Murk JL, van Oosten BW, et al. PML in a patient without severe lymphocytopenia receiving dimethyl fumarate. N Engl J Med. 2015;372:1474–1476.

［249］ Harmel P, Schlunk F, Harms L. Fulminant rebound of relapsing-remitting multiple sclerosis after discontinuation of dimethyl fumarate: a case report. Mult Scler. 2018;24:1131–1133.

［250］ Hersh CM, Love TE, Bandyopadhyay A, et al. Comparative efficacy and discontinuation of dimethyl fumarate and fingolimod in clinical practice at 24-month follow-up. Mult Scler J. 2017;3:2055217317715485.

［251］ Robak T, Wierzbowska A. Cladribine in the treatment of acute myeloid leukemia. Leuk Res. 2014;38:425–427.

［252］ Blum KA, Johnson JL, Niedzwiecki D, et al. Prolonged follow-up after initial therapy with 2-chlorodeoxyadenosine in patients with indolent non- Hodgkin lymphoma: results of Cancer and Leukemia Group B study 9153. Cancer. 2006;107:2817–2825.

［253］ Valencak J, Trautinger F, Fiebiger WC, Raderer M. Complete remission of chronic plaque psoriasis and gastric marginal zone B-cell lymphoma of MALT type after treatment with 2-chlorodeoxyadenosine. Ann Hematol. 2002;81:662–665.

［254］ Schirmer M, Mur E, Pfeiffer KP, Thaler J, Konwalinka G. The safety profile of low-dose cladribine in refractory rheumatoid arthritis: a pilot trial. Scand J Rheumatol. 1997;26:376–379.

［255］ Delacruz WP, Cap A, Shumway N. Concomitant plasmapheresis and cladribine infusion for the treatment of life-threatening systemic lupus erythematosus. Intern Med J. 2016;46:1345–1346.

［256］ Kontogiannis V, Lanyon PC, Powell RJ. Cladribine in the treatment of systemic lupus erythematosus nephritis. Ann Rheum Dis. 1999;58:653.

［257］ Romine JS, Sipe JC, Koziol JA, Zyroff J, Beutler E. A double-blind, placebo-controlled, randomized trial of cladribine in relapsing-remitting multiple sclerosis. Proc Assoc Am Physicians. 1999;111:35–44.

［258］ Beutler E, Sipe JC, Romine JS, Koziol JA, McMillan R, Zyroff J. The treatment of chronic progressive multiple sclerosis with cladribine. P Natl Acad Sci USA. 1996;93:1716–1720.

［259］ Beutler E, Koziol JA. The cladribine trial in secondary progressive multiple sclerosis: a reanalysis. Neuroepidemiology. 2000;19:109–112.

［260］ Robak T, Blonski JZ, Gora-Tybor J, et al. Second malignancies and Richter's syndrome in patients with chronic lymphocytic leukaemia treated with cladribine. Eur J Cancer. 2004;40:383–389.

［261］ Liang GC, Kumar UM. Disseminated herpes zoster and s. Aureus septic arthritis in a rheumatoid arthritis patient treated with 2- chlorodeoxyadenosine (cladribine) and methotrexate. J Clin Rheumatol. 1999;5:173–178.

［262］ Alstadhaug KB, Fykse Halstensen R, Odeh F. Progressive multifocal leukoencephalopathy in a patient with systemic mastocytosis treated with cladribine. J Clin Virol. 2017;88:17–20.

［263］ Berghoff M, Schanzer A, Hildebrandt GC, et al. Development of progressive multifocal leukoencephalopathy in a patient with non- Hodgkin lymphoma 13 years after treatment with cladribine. Leuk Lymphoma. 2013;54:1340–1342.

［264］ Giovannoni G, Soelberg Sorensen P, Cook S, et al. Safety and efficacy of cladribine tablets in patients with relapsing-remitting multiple sclerosis: results from the randomized extension trial of the CLARITY study. Mult Scler. 2017;24:1594–1604.

［265］ Giovannoni G, Comi G, Cook S, et al. A placebo-controlled trial of oral cladribine for relapsing multiple sclerosis. N Engl J Med. 2010;362:416–426.

［266］ Mitosek-Szewczyk K, Stelmasiak Z, Bartosik-Psujek H, Belniak E. Impact of cladribine on soluble adhesion molecules in multiple sclerosis. Acta Neurol Scand. 2010;122:409–413.

［267］ Lisak RP. Arthritis associated with circulating immune complexes following administration of intravenous immunoglobulin therapy in a patient with chronic inflammatory demyelinating polyneuropathy. J Neurol Sci. 1996;135:85–88.

［268］ Khatri BO, Koethe SM, McQuillen MP. Plasmapheresis with immunosuppressive drug therapy in progressive multiple sclerosis: a pilot study. Arch Neurol. 1984;41:734–738.

［269］ Tsouni P, Bill O, Truffert A, et al. Anti-TNF alpha medications and neuropathy. J Peripher Nerv Syst. 2015;20:397–402.

［270］ Kaltsonoudis E, Voulgari PV, Konitsiotis S, Drosos AA. Demyelination and other neurological adverse events after anti-TNF therapy. Autoimmun Rev. 2014;13:54–58.

［271］ Seror R, Richez C, Sordet C, et al. Pattern of demyelination occurring during anti-TNF-alpha therapy: a French national survey. Rheumatology (Oxford). 2013;52:868–874.

第 3 章　多发性硬化
Multiple Sclerosis

Gary Birnbaum **著**

谭旸 **译**　曾玮琪 刘感哲 经屏 **校**

多发性硬化（multiple sclerosis，MS）是年轻人中常见、复杂的神经系统疾病之一。本章的重点在于阐述 MS 的发病机制、诊断和治疗的方法。

一、MS 的流行病学及人口遗传学特征

John Kurtzke[1] 的开创性工作证实，MS 的流行有明显的地域特征。随着纬度升高，MS 发病率有增加趋势，离赤道越远，发病率越高，南北半球均是如此。MS 在北欧国家丹麦、瑞典，以及偏远地区如法罗群岛多发[1]。这些研究提示，环境因素在 MS 发病中有重要作用。多种环境因素与 MS 发病有关，如维生素 D 缺乏，20 岁后感染 EB 病毒[2]、肥胖及吸烟[3]。虽然回顾性研究总是伴随着回忆偏倚，但儿童相关 MS 的研究可以为了解 MS 的致病环境因素提供额外的线索[4]。

MS 通常的发病年龄是从青春期至 50 岁。当然也有青春期前的 MS 患者（见第 4 章），通常发生在急性播散性脑脊髓炎后[5]。偶有 60—70 岁年龄段的患者[6]。MS 的发病率在逐年增加，男女患病比例也在变化。在 20 世纪早期，MS 的男女病患比例为 1∶1，而目前该比例接近 1∶4（尤其在复发型 MS）[3, 7]。这些证据表明女性更容易受到环境中 MS 发病相关的环境因子影响。

二、基因和 MS

MS 发病有明显的遗传学特征。如果家族中有成员患有 MS，则家族中其他成员发病风险明显升高。且该风险随着基因相似性增加而增加。因此，兄弟姐妹，尤其是同卵双胞胎，比近亲有更高的患病风险。然而，尽管有基因一致性，在北纬地区只有 20%～30% 的双胞胎同时罹患 MS，这表明除了基因一致性，其他因素也很重要。这些因素包括表观遗传因素和环境因素。南纬地区同卵双胞胎的发病一致性要低得多，这一观察结果进一步支持了这个观点[8]。此外，非洲裔美国人和西班牙裔美国人比白种人更容易患上致残性 MS[9, 10]。

许多研究，如全基因组关联分析（genome wide association study，GWAS），都在寻找 MS 易感性相关的基因[11]。目前研究了 200 多个基因，它们大多数与先天和获得性免疫功能有关，有些甚至影响到中枢神经系统（central nervous system，CNS）的功能。有趣的是，在其他自身免疫病中，同样也发现了类似的关联[11]。最强的关联是主要组织相容性复合体（major histocompatibility，MHC）。一些基因增加了疾病易感性，如等位基因 DRB1*15:01 和 DQB1*0602，另一些基因则具有保护特性，如 HLA-A*02.01[12]。拥有 DRB1*15:01 等位基因会使患 MS 的风险增加 3.8 倍（虽然在不同人群中该数据有差异）[13]，

但它只能解释 40% 的易感性，因为 50% 的 MS 患者没有这种等位基因 [3]。迄今为止，对一方患有 MS 而另一方未患 MS 的同卵双胞胎 DNA 表观遗传学研究未能揭示相关差异 [14]，但该研究只分析了 CD4+ 细胞，采用的研究方法也不理想 [15]。其他易感性相关的基因包括编码 IL-2 受体和 IL-7 受体 α 链的基因，但同样，这些基因只占 MS 发病风险变异的很小一部分（< 0.2%）[11]。以上讨论的易感基因都不是突变或异常的基因，且并非 MS 患者特有的，所有这些基因在非 MS 人群中都有一定的出现频率。因此，MS 的遗传易感性是多种易感基因和抗性基因共同作用的结果，这些基因在不同的人群中出现比例各不相同，但却赋予这些个体特殊的易感性，以应对尚未完全确定环境因素的影响。这些观察结果还支持这样一种假设，即 MS 的发生可能涉及多种免疫途径，而且 MS 可能是一种综合征，而不是某一特定疾病的结果。

三、MS 的发病机制与病理

关于 MS 的发病机制有两种理论。一种理论认为，大脑自身异常导致细胞死亡，伴随着既往被免疫隔离的胞内抗原释放到体循环中。这可激活并吸引获得性免疫细胞至中枢神经系统，导致进行性组织损害 [16]。这一理论被称为"由内而外"理论。另一个理论认为可能是由于与环境因子（如 EB 病毒）的交叉免疫反应，导致免疫系统错误攻击 CNS 正常抗原 [17]，导致致病性免疫细胞进入大脑，分泌细胞毒性因子，产生氧化自由基，小胶质细胞和星形胶质细胞的原位激活，血脑屏障破坏，髓磷脂和少突胶质细胞丢失，最终导致轴突断裂和神经元丢失。这两种理论都有一定的道理，鉴于 MS 患者存在不同的遗传异质性，环境和遗传因素对疾病易感性方面的影响可能会有所不同，不同个体的 CNS 和外周免疫系统参与疾病发生的权重不同。

MS 有多种临床分型，最常见的是复发型多发性硬化（relapsing forms of multiple sclerosis，RMS）

（80%）。RMS（见下文）的特征是由外周激活的免疫细胞进入大脑引起的急性和亚急性中枢神经系统免疫反应。主要的细胞是 T 细胞，其中细胞毒性 T 细胞（CD8+）是最主要的细胞，但与此同时 T 辅助细胞（CD4+）、B 细胞和骨髓来源的巨噬细胞也可进入大脑。如前所述，这些细胞释放有毒细胞因子、活性氧和氮自由基，能够激活正常的中枢神经系统细胞，如小胶质细胞和星形胶质细胞，并导致髓鞘和少突胶质细胞丢失，轴突和线粒体功能障碍，最终导致神经元死亡 [18]。对 MS 患者脑活检和尸检结果提示，患者脑内存在 ≥ 4 种不同的致病机制 [19, 20]，这也解释了为什么不同个体会对治疗（如血浆置换）有不同的反应 [21, 22]。这些数据提示 MS 在不同个体中可能有多种致病过程，MS 可能是一类综合征，而不是单一的疾病。

导致外周免疫系统激活的原因尚不清楚。当前研究已发现多种异常免疫现象，如调节细胞数量减少或丢失 [23-26]、MS 患者免疫细胞对调节功能耐受增强 [27, 28]、释放毒性细胞因子的细胞增多（如 IL-17）[29, 30]、回避"抗炎"细胞因子的免疫反应（称作 Th1 反应）。此外，血脑屏障的改变可能有利于外周免疫系统的激活，提示原发性脑异常可能是疾病发生的诱发因素之一 [31]。

RMS 的急性炎症过程随着病程的迁延逐渐消退，多达 80% 的 MS 患者出现慢性炎症过程，这种局限于 CNS 的慢性炎性反应与进行性组织丢失和变性相关 [32, 33]。这种变化的影响，以及 MS 中针对免疫调节的治疗会在下文中讨论。

虽然外周免疫系统的激活是导致 RMS 组织破坏的重要过程，但尚不清楚外周免疫系统的激活在疾病退行性阶段相关组织损伤中的作用。大量研究表明，控制外周免疫炎症可以抑制 MS 复发，但这些免疫调节疗法在改善疾病不断进展的退行性损伤方面几乎没有帮助 [34, 35]。事实上，脑萎缩（包括皮质、灰质和深部灰质核，如丘脑），在 MS 起病时就已经存在 [36-38]，此后在 MS 的所有阶段，从临床孤立综合征（clinically isolated syndrome，CIS）到继发进展型 MS，都有类似的表现，而且与进行性残疾相关[39, 40]。这些数据提示虽然在病理改变上存在不同，但是从疾病开始到最终，MS 急性炎性反应，以及随后的慢性退行性改变的发生有着某种重叠。

MS 的进展性或退行性阶段的病理改变不同于 RMS。如前所述，炎症反应主要局限于中枢神经系统，在外周免疫系统中不太明显。例如，次级淋巴组织发育在脑膜中，主要含有 B 细胞[41, 42]；脑灰质（尤其是皮质）的脱髓鞘增加与外周免疫细胞的聚集无关，但与活化的小胶质细胞和星形胶质细胞有关；神经元丢失[43]；线粒体功能障碍[44, 45]与氧自由基的产生有关[46]；轴突膜离子通道异常[47, 48]；轴突对养分的需求增加却无法被满足，所有这些都可能导致轴突和神经元的丢失和脑萎缩，特别是在中枢灰质[39, 40, 49]。因此，由于在进展型 MS 中，脑组织仍有弥漫性、实质性的炎症成分，且 CNS 固有细胞（小胶质细胞和星形胶质细胞）也参与到这一变化中，这会导致持续脱髓鞘和轴突丢失[50]，由于目前的疾病修饰治疗（disease-modifying therapies，DMT）对 CNS 固有细胞无明显效果，再加上免疫细胞和 CNS 特异性细胞的解剖分离，因此当下 DMT 对 MS 的进展阶段无明显疗效，尽管有 3 种新的 DMT 可能改变这种情况。

四、MS 的诊断

在撰写本文时，MS 的诊断仍然依靠临床表现，没有特异性的实验室或影像学改变能够诊断 MS。MS 有其特征性的症状、阳性体征和中枢神经系统影像表现，但没有一种是该疾病特征性的改变。因此，MS 的诊断很大程度上依赖于排除其他疾病[51]。诊断 MS 所需的基本要求，随着时间进展，在 CNS 不同部位均有炎性反应过程的发生（时间和空间多发），且其他疾病无法解释。但不幸的是，仍有 100 多种疾病具有类似的特征。这些疾病大多都非常罕见。最常见的混杂因素将在本章后面描述。

五、临床病程

（一）复发型多发性硬化

如前所述，MS 有多种临床模式，最常见的是 RMS，80% 的患者会有疾病复发。这个概念比复发缓解型多发性硬化（relapsing-remitting multiple sclerosis，RRMS）更适合，因为患者的临床表现在疾病复发后可能不会恢复至基线水平[52]，复发可能叠加在慢性疾病进展上，或者在临床静止状态下出现 CNS 影像学持续改变。由于这种疾病模式存在急性 CNS 炎性改变，因此这种模式的疾病可能对抗炎药物（如皮质类固醇）或 DMT 有反应。

RMS 的特点是发病相对较快，在数小时至数天内出现新的神经系统症状或先前症状的恶化[53]。症状必须持续 24h 以上，尽管有些可能是发作性的。最重要的是，此种症状不是其他因素诱导的。尤其是要消除感染或体温升高的可能性，因为 MS 症状对即使是轻微的核心温度升高都特别敏感。事实上，一项研究表明，核心体温上升 0.6℃ 就会导致症状恶化[54]，这一现象最早是由 Uhthoff 在 1890 年描述的[55]。其他需要排除的诱发因素包括月经、睡眠不足、脱水、长时间暴露在高温下，以及药物作用。在发热或其他诱发因素的情况下，MS 症状的恶化应被认为是一种假性恶化，治疗应针对诱发因素，而不是治疗新的或恶化的 CNS 炎症反应。

（二）临床孤立综合征

临床孤立综合征 (clinically isolated syndrome，CIS) 并不是一种疾病模式的变种，而是首发于神经系统的表现，CIS 有很大的可能发展为临床确诊的多发性硬化（clinically defnite multiple sclerosis，CDMS）。诊断 CIS 必须满足通常的排除标准（见后文），通过 15～20 年追踪随访调查发现，60%～80% 的 CIS 患者会发展为 CDMS[56, 57]。换言之，CIS 患者发展为 CDMS 的风险差异很大。从 CIS 发展为 CDMS 危险因素，包括颅后窝或脊髓病灶的患者[58]，以及脑脊液异常，尤其是出现寡克隆带的患者[59, 60]，很大概率会发展为CDMS（80%）。只有临床表现而无影像学变化，尤其是表现为视神经炎但脑脊液正常的患者，转化为CDMS的风险较低（25%）[57]。即使在随后磁共振成像中发现了新的病灶，在没有临床症状的情况下，这些人中的10%~15%在长达20年的随访中不会继续出现新的临床发作[61]。因此，不是每一个考虑CIS的患者都需要立即开始长期免疫修饰治疗。临床评估应考虑神经系统影像结果、脑脊液表现和CIS发作的性质（如部分性运动丧失、小脑和脊髓综合征）。

（三）放射学孤立综合征

通过CNS MRI检查可以发现亚临床的疾病活动。在最新的MS诊断标准中，亚临床疾病活动提示时间和空间多发性[62]。MS患者的家庭成员具有较高的MRI异常概率[63]。在没有神经疾病病史的人的尸检中也发现了MS的病理改变[64, 65]。由于越来越多的患者（如头痛、头部创伤、认知改变和癫痫的患者）有机会进行CNS MRI检查，有较多患者发现有MS的影像学特征改变，但无相关临床症状或神经系统阳性体征。这些发现被称作放射学孤立综合征（radiologically isolated syndrome，RIS）[66]。这类患者罹患MS的风险升高，且有34%会发展为CDMS[67]。然而，在无症状脊髓损伤的患者中，2年内转归的风险显著增加至80%以上，而在无脊髓损伤的患者中，转归风险仅为7%[68]。临床面临的难题是，无临床症状，而有影像学改变的MS患者是否应该接受DMT。目前，大多数神经病学家不推荐启动治疗，但应当对患者实施密切监测，特别是那些临床症状发展风险高的患者[67]。

（四）继发进展型多发性硬化

大多数情况下，在未来数十年的时间内，多达80%的RMS患者病情会缓慢、隐匿地进展，而没有急性发作，且在CNS MRI上也没有新的急性发作的迹象[69]。这一阶段的MS称为继发进展型多发性硬化（spcondary progressive multiple sclerosis，SPMS），且这种诊断通常是回顾性诊断，因为从RMS到SPMS的转变可能非常隐匿。进展型MS特征性的退行性改变有时甚至在疾病早期即开始出现[39, 40]。判断MS患者是否存在临床显著的急性炎症改变具有重要的治疗意义。鉴于基础疾病病理随时间的变化（如前所述），目前仅有4种疾病修饰疗法被批准用于治疗进展型MS，分别为米托蒽醌、奥克雷珠单抗（奥克利珠单抗，Ocrelizumab）、西尼莫德和克拉屈滨，后两种仅被批准用于原发进展型多发性硬化（primary progressive multiple sclerosis，PPMS）相关的急性临床复发的患者[70]。此外，米托蒽醌可引起严重的心脏和骨髓毒性，奥克雷珠单抗仅被批准用于治疗PPMS（见下文）。在一项Ⅱb期临床试验中，药物异丁司特可明显减轻在PPMS患者脑萎缩（而非SPMS）[71]，其有望进入Ⅲ期临床试验。考虑到在疾病非活动性进展期的治疗缺乏有效性，对于已确诊的SPMS患者，如患者≥2年没有临床或MRI证据显示急性CNS炎症发作，停止标准的DMT是合理的[72]。最近的数据表明，这种治疗方案不会显著增加疾病复发的风险[73]，当然，这也需要定期随访和监测疾病情况。这些观测结果也得到了第1章和第2章中讨论的数据的支持。

（五）原发进展型多发性硬化

PPMS的经典定义是患者的病情随时间延长而逐渐加重，不出现周期性的复发、缓解或恢复。然而，PPMS具有异质性。一些患者CNS会有活动性炎症表现，表现为在没有复发的情况下，在CNS MRI存在钆增强病变。另一些患者会出现类似病变并伴有临床复发。还有一些患者在CNS MRI上只有慢性炎症变化，并伴有隐匿临床进展。PPMS和SPMS本质上是否是同一种疾病仍存在争议。但是，两者也有不同之处。性别比例上PPMS男女比为1∶1，而RMS男女比例为1∶4。PPMS患者发病年龄较大，与MS从复发型演变为SPMS的患者相似。由于SPMS的病理改变在许多方面与 PPMS 及 MRI 上有急性炎性改变的而无复发的患者相似，因此，SPMS 可能对 DMT 有反应。如前所述，奥克雷珠单抗是美国食品药品管理局（FDA）批准的唯一用于延缓 PPMS 进展的药物。

（六）MS 致残的量化标准

对 MS 临床变化和致残性的识别和量化是一项挑战。该疾病不仅会影响可以通过神经系统查体而评估的运动、感觉、视觉、协调和平衡功能，还会影响难以临床评估的生理功能，如认知功能、肠道、膀胱、性功能、疼痛和代谢水平。研究人员已经做出了许多尝试，试图衡量残疾随时间的变化，但疾病的复杂性使得这些努力只取得了部分成功。

由 John Kurtzke 博士开发的扩展残疾状态量表（expanded disability status scale，EDSS）是目前使用最广泛的残疾量表，该量表在多个临床试验中得到验证。EDSS 涉及 8 个功能系统的测量，包括视觉、脑干、锥体束、小脑、感觉、肠 / 膀胱、大脑和行走，并将它们整合为一个评分，评分为 0 分（无残疾）～10 分（死亡）。该量表最强调的是行走能力，低 EDSS 评分之间存在较大的功能差距，例如，EDSS 评分为 2 分（1 个功能系统轻度残疾）和 3 分（1 个功能系统中度残疾或 3～4 个功能系统轻度残疾，但可完全行走），以及 EDSS 评分为 6 分（仅在单侧或双侧支持下可行走）和 7 分（不能行走超过几步，基本依赖轮椅）之间的功能差距巨大。其他的量表试图更好地描述 MS 的相关残疾程度 [74, 75]，包括比 EDSS 更敏感的 MS 功能量表 [76, 77]，基于患者残疾评分的 MS 影响量表 [78]，以及神经系统残疾量表 [79]。这些量表各有优缺点，其中 EDSS 是使用最广泛、最有效的量表。EDSS 有一个简易版本，简易版 EDSS 能够更加便于临床使用且可以节省时间，其评估结果接近完整的 EDSS。在日常临床实践中，这种简易版 EDSS 在确定患者随时间变化的残疾方面可能会发挥更大的作用 [80]。

六、MS 临床症状诊断

由于 MS 累及 CNS 各个部位，因此临床症状和体征复杂多变，表现明显的临床异质性。有一些特定的症状模式在 MS 中更常见，也更容易让医生联想到 MS。

（一）视觉改变

MS 最主要的视觉损伤原因是视神经炎。这是最常见的症状，有 48% 的最终进展为 CDMS 的患者伴有视觉损伤 [81]。视神经炎一般的起病方式为首发单眼疼痛，疼痛随着眼球活动而加重（脑膜炎症的表现），随后几小时或几天出现视觉损伤，通常表现为视觉中心或中心旁的视觉盲点。后者是由于病变偏好发生于辅助中央视觉的黄斑 - 丘疹样束。视力丧失可从轻度失明到完全失明，并可根据脱髓鞘程度最终获得不同程度的恢复。虽然也有双侧视神经炎的报道，但通常为单眼受累。

视觉测试最好使用对比敏感度测量图表，如 Pelli Robson 对比敏感度图表，而不是仅仅使用 Snellen 或 Sloan 表评估视力。在大多数患者中，患者会有色觉丧失（色觉障碍），有时与视力损伤不成比例，其中红色鲜艳度下降或苍白是视神经炎色觉障碍最敏感的指标 [82]。视野测试，如 Humphrey 视野测试，有助于跟踪炎症的演变。

一个常见的发现是瞳孔传入障碍，表明单侧视神经传导性下降。眼底检查在大多数情况下是正常的，因为视神经的炎症通常不会表现在视盘正后面。视盘水肿通常是轻微的，没有出血。当然，如果有严重的视盘水肿并伴有出血，还应寻找除了炎症性脱髓鞘外的其他疾病，如感染性疾病（莱姆病、梅毒）、结节病、副肿瘤疾病和血管疾病（糖尿病、高血压、睡眠呼吸暂停）[82]。发生 CDMS 的风险与是否存在 CNS MRI 的异常改变密切相关，如果 CNS MRI 显示正常，只有 25% 的视神经炎患者在 15 年后转为 CDMS，但在 MRI 上出现 1 个或更多典型病变的患者中，72% 在将来会转变为 CDMS [57]。视神经炎也可能是视神经脊髓炎谱系疾病（neuromyelities optica spectrum disorder，NMOSD）的初始事件，要注意不要讲该疾病与 MS 混淆。引起单侧视神经功能障碍的其他可能原因包括缺血改变、良性或恶性肿瘤压迫、感染（如莱姆病）[83, 84]，以及非 MS 相关的炎症性疾病（如结节病或系统性红斑狼疮）[85, 86]。

　　MS 中另一种常见症状是复视，常伴随振动幻视。水平复视可由 CNS 病变引起，通常为脑干的病变，但许多非 CNS 病变也能引起水平复视，如血管疾病或神经压迫引起的肌肉无力或周围脑神经功能障碍。然而，垂直或偏斜复视常提示 CNS 功能障碍的存在。通过眼外肌运动（extraocular movement，EOM）的常规测试可以检测到双眼共轭运动障碍，如果变化很细微，在一只眼睛上放置彩色透镜就可以检测到非共轭运动障碍。MS 中最常见的 EOM 改变是核间性眼肌瘫痪（internuclear ophthalmoplegia，INO），INO 多为双侧眼球，特征为眼球外展时出现偏斜或垂直复视，伴有快速水平性或垂直性眼球震颤，且对侧眼球内收障碍。这一变化可以很轻微，患者甚至不会察觉[87]。这一变化主要原因是脑干传导束 – 内侧纵束受损导致的，INO 可有多种病因（血管性、创伤性、肿瘤性）[88]。出现 INO 的患者，有 1/3 是 MS，并且都是双侧受损。然而，脑干卒中，以及脑桥肿瘤同样也可以导致双侧 INO。单侧 INO 通常是血管性疾病（图 3-1 至图 3-4）。

（二）感觉异常

　　感觉异常是 MS 的常见症状，通常表现为触觉减退，伴或不伴有刺痛或浅感觉异常。在某些患者中，感觉障碍是一种不适、烧灼样、无法定位的疼痛。感觉异常的分布会随着 CNS 功能障碍的部位不同而变化，很少出现在单个周围神经的分布范围。唯一的例外是三叉神经痛和舌咽神经痛（见下文）。但感觉障碍涉及身体两侧时［双臂和（或）双腿］，病灶可能位于脊髓。

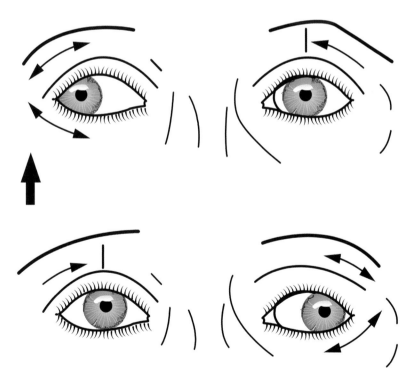

◀ 图 3-1　双侧 INO：患者先右视，再左视。患者一侧眼球外展时出现眼球震颤，对侧眼球内收障碍

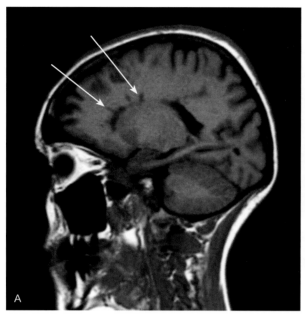 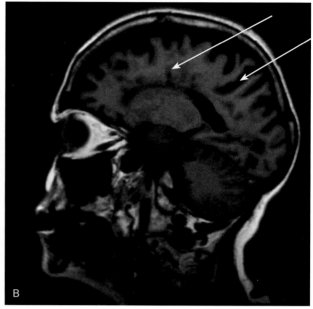

▲ 图 3-2　矢状位 T_1 图片

A. 胼胝体周围低信号（箭），表明轴突丢失；B. 广泛性脑萎缩

Lhermitte 征（颈部弯曲时出现类似电击的感觉沿着脊柱向下传导）阳性支持脊髓受累。与神经压迫或脑梗死引起的感觉障碍不同，MS 感觉异常在开始通常是无痛的。换言之，30%～90% 的 MS 患者会有明显的慢性疼痛，通常与肌肉痉挛有关，但通常不是疾病的主要症状，这在病程较长的患者中最明显[89, 90]。近期研究提示 MS 可以影响周围神经[91]，但是这些变化同临床表现的关系尚不清楚。

面部疼痛是 MS 的一个相对常见的症状，最常

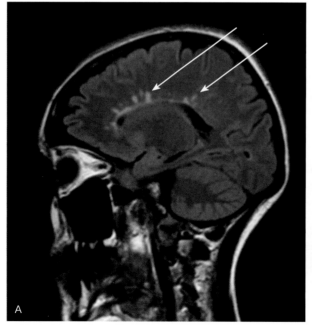 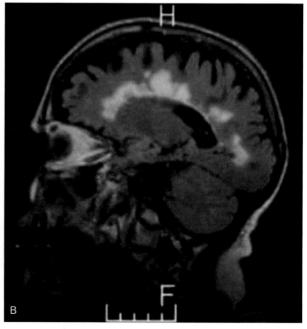

▲ 图 3-3　矢状位 T_2 FLAIR 图片

早期 MS（A）和晚期 MS（B）表现为 MS 的特征胼胝体周病灶，方向垂直于胼胝体（箭），即直角脱髓鞘征

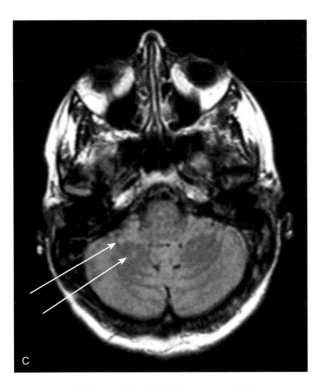

▲ 图 3-3（续） 矢状位 T₂ FLAIR 图片

C. 小脑半球 2 个病灶（箭）

发生在三叉神经分支，可以是 MS 初发症状[92, 93]。疼痛通常是单侧的，表现为剧烈、阵发性的刺痛或跳痛，最常发生在神经的第 2 支和第 3 支，疼痛可以是自发，或者由说话、咀嚼或触摸面部等行为诱发。疼痛会使人丧失生活能力，需要及时治疗（见下文）。重要的是要认识到，其他神经系统疾病也可能导致面部疼痛，所以医生有必要考虑 MS 以外诊断，特别是如果面部疼痛是唯一症状。其他可能引起面部疼痛的原因是神经压迫（如肿瘤和颅内血管），最常见于小脑上动脉。可以通过高分辨率 MRI 对这些病因进行筛查，并实施颅脑手术和三叉神经松解术缓解疼痛[94, 95]。

（三）运动障碍

MS 的常见症状是无痛性无力或精细协调运动功能丧失。身体的任何部位都可能受到影响，包括面部，但最常见的是一个或多个肢体。若出现双侧无力，则提示脊髓或脑干受累，可伴或不

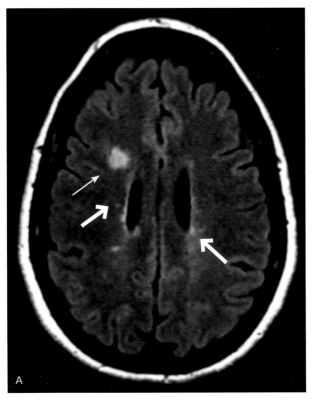

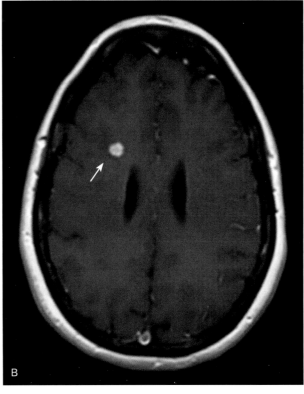

▲ 图 3-4 A. 轴位 T₂ FLAIR 显示病灶高信号（细箭），粗箭为病变脑室旁分布，方向垂直于侧脑室（"手指征"）；B. 同脑轴位 T₁ 显像，注射钆对比剂后，图 A 中病灶可见明显结节性增强（箭）

伴有感觉障碍。

与肢体无力相关的一个重要表现是肌张力增加，表现为肢体快速屈伸和（或）拉伸反射痉挛。然而，急性发作的无力，尤其是与脊髓功能障碍相关的，最初可能出现肌张力及反射减退，即所谓的脊髓休克。与脊髓功能障碍相关的一种典型的无力模式是反重力肌的异常无力，如上肢的三角肌、肱三头肌和腕伸肌，最常见的是髋屈肌而不是大腿肌前群。后一种模式最有可能与下肢无力常伴有伸肌张力增加有关。MS 患者出现远端乏力伴足下垂的情况并不少见，但若其单独发生，不伴有其他形式的下肢乏力，则是一种罕见的情况，值得进一步研究。然而，随着最近对 MS 周围神经脱髓鞘的观察，发现变化的存在可能导致远端肢体无力[91]。

（四）平衡、协调及语言障碍

小脑和脊髓小脑束受累在 MS 患者中很常见，可能是 MS 的最初症状。最常见的是平衡和协调相关的困难，行走和躯干不协调，与无力及感觉异常无关。此外，常见的症状还包括视觉跟踪和注视困难，眼球震颤导致的视觉跳跃（振动幻视），手和腿不协调（尤其是意向性运动时），舌头和面部肌肉协调困难，导致说话含糊不清，严重者还可以出现吞咽困难。

MS 患者与肢体运动相关的震颤常常与肢体张力低下相关，且在休息时震颤消失。这些症状及其急性起病的形式，有助于将这些震颤与基底节区功能障碍（如帕金森病 / 综合征和隐匿发展的原发性震颤）区分开来。

（五）肠道、膀胱、性功能障碍

虽然在 MS 中肠、膀胱和性功能障碍是常见的，但他们通常较少单独出现，常与脊髓功能障碍的其他症状共同出现，如下肢无力、痉挛、感觉改变和（或）不协调。当孤立性肠或膀胱功能障碍出现时，首先要排除 MS 以外的其他疾病。

（六）认知或情绪障碍

虽然不常见，但在一些情况下，MS 可以表现为急性发作的情绪或认知障碍[96-98]。MRI 上通常有多种异常表现，提示比在 CIS 中更多的多灶性炎症过程。

七、MS 的辅助检查

（一）中枢神经系统磁共振

如前所述，要诊断 MS，需要有 CNS 炎性病变的证据，这种疾病影响 CNS 的多个部位（空间多发性），且会随时间变化，不能用其他疾病解释。MRI 是诊断 MS 的一个重要且必要的工具。

要了解 MRI 在辅助 MS 诊断中的作用，重要的是要了解 MRI 本质上是测量水含量或质子密度的检查。因此，MRI 上显示的变化相对来说是非特异性的，没有一个变化是 MS 特有的。虽然某些 MRI 的变化能提示 MS，但这些变化并非 MS 所特有。一些 MRI 的改变在其他几种疾病或与年龄相关的变化中都可以出现，经常导致误诊[99]。因此需要结合其他临床发现（病史、体格检查，其他实验室检查）解释 MRI 的发现。

为了使 CNS MRI 辅助诊断 MS 达到更好的效果，需要统一的 MRI 诊断标准。Simon 等在论文中提出了一种可行性较高的方案[100]。该方案不仅包括 T_2、T_1 序列标准参数设定，还提到要注意患者头部在机器中的位置，以便比较不同时间的扫描结果。高场强 MRI（如 3T 和 7T）虽然可能会显示更多的病灶，但不能提供额外的诊断信息，因此很难与 1.5T MRI 上获得的图像进行比较。近期 FDA 发出警告，重复的钆，尤其是线性形式的钆（Eovist®、Magnavist®、MultiHance®、Omniscan®，以及 OptiMARK®）增强检测可能会导致钆在体内蓄积[101]。但如果采用大环钆类化合物（Dotarem®、Gadavist®、ProHance®），则不需要担心这种风险。肾功能正常的人，钆潴留的风险并不明确。然而，在已有肾衰竭的患者中，存在肾源性全身纤维化（nephrogenic systemic ibrosis, NSF）的风险，这是一种罕见且严重的并发症。建议在使用钆前检查患者肌酐水平，特别是在高危人群和老年人。

2016 年发表的一篇论文阐述了在 CNS MRI 上发现的 MS 的变化，认为 MRI 辅助 MS 具有高灵敏度和特异性[102]。MS 空间多发性的显著影像学改变是：①存在有症状或无症状的 T_2 高信号病变，T_1 成像也可能为低信号病变；②累及大脑和（或）脊髓，也可以累及视神经；③有 1～3 个或以上病灶与第三脑室和（或）侧脑室直接相邻并呈垂直关系，但不与第四脑室相邻；④皮质和皮质旁病变被视为一类病变[103]。后一类病变，即皮质/皮质下病变，在 MRI 上采用双反转恢复设置时表现最好。累及脊髓的病变多发生在颈部，长度 < 2 个颈椎节段，横截面病灶大小不超过 1/2[99]。随着时间的推移，MS 时间多发性表现为首次扫描出现有症状或无症状的增强病变[62]，或者通过随后的 MRI 扫描出现额外的特征性病变来确定的。大多数增强病灶在 T_1 上呈低信号（"黑洞"），但随着时间推移，病灶会逐渐消失。相比之下，永久性黑洞尤为重要，因为它们代表了不可逆的轴突损失，这与功能残疾有关[104]。最近的数据也表明，T_2 显示中心静脉病变的存在增加了 MS 诊断的特异性[105, 106]，尽管可能需要更高场强的 MRI，以及更严格的影像学评估标准（图 3-2 和图 3-3）[107]。

如前所述，仅在 CNS MRI 上看到高信号异常病灶不足以诊断 MS。必须结合患者的年龄来看待发现的病灶，病灶在老年人和 11 岁以下儿童中的特异性要低得多[108]。这些病灶必须结合患者的症状、体征，以及排除其他可能导致相似病灶的疾病，这些疾病的鉴别诊断可以参考文献 [99, 108]。最常见的需要鉴别的情况，包括老年脑（可能与脑小血管疾病有关）、偏头痛或其他血管性头痛、血栓栓塞性疾病、进行性多灶性白质脑病（progressive multifocal leukoencephalopathy, PML）、CNS 肿瘤，主要是淋巴瘤和转移瘤，以及创伤后弥漫性轴索损伤。

（二）脑脊液检查

MS 患者脑脊液总蛋白数正常，淋巴细胞数轻微升高（通常 ≤ 50/mm³）。众所周知，近 75 年来，大多数 MS 患者的脑脊液中 γ 球蛋白含量增加，导致总蛋白中 γ 球蛋白比例增加[109]。最常见的是寡克隆区带（OCB），OCB 仅出现于脑脊液中，血液中无法检出。然而 OCB 的存在并非 MS 特有，也存在于许多其他疾病，包括炎症和肿瘤[110]。因此，检测到 OCB 并不能直接诊断 MS，还必须结合完整的临床病史。但是，在 80% 以上确诊 MS 患者中可以检测到 OCB。尽管检测到的浓度会随时间改变，但是阳性率会持续多年。重要的是，最近一篇论文提出，如果 CNS MRI 提供了疾病空间多发性的证据，那么 MS 患者脑脊液中 OCB 阳性应被视为时间多发的重要证据[111]。目前 OCB 已经成为诊断疾病早期 CDMS 的重要工具。

OCB 检测方法的灵敏度各不相同，在进行检测时，一定要使用患者血液样本进行比较，并要求进行分析的检测实验室在免疫固定后使用等电聚焦（isoelectric focusing, IEF），这个步骤十分重要[112]。

多年来，一些其他指标也被应用于描述 MS 患者脑脊液的变化，包括 IgG 指数测定，这是一种用于衡量 IgG 浓度的指标。如果升高，则表明即使在无 OCB 情况下，鞘内免疫球蛋白的产生也高于正常水平。然而，这个计算值只有在脑脊液总蛋白正常的情况下才有价值。髓鞘碱性蛋白水平对诊断价值不大，且特异性低。

（三）神经电生理检测和非脑成像检测

神经电生理检测在确定亚临床 CNS 功能障碍方面具有重要价值，从而帮助确定疾病的空间多发性。图形视诱发反应（pattern evoked visual response, PVER）是目前应用最广泛的，且在检测视神经功能障碍亚临床证据方面最有价值的检测方法。同样，这些发现对于 MS 并不是特异性的，但是在没有视网膜或明显的晶状体异常的情况下，枕叶主要阳性峰或 P100 潜伏期的延长，加上波幅降低，以及双眼的差异，强烈提示一侧的视神经功能障碍[113]。由于有不同大小的目标点，检测者必须仔细检测，且该检查需要患者配合的情况下进行[114]。也可以进行体感、听觉和运动诱发电位测试，但是可重复性和技术挑战性使其作为脑干和脊髓功能障碍指标的可靠性降低。

光学相干断层扫描（optical coherence tomography，OCT）是一种相对简单、快速、安全的测试，使用近红外激光成像来评估视网膜损伤，特别是视网膜神经纤维层（retinal nerve fiber layer，RNFL）。这些发现不具有疾病特异性，但在 MS 中，它已被用作神经元损伤和退行性变的标志，视神经炎患者的眼睛中 RNFL 更薄。临床未受影响的眼睛也可能出现这种变化，提示亚临床神经元损伤[115]。OCT 已被建议作为 MS 相关脑组织损伤可能的替代标志物，并作为后期残疾进展的预测指标[116, 117]。最近，通过 OCT 血管造影检测到的视网膜血管变化，已经检测到与 EDSS 相关的 MS 患者视网膜更早的变化[118]。虽然 OCT 是简单且相对便宜的检查，但并不能替代 PVER，因为它在评估 MS 治疗有效性及脑组织损伤效果并没有得到明确。然而，OCT 在确定黄斑水肿方面有价值，黄斑水肿是接受 S1PR 调节药治疗患者可能出现的不良反应，S1PR 调节药疗法是疾病修饰疗法（芬戈莫德和西尼莫德，见疾病修饰疗法部分）[119, 120]。

（四）MS 的诊断标准

虽然 MS 的诊断标准几十年来一直保持不变（临床症状和体征表明中枢神经系统炎症过程在时间、空间多发性，不能被其他疾病解释），但在过去 10 年里，既往所建立的标准发生了显著变化，CNS MRI 现在是临床诊断的主要组成部分。如前所述，在适当的年龄组中，CNS MRI 病变可以用于评估 MS 空间多发性。对比剂增强病灶可以用于评估 MS 时间多发性[62]。最常用的 McDonald 诊断标准提到，临床症状提示 CIS 的患者同时存在脑脊液特异性 OCB，且 MRI 病灶呈空间多发，能够确诊 MS[111]。另外，皮质病灶的存在可以认为是空间多发性的证据[121]。该标准继续强调 MS 没有任何病原学检测，个别标准存在相对非特异性，以及在诊断 MS 时排除其他

疾病的必要性[122]。

（五）MS 的病程和预后

要确切地预测任何个体的病程是不可能的。但是在复发缓解型 MS 中，有一些临床证据表明，具有以下表现的 MS 进展可能更大，更可能导致残疾。这些因素包括男性、非洲裔美国人、起病时表现为运动和（或）小脑症状、起病时为多灶性神经症状、恶化后恢复较差、发病早期频繁发作、颅后窝和脊髓病变，以及大量 T_1 低信号"黑洞"，"黑洞"表明更广泛的轴突损失，并伴有相关的脑萎缩和残疾[104]。许多论文已经评估了 MS 中脑脊液特异性 OCB 的预后价值。分析的结果意见不一，但大多数认为虽然 OCB 不一定预示着更强的致残风险，但意味着疾病的活动风险增加[123]。

"良性 MS"是一个有争议的概念。一些数据表明，诊断后 ≥ 6 年，且 EDSS 残疾评分较低（≤ 3 分）的患者中，发生进一步残疾的风险较低。而最近的研究表明，得出这个结论需要更长期的随访（10～20 年），其中女性、接受疾病修饰治疗和表现为纯感觉症状预示着预后良好，而存在运动、小脑和脑干症状的患者则提示预后不良[124, 125, 126]。可以明确的是，在所有关于"良性 MS"的研究中，跟踪患者群体的时间越长，良性预后的患者就越少。使用 EDSS 作为定义残疾的主要结果的局限性是，没有对认知功能和疲劳进行较好的评估。事实上，特定测试结果表明，患有 MS 和低 EDSS 评分的患者存在不同程度的疲劳和认知障碍[127]。

许多研究指出，CNS MRI 上 T_2 病灶的数量和症状，以及认知功能障碍之间存在不一致[128, 129, 130]。这种明显的临床-影像不一致的原因是 T_2 病灶的相对非特异性，即检测到的是质子密度或水含量的差异，而不是任何神经活性的恢复，如髓鞘再形成。MS 患者的髓鞘再形成能力不同，这个观点近年来被越来越多学者所认同。这个观点在 2006 年的一项尸检研究中首次得到证实[131]，并于 2016 年通过带髓鞘示踪剂的正电子发射断层

成像（positron emission tomography，PET）在体内得到了验证[132]。这两项研究评估了不同的患者群体（修复髓鞘能力不同）。后一个研究认为，髓鞘再形成能力与较轻的残疾水平有关。这些研究对治疗 MS 患者意义非凡。如果一名患者 T$_2$ 病灶较多，但没有或很少有 T$_1$ 病灶，且残疾程度较轻，表明患者髓鞘再形成能力较强，可以对该患者使用较为温和的、毒性较小的 DMT。

最近，血清和脑脊液神经丝轻链水平被认为可以反映 CNS 组织损伤程度和对治疗的反应，这些指标是敏感的，但是非特异性的。另外，这些指标仍在研究当中，在撰写本文时，对这些蛋白质的标准检测仍未投入临床应用。

八、MS 的临床治疗

所有 CDMS 引起的持续性、活动性急性CNS 炎症患者都需要接受 DMT（见第 2 章）。美国神经学会和欧洲多发性硬化治疗和研究委员会（European Committee of Treatment and Research in Multiple Sclerosis，ECTRIMS）最近发布的最新指南强调了这个观点[133, 134]。然而，这并不意味着所有被诊断为 MS 的患者都需要立即开始DMT。上文中已经列出了预示不良预后的临床特征。当患者不具有这些临床特征时，相当比例的 CIS 或 CDMS 患者即使在 20 年随访后也没有表现出进展[56]。如前所述，63% 的 CIS 和异常脑MRI 的个体转化为 CDMS，但即使在这个患者群体中，39% 的患者在随访中表现为"良性"的过程，EDSS 评分≤ 3 分。只有 21% 的 MRI 正常患者发展为 CDMS，主要表现为孤立性视神经炎。同样地，在视神经炎长期随访中，只有 25% 的患者转为 CDMS[57]。那些疾病进展的患者在症状出现的前 5 年内即开始在 CNS MRI 上出现了新的 T$_2$ 病灶。医生在对 CIS 患者首诊时，应结合既往检查结果，判断患者未来疾病活动风险。当患者风险较高时，可以启动 DMT，当风险较低时，可嘱患者随访且≥ 5 年，因为患者中的很大一部分可能不需要 DMT。

目前所有已获批准的 DMT 均可降低 MS 复发频率，包括临床发作和 CNS MRI 新病灶的出现。随着时间的推移，急性炎症的临床和亚临床症状的出现频率大大降低，多达 80% 的患者临床病程转变为逐渐进展的过程。最近，美国 FDA 批准了几种 DMT，用于治疗 PMS。奥克雷珠单抗被批准作为 PPMS 的治疗方法，在延缓进展方面有效，尤其是有钆增强病灶的年轻患者[135]。如前所述，S1PR 调节药西尼莫德被批准用于治疗 SPMS，但仅用于"活动的"SPMS 患者，即伴有复发急性炎症的患者。克拉屈滨（Cladribine）也被批准用于治疗 SPMS，但同样，只用于 MS 的活动期。其他已获批准的 DMT 均未表现出在没有急性炎症的情况下改善进展性症状。因此，当 CDMS 患者没有急性炎症的证据（没有临床复发或新的、增强的或扩大的 MRI 病变）时，DMT 可能无法使患者获益，故可以逐渐停止 DMT。多项研究表明，60 岁以上的老年人，如 3～5 年没有出现新的急性炎症证据，可以安全地停止 DMT，停药后 90% 不会出现新的急性炎症[72, 73]。这些结论已经在第 1 章、第 2 章中进行讨论。如果 MS 复发，通常会发生在停止 DMT 的 2 年内。因此，在此期间随访和监测患者的临床症状，以及 CNS MRI是有意义的。当然，如果在任何时候出现新的症状或体征，应重新进行 MRI 的临床评估，因为高龄群体有更高的风险出现共病，可能会恶化 MS的症状和体征[136]。

近年来，人们一直在研究 DMT 在"缺乏疾病活动证据"（no evidence of disease activity，NEDA）的情况下的临床疗效[137]。目前已经提出了两类 NEDA 标准。NEDA-3 包括临床病史和检查无变化的患者（EDSS 无进展），CNS MRI无提示新的疾病活动。NEDA-4 包含 NEDA-3 标准，但增加了年化脑容量损失≤ 0.4% 的标准。在最近的临床试验中，在部分亚组中观察到满足 NEDA-3 和 NEDA-4 标准的个体，随访 2 年后满足 NEDA-3 标准的个体高达 50%，但只有不到 30% 的人满足 NEDA-4 标准的[138]。在另一项研究中，随着随访时间不断延长，NEDA 的百分比从 2 年后的 48%，降低至 7 年后的不到 7%[139]。虽然有证据表明，接受 DMT 后最初表现为 NEDA 的患者有更好的预后[139]。但是在其他实验中并没有提及这一变化[140]。目前的 NEDA 标准不包括脊髓影像学改变或脑萎缩、认知、疼痛或疲劳的改变，也没有同等权重的标准（例如，临床复发应被认为比 T_2 小病灶更重要）。鉴于这些缺点，需要更多的前瞻性、长期的研究来明确 NEDA 是否能作为一种标准，以确定对一种 DMT 的治疗反应是否充分[141, 142]。

我们将讨论 3 类治疗方法。首先，总结缩短神经功能障碍急性发作（恶化或复发）持续时间的治疗方法。接下来，概述改变疾病进程的 DMT 治疗，最后归纳减轻 MS 相关症状的治疗。

（一）急性复发期治疗

MS 患者急性发作可由两个原因引起。第一种是出现新的或复发的中枢神经系统炎症。第二种是由于身体条件变化而恶化，称为"伪恶化"。最常见的假性加重原因是感染，通常是尿道感染，但任何感染都可能加重 MS。众所周知，发热会加重 MS 症状[143]，体温甚至只要升高 0.6℃ 即会加重病情[54]。因此，正如先前关于 MS 复发缓解的部分所述，在确定神经症状的恶化是新发 CNS 炎症的结果之前，有必要首先排除其他混杂因素，如感染、睡眠不足、脱水、环境温度升高、月经和严重应激。

一旦排除了混杂因素，治疗 MS 复发的主要方案仍然是大剂量的皮质类固醇。目的是缩短免疫系统攻击自我的时间，减少不可逆的伤害。有不同剂量类固醇的用药方案。根据经验，对于轻微的感觉复发，相对小剂量的口服泼尼松（例如，60mg/d，持续 5～10 天，然后在 3～5 天逐渐减少剂量）就可能足够了。对于更严重的复发，或者小剂量口服类固醇难以治愈的复发，可以使用大剂量类固醇，通常是甲泼尼龙 1000mg/d，静脉注射（3～10 天），每次滴注时间 > 90～120min，以减少不良反应。另一种治疗方法是口服相当于 1000mg 甲泼尼龙的药物，即泼尼松 1250mg/d，口服，持续 3～10 天。大剂量口服类固醇的好处在于降低了给药成本，以及更容易给药。比较静脉注射甲泼尼龙和口服大剂量甲泼尼龙疗效的研究显示两种方案具有等效性，口服没有增加胃肠道（gastrointestinal，GI）不良反应的发生率[144]。因此，大剂量口服泼尼松正成为治疗 MS 恶化方案之一。对于短时间的大剂量类固醇治疗（< 5 天），通常不需要进行口服减量的过程；对于较长时间的治疗，则需要在 3～5 天逐渐减少剂量以减少症状反弹的可能。与所有药物管理一样，患者应了解大剂量类固醇最常见的不良反应，即失眠、液体潴留、排尿增多、情绪波动（有时比较严重）和月经周期的变化。服用大剂量类固醇的患者应进行实验室检查，监测血糖、血钾和肝功能。

自 1978 年以来，促肾上腺皮质激素（adrenocorticotrophic hormone，ACTH）一直是 FDA 批准用于治疗急性 MS 复发的药物。它的商业名称是 H. P. Acthar Gel®，用法为每日肌内注射或皮下注射，剂量为 80～120U/d，持续 2～3 周。ACTH 在缩短 MS 复发时间的疗效是公认的[145]，其疗效与皮质类固醇相当，但体重增加和水肿比皮质类固醇更严重[146, 147]。使用 ACTH 治疗 MS 的主要限制因素是药物昂贵，5ml 药物，浓度为 80U/ml，价格为 40 840.80 美元。对于 MS 复发的推荐治疗，即每天 1 瓶，持续 2 周，费用为 571 771.20 美元。

对于大剂量糖皮质激素治疗无效的 MS 复发患者，治疗性血浆置换可能是有益的（见下文）[148-150]。虽然血浆置换效果显著，但改善可能不会持续[149]。最近数据表明，血浆置换在脑活检显示为 1 型和 2 型病理的患者中最有效（见上文）[21, 22]，但显然，这种个性化治疗的数据在绝大多数 MS 患者中不具有可行性。

（二）改变 MS 疾病进程的 DMT

在过去的几十年里，针对 MS 复发的治疗方法激增。由于免疫功能障碍在 MS 发病机制中扮演重要角色，所有这些治疗都旨在调节患者免疫系统。治疗方法包括从对免疫功能有适度调节作用的药物到在较长时间内抑制免疫功能的治疗。正如预期的那样，对免疫功能抑制越强，潜在的不良反应就越严重。这导致了 2 种治疗方案。第一种方案是递增治疗，用有效且不良反应较小的疗法作为起始治疗，并在治疗反应不佳时采用更有效但不良反应相对较大的疗法。第二种方案是诱导疗法，在疾病早期，采用相对短期的免疫抑制治疗，随后采用不良反应更轻微，但可能疗效较弱的治疗。如何选择这两种治疗方案，需要综合考虑风险收益比 [151]。这两种方法各有利弊。递增治疗的优点是，疾病侵袭性较低的患者不会接触到有较高潜在毒性和危险的治疗。缺点是，在疾病进展的证据出现之前，患有更严重疾病的个体不能接受更有效的治疗。诱导疗法的优势在于，免疫功能的积极调节可在疾病早期启动，有望抑制疾病的发展势头，并使更温和的治疗方案长期有效。缺点是，患有较低侵袭性疾病的个体暴露于具有短期和长期潜在毒性的药物。在任何一种情况下，都必须考虑患者的意愿，并根据先前描述的预示疾病进展的潜在指标（如运动和小脑系统频繁发作、复发后恢复较差的、CNS MRI 上 T_1 病变数量、颅后窝和脊髓病变，以及脑萎缩）制订个性化治疗方案。

由于未知的原因，MS 可能在 DMT 获得初步满意结果后再次复发，有时甚至在稳定多年后复发。复发可以表现为新的临床体征和症状，但更多地表现为 CNS MRI 上新的炎症变化。虽然在这方面存在一些争议 [140]，但在等待足够的时间（通常为 6～12 个月）治疗效果显现后，定期 MRI 随访评估治疗效果是有价值的。现在的难题是，如果出现新的疾病活动证据，该如何进行下一步治疗。目前没有"标准"的治疗方案。因此，个性化评估是最佳的治疗。

（三）起始 DMT

1. β 干扰素   1995 年，β 干扰素 1b 被批准作为 RRMS 的 MDT 药物，该药物降低了复发率，增加了无复发个体的比例 [152]。随后不久，

β 干扰素 1a 被批准为一种有效的治疗方法，再次减少 RRMS 患者的复发 [153]。目前，有 5 家公司生产 β 干扰素（Avonex®、Betaseron®、Extavia®、Plegridy®，以及 Rebif®）。虽然都是注射用药，但是它们有不同的剂量、给药频率和给药途径 [154]。Bestaseron® 和 Extavia® 生产的是同一种药物。有着类似的不良反应（流感样症状、疲劳、注射部位发红）。以上药物使用时都需要监测肝功能和甲状腺功能。并且都可以诱导中和抗体并与其他 β 干扰素产生交叉反应，从而降低药物疗效，不同配方产生抗体诱导的频率不同 [155-157]。尽管如此，干扰素仍然是治疗 MS 的主要初始疗法之一，具有长期的安全性和有效性。

2. 醋酸格拉替雷（Copaxone® 和 Glatopa®）醋酸格拉替雷是由 4 种氨基酸（L- 谷氨酸、L- 丙氨酸、L- 酪氨酸和 L- 赖氨酸）随机混合形成的多肽混合物，对减少 RRMS 复发和抑制新 T_2 病变有公认的疗效 [158]。这是比较安全的药物，对许多患者有持续的疗效，许多临床医师将醋酸格拉替雷作为 RRMS 患者的初始治疗。目前有 2 种醋酸格拉替雷的药物，均为皮下注射，一种用量为 20mg/d；另一种用量为每周 3 次，每次 40mg。皮肤反应仍然是该药物的主要不良反应，长期注射的部位容易发生纤维化和严重的脂肪萎缩。此外，偶尔有全身反应，突然出现潮红、呼吸过速和心搏加快，可持续长达 1h，随后逐渐消退。这些不是过敏反应，可能不会再出现。虽然未经证实，但这种情况可能是无意中将药物注射至静脉所致。在使用醋酸格拉替雷时不需要实验室监测。

（四）DMT（口服药物）

1. S1PR 调节药

(1) 芬戈莫德（Gilenya®）：首个被批准的用于 RMS 患者的口服治疗药物，以减少临床恶化概率，并延缓身体残疾的发展 [159]。它是一种长效、非选择性的 S1RP 调节药，能与该受体 5 种亚型中的 4 种结合（S1RP 在多种细胞上表达，包括淋巴细胞、星形胶质细胞、内皮细胞和心肌细胞）。其治疗 MS 的作用来自于降低淋巴细胞上 S1PR1 受体

的表达，导致这些细胞无法离开淋巴组织，本质上是将它们局限在淋巴组织。芬戈莫德，0.5mg，每日1次。

由于心肌细胞表达S1PR，芬戈莫德可影响心功能，有报道称首次给药后出现心动过缓。正因如此，芬戈莫德被禁止用于有心律失常风险的各种心脏疾病患者（近期心肌梗死、不稳定型心绞痛、卒中、短暂性脑缺血发作、Ⅲ/Ⅳ级心力衰竭、二度或三度房室传导阻滞史、病态窦房结综合征、QTc间隔延长≥500ms，或者正在服用ⅠA或Ⅲ类抗心律失常药物）。建议在初始给药后进行≥6h心电图和生命体征监测，如果患者有较高的心律失常风险，则需要进行更长时间的监测。如果停用芬戈莫德≥14天，必须重复进行心电监测并重新开始用药。使用芬戈莫德还会增加黄斑水肿的风险，因此建议在芬戈莫德治疗前和3~4个月后进行视网膜OCT检查。芬戈莫德增加了可逆性后部白质脑综合征（posterior reversible encephalopathy syndrome，PRES）和肝毒性的风险。建议根据需求对这些情况进行监测。

由于芬戈莫德对淋巴细胞抗原的作用是非特异性的，使用芬戈莫德会导致免疫抑制，即使停药后淋巴细胞的减少和持续时间也很严重[160]。因此，患者的感染风险增加，特别是病毒感染，如水痘-带状疱疹病毒。如果缺乏水痘-带状疱疹病毒的抗体，在接受芬戈莫德治疗前应接种水痘疫苗。虽然与其他免疫调节疗法相比不太常见，但在使用的芬戈莫德患者中已经有出现PML的报道[161]。

芬戈莫德不会杀死或灭活潜在的致病性淋巴细胞，所以停止药物会导致这些细胞释放到循环中。MS常复发于停止芬戈莫德治疗几个月后[162-164]。因此，如果必须停止治疗（如严重的淋巴细胞减少），建议迅速启动另一种DMT的治疗，最好是采用快速起效的疗法。

(2) 西尼莫德（Mayzent®）：西尼莫德是另一种S1PR调节药，与芬戈莫德相似，但其半衰期较短，对S1PR的选择性比芬戈莫德强。最近公布了一项为期60个月的Ⅲ期临床试验的结果，该

试验针对西尼莫德治疗的SPMS患者[70]。该试验达到了其主要终点，即与安慰剂相比，残疾进展风险降低21%。然而，亚组分析显示，患有"活动性SPMS"的患者获益更大，换言之，那些叠加活动性炎症并复发的患者。"非活动期"的SPMS患者没有获益。西尼莫德治疗组的患者脑容量和病变体积的平均变化也降低了23%。两组患者在"计时25英尺步行"试验中没有发现任何变化。与其他S1PR抑制药类似，该疗法的耐受性良好，不良事件也类似。根据这些研究结果，FDA批准西尼莫德作为CIS、RMS，以及活动性SPMS的治疗。

西尼莫德治疗组有较严重的不良事件，包括心率减慢、高血压、白细胞计数减少、黄斑水肿、水痘-带状疱疹病毒复发、肝酶增加、惊厥次数增加。与芬戈莫德治疗时注意事项类似，即在初始给药期间监测心律变化是必要的。该药物有0.25mg和2mg两种剂型。用药时在5天内剂量逐渐增加到2mg/d。患者应检测水痘-带状疱疹病毒抗体，如果没有，在开始使用西尼莫德之前应接种疫苗。此外，在使用西尼莫德期间和停药后4周内不应接种活疫苗。

2. 特立氟胺（Aubagio®） 特立氟胺是第二个被批准用于治疗RMS的口服DMT药物，除了减少复发的频率和CNS MRI上的新病变，它还是唯一被证明可以减少残疾加重的口服DMT药物[165]。其作用机制是阻断嘧啶核苷酸的合成，从而阻止T淋巴细胞的活化。因此，它也是一种免疫抑制药。剂量为14mg或7mg，每日1次。患者起始剂量通常为14mg/d，但如果出现不良反应，可以减少到7mg/d。

特立氟胺是兔和大鼠体内的一种强效致畸物，可在组织中存在长达2年。因此，育龄女性使用特立氟胺必须非常谨慎。特立氟胺对精子的影响尚不清楚，但建议需要谨慎，尽管一项对接受特立氟胺治疗的女性和男性生育能力的小型研究没有显示出生育异常的增加[166]。如果在接触特立氟胺后计划妊娠，可采用快速消除方案，每天服用考来烯胺或活性炭，持续10~12天，以中

和并排出药物。然后通过检测特立氟胺血药浓度，以明确药物是否代谢完毕。

特立氟胺常见的不良反应是轻度脱发、肝酶升高、腹泻、神经病变、淋巴细胞减少，在某些情况下，还会出现严重的高血压[167]。服用特立氟胺的患者应对以上不良反应进行监测，当出现异常时，可减量或者停服。但是这可能会导致疾病复发[168]。因此，在停药后必须快速启动另外一种药物继续 DMT。

3. 富马酸二甲酯（Tecfidera®） 富马酸二甲酯是目前批准的第三种用于治疗 RRMS 的口服药物。Ⅲ期临床试验表明，富马酸二甲酯具有减少复发和延缓进展的能力[169, 170]。由于大剂量富马酸二甲酯的胃肠道不良反应发生率高（恶心、呕吐、潮红、腹痛和腹泻），建议起始用量为 120mg/d，每日 2 次，连续 7 天。如果患者耐受性良好，逐渐增加剂量至 240mg/d，每日 2 次。

富马酸二甲酯的确切作用机制尚不清楚，它是一种强大的抗氧化药和免疫抑制药，能够降低淋巴细胞（主要是 CD8+ 细胞）的绝对计数，并将 T 细胞、B 细胞和自然杀伤（natural killer, NK）细胞的细胞因子分泌模式从炎症模式转变为抗炎模式[171]。

如前所述，富马酸二甲酯的不良反应主要是胃肠道不良反应（见第 2 章），可通过在起始治疗时逐渐增加药物剂量来缓解。但是，潮红可能会是一种持续存在的不良反应。另外也存在肝酶升高的风险，监测肝功能是必要的。淋巴细胞可能会大幅减少，当淋巴细胞计数 < 0.5×10^9/L，且持续 6 个月以上时，应停药。较低的淋巴细胞数量不仅会增加感染风险，而且似乎与 PML 的风险增加有关[172]，但是同其他 DMT（如那他珠单抗）相比，富马酸二甲酯发生 PML 的概率要低得多[173, 174]。然而，与使用芬戈莫德的患者的情况一样，在使用富马酸二甲酯时出现新的或不典型的神经体征和症状，或者 CNS MRI 出现典型变化时，应始终考虑该疾病。富马酸二甲酯是一种前体药物，代谢为活性药物富马酸单甲酯。FDA 初步批准了富马酸单甲酯（Bafiertam）作为

福马酸二甲酯的等效治疗，用于治疗 RMS。预计到 2020 年，富马酸二甲酯专利到期时，该专利将获得全面批准。

4. 克拉屈滨（Mavenclad®） 克拉屈滨是一种免疫抑制药，通过抑制 DNA 合成，从而阻断 T 细胞和 B 细胞的活化。多年来，它已被用作血液系统恶性肿瘤的化学治疗药物，并被用作重症 MS 患者的静脉制药。口服制药最近在 RRMS 的Ⅲ期临床试验中进行了研究，该药物可以降低复发概率、延缓疾病进展[175]。在欧洲和美国，它被批准用于治疗 RMS 和"活动期"的 SPMS，但不用于 CIS。由于其不良反应，克拉屈滨不是一线药物，但应用于对其他 MDT 无效或对此类疗法不耐受的患者。

克拉屈滨为片剂，用法为口服，剂量取决于患者的体重。治疗包括 2 个疗程，总疗程为 2 年。第 1 年，患者每天服用 1~2 片，持续 4~5 天；1 个月后，他们再次每天服用 1~2 片，连续服用 4~5 天，这 2 次服药的总剂量为 1.75mg/kg。1 年后重复此疗程。服用克拉屈滨片剂后 3h 内不得服用其他药物。

克拉屈滨是一种强力的免疫抑制药，有潜在的严重不良反应。最初，人们担心该药物会增加恶性肿瘤的风险，但到目前为止，这一点尚未得到证实[176]。常见的不良反应是淋巴细胞减少，发生率为 10%，还有水痘 - 带状疱疹病毒感染，发生率也为 10%。皮疹、脱发和中性粒细胞计数下降也可能影响高达 10% 的患者。由于这些不良反应，克拉屈滨不应用于活动性结核病或肝炎、HIV 感染或因其他原因（如使用其他免疫抑制药）免疫力受损的患者。克拉屈滨不应用于活动性癌症或肾功能中度 / 重度下降的患者。妊娠和哺乳期女性也应慎用。

（五）作为 DMT 的单克隆抗体

单克隆抗体（单抗）已被证明是治疗 RMS 最有效的疗法之一。它们的抗体特异性差异很大，但都是获得性免疫反应的有效调节药和抑制药，在某些情况下也有先天性免疫反应。由于其疗效

显著，其一直被推荐用于患者的初始治疗，以诱导疾病缓解，然后再使用较温和的免疫抑制药和潜在毒性较低的 DMT。这种方法的利弊已在之前讨论过。停止这类药物可能导致活动性 CNS 炎症的复发，特别是使用那他珠单抗。

1. 那他珠单抗（Tysabri®） 那他珠单抗是一种人源化小鼠单抗，与细胞黏附分子 α4- 整合素反应。药物与这种分子结合后，阻断了活化的淋巴细胞黏附和进入 CNS，以及其他器官。因此，它是一种被批准用于治疗 MS 和克罗恩病的一线药物。那他珠单抗是最有效的 DMT 之一，临床试验数据显示其能显著降低复发率和减少新的 CNS 炎症病变[177]。该药每 28 天注射 1 次，剂量为 300mg，但由于该药的不良反应，只有患者在有资质的医疗中心接受名为美国药品风险评估和减低策略（risk evaluation and mitigation strategy, REMS）评估后才能使用该药物。这个剂量可能高于抑制疾病所需的剂量，特别是对体重较轻的人，因此可以降低注射剂量和减少注射次数来减少不良反应的发生率[178]，但这种方案的安全性有待进一步确认。

那他珠单抗治疗的严重的潜在致命的并发症是由 JC 病毒引起的 PML。截至 2017 年 12 月 7 日，全球已有 753 例与 MS 相关的 PML 确诊患者。截至 2017 年 11 月 30 日，总体 PML 发病率为 4.19‰（95%CI 3.89‰～4.49‰）。根据诊断为 PML 后 ≥ 6 个月的随访数据，76.5% 的患者存活并伴有不同程度的残疾。截至 2017 年 11 月 30 日，全球有 17.78 万例患者接受了商品化后的那他珠单抗治疗[179]。既往接受免疫抑制治疗的患者发生 PML 的风险大大增加，且随着治疗时间的延长，输注 2 年以上的患者发生 PML 的风险大幅增加。此外，JC 病毒抗体的高滴度，定义为 ≥ 0.9 的 JC 病毒指数，会大大增加发生 PML 的风险[180, 181]。有 50% 的人有 JC 病毒抗体，且该百分比随着年龄增长而增加[182]。此外，抗 JC 病毒抗体滴度随着那他珠单抗的持续治疗时间增加而增加[183]，治疗期间每年新发病毒抗体阳性率高 7%～10%[182, 184]。此外，在既往阴性的个体中，使用那他单抗治疗后，病毒可以重新激活[185]。因此，那他珠单抗患者的风险管理要求每 6～12 个月定期测量 JC 病毒抗体指数，以及至少每年检测是否出现 PML 病变[186]。JC 病毒指数可能在感染早期呈阴性，所以阴性结果不能绝对排除发生 PML 的可能。

由于发生 PML 的风险随着那他珠单抗治疗时间的增加而增加，而出现抗 JC 病毒抗体水平增加的患者发生 PML 的风险增加，届时可能有必要停止使用该药物。然而，在 1/3 的患者中，MS 复发的风险也大大增加，且复发后的症状可能比那他珠单抗治疗前更糟糕。这种复发对类固醇激素治疗效果较差[187, 188]。停止那他珠单抗治疗后 2～6 个月疾病复发的概率最大，因此在这段时间内重新启动另一种快速起效的 DMT 可能会降低（但不是消除）这种风险[189]。与使用那他珠单抗相关的其他危险因素是对药物产生中和抗体和肝功能障碍，尽管这两种情况都不常见。建议在基线和治疗 6 个月后评估肝功能[190, 191]。

2. 阿仑珠单抗（Lemtrada®） 阿仑珠单抗是一种人源化单克隆抗体，靶向细胞表面蛋白 CD52。这种蛋白几乎存在于除浆细胞外的所有成熟淋巴细胞、所有单核细胞、树突状细胞和男性泌尿生殖细胞上的嗜酸性粒细胞，以及成熟精子细胞的胞膜[192]。阿仑珠单抗最初用于治疗慢性淋巴细胞白血病和同种异体移植排斥反应。它目前的用途是作为二线药物治疗对其他两种 DMT 治疗反应不佳的 RMS 患者。该药物于 2014 年在美国获得批准。该药物的 Ⅱ 期和 Ⅲ 期试验均发现，当作为二线药物用于 β 干扰素或醋酸格拉莫治疗后复发的患者，阿仑珠单抗可以显著降低复发率，有一项研究表明可以使 MS 累积致残率降低[193, 194]。

阿仑珠单抗会导致免疫细胞，包括 T 细胞、B 细胞和 NK 细胞的大量消耗。免疫系统会逐渐自我重构，但重构所需时间在不同的细胞群中有很大的差异[195]。这就导致免疫调节的不平衡，大大增加了感染、自身免疫病、肿瘤的风险[196]。

由于阿仑珠单抗是一种强效的药物，有许多潜在的严重，甚至致命的不良反应，其中一些可能会在服药数年后出现[197, 198]，FDA 已指定该药物纳入 REMS 计划。处方者必须通过登记和完成培训以获得该计划的认证，患者必须登记参加该计划并遵守持续监测要求，药房必须通过该计划的认证，并且必须只向授权接受阿仑珠单抗的认证医疗机构配药，医疗机构必须登记参加该计划，并在使用药物前验证患者是否获得授权，而且这些机构必须有经过培训的医务人员来管理输液反应。

注射阿仑珠单抗可能会导致潜在的严重输液反应，目前认为是抗体杀灭免疫细胞，免疫细胞大量释放细胞因子的结果。此外，输液后，感染的风险大大增加，特别是疱疹病毒和细菌感染，如李斯特菌[199]。接受阿仑珠单抗治疗的患者应预防疱疹病毒感染，有结核病史或病毒性肝炎史的患者不应使用该药。此外，恶性肿瘤的风险也会增加，特别是甲状腺恶性肿瘤和淋巴增生性恶性肿瘤，如淋巴瘤和黑素瘤，建议对这些癌症进行监测[198]。自身免疫病的风险大大增加，特别是甲减和甲亢（≥ 34% 的治疗患者）、免疫性血小板减少性紫癜、抗肾小球基底膜病（Goodpasture 病）和溶血性贫血[200, 201]。阿仑珠单抗输注后偶尔会出现严重的淋巴细胞减少和中性粒细胞减少[202]，因此，如前所述，该药物禁用于结核患者或感染乙肝或丙肝患者，阿仑珠单抗治疗后不能接种活疫苗，而且治疗前 ≥ 6 周也不应该接种活疫苗。如果患者正在妊娠或计划妊娠或正在哺乳期，尽管确切的风险尚不清楚，也应该禁用该药。起始用药时，每个月都需要监测血常规、肝功能、肾功能、甲状腺功能。然后每 3 个月进行 1 次，直至满 2 年。

阿仑珠单抗也会增加急性非结石性胆囊炎（无结石的胆囊炎症）和过敏性肺炎的风险[203]。建议定期随访对这些情况进行监测。最近报道了使用阿仑珠单抗后，出现了令人不安的不良反应，即肿瘤性疾病和严重的 RMS[204, 205]。这可能与免疫细胞隔离药物（如 S1PR 调节药）的应用有关，这些药物可能会使致病性免疫细胞逃避阿仑珠单抗的作用。

该药物起始剂量为 12mg/d，每天注射 5 次，静脉注射。由于严重输液反应，包括过敏反应和死亡，输液必须在能够立即处理危及生命的过敏反应、心脏和呼吸不良反应的医疗机构中进行。为了减少这种反应，前 3 次输注前使用类固醇。每次输注后，需要对患者观察 ≥ 2h，但严重不良反应可在 24h 后发生。此外，预防疱疹的抗病毒药物应在阿仑珠单抗开始给药时启动，并在阿仑珠单抗治疗完成后持续 ≥ 2 个月并且 CD4+ 淋巴细胞计数超过每微升 200 个细胞。

1 年后，在符合条件的医疗机构中，需再一次谨慎地给予阿仑珠单抗，每日 3 次，同时对上述不良事件进行持续监测。

3. 达利珠单抗（Zinbryta®，因为安全问题临床已不再应用） 达利珠单抗是一种人源化单克隆抗体，与高亲和力 IL-2 受体的 α 亚基 CD25 结合。达利珠单抗可导致受体下调。由于该受体对淋巴细胞激活至关重要，因此，达利珠单抗可抑制获得性免疫反应。然而，由于 IL-2 生物利用度的增加和 NK 细胞中 IL-2 受体的高表达，它也导致 CD56+NK 细胞的上调，而不受达利珠单抗 HP 的抑制[206]。这些 NK 细胞可能对激活的 T 细胞有调节作用，可能缓解了由达利珠单抗治疗导致的调节性 T 细胞的下降[207]。达利珠单抗也可影响树突状细胞和淋巴细胞诱导的 T 细胞[207]。

几项 III 期临床试验证实了达利珠单抗可以抑制 RRMS 患者的临床复发，但由于其临床安全性，建议仅在 ≥ 2 种其他 DMT 难以控制疾病发展的患者中使用。在临床使用该药物的患者中，多达 28% 的患者出现了与自身免疫器官反应相关的安全问题[207]。因此，FDA 规定该药物必须作为 REMS 计划的一部分（见 REMS 计划的详细信息，在阿仑珠单抗部分）。最严重的不良反应是肝毒性和肝衰竭，主要是自身免疫性肝炎。在达利珠单抗治疗过程中，可能随时发生致命不良反应，有的甚至发生在最后一次给药 5 个月后。因此，建议在开始达利珠单抗治疗前以及治疗期间和停药后 6 个月监测肝酶和胆红素。其他在服用达利珠单抗患者中出现得更频繁，但致死率较低的自身免疫病包括自身免疫性皮肤反应[208]、自身免疫性结肠炎、自身免疫性溶血性贫血和淋巴结病。接受达利珠单抗治疗的患者罹患感染也有所增加，特别是疱疹感染和肺结核。有结核暴露史的人不应使用该药，使用达利珠单抗的患者不应接种活疫苗。在使用达利珠单抗治疗期间，随时可能发生包括过敏反应在内的急性过敏反应，应向患者提供适当的指导和治疗方案。

2018 年初，欧洲报告了 12 例脑炎患者，其中 3 例死亡，患者均使用了达利珠单抗。这导致该药物在欧洲被撤回[209, 210]。截至撰写本文时，在美国、加拿大或欧洲国家，达利珠单抗不再作为 RMS 患者的 DMT。

4. 奥克雷珠单抗（Ocrevus®） 最近被批准用于治疗 RMS 的单克隆抗体是奥克雷珠单抗。它是唯一被批准用于 PPMS 的治疗。奥克雷珠单抗是一种人源化单克隆抗体，靶向成熟 B 细胞表面的 CD20 蛋白。这种蛋白质不存在于 B 细胞前体或浆细胞中。它能极大地减少血循环中的 B 细胞数量，因此是一种强免疫抑制药。多项 III 期临床试验，包括一项将该药物与高剂量、每周 3 次皮下注射干扰素进行比较的试验，表明与高剂量干扰素相比，该药物在减少 RMS 患者的临床复发方面具有强大的疗效，并且在 MRI 上新发活动期的中枢神经系统病变数量较干扰素组明显减少[211]。它同样也是第一个被批准的用于 PPMS 患者的药物，他不仅能有效减少残疾累积，同时效果还很温和[135]。其能迅速抑制 MS 的复发，却并不影响血清抗体水平，这表明药物的作用与抗体水平的变化无关。

数十年以来，自从发现了大多数 MS 患者脑脊液中存在 OCB，以及确认了另一种抗 CD20 抗体利妥昔单抗在 RRMS 的 II 期临床试验中的有效性以来，人们就推测 B 细胞在 MS 发病机制中有重要作用[212]。然而，达利珠单抗是 FDA 批准的首个用于治疗 MS 的抗 CD20 抗体。B 细胞耗尽后降低 MS 相关疾病的机制尚不清楚，但快速的反应表明它与致病性抗体的减少无关。更有可能是由于 B 细胞抗原向 T 细胞呈递的减少，以及促炎性

细胞因子和细胞毒性细胞因子的减少[213, 214, 215]。已经对其他抗 B 细胞药物进行了临床试验，如奥法木单抗（一种皮下注射的全人源化的抗 CD20 单克隆药物）和阿塞西普（一种重组融合蛋白，同成熟记忆 B 细胞激活、增殖、寿命有关的细胞因子结合，但不会耗尽它们）。非常重要的是，虽然奥法木单抗的 II 期试验显示出减少复发的好处，III 期试验正在进行中，但阿塞西普治疗导致疾病恶化，试验被终止[216]。结合以上试验结果，B 细胞在 MS 病理上的作用还需要进一步研究。

经过适当筛选后，每 6 个月静脉注射 1 次奥克雷珠单抗，无须监测血液中的 CD20 细胞（见下文）。初始剂量为 300mg，静脉注射，间隔 2 周。此后，每 6 个月给予 1 剂奥克雷珠单抗 600mg。输液应缓慢进行，并仔细监测患者情况。

奥克雷珠单抗最常见的严重不良反应是输液反应，即使使用类固醇和抗组胺药物进行预处理，仍然有高达 40% 的个体出现不良反应。大多数不良反应是轻微的，伴有瘙痒、皮疹和头痛，但可能发生严重的不良反应（呼吸困难、支气管痉挛、咽部和喉部水肿），因此应准备抢救药物和设备，特别是在第一次输液时。第一次输注奥克雷珠单抗可能导致破坏的 B 细胞释放细胞因子（"细胞因子释放综合征"），而对奥克雷珠单抗的真正过敏反应可能会在第二次和随后的输注中产生。输液后应观察患者 ≥ 4h，但应告知患者不良反应可能在随后的 24h 内发生。在 RMS 患者和 PPMS 患者中，奥克雷珠单抗的不良反应相似。

正如预期的那样，奥克雷珠单抗是一种强大的免疫抑制药，并且与其他免疫抑制药 DMT 一样，使用该药物的患者有更高的感染发生率，特别是疱疹感染和乙型肝炎病毒的再激活。事实上，患者在治疗前应该筛查是否感染乙型肝炎，如果存在，该药物是禁忌证。迄今为止，在接受奥克雷珠单抗治疗的 MS 患者中还没有 PML 患者的报道，但使用抗 CD20 嵌合单克隆利妥昔单抗的患者中已经有 PML 的报道。与奥克雷珠单抗相比，利妥昔单抗靶向 CD20 的表位不同。然而，使用奥克雷珠单抗的患者仍应监测是否可能发生

PML 或其他病毒性脑病，特别是那些之前使用其他免疫抑制药或已知会增加 PML 风险的 MS 相关 DMT 的药物[217]。

在奥克雷珠单抗临床试验和上市后报告中，发现恶性肿瘤发病率增加，最常见的是乳腺癌。在使用奥克雷珠单抗期间，应对恶性肿瘤进行监测。

（六）化学治疗药物

虽然在过去的几十年里，已经尝试了多种化学治疗药物用于治疗 MS（如苯丁酸氮芥和环磷酰胺），但目前只有 2 种药物被批准用于治疗 MS，即克拉屈滨和米托蒽醌。克拉屈滨以前是口服制药，下文将对米托蒽醌进行介绍。

米托蒽醌（Novantrone®）　米托蒽醌是一种强大的细胞毒性化学治疗药物，已获 FDA 批准用于治疗 SPMS，以及其他 DMT 无法充分控制的 RMS。其作用机制是插入 DNA 碱基之间，破坏 DNA 和 RNA 合成，阻止健康细胞和癌细胞的 DNA 修复。因此，它具有显著的毒性，这极大地限制了它的临床使用。虽然在两项Ⅲ期临床试验中显示有效，但目前使用其他毒性较小的药物可能更可取。一些作者建议，使用该药物作为诱导治疗，短期内使用，然后使用毒性较小，但可能效果稍弱的药物，可以将米托蒽醌的毒性降到最低[218, 219]。接受这种方式治疗的患者数量很少，需要更多的研究来证明使用米托蒽醌的风险。

至少有 3 种毒性反应与米托蒽醌的使用有关，并且与剂量有关。第一种是中性粒细胞减少症，这大大增加了感染的风险；第二种是心脏毒性，有时会在服用米托蒽醌数月后发生[220]；第三是致癌性，增加罹患白血病、结肠癌和其他癌症的风险[221, 222]。如果总剂量＜ 60mg/m² ，则毒性会显著减少。

米托蒽醌的用法为每 3 个月静脉注射 1 次（5～15min），剂量为 12mg/m² 。该药物不应用于骨髓或心脏功能受损的患者。在治疗开始之前，以及每次使用米托蒽醌之前，需要进行血常规、肝功能和左室射血分数（left ventricular ejection fraction，

LVEF）检查。如果出现明显的中性粒细胞减少（中性粒细胞计数＜ 1500/mm³ ）或 LVEF ＜ 50%，应停止用药。该药物还具有致畸性，不应给育龄女性使用，除非使用了适当的避孕措施，并且每次输注前妊娠试验结果为阴性。每例患者总共接受米托蒽醌的最大总剂量应＜ 140mg/m² 。

（七）血浆置换（PLEX）

正如在 MS 发病机制部分所指出的，对 MS 患者的尸检中发现了不同的脱髓鞘病理模式[19]。其中模式 2，显示脱髓鞘区域的免疫球蛋白和补体数量增加，表明体液免疫过程参与了组织破坏[19]。这些数据表明，通过血浆置换去除体液因子可能有治疗作用。在一项双盲研究中，纳入了无法采用高剂量皮质类固醇治疗的严重 RMS 患者[149]。研究结果表明，虽然疗效持续时间较短且有患者复发，但是仍有 42% 的患者神经系统症状有所缓解。血浆置换已成功用于严重难治性 MS 发作的患者，尤其是在脑组织活检发现了特殊病理改变的患者中有更好的疗效[21, 22]。目前尚没有无创性的检查对此类患者进行识别，因此，应根据临床特点选择血浆置换治疗。

通常的血浆置换方案为 5 次置换，每隔一天置换 1.5 个单位的血浆，共 5 次置换，并替换白蛋白液体。如果最初的治疗效果不理想，可能需要增加置换次数[150, 223]。

（八）干细胞治疗

干细胞是一种能够分化成各种其他类型细胞的细胞，从血细胞到心肌细胞，再到中枢神经细胞（如星形胶质细胞和神经元）。干细胞有多种来源，从脐带血、骨髓、循环血和结缔组织中均可发现干细胞。目前，利用基因修饰技术，甚至有可能将分化的人类皮肤细胞变成更原始的干细胞[224, 225]。

使用干细胞治疗 MS 一直存在争议。虽然在基础实验中，对自身免疫性脑脊髓炎小鼠静脉注射干细胞可以抑制疾病活动，但这是免疫调节的

结果，而不是增强组织修复的结果[226]。目前，治疗MS的最佳干细胞治疗方法是使用自体干细胞，在化学治疗药物破坏或消融骨髓后，重新使用自体造血干细胞移植填充骨髓[227-229]。不同的机构有不同的治疗方案，虽然目前治疗效果喜人，但这一方案仍然处在临床试验中，应只在有确切资质的临床试验中心进行，并且谨慎地选择能从这种治疗中获益的个体[230]。

（九）MS 的症状管理

MS的症状管理是临床治疗的重要部分，MS患者的护理，需要多学科合作。然而，由于目前有多种用于延缓MS进展的DMT药物，医生在诊治患者时往往会花费更多的时间来讨论和调整用药方案，因此对MS临床症状管理的精力就会相对减少。更糟糕的是，医生与患者交流的时间越来越受到严格的限制，而且许多重要和致残性的MS症状和体征，即使通过严格的神经系统查体也是难以发现的。仔细的询问症状和给患者机会去表达诉求是解决这些问题的关键。目前已有多种能提高医生对病情了解程度的方案，如提前邮寄问卷给患者，让他们详细描述他们的症状和不适，而医生则会在患者诊所咨询前获得这些问卷。最近，已经研究出一种简易"症状评估表"，只需要花费几分钟就可以完成，并且可以在临床诊疗过程中填写，以便提出有关症状管理的直接问题[231]。另一种可行的方法是允许护士、护士助理、医生助理和护士从业人员有更多的时间与患者在一起，更详细地询问患者症状。最后，还有可以通过智能手机应用程序监测患者的日常身体活动、睡眠时间和睡眠质量。来自这些应用程序的数据可以为医生提供有价值的信息，以了解患者的疾病如何影响他们的日常生活。

在治疗MS症状前需要认识到，许多症状可能不能直接归因于MS。患者的并发症不仅可能影响功能，而且影响生活质量[232, 233]。此外，如前所述，症状管理必须采用多种方法，即包括干预生活方式、物理治疗和专业治疗，以及最后的药物干预的综合处理。以下是用于管理MS常见相关症状的建议。

1.认知障碍　多项研究表明，有70%的MS患者会出现认知障碍，尤其是PMS[234]，并且认知障碍常在疾病早期出现[235]。认知障碍通常是大脑萎缩而导致的[236]，是导致患者失业的主要原因。MS相关的认知能力下降的主要表现通常是执行或决策能力障碍、信息处理速度下降、语言学习和注意力障碍，而不是单纯的失忆综合征[237]。

除脑萎缩外，多种因素也会导致认知功能受损，需要额外干预。这些包括疲劳、睡眠障碍、镇静和抗胆碱能药物，以及情绪变化，特别是抑郁。因此，在评估MS患者的认知损伤时，必须使用多种方法，这一过程不仅耗费时间，而且经常需要进行神经心理测试，以区分不同的损伤模式及其可能的病因。这种测试昂贵且复杂，但对于评估认知损伤的性质和程度是必不可少的。

MS认知障碍的治疗是具有挑战性的。如果之前提到的可导致认知功能受损的因素已经解决，但认知障碍仍然存在，那么一些研究表明认知训练[238, 239, 240]、兴奋剂（安非他明[241]、哌甲酯[242]、莫达非尼[243]）、全身有氧运动[244]可能有助于改善认知障碍。改善MS患者认知功能所需运动性质目前存在争议，但有经验的物理治疗师和专业治疗师的专业知识是非常有价值的。尽管由于研究的患者人数较少，数据有限，但使用胆碱酯酶抑制药，如多奈哌齐和卡巴拉汀，对于此类患者没有改善[245, 246]。

认知障碍患者发生假性延髓情绪的风险也会增加。这是一种以极端情绪不稳定为特征的情感，会出现强哭或强笑（例如，看电视广告时哭，参加葬礼时笑）。从笑到哭，情绪也会迅速变化，反之亦然。毋庸置疑，这样的行为在社会上是非常尴尬的。目前对此种症状治疗困难，但有两种药物有一定疗效，即氢溴酸右美沙芬和硫酸奎尼丁。这是一种固定比例的药物组合，Nuedexta®是FDA批准的唯一用于治疗假性延髓情绪的药物。

2.情绪改变　临床病程不确定的慢性疾病患者出现情绪障碍的风险很高。最常见的是焦虑和抑郁[247]。由于难以发现或病耻感，很多抑郁患者拒绝承认这种改变。抑郁症的临床表现多样，如睡眠障碍、食欲不振或食欲增加（安慰性进食）、易怒、动力缺乏、性欲减退和易疲劳，高达 50% 的 MS 患者符合抑郁症诊断标准。在评估抑郁症时，病史是至关重要的，询问病史也需要较多时间。贝克忧郁量表是一份包含 21 个选择题的自我评估量表，它在衡量抑郁的严重程度方面有很大的价值，有人建议使用一种更简单的方法来诊断抑郁症[248]。MS 患者的自杀率高于普通人群，与残疾程度相关性较低，与男性、独居和酗酒相关性较高，且在疾病过程的早期更常见[249]。然而，近期的研究表明，由于多种 DMT 方案，自杀率显著下降[250]。尽管如此，如果抑郁症很严重，并有自杀想法，必须立即考虑精神科医生参与到临床治疗中。

抑郁症的治疗有多种方案可选，但在临床实践中往往被临床医师忽视[251]。另一个挑战是说服患有抑郁症的患者接受治疗。大多数医师会选择抗抑郁药物治疗，但仅有一小部分抗抑郁药物可供选择。药物的不良反应可能是无法耐受的，从镇静、性功能障碍，到躁狂和人格改变。没有一种药物对 MS 患者更有效，但使用镇痛药（如度洛西汀和文拉法辛）可以帮助缓解 MS 相关的疲劳；而性功能相关不良反应较小的药物，如安非他酮，也可能是较好的临床选择。一些基础及临床试验的初步数据表明，5- 羟色胺选择性再摄取抑制药（serotonin-selective reuptake inhibitor, SSRI）具有免疫调节作用[252, 253]。此外，最近的研究表明，单胺类抗抑郁药可以改善卒中的动物模型和患者的运动功能和神经再生[254, 255]。这些药物的早期临床试验正在进行中。

认知行为疗法也是有价值的[256]，根据美国神经病学学会的指导方针，可以通过电话随访进行治疗，尽管作用不大[257]。定期锻炼、多次向有经验的理疗师和职业治疗师进行心理咨询，以及最重要的是改变生活方式（如治疗酗酒和心理咨询以避免社会孤立）[258, 259]。

3. 疲劳 疲劳是 MS 的主要"隐形"症状之一，MS 相关的疲劳不同于急性病毒或细菌感染或睡眠不足后的疲劳，它是持续的，能渗透至患者所有活动中，极大地影响了患者的生活质量。MS 引起疲劳的机制尚不清楚，但可能的原因是 MS 患者中枢神经系统中存在的炎症细胞因子，以及大脑功能连接障碍，导致大脑运行低效[260]。换言之，疲劳的许多原因，或者至少是疲劳的间接原因，可能与疾病没有直接关系。因此，与认知障碍和情绪改变类似，必须首先评估可能导致疲劳的共病。

对非 MS 相关疲劳诱发并发症的评估应包括评估代谢异常，如贫血、肾、肝、甲状腺功能障碍和糖尿病。此外，许多药物有镇静作用，或者影响睡眠，如 SSRI 和 DMT，如 β 干扰素。在 MS 患者中，常见"多种药物共同使用"，医师应经常评估药物联合使用的合理性，并使用尽可能低的治疗剂量。如前所述，情绪变化，如抑郁，可以导致显著的疲劳感，需要干预。最后，评估 MS 患者的睡眠模式至关重要。由于各种原因，睡眠障碍在 MS 患者中极为常见，包括频繁夜尿、肌肉痉挛、快速眼动睡眠障碍和焦虑。此外，MS 患者出现阻塞型睡眠呼吸暂停低通气综合征（obstructive sleep apnea hypopnea syndrome, OSAS）、睡眠中周期性腿部运动和不宁腿综合征（restless leg syndrome, RLS）的频率也增加，在某些患者中 > 50%[261]，后者在合并有脊髓疾病患者中更为常见[262]。

诊断和治疗睡眠障碍可以明显缓解 MS 患者的疲劳[263]。虽然有许多评估量表，以及智能手机设备（用于监测睡眠时间和睡眠质量）可以帮助临床诊断，但是确诊该疾病仍相对困难[263]。脖颈肥胖和气道狭窄是发生 OSAS 的危险因素，但如果仍对诊断有疑问，可以通过金标准多导睡眠监测（polysomnography, PSG）确定[264]。睡眠障碍可以采用多种治疗方法，包括口夹板、睡眠时的姿势改变（如使用楔形枕头以确保侧睡）、减肥、减少酒精摄入，以及使用持续气道正压通气（continuous positive airway pressure, CPAP）或双相气道正压（bilevel positive airway pressure, BiPAP）。对于难治性患者，可以考虑手术切除咽部组织或植入咽部夹板或舌下神经刺激器。获得睡眠医学会认证的神经科医生的建议会为患者提供更好的帮助。RLS 在 MS 患者中很常见，RLS 必须与夜间肌阵挛相鉴别，前者是一种随意的腿部运动，后者是不自主的[265]。RLS 的一个危险因素是颈脊髓病变，往往与更严重的残疾相关[265]。可干预的病因包括血清铁蛋白水平低和慢性肾脏病。这些情况应通过实验室检查指标进行判别。如果血清铁蛋白水平或转铁蛋白饱和度较低（铁蛋白 ≤ 75μg/L 或转铁蛋白饱和度 < 20%），建议口服硫酸亚铁联合维生素 C（促进铁吸收）治疗[266]。如果铁蛋白水平正常，可以使用多种药物。一线药物包括多巴胺激动药，如普拉克索、罗替戈汀、卡麦角林和钙通道 α-2-δ 拮抗药（如加巴喷丁和普瑞巴林），其中加巴喷丁缓释药是有效、耐受性好、出现症状强化风险小的药物之一，症状强化是指症状提前出现并且强度增加的情况[267]。

许多研究致力于通过日常锻炼减轻 MS 相关疲劳[268]。大多数研究都提示锻炼可以改善疲劳，但是一旦停止锻炼，疲劳又会再次出现。运动的类型涵盖了有氧运动、瑜伽，以及太极。但是由于研究的患者数量少和结果的不一致性，导致对试验结果的解释存在挑战。此类研究的其他混杂因素是，试验设计时残疾程度不一且在已经受到疲劳挑战的人群保持继续锻炼的动机较弱。尽管如此，我们还是强烈建议患者在经验丰富的物理和专业治疗师的指导下，在生活中加入锻炼计划。如果长期坚持锻炼，还是可以获益的。其他措施，如认知行为疗法和节能方法（在精力最充沛的时候做大部分活动，然后休息，小憩，避免过度）已经被研究过。但是他们的益处较为有限[269]。

如果先前注意到的并发症得到解决，但疲劳仍然持续，可以考虑使用兴奋剂。FDA 唯一批准的治疗 MS 疲劳的药物是金刚烷胺，但观察性研究表明，莫达非尼[270]、阿莫达非尼、阿司匹林、达福普利丁和低剂量安非他命也有疗效。然而，一项对所有疲劳药物治疗研究的 Meta 分析显示，只有金刚烷胺有明显的好处[271]，但金刚烷胺存在潜在的不良反应（如加重排尿困难、脚踝水肿、视觉和认知改变）会限制其使用。

这些不同的治疗方法医生该如何选择？研究者建议，首先应专注于通过行为矫正［戒烟、健康饮食、治疗混杂因素（如睡眠障碍、抑郁或代谢异常）］来减少疲劳，强烈建议根据患者残疾水平制订锻炼计划，将兴奋剂作为最后的治疗方法。

4. 泌尿生殖系统和肠道症状（膀胱、肠道和性行为） 肠、膀胱和性功能障碍是最影响生活质量的 MS 症状。它们总是与脊髓功能障碍的其他症状有关，如疲劳、痉挛和感觉异常，因此增加了干预这些症状的困难。

膀胱功能障碍在 MS 患者中很常见，特别是在那些有脊髓病变的患者中，有效的治疗可能需要结合多专业的知识。如泌尿科医生和物理治疗师。泌尿系统症状通常表现为尿急、尿频、尿失禁、尿潴留。有时，主要表现为孤立性膀胱潴留，但更多的是在尿急、尿频的情况下出现潴留。产生这些症状的主要原因是支配下尿路的外侧皮质脊髓和网状脊髓受累。这些通路的损伤可导致逼尿肌 – 外括约肌协同失调、逼尿肌过度活跃和逼尿肌收缩能力下降[272]。

当然，有许多与 MS 无关疾病可以引起膀胱功能障碍。其中包括慢性尿路感染、膀胱结石、肥胖、盆底无力，以及女性多次阴道分娩史（伴或不伴子宫脱垂）。非感染性排尿困难通常可以通过生物反馈和盆底肌肉锻炼来解决[273]。如果盆底无力和子宫脱垂无法保守治疗，手术植入尿道悬带也许可以提供帮助。泌尿外科需要在术前对此类患者进行详细评估。某些食物可能会增加患者膀胱的紧迫感，导致尿频。这些食物包括酒精、辛辣食物和牛奶。此外男性患有前列腺疾病，如轻度前列腺炎和（或）前列腺增生，可导致尿急、尿频、尿不尽。再次强调，将患者转诊至泌尿外科医生对于解决膀胱功能障碍十分重要。

为了完全解决 MS 患者的膀胱功能障碍，排尿前和排尿后的膀胱超声很重要，因为小的痉挛性膀胱也能导致类似症状，这是逼尿肌 – 外括约肌协同障碍和伴有逼尿肌过度活跃，或者大的无张力膀胱尿潴留的结果。在逼尿肌 – 外括约肌协同功能障碍和逼尿肌过度活跃的情况下，若没有尿潴留的证据，使用抗肌松类药物如奥昔布宁、索利那新、托特罗定、达非那新、曲司氯胺、弗斯特罗定和 β 肾上腺素能受体激动药（米尔贝隆）可能是有效的。所有这些药物都有类似的不良反应，如口干、眼干、加重便秘、膀胱潴留，更重要的是，认知功能恶化[274]。然而，这些药物在同一患者身上表现不良反应各不相同，所以可以在同一患者中尝试不同的药物。最近的一项研究表明，长效药物的疗效更好，不良反应更少，耐受性更好[275]。为了抵消一些不良反应，特别是膀胱潴留和便秘，添加肾上腺素能阻滞药可能是有益的，如特拉唑嗪、多沙唑嗪、坦索罗辛、阿富唑嗪或西罗多辛[276, 277]。这些药物也有各自的一些不良反应，如低血压。然而，在这两种相互竞争的药物之间达到微妙的平衡，可以大大缓解 MS 相关的膀胱症状。在调整治疗方案过程中，可以用排尿前后的超声监测膀胱功能。对膀胱潴留患者增加更多的药物治疗替代方案，如指导患者进行间歇性自我导尿或神经调节治疗（手术植入胫后神经或骶神经刺激器）。需要注意，植入这些设备可能会影响患者进行 CNS MRI。膀胱内注射 A 型肉毒毒素是治疗 MS 痉挛性膀胱功能障碍的一种非常有效的治疗方法[278-281]。注射肉毒毒素的治疗效果可以维持 9 个月，虽然在注射后短期内可能需要导尿[282]。可以向有经验的泌尿科医生咨询，共同处理 MS 相关的膀胱排尿困难。对于不能或不愿意进行间断导尿的膀胱低张力 / 无张力的患者，可能需要留置导尿，这极大增加了感染的风险。因此耻骨上膀胱造瘘常优于尿道导尿管，但这可能会让患者感到不适。同样，泌尿科会诊也是必不可少的。

MS 患者的排便困难通常表现为便秘和（或）失禁。便秘是最常见的，通常与缺乏足够的液体摄入有关。这反过来又与患者因膀胱控制困难而不愿喝足够的液体有关，也与使用控制膀胱症状的药物有关（见上文）。这个难题很难解决，但可以与营养师共同为患者制订美味且高纤维饮食，调整白天的液体摄入，使大多数排尿发生在白天，而不会在晚上干扰睡眠。大便软化药（如多库酯）和纤维补充药（如车前草、甲基纤维素）也可帮助患者排便。此外，行为改变也能带来好处。行为调整包括利用胃 – 结肠反射，尝试在饭后不久排便，固定时间排便，用碳酸饮料代替白开水，用电子仪器或 Credé 手法（腹部按摩）刺激直肠收缩[282-284]。腹肌和盆底肌无力会使排便困难，对上述肌肉加强锻炼，加上受过训练的物理治疗师的生物反馈训练，可能会有帮助。最后，睡前服用小剂量碳酸镁（250～500mg）可以增加早晨肠道蠕动。泻药如镁乳、多库酯和聚乙二醇是有帮助的，但应谨慎服用，以避免依赖和失控。

性功能障碍常常伴发于肠、膀胱功能障碍，常与脊髓功能障碍有关，50% 以上的男性和女性 MS 患者会出现性功能障碍。然而，与肠道和膀胱功能障碍相反，性吸引力、性欲和性高潮障碍会导致明显的社会心理障碍，人们必须将性欲与脊髓功能障碍相关的生理疾病区分开来。在讨论性功能时，患者和医生都会感到尴尬，这导致了对 MS 主要并发症的治疗严重不足。通过问卷调查，如 MS 亲密关系与性行为问卷（Multiple Sclerosis Intimacy and Sexuality Questionnaire，MSISQ-19）、MS 女性性功能障碍管理与期望评估问卷（Sexual Dysfunction Management and Expectations Assessment in Multiple Sclerosis-Female，SEA-MS-F）、性满意度调查问卷（Sexual Satisfaction，SSS）、国际勃起功能指数问卷表（international index of erectile function，IIEF），可以更可靠地获取性功能和性满意度的信息。

MS 相关性功能障碍可能需要多模式治疗，包括精神科医生、家庭顾问、物理治疗师、泌尿科医生和初级保健提供者的治疗。性障碍被分为 3 类[285]，包括与感觉改变、润滑和勃起困难相关的原发性功能障碍，以及 MS 相关问题所致的性功能障碍，如肠道和膀胱控制、下肢痉挛、疲劳、无力和药物（三环类和 SSRI 抗抑郁药）、情绪（通常为抑郁）、自我形象、自尊、缺乏隐私，以及与性伴侣的关系等引起的继发性功能障碍。

MS 原发性性功能障碍通常与阴道、阴蒂和阴茎性感觉减弱有关，并伴有润滑障碍和勃起困难。建议延长女性前戏时间来解决对性刺激敏感度下降的问题。在性交过程中，当女性伴侣处于上方时，体位也可以帮助增加对阴蒂的刺激。额外的阴蒂刺激可以通过振动装置或阴蒂真空吸引装置来实现[286]。阴道润滑度会随着性兴奋的增加而增加，但如果仍然润滑不足，大量的无香味和有香味的水溶润滑剂都是可用的。对于有性唤起困难的男性来说，带阴茎环的阴茎真空装置被证明是有效的，尽管它们可能会不舒服。多种药物可用于改善勃起功能。其中包括磷酸二酯酶 5 型抑制药西地那非、伐地那非、他达拉非和阿凡那非，它们的有效时间各不相同，有的持续几小时（西地那非），有的持续 24h（他达拉非）。由于磷酸二酯酶抑制药是血管扩张药，可能会导致严重的低血压，所以在给服用降压药的患者使用这些药时要非常谨慎。这些药物应在性行为前至少半小时空腹服用。还有一种勃起增强药是前列腺素 E1 前列地尔，它可以松弛平滑肌，用法可以是注射到阴茎中或插入到尿道。

与 MS 性功能障碍相关的继发问题是性交时肠道、膀胱控制困难，下肢无力，以及导致定位困难的震颤和痉挛。疲劳也可能是一个问题，因为劳累导致的体温升高会加重所有 MS 相关症状。药物，如巴氯芬、加巴喷丁、金刚烷胺、三环类和 SSRI 抗抑郁药可以降低勃起能力和达到性高潮的能力。对于疲劳、肠道和膀胱困难的治疗见上文描述。在接下来的讨论中主要着重于介绍缓解痉挛和震颤的方法，在性交时佩戴颈部冷却装置可以防止由于核心温度上升而导致的症状恶化[287]。最后，我们鼓励在性交过程中采用不同姿势，这在网上很容易找到相关介绍[288]。

第三类 MS 相关症状所致的性功能障碍与自我形象和自我感觉性吸引力下降有关（这与患者残疾程度、缺乏隐私、抑郁和性伴侣有关）[289-291]。家庭咨询、团体咨询和公开讨论与伴侣的亲密关系可以克服前面提到的困难并带来更大的性满足感。用减少性障碍的药物治疗抑郁症也有帮助，

如安非他酮。

5. 无力和痉挛　无力和痉挛是 MS 的两种常见且相互关联的症状，两者都是中枢神经皮质脊髓束功能障碍的结果，尽管最近的研究表明周围神经脱髓鞘也可能与之有关[91]。有些患者以无力为主。在其他情况下，痉挛是主要的症状。随着皮质脊髓束的损伤，患者难以恢复至正常的力量。然而，为了防止运动减少导致肌肉力量下降和肌萎缩，由专业的物理和职业治疗师设计的定期锻炼计划是必不可少的。患者通常会因为疲劳、行动不便、无法使用设施或费用等原因拒绝此类建议，但我们仍建议鼓励及教育患者继续相关锻炼计划，因为这对功能恢复和整体生活质量改善都有相当大的帮助[292]。

药物治疗无力也是一种选择，可以作为定期锻炼计划的辅助措施。使用最广泛的药物是 4-氨基吡啶（4-aminopyridine，4-AP），商品名为达伐吡啶，这种药物通过阻断脱髓鞘轴突上的钾通道，延长动作电位，改善受损轴突的传导功能[293]。在一项针对步态困难的 MS 患者的Ⅲ期随机临床试验中对该药物进行了研究。1/3 的患者在步行速度上相较基础值有 25% 的提升[294]。不良反应包括与剂量相关的癫痫风险，因此该药对有癫痫史的患者应谨慎。此外，尿路感染、头晕、失眠和头痛的发病率也有所增加[295]。由于达伐吡啶增加受损轴突对能量的需求，因此可能会加重神经功能损伤，导致更为严重的感觉异常[296]及加重三叉神经痛[297]。

对 MS 患者痉挛的治疗对医生是一个重大的挑战。虽然痉挛可能是该疾病的致残症状，但在一些患者中，下肢伸肌痉挛是维持下肢力量、帮助行走的重要因素。在其他情况下，肌肉痉挛，尤其是内收肌痉挛，是主要的功能障碍。由于痉挛的存在总是与一定程度的肌肉无力有关，对痉挛的治疗，可能会加重无力；因此，缓解痉挛必须始终在不良后果与改善症状之间寻求平衡。

MS 的痉挛可以影响身体的任何部位，但最常见的是下肢和上肢。肌肉痉挛时产生的疼痛，以及眼睑肌阵挛都会影响睡眠。充足的水分，尤

其是在夏天，可以缓解肌肉痉挛的频率和发作的严重程度。此外，小剂量镁片（250mg），睡前服用 1~2 片，也能对痉挛有所帮助。如前所述，镁片还可以缓解便秘。肌肉拉伸可以缓解轻度到中度的肌肉痉挛，同样，建议采用多学科方法，由经验丰富的物理和职业治疗师设计锻炼和拉伸计划。由一位有经验的瑜伽教练设计针对残疾人的瑜伽计划是非常有益的，应该鼓励患者定期做伸展运动和瑜伽，因为在锻炼中获得的益处持续时间较短。任何肌肉痉挛的迅速恶化，尤其是下肢的痉挛性恶化，都应该对可能合并的叠加因素进行评估，如尿路感染、皮肤溃疡或肺部感染。在 MS 中，有多种药物手段可以减少痉挛，但所有这些药物都有加重无力和诱发不良反应的可能。在 MS 中最常见的减少痉挛的口服药物是巴氯芬。其作用机制是广谱刺激 γ- 氨基丁酸（gama-aminobutyric acid，GABA）B 受体 [298]。该药的半衰期相当短，每日需要服用 2~3 次。初始剂量应较低，从每次 5mg，每日 2~3 次开始，并根据需要缓慢增加。主要不良反应是镇静和加重无力感，特别是在大剂量时。另一种治疗 MS 相关痉挛的口服药物是替扎尼定。其作用机制也不完全清楚，但可能涉及在兴奋性中间神经元之间形成的突触中起作用，或者干扰递质释放或通过突触后作用，尤其是作用在脊髓神经元、初级传入纤维和激活的星形胶质细胞上的 α-2A 受体 [299]。这种药会引起严重的疲劳，需要缓慢的适应。起初，应在夜间小剂量（2mg）给药，根据耐受性和需要，在白天逐渐增加剂量。替扎尼定还具有强效的抗胆碱能特性，可引起口干、便秘、视力模糊和低血压，这再次限制了它的作用。苯二氮䓬类（如氯硝西泮）由于其作用于 GABA 神经元，可以缓解痉挛。然而，该药物可导致镇静和认知障碍。一项小范围随机试验表明，中等剂量的加巴喷丁（900mg/d）可缓解痉挛 [300]。然而该药物也可损伤平衡功能，因此应从小剂量开始给药。

一些患者需要大剂量的口服药物来控制他们的痉挛，以至于药物的不良反应超过了临床获益。在这种情况下，可以考虑采用鞘内注射巴氯芬治疗。这是通过在右肋区皮下安装由计算机控制的输液泵，巴氯芬的每日总剂量和周期性脉冲剂量（足够小以避免全身影响）可以通过计算机调整，以控制更严重的痉挛 [301]。鞘内注射巴氯芬并不是对所有患者有效，试验剂量必须先通过腰椎穿刺测试。如果有效，则将导管置入胸下区，并给予小剂量的鞘内巴氯芬注射。然后根据需要逐渐调整和增加剂量。一般来说，鞘内放置巴氯芬泵是一种相对安全的操作。总而言之，减少痉挛和无力两者平衡的把握始终是临床需要解决的问题。此外，还需要警惕更严重的并发症，FDA 已经对鞘内注射巴氯芬给予黑框警告。泵置入最常见的并发症是导管打结或移位。这可能会导致巴氯芬的突然减少，从而产生可能危及生命的临床反应，如伴有高热的反弹性痉挛和横纹肌溶解。应告知患者和护理人员这一点，并告知他们早期迹象。如果发生心力衰竭，口服巴氯芬也是一种合理的预防措施，因为立即口服可减轻停药症状。如果在脊髓蛛网膜下腔不慎使用了过多的巴氯芬，就会导致呼吸停止，就像导管移位时发生的那样。

虽然鞘内注射巴氯芬泵在缓解下肢痉挛方面最有效，但它对上肢痉挛的益处不大。对于严重的上肢痉挛或反应不足的下肢痉挛，向受影响的部位肌内注射 A 型肉毒毒素是有益的 [281, 282]。通过针极肌电图选择注射部位，注射小剂量药物。痉挛会在几天内减轻，但效果会在几周或几个月后消失，因此需要反复注射。注射了 A 型肉毒毒素的肌肉会出现无力，这就限制了它的使用。有 50% 的患者在 1 年后停止了 A 型肉毒毒素治疗，因为他们认为疗效不佳 [302]。

6. 疼痛　疼痛是 MS 患者的常见症状。疼痛由多种原因引起，其中许多都是可以治疗的。最常见的是由肌肉痉挛引起的疼痛。如前所述，通过拉伸、充足的水合作用和药物治疗，可以缓解这些症状。伴随感觉障碍、感觉异常和异常疼痛的致痛感（热、灼痛）也很常见。这些症状与大脑和脊髓的感觉通路受损有关，也可能与周围神经损伤有关 [91]。疼痛主要通过药物治疗，如加巴喷丁、普瑞巴林、度洛西汀、三环类抗抑郁药（如阿米替林、去甲替林），以及卡马西平等抗癫痫药物。每种药物都有不良反应，因此疗效可能有限。每天在患处涂抹几次辣椒素软膏、利多卡因软膏或利多卡因贴剂可能会有一些效果，尽管效果有限。

MS 中一种严重且难治的疼痛综合征是三叉神经痛，这是一种复杂的症状，以严重的、刺痛性的面部疼痛为特征，通常是单侧的，但偶尔是双侧的，疼痛分布在三叉神经的三个分支中的一个或多个分支中 [92, 93]。其原因是因为脑干的炎性病变或胶质增生。咀嚼、说话和面部接触会触发疼痛，也可以自发发生。疼痛通常一开始是由牙齿问题引起的，尤其是发生在三叉神经第三支时，通常患者会至牙医就诊，寻找是否存在下腭或牙齿功能障碍。然而，如果发现没有明确的口腔问题（如龋齿）能够解释疼痛，就需要药物治疗。如前所述，如果三叉神经痛是突然发作的新发症状，可作为急性复发治疗，并给予大剂量皮质类固醇。如果疼痛复发，应开始用卡马西平（短效或缓释制药）治疗。为了尽量减少不良反应，"低剂量、逐步加量"是最好的治疗方案。如果高剂量的卡马西平无效或有明显的不良反应，则可以尝试以下药物，奥卡西平、拉莫三嗪、托吡酯、苯妥英和加巴喷丁。对于一些保守治疗难以治愈的三叉神经痛的患者，可能需要神经外科治疗 [303]。该手术通常在门诊进行，包括三叉神经毁损（可以用伽马刀进行

立体定向放射治疗、射频加热、球囊压迫或甘油注射）。这些手术往往会遗留面部麻木，但大多数人都接受这一点不良反应。随着神经恢复，疼痛可能会复发，所以可能需要重复治疗。某些药物会加剧疼痛，三叉神经痛患者应避免使用。涉及的药物有达伐吡啶 [297] 和大剂量维生素 [304]。

结论

MS 的病理复杂性和多种潜在易感因素（包括环境和遗传因素）表明，MS 是一种综合征，而不是单一的疾病。疾病特异性标志物的缺乏使 MS 的诊断主要依靠详细的病史问询、仔细的神经系统检查、严格的实验室检查和排除其他疾病。只有这样，才能证明炎性中枢神经系统疾病在时间和空间上的演变是其他疾病无法解释的。在大多数患者中，疾病的形式会随着时间的推移发生变化，从而导致对当前各种疾病治疗的不同反应。因此，对 MS 的治疗应根据病程、疾病类型和疾病对中枢神经系统的损伤程度进行高度个性化的治疗。此外，MS 患者出现独特症状的治疗应该被医师及护理人员重视，可以联合其他医疗专业（如物理治疗、职业治疗、泌尿科、精神病学、心理学）来共同解决这些问题。最后，没有什么能替代花时间倾听患有最复杂神经疾病患者的意见，尽管在当前的医疗环境下这可能很困难。

参考文献

[1] Kurtzke JF. Epidemiology in multiple sclerosis: a pilgrim's progress. Brain. 2013;136:2904–2917.

[2] Levin LI, Munger KL, Rubertone MV, et al. Temporal relationship between elevation of Epstein-Barr virus antibody titers and initial onset of neurological symptoms in multiple sclerosis. JAMA. 2005;293:2496–2500.

[3] Goodin DS. The epidemiology of multiple sclerosis: insights to a causal cascade. Handb Clin Neurol. 2016;138:173–206.

[4] Narula S. Pediatric multiple sclerosis: updates in epidemiology, clinical features and management. Neurodegener Dis Manag. 2016;6:3–7.

[5] Anlar B, Basaran C, Kose G, et al. Acute disseminated encephalomyelitis in children: outcome and prognosis. Neuropediatrics. 2003; 34194–199.

[6] Roohani P, Emiru T, Carpenter A, et al. Late onset multiple sclerosis: is it really late onset? Mult Scler Relat Disord. 2014;3:444–449.

[7] Trojano M, Lucchese G, Graziano G, et al. Geographical variations in sex ratio trends over time in multiple sclerosis. PLoS One. 2012;7:e48078.

[8] Islam T, Gauderman WJ, Cozen W, Hamilton AS, Burnett ME, Mack TM. Differential twin concordance for multiple sclerosis by latitude of birthplace. Ann Neurol. 2006;60:56–64.

[9] Cree BA, Khan O, Bourdette D, et al. Clinical characteristics of African Americans vs Caucasian Americans with multiple sclerosis. Neurology. 2004;63:2039–2045.

[10] Ventura RE, Antezana AO, Bacon T and Kister I. Hispanic Americans and African Americans with multiple sclerosis have

more severe disease course than Caucasian Americans. Mult Scler. 2017;23:1554–1557.

［11］ Hafler DA, Compston A, Sawcer S, et al.; International Multiple Sclerosis Genetics Consortium. Risk alleles for multiple sclerosis identified by a genomewide study. N Engl J Med. 2007;357:851–862.

［12］ Moutsianas L, Jostins L, Beecham AH, et al. Class II HLA interactions modulate genetic risk for multiple sclerosis. Nat Genet. 2015;47:1107– 1113.

［13］ Svejgaard A. The immunogenetics of multiple sclerosis. Immunogenetics. 2008;60:275–286.

［14］ Baranzini SE, Mudge J, van Velkinburgh JC, et al. Genome, epigenome and RNA sequences of monozygotic twins discordant for multiple sclerosis. Nature. 2010;464:1351–1356.

［15］ Handunnetthi L, Handel AE, Ramagopalan SV. Contribution of genetic, epigenetic and transcriptomic differences to twin discordance in multiple sclerosis. Expert Rev Neurother. 2010;10:1379–1381.

［16］ Henderson AP, Barnett MH, Parratt JD, Prineas JW. Multiple sclerosis: distribution of inflammatory cells in newly forming lesions. Ann Neurol. 2009;66:739–753.

［17］ Lang HL, Jacobsen H, Ikemizu S, et al. A functional and structural basis for TCR cross-reactivity in multiple sclerosis. Nat Immunol. 2002;3:940–943.

［18］ Dendrou CA, Fugger L, Friese MA. Immunopathology of multiple sclerosis. Nat Rev Immunol. 2015;15:545–558.

［19］ Lucchinetti C, Bruck W, Parisi J, Scheithauer B, Rodriguez M, Lassmann H. Heterogeneity of multiple sclerosis lesions: implications for the pathogenesis of demyelination. Ann Neurol. 2000;47:707–717.

［20］ Jarius S, Konig FB, Metz I, et al. Pattern II and pattern III MS are entities distinct from pattern I MS: evidence from cerebrospinal fluid analysis. J Neuroinflammation. 2017;14:171.

［21］ Keegan M, Konig F, McClelland R, et al. Relation between humoral pathological changes in multiple sclerosis and response to therapeutic plasma exchange. Lancet. 2005;366:579–582.

［22］ Stork L, Ellenberger D, Beissbarth T, et al. Differences in the reponses to apheresis therapy of patients with 3 histopathologically classifiedimmunopathological patterns of multiple sclerosis. JAMA Neurol. 2018;75:428–435.

［23］ Costantino CM, Baecher-Allan C, Hafler DA. Multiple sclerosis and regulatory T cells. J Clin Immunol. 2008;28:697–706.

［24］ Jones AP, Trend S, Byrne SN, et al. Altered regulatory T-cell fractions and Helios expression in clinically isolated syndrome: clues to the development of multiple sclerosis. Clin Transl Immunology. 2017;6:e143.

［25］ Kinnunen T, Chamberlain N, Morbach H, et al. Specific peripheral B cell tolerance defects in patients with multiple sclerosis. J Clin Invest. 2013;123:2737–2741.

［26］ Staun-Ram E, Miller A. Effector and regulatory B cells in multiple sclerosis. Clin Immunol. 2017;184:11–25.

［27］ Bhela S, Kempsell C, Manohar M, et al. Nonapoptotic and extracellular activity of granzyme B mediates resistance to regulatory T cell (Treg) suppression by HLA-DR-CD25hiCD127lo Tregs in multiple sclerosis and in response to IL-6. J Immunol. 2015;194:2180–2189.

［28］ Schneider A, Long SA, Cerosaletti K, et al. In active relapsing-remitting multiple sclerosis, effector T cell resistance to adaptive T(regs) involves IL-6-mediated signaling. Sci Transl Med. 2013;5:170ra15.

［29］ Luchtman DW, Ellwardt E, Larochelle C, Zipp F. IL-17 and related cytokines involved in the pathology and immunotherapy of multiple sclerosis: Current and future developments. Cytokine Growth Factor Rev. 2014;25:403–413.

［30］ Venken K, Hellings N, Hensen K, Rummens JL, Stinissen P. Memory CD4+CD127high T cells from patients with multiple sclerosis produce IL-17 in response to myelin antigens. J Neuroimmunol. 2010;226:185– 191.

［31］ Spencer JI, Bell JS, DeLuca GC. Vascular pathology in multiple sclerosis: reframing pathogenesis around the blood-brain barrier. J Neurol Neurosurg Psychiatry. 2018;89:42–52.

［32］ Dutta R, Trapp BD. Mechanisms of neuronal dysfunction and degeneration in multiple sclerosis. Prog Neurobiol. 2011; 93:1–12.

［33］ Frischer JM, Weigand SD, Guo Y, et al. Clinical and pathological insights into the dynamic nature of the white matter multiple sclerosis plaque. Ann Neurol. 2015;78:710–721.

［34］ Feinstein A, Freeman J, Lo AC. Treatment of progressive multiple sclerosis: what works, what does not, and what is needed. Lancet Neurol. 2015;14:194–207.

［35］ Ontaneda D, Thompson AJ, Fox RJ, Cohen JA. Progressive multiple sclerosis: prospects for disease therapy, repair, and restoration of function. Lancet. 2017;389:1357–1366.

［36］ Bergsland N, Horakova D, Dwyer MG, et al. Subcortical and cortical gray matter atrophy in a large sample of patients with clinically isolated syndrome and early relapsing-remitting multiple sclerosis. Am J Neuroradiol. 2012;33:1573–1578.

［37］ Brownlee WJ, Altmann DR, Alves Da Mota P, et al. Association of asymptomatic spinal cord lesions and atrophy with disability 5 years after a clinically isolated syndrome. Mult Scler. 2017;23:665–674.

［38］ Rojas JI, Patrucco L, Besada C, Bengolea L, Cristiano E. [Brain atrophy in clinically isolated syndrome]. Neurologia. 2010;25:430–434.

［39］ Azevedo CJ, Cen SY, Khadka S, et al. Thalamic atrophy in multiple sclerosis: a magnetic resonance imaging marker of neurodegeneration throughout disease. Ann Neurol. 2018;83:223–234.

［40］ Eshaghi A, Prados F, Brownlee WJ, et al. Deep gray matter volume loss drives disability worsening in multiple sclerosis. Ann Neurol. 2018;83:210–222.

［41］ Howell OW, Reeves CA, Nicholas R, et al. Meningeal inflammation is widespread and linked to cortical pathology in multiple sclerosis. Brain. 2011;134:2755–2771.

［42］ Magliozzi R, Howell O, Vora A, et al. Meningeal B-cell follicles in secondary progressive multiple sclerosis associate with early onset of disease and severe cortical pathology. Brain. 2007;130:1089–1104.

［43］ Kutzelnigg A, Lucchinetti CF, Stadelmann C, et al. Cortical demyelination and diffuse white matter injury in multiple sclerosis. Brain. 2005;128:2705–2712.

［44］ Witte ME, Mahad DJ, Lassmann H, van Horssen J. Mitochondrial dysfunction contributes to neurodegeneration in multiple sclerosis. Trends Mol Med. 2014;20:179–187.

［45］ Dutta R, McDonough J, Yin X, et al. Mitochondrial dysfunction as a cause of axonal degeneration in multiple sclerosis patients. Ann Neurol. 2006;59:478–489.

［46］ Fischer MT, Sharma R, Lim JL, et al. NADPH oxidase expression in active multiple sclerosis lesions in relation to oxidative tissue damage and mitochondrial injury. Brain. 2012; 135:886–899.

［47］ Hohlfeld R. Ion channels boost axonal injury in multiple sclerosis. Nat Med. 2012;18:1743–1745.

［48］ Meuth SG, Melzer N, Kleinschnitz C, Budde T, Wiendl H. [Multiple sclerosis: a channelopathy? Targeting ion channels and transporters in inflammatory neurodegeneration]. Nervenarzt. 2009;80:422–429.

［49］ Jacobsen C, Hagemeier J, Myhr KM, et al. Brain atrophy and disability progression in multiple sclerosis patients: a 10-year follow-up study. J Neurol Neurosurg Psychiatry.

2014;85:1109–1115.

[50] Romme Christensen J, Komori M, von Essen MR, et al. CSF inflammatory biomarkers responsive to treatment in progressive multiple sclerosis capture residual inflammation associated with axonal damage. Mult Scler. 2018:1352458518774880.

[51] Deangelis TM, Miller A. Diagnosis of multiple sclerosis. Handb Clin Neurol. 2014;122:317–342.

[52] Lublin FD. The incomplete nature of multiple sclerosis relapse resolution. J Neurol Sci. 2007;256(suppl 1):S14–S18.

[53] Lublin FD, Reingold SC, Cohen JA, et al. Defining the clinical course of multiple sclerosis: the 2013 revisions. Neurology. 2014;83:278–286.

[54] White AT, Vanhaitsma TA, Vener J, Davis SL. Effect of passive whole body heating on central conduction and cortical excitability in multiple sclerosis patients and healthy controls. J Appl Physiol (1985). 2013;114:1697–1704.

[55] Uhthoff W. Untersuchungen über die bei der multiplen Herdsklerose vorkommenden Augenstörungen. Arch Psychiat Nervenkran. 1890;21:55– 116, 303–341.

[56] Fisniku LK, Brex PA, Altmann DR, et al. Disability and T2 MRI lesions: a 20-year follow-up of patients with relapse onset of multiple sclerosis. Brain. 2008;131:808–817.

[57] Optic Neuritis Study Group. Multiple sclerosis risk after optic neuritis: final optic neuritis treatment trial follow-up. Arch Neurol. 2008;65:727– 732.

[58] Sastre-Garriga J, Tintore M, Rovira A, et al. Conversion to multiple sclerosis after a clinically isolated syndrome of the brainstem: cranial magnetic resonance imaging, cerebrospinal fluid and neurophysiological findings. Mult Scler. 2003; 9:39–43.

[59] Tintore M, Rovira A, Rio J, et al. Defining high, medium and low impact prognostic factors for developing multiple sclerosis. Brain. 2015;138:1863–1874.

[60] Matute-Blanch C, Villar LM, Alvarez-Cermeno JC, et al. Neurofilament light chain and oligoclonal bands are prognostic biomarkers in radiologically isolated syndrome. Brain. 2018;141:1085–1093.

[61] Chard DT, Dalton CM, Swanton J, et al. MRI only conversion to multiple sclerosis following a clinically isolated syndrome. J Neurol Neurosurg Psychiatry. 2011;82:176–179.

[62] Polman CH, Reingold SC, Banwell B, et al. Diagnostic criteria for multiple sclerosis: 2010 revisions to the McDonald criteria. Ann Neurol. 2011;69:292–302.

[63] Xia Z, Steele SU, Bakshi A, et al. Assessment of early evidence of multiple sclerosis in a prospective study of asymptomatic high-risk family members. JAMA Neurol. 2017;74:293–300.

[64] Mackay RP, Hirano A. Forms of benign multiple sclerosis: report of two "clinically silent" cases discovered at autopsy. Arch Neurol. 1967;17:588–600.

[65] Engell T. A clinical patho-anatomical study of clinically silent multiple sclerosis. Acta Neurol Scand. 1989;79:428–430.

[66] Okuda DT. Radiologically isolated syndrome: MR imaging features suggestive of multiple sclerosis prior to first symptom onset. Neuroimaging Clin N Am. 2017;27:267–275.

[67] Okuda DT, Siva A, Kantarci O, et al. Radiologically isolated syndrome: 5-year risk for an initial clinical event. PLoS One. 2014;9:e90509.

[68] Okuda DT, Mowry EM, Cree BA, et al. Asymptomatic spinal cord lesions predict disease progression in radiologically isolated syndrome. Neurology. 2011;76:686–692.

[69] Confavreux C, Vukusic S. The clinical course of multiple sclerosis. Handb Clin Neurol. 2014;122:343–369.

[70] Kappos L, Bar-Or A, Cree BAC, et al. Siponimod versus placebo in secondary progressive multiple sclerosis (EXPAND): a double-blind, randomised, Phase 3 study. Lancet.

2018;391:1263–1273.

[71] Fox RJ, Coffey CS, Conwit R, et al. Phase 2 trial of ibudilast in progressive multiple sclerosis. N Engl J Med. 2018;379: 846–855.

[72] Weideman AM, Tapia-Maltos MA, Johnson K, Greenwood M, Bielekova B. Meta-analysis of the age-dependent efficacy of multiple sclerosis treatments. Front Neurol. 2017;8:577.

[73] Birnbaum G. Stopping disease-modifying therapy in nonrelapsing multiple sclerosis: experience from a clinical practice. Int J MS Care. 2017;19:11–14.

[74] Cutter GR, Baier ML, Rudick RA, et al. Development of a multiple sclerosis functional composite as a clinical trial outcome measure. Brain. 1999;122 (Pt 5):871–882.

[75] Rudick RA, Polman CH, Cohen JA, et al. Assessing disability progression with the Multiple Sclerosis Functional Composite. Mult Scler. 2009;15: 984–997.

[76] Bin Sawad A, Seoane-Vazquez E, Rodriguez-Monguio R, Turkistani F. Evaluation of the Expanded Disability Status Scale and the Multiple Sclerosis Functional Composite as clinical endpoints in multiple sclerosis clinical trials: quantitative meta-analyses. Curr Med Res Opin. 2016;32:1969–1974.

[77] Patzold T, Schwengelbeck M, Ossege LM, Malin JP, Sindern E. Changes of the MS functional composite and EDSS during and after treatment of relapses with methylprednisolone in patients with multiple sclerosis. Acta Neurol Scand. 2002;105:164–168.

[78] Hobart J, Lamping D, Fitzpatrick R, Riazi A, Thompson A. The Multiple Sclerosis Impact Scale (MSIS-29): a new patient-based outcome measure. Brain. 2001;124:962–973.

[79] Sharrack B, Hughes RA. The Guy's Neurological Disability Scale (GNDS): a new disability measure for multiple sclerosis. Mult Scler. 1999;5:223–233.

[80] Baldassari LE, Salter AR, Longbrake EE, Cross AH, Naismith RT. Streamlined EDSS for use in multiple sclerosis clinical practice: development and cross-sectional comparison to EDSS. Mult Scler. 2018;24:1347–1355.

[81] Hojjati SM, Zarghami A, Hojjati SA, Baes M. Optic neuritis, the most common initial presenting manifestation of multiple sclerosis in northern Iran. Caspian J Intern Med. 2015;6:151–155.

[82] Gaier ED, Boudreault K, Rizzo JF, 3rd, Falardeau J, Cestari DM. Atypical optic neuritis. Curr Neurol Neurosci Rep. 2015;15:76.

[83] Krim E, Guehl D, Burbaud P, Lagueny A. Retrobulbar optic neuritis: a complication of Lyme disease? J Neurol Neurosurg Psychiatry. 2007;78:1409–1410.

[84] Todorovic L, Ibisevic M, Alajbegovic A, Suljic-Mehmedika E, Jurisic V. Bilateral retrobulbar optic neuritis as first signs of Lyme disease. Med Arh. 2008;62:117–118.

[85] De Seze S, Auvert B, Kahn MF, Solnica J. [Occurrence of optic neuritis in the course of unrecognized disseminated lupus erythematosus: importance of familial inquiry]. Bull Mem Soc Med Hop Paris. 1964;115:1017–1025.

[86] Hackett ER, Martinez RD, Larson PF, Paddison RM. Optic neuritis in systemic lupus erythematosus. Arch Neurol. 1974;31:9–11.

[87] Cogan DG. Internuclear ophthalmoplegia, typical and atypical. Arch Ophthalmol. 1970;84:583–589.

[88] Virgo JD, Plant GT. Internuclear ophthalmoplegia. Pract Neurol. 2017;17:149–153.

[89] Stenager E, Knudsen L, Jensen K. Acute and chronic pain syndromes in multiple sclerosis. Acta Neurol Scand. 1991; 84:197–200.

[90] Young J, Amatya B, Galea MP, Khan F. Chronic pain in multiple sclerosis: a 10-year longitudinal study. Scand J Pain. 2017;16:198–203.

［91］ Jende JME, Hauck GH, Diem R, et al. Peripheral nerve in-volvement in multiple sclerosis: demonstration by magnetic resonance neurography. Ann Neurol. 2017;82:676–685.

［92］ Hooge JP, Redekop WK. Trigeminal neuralgia in multiple scle-rosis. Neurology. 1995;45:1294–1296.

［93］ Jensen TS, Rasmussen P, Reske-Nielsen E. Association of trigeminal neuralgia with multiple sclerosis: clinical and patho-logical features. Acta Neurol Scand. 1982;65:182–189.

［94］ Dubey A, Yadav N, Ratre S, Parihar VS, Yadav YR. Full endo-scopic vascular decompression in trigeminal neuralgia: experi-ence of 230 patients. World Neurosurg. 2018;113:e612–e617.

［95］ Tanrikulu L, Hastreiter P, Bassemir T, et al. New clinical and morphologic aspects in trigeminal neuralgia. World Neurosurg. 2016;92:189–196.

［96］ Carson HJ, Searle-White DJ. Occult multiple sclerosis present-ing with psychosis. Can J Psychiatry. 1996;41:486–487.

［97］ Kohler J, Heilmeyer H, Volk B. Multiple sclerosis presenting as chronic atypical psychosis. J Neurol Neurosurg Psychiatry. 1988;51:281–284.

［98］ Smith EJ. Multiple sclerosis presenting with erotomanic de-lusions in the context of "Don't ask, don't tell." Mil Med. 2009;174:297–298.

［99］ Aliaga ES, Barkhof F. MRI mimics of multiple sclerosis. Handb Clin Neurol. 2014;122:291–316.

［100］ Simon JH, Li D, Traboulsee A, et al. Standardized MR im-aging protocol for multiple sclerosis: Consortium of MS Centers consensus guidelines. Am J Neuroradiol. 2006;27:455–461.

［101］ Food and Drug Administration. FDA drug safety commu-nication: FDA warns that gadolinium-based contrast agents (GBCAs) are retained in the body; requires new class warn-ings. https://www.fda.gov/Drugs/ DrugSafety/ucm589213.htm. Published December 19, 2017. Accessed February 15, 2019.

［102］ Filippi M, Rocca MA, Ciccarelli O, et al. MRI criteria for the diagnosis of multiple sclerosis: MAGNIMS consensus guide-lines. Lancet Neurol. 2016;15:292–303.

［103］ Arrambide G, Tintore M, Auger C, et al. Lesion topographies in multiple sclerosis diagnosis: a reappraisal. Neurology. 2017;89:2351–2356.

［104］ Rocca MA, Comi G, Filippi M. The role of T1-weighted de-rived measures of neurodegeneration for assessing disability progression in multiple sclerosis. Front Neurol. 2017;8:433.

［105］ Solomon AJ, Watts R, Ontaneda D, Absinta M, Sati P, Reich DS. Diagnostic performance of central vein sign for multiple sclerosis with a simplified three-lesion algorithm. Mult Scler. 2018;24:750–757.

［106］ Maggi P, Absinta M, Grammatico M, et al. Central vein sign differentiates Multiple Sclerosis from central nervous system inflammatory vasculopathies. Ann Neurol. 2018;83:283–294.

［107］ Sati P, Oh J, Constable RT, et al. The central vein sign and its clinical evaluation for the diagnosis of multiple sclero-sis: a consensus statement from the North American Im-aging in Multiple Sclerosis Cooperative. Nat Rev Neurol. 2016;12:714–722.

［108］ Nielsen JM, Korteweg T, Barkhof F, Uitdehaag BM, Polman CH. Overdiagnosis of multiple sclerosis and magnetic reso-nance imaging criteria. Ann Neurol. 2005;58:781–783.

［109］ Kabat EA, Moore DH, Landow H. An electrophoretic study of the protein components in cerebrospinal fluid and their relationship to the serum proteins. J Clin Invest. 1942;21:571–577.

［110］ Coret F, Vilchez JJ, Enguidanos MJ, Lopez-Arlandis J, Fer-nandez- Izquierdo S. [The presence of oligoclonal bands in the cerebrospinal fluid in various neurologic diseases]. Rev Clin Esp. 1989;185:231–234.

［111］ Arrambide G, Tintore M, Espejo C, et al. The value of oli-goclonal bands in the multiple sclerosis diagnostic criteria. Brain. 2018;141:1075–1084.

［112］ Mehta PD, Patrick BA, Black J. Comparison of oligoclonal immunoglobulin G bands in multiple sclerosis cerebrospinal fluid by immunoblotting and immunofixation. Electrophore-sis. 1988;9:126–128.

［113］ Asselman P, Chadwick DW, Marsden DC. Visual evoked responses in the diagnosis and management of patients sus-pected of multiple sclerosis. Brain. 1975;98:261–282.

［114］ Hennerici M, Wenzel D, Freund HJ. The comparison of small-size rectangle and checkerboard stimulation for the evaluation of delayed visual evoked responses in patients suspected of multiple sclerosis. Brain. 1977;100(Pt 1):119–136.

［115］ Petzold A, de Boer JF, Schippling S, et al. Optical coherence tomography in multiple sclerosis: a systematic review and meta-analysis. Lancet Neurol. 2010;9:921–932.

［116］ Martinez-Lapiscina EH, Arnow S, Wilson JA, et al. Retinal thickness measured with optical coherence tomography and risk of disability worsening in multiple sclerosis: a cohort study. Lancet Neurol. 2016;15:574–584.

［117］ Saidha S, Al-Louzi O, Ratchford JN, et al. Optical coherence tomography reflects brain atrophy in multiple sclerosis: a four-year study. Ann Neurol. 2015;78:801–813.

［118］ Lanzillo R, Cennamo G, Criscuolo C, et al. Optical coherence tomography angiography retinal vascular network assessment in multiple sclerosis. Mult Scler. 2018;24:1706–1714.

［119］ Di Maggio G, Santangelo R, Guerrieri S, et al. Optical coher-ence tomography and visual evoked potentials: which is more sensitive in multiple sclerosis? Mult Scler. 2014;20:1342–1347.

［120］ Hutchinson M. Optical coherence tomography should be part of the routine monitoring of patients with multiple sclerosis: commentary. Mult Scler. 2014;20:1302–1303.

［121］ Thompson AJ, Banwell BL, Barkhof F, et al. Diagnosis of multiple sclerosis: 2017 revisions of the McDonald criteria. Lancet Neurol. 2018;17:162–173.

［122］ Solomon AJ, Bourdette DN, Cross AH, et al. The contem-porary spectrum of multiple sclerosis misdiagnosis: a multi-center study. Neurology. 2016;87:1393–1399.

［123］ Tintore M, Rovira A, Rio J, et al. Do oligoclonal bands add information to MRI in first attacks of multiple sclerosis? Neurology. 2008;70:1079–1083.

［124］ Sartori A, Abdoli M, Freedman MS. Can we predict benign multiple sclerosis? Results of a 20-year long-term follow-up study. J Neurol. 2017;264:1068–1075.

［125］ Zivadinov R, Cookfair DL, Krupp L, et al. Factors associated with benign multiple sclerosis in the New York State MS Consortium (NYSMSC). BMC Neurol. 2016;16:102.

［126］ Razzolini L, Portaccio E, Stromillo ML, et al. The dilemma of benign multiple sclerosis: can we predict the risk of losing the "benign status"? A 12-year follow-up study. Mult Scler Relat Disord. 2018;26:71–73.

［127］ Bester M, Lazar M, Petracca M, et al. Tract-specific white matter correlates of fatigue and cognitive impairment in be-nign multiple sclerosis. J Neurol Sci. 2013;330:61–66.

［128］ Mollison D, Sellar R, Bastin M, et al. The clinico-radiolog-ical paradox of cognitive function and MRI burden of white matter lesions in people with multiple sclerosis: a systematic review and meta-analysis. PLoS One. 2017;12:e0177727.

［129］ Rovaris M, Agosta F, Sormani MP, et al. Conventional and magnetization transfer MRI predictors of clinical multiple sclerosis evolution: a medium-term follow-up study. Brain.

2003;126:2323–2332.

[130] Barkhof F. MRI in multiple sclerosis: correlation with expanded disability status scale (EDSS). Mult Scler. 1999;5:283–286.

[131] Patrikios P, Stadelmann C, Kutzelnigg A, et al. Remyelination is extensive in a subset of multiple sclerosis patients. Brain. 2006;129:3165–3172.

[132] Bodini B, Veronese M, Garcia-Lorenzo D, et al. Dynamic imaging of individual remyelination profiles in multiple sclerosis. Ann Neurol. 2016;79:726–738.

[133] Montalban X, Gold R, Thompson AJ, et al. ECTRIMS/EAN guideline on the pharmacological treatment of people with multiple sclerosis. Mult Scler. 2018;24:96–120.

[134] Rae-Grant A, Day GS, Marrie RA, et al. Practice guideline recommendations summary: disease-modifying therapies for adults with multiple sclerosis: report of the Guideline Development, Dissemination, and Implementation Subcommittee of the American Academy of Neurology. Neurology. 2018;90:777–788.

[135] Montalban X, Hauser SL, Kappos L, et al. Ocrelizumab versus placebo in primary progressive multiple sclerosis. N Engl J Med. 2017;376:209–220.

[136] Thormann A, Sorensen PS, Koch-Henriksen N, Laursen B, Magyari M. Comorbidity in multiple sclerosis is associated with diagnostic delays and increased mortality. Neurology. 2017;89:1668–1675.

[137] Giovannoni G, Turner B, Gnanapavan S, Offiah C, Schmierer K, Marta M. Is it time to target no evident disease activity (NEDA) in multiple sclerosis? Mult Scler Relat Disord. 2015;4:329–333.

[138] Weinstock-Guttman B, Medin J, Khan N, et al. Assessing "no evidence of disease activity" status in patients with relapsing-remitting multiple sclerosis receiving fingolimod in routine clinical practice: a retrospective analysis of the Multiple Sclerosis Clinical and Magnetic Resonance Imaging Outcomes in the USA (MS-MRIUS) Study. CNS Drugs. 2018;32:75–84.

[139] Rotstein DL, Healy BC, Malik MT, Chitnis T, Weiner HL. Evaluation of no evidence of disease activity in a 7-year longitudinal multiple sclerosis cohort. JAMA Neurol. 2015;72:152–158.

[140] Cree BA, Gourraud PA, Oksenberget JR, et al.; University of California SFMSET. Long-term evolution of multiple sclerosis disability in the treatment era. Ann Neurol. 2016;80:499–510.

[141] Lu G, Beadnall HN, Barton J, Hardy TA, Wang C, Barnett MH. The evolution of "no evidence of disease activity" in multiple sclerosis. Mult Scler Relat Disord. 2018;20:231–238.

[142] Matta AP, Nascimento OJ, Ferreira AC, et al. No evidence of disease activity in multiple sclerosis patients. Expert Rev Neurother. 2016;16:1279–1284.

[143] Frohman TC, Davis SL, Beh S, Greenberg BM, Remington G, Frohman EM. Uhthoff's phenomena in MS: clinical features and pathophysiology. Nat Rev Neurol. 2013;9:535–540.

[144] Liu S, Liu X, Chen S, Xiao Y, Zhuang W. Oral versus intravenous methylprednisolone for the treatment of multiple sclerosis relapses: a meta-analysis of randomized controlled trials. PLoS One. 2017;12:e0188644.

[145] Rose AS, Kuzma JW, Kurtzke JF, Namerow NS, Sibley WA, Tourtellotte WW. Cooperative study in the evaluation of therapy in multiple sclerosis: ACTH vs. placebo: final report. Neurology. 1970;20:1–59.

[146] Filippini G, Brusaferri F, Sibley WA, et al. Corticosteroids or ACTH for acute exacerbations in multiple sclerosis. Co-

chrane Db Syst Rev. 2000:CD001331.

[147] Hoogstraten MC, Minderhoud JM. Long-term effect of ACTH treatment of relapse in multiple sclerosis. Acta Neurol Scand. 1990;82:74–77.

[148] Keegan M, Pineda AA, McClelland RL, Darby CH, Rodriguez M, Weinshenker BG. Plasma exchange for severe attacks of CNS demyelination: predictors of response. Neurology. 2002;58:143–146.

[149] Weinshenker BG, O'Brien PC, Petterson TM, et al. A randomized trial of plasma exchange in acute central nervous system inflammatory demyelinating disease. Ann Neurol. 1999;46:878–886.

[150] Ehler J, Koball S, Sauer M, et al. Response to therapeutic plasma exchange as a rescue treatment in clinically isolated syndromes and acute worsening of multiple sclerosis: a retrospective analysis of 90 patients. PLoS One. 2015;10:e0134583.

[151] Bargiela D, Bianchi MT, Westover MB, et al. Selection of first-line therapy in multiple sclerosis using risk-benefit decision analysis. Neurology. 2017;88:677–684.

[152] IFNB Multiple Sclerosis Study Group. Interferon beta-1b is effective in relapsing-remitting multiple sclerosis: I. Clinical results of a multicenter, randomized, double-blind, placebo-controlled trial. Neurology. 1993;43:655–61.

[153] PRISMS (Prevention of Relapses and Disability by Interferon Beta-1a Subcutaneously in Multiple Sclerosis) Study Group. Randomised double-blind placebo-controlled study of interferon beta-1a in relapsing/remitting multiple sclerosis. Lancet. 1998;352:1498–1504.

[154] Hurtado-Guerrero I, Pinto-Medel MJ, Urbaneja P, et al. Cross-reactivity of antibodies against interferon beta in multiple sclerosis patients and interference of the JAK-STAT signaling pathway. Sci Rep. 2017;7:16585.

[155] Paolicelli D, D'Onghia M, Pellegrini F, et al. The impact of neutralizing antibodies on the risk of disease worsening in interferon beta-treated relapsing multiple sclerosis: a 5 year post-marketing study. J Neurol. 2013;260:1562–1568.

[156] Malucchi S, Sala A, Gilli F, et al. Neutralizing antibodies reduce the efficacy of betaIFN during treatment of multiple sclerosis. Neurology. 2004;62:2031–2037.

[157] Khan OA, Dhib-Jalbut SS. Neutralizing antibodies to interferon beta-1a and interferon beta-1b in MS patients are cross-reactive. Neurology. 1998;51:1698–1702.

[158] Johnson KP. Management of relapsing/remitting multiple sclerosis with copolymer 1 (Copaxone). Mult Scler. 1996;1:325–326.

[159] Kappos L, Radue EW, O'Connor P, et al. A placebo-controlled trial of oral fingolimod in relapsing multiple sclerosis. N Engl J Med. 2010;362:387–401.

[160] Johnson TA, Shames I, Keezer M, et al. Reconstitution of circulating lymphocyte counts in FTY720-treated MS patients. Clin Immunol. 2010;137:15–20.

[161] FDA communication and safety disclosure: FDA warns about cases of rare brain infection with MS drug gilenya (fingolimod) in 2 patients with no prior exposure to immunosuppressant drugs. Clin Infect Dis. 2015;61:i–ii.

[162] Berger B, Baumgartner A, Rauer S, et al. Severe disease reactivation in four patients with relapsing-remitting multiple sclerosis after fingolimod cessation. J Neuroimmunol. 2015;282:118–122.

[163] Hatcher SE, Waubant E, Nourbakhsh B, Crabtree-Hartman E, Graves JS. Rebound syndrome in patients with multiple sclerosis after cessation of fingolimod treatment. JAMA Neurol. 2016;73:790–794.

[164] Novi G, Ghezzi A, Pizzorno M, et al. Dramatic rebounds

of MS during pregnancy following fingolimod withdrawal. Neurol Neuroimmunol Neuroinflamm. 2017;4:e377.

[165] O'Connor P, Wolinsky JS, Confavreux C, et al. Randomized trial of oral teriflunomide for relapsing multiple sclerosis. N Engl J Med. 2011;365:1293–1303.

[166] Kieseier BC, Benamor M. Pregnancy outcomes following maternal and paternal exposure to teriflunomide during treatment for relapsing- remitting multiple sclerosis. Neurol Ther. 2014;3:133–138.

[167] Miller AE. Teriflunomide: a once-daily oral medication for the treatment of relapsing forms of multiple sclerosis. Clin Ther. 2015;37:2366–2380.

[168] Yamout BI, Said M, Hannoun S, Zeineddine M, Massouh J, Khoury SJ. Rebound syndrome after teriflunomide cessation in a patient with multiple sclerosis. J Neurol Sci. 2017;380:79–81.

[169] Fox RJ, Miller DH, Phillips JT, et al. Placebo-controlled Phase 3 study of oral BG-12 or glatiramer in multiple sclerosis. N Engl J Med. 2012;367:1087–1097.

[170] Gold R, Kappos L, Arnold DL, et al. Placebo-controlled Phase 3 study of oral BG-12 for relapsing multiple sclerosis. N Engl J Med. 2012;367:1098–1107.

[171] Mills EA, Ogrodnik MA, Plave A, Mao-Draayer Y. Emerging understanding of the mechanism of action for dimethyl fumarate in the treatment of multiple sclerosis. Front Neurol. 2018;9:5.

[172] Lehmann-Horn K, Penkert H, Grein P, et al. PML during dimethyl fumarate treatment of multiple sclerosis: how does lymphopenia matter? Neurology. 2016;87:440–441.

[173] Igra MS, Paling D, Wattjes MP, Connolly DJA, Hoggard N. Multiple sclerosis update: use of MRI for early diagnosis, disease monitoring and assessment of treatment related complications. Br J Radiol. 2017;90:20160721.

[174] Wijburg MT, Witte BI, Vennegoor A, et al. MRI criteria differentiating asymptomatic PML from new MS lesions during natalizumab pharmacovigilance. J Neurol Neurosurg Psychiatry. 2016;87:1138–1145.

[175] Giovannoni G, Comi G, Cook S, et al. A placebo-controlled trial of oral cladribine for relapsing multiple sclerosis. N Engl J Med. 2010;362:416–426.

[176] Pakpoor J, Disanto G, Altmann DR, et al. No evidence for higher risk of cancer in patients with multiple sclerosis taking cladribine. Neurol Neuroimmunol Neuroinflamm. 2015;2:e158.

[177] Polman CH, O'Connor PW, Havrdova E, et al. A randomized, placebo- controlled trial of natalizumab for relapsing multiple sclerosis. N Engl J Med. 2006;354:899–910.

[178] Zhovtis Ryerson L, Frohman TC, Foley J, et al. Extended interval dosing of natalizumab in multiple sclerosis. J Neurol Neurosurg Psychiatry. 2016;87:885–889.

[179] Number of PML diseases under Tysabri (December 2017). Chefarztfraulicher:Beobachter. https://chefarztfrau.de/?page_id=716. Accessed February 15, 2019.

[180] Plavina T, Subramanyam M, Bloomgren G, et al. Anti-JC virus antibody levels in serum or plasma further define risk of natalizumab- associated progressive multifocal leukoencephalopathy. Ann Neurol. 2014;76:802–812.

[181] Borchardt J, Berger JR. Re-evaluating the incidence of natalizumab- associated progressive multifocal leukoencephalopathy. Mult Scler Relat Disord. 2016;8:145–150.

[182] Schwab N, Schneider-Hohendorf T, Hoyt T, et al. Anti-JCV serology during natalizumab treatment: review and meta-analysis of 17 independent patient cohorts analyzing anti-John Cunningham polyoma virus sero-conversion rates under natalizumab treatment and differences between technical and biological sero-converters. Mult Scler. 2018;24:563–573.

[183] Raffel J, Gafson AR, Malik O, Nicholas R. Anti-JC virus antibody titres increase over time with natalizumab treatment. Mult Scler. 2015;21:1833–1838.

[184] Vennegoor A, van Rossum JA, Leurs C, et al. High cumulative JC virus seroconversion rate during long-term use of natalizumab. Eur J Neurol. 2016;23:1079–1085.

[185] Chen Y, Bord E, Tompkins T, et al. Asymptomatic reactivation of JC virus in patients treated with natalizumab. N Engl J Med. 2009;361:1067– 1074.

[186] Hodel J, Outteryck O, Dubron C, et al. Asymptomatic progressive multifocal leukoencephalopathy associated with natalizumab: diagnostic precision with MR imaging. Radiology. 2016;278:863–872.

[187] Sangalli F, Moiola L, Ferre L, et al. Long-term management of natalizumab discontinuation in a large monocentric cohort of multiple sclerosis patients. Mult Scler Relat Disord. 2014;3:520–526.

[188] West TW, Cree BA. Natalizumab dosage suspension: are we helping or hurting? Ann Neurol. 2010;68:395–399.

[189] Calabrese M, Pitteri M, Farina G, et al. Dimethyl fumarate: a possible exit strategy from natalizumab treatment in patients with multiple sclerosis at risk for severe adverse events. J Neurol Neurosurg Psychiatry. 2017;88:1073–1078.

[190] Antezana A, Sigal S, Herbert J, Kister I. Natalizumab-induced hepatic injury: a case report and review of literature. Mult Scler Relat Disord. 2015;4:495–498.

[191] Bezabeh S, Flowers CM, Kortepeter C, Avigan M. Clinically significant liver injury in patients treated with natalizumab. Aliment Pharmacol Ther. 2010;31:1028–1035.

[192] Hale G. The CD52 antigen and development of the CAMPATH antibodies. Cytotherapy. 2001;3:137–143.

[193] Zhang J, Shi S, Zhang Y, et al. Alemtuzumab versus interferon beta 1a for relapsing-remitting multiple sclerosis. Cochrane Db Syst Rev. 2017;11:CD010968.

[194] Investigators CT, Coles AJ, Compston DA, et al. Alemtuzumab vs. interferon beta-1a in early multiple sclerosis. N Engl J Med. 2008;359:1786–1801.

[195] Parreira A, Smith J, Hows JM, et al. Immunological reconstitution after bone marrow transplant with Campath-1 treated bone marrow. Clin Exp Immunol. 1987;67:142–150.

[196] Baker D, Herrod SS, Alvarez-Gonzalez C, Giovannoni G, Schmierer K. Interpreting lymphocyte reconstitution data from the pivotal Phase 3 trials of alemtuzumab. JAMA Neurol. 2017;74:961–969.

[197] Coles AJ, Cohen JA, Fox EJ, et al. Alemtuzumab CARE-MS II 5-year follow-up: efficacy and safety findings. Neurology. 2017;89:1117–1126.

[198] Havrdova E, Cohen JA, Horakova D, Kovarova I, Meluzinova E. Understanding the positive benefit: risk profile of alemtuzumab in relapsing multiple sclerosis: perspectives from the Alemtuzumab Clinical Development Program. Ther Clin Risk Manag. 2017;13:1423–1437.

[199] Buonomo AR, Zappulo E, Viceconte G, Scotto R, Borgia G, Gentile I. Risk of opportunistic infections in patients treated with alemtuzumab for multiple sclerosis. Expert Opin Drug Saf. 2018;17:709–717.

[200] di Ioia M, Farina D, di Tommaso V, et al. Simultaneous early-onset severe autoimmune hemolytic anemia and albuminuria during alemtuzumab treatment for multiple sclerosis. Mult Scler. 2018;24:813– 815.

[201] Cossburn M, Pace AA, Jones J, et al. Autoimmune disease after alemtuzumab treatment for multiple sclerosis in a multicenter cohort. Neurology. 2011;77:573–579.

[202] Yiannopoulou KG, Papadimitriou D, Anastasiou AI, Siakan-

taris M. Neutropenia with fatal outcome in a multiple sclerosis patient 23 days after alemtuzumab infusion. Mult Scler Relat Disord. 2018;23:15–16.

［203］ Blasco MR, Ramos A, Malo CG, Garcia-Merino A. Acute pneumonitis and pericarditis related to alemtuzumab therapy in relapsing-remitting multiple sclerosis. J Neurol. 2017;264:168–169.

［204］ Barton J, Hardy TA, Riminton S, et al. Tumefactive demyelination following treatment for relapsing multiple sclerosis with alemtuzumab. Neurology. 2017;88:1004–1006.

［205］ Wehrum T, Beume LA, Stich O, et al. Activation of disease during therapy with alemtuzumab in 3 patients with multiple sclerosis. Neurology. 2018;90:e601–e605.

［206］ Bielekova B. Daclizumab therapy for multiple sclerosis. Cold Spring Harb Perspect Med. 2018:a034470.

［207］ Baldassari LE, Rose JW. Daclizumab: development, clinical trials, and practical aspects of use in multiple sclerosis. Neurotherapeutics. 2017;14:842–858.

［208］ Cortese I, Ohayon J, Fenton K, et al. Cutaneous adverse events in multiple sclerosis patients treated with daclizumab. Neurology. 2016;86:847–855.

［209］ Perez-Miralles FC. Daclizumab in multiple sclerosis. Rev Neurol. 2018;66:271–282.

［210］ MS drug is suspended after reports of inflammatory brain disorders. BMJ 2018;360:k1114.

［211］ Hauser SL, Bar-Or A, Comi G, et al. Ocrelizumab versus interferon beta-1a in relapsing multiple sclerosis. N Engl J Med. 2017;376:221–234.

［212］ Kabat EA, Freedman DA, Murray JP, Knaub V. A study of the crystalline albumin, gamma globulin and total protein in the cerebrospinal fluid of 100 cases of multiple sclerosis and in other diseases. Am J Med Sci. 1950;219:55–64.

［213］ Lehmann-Horn K, Kinzel S, Weber MS. Deciphering the role of B cells in multiple sclerosis-towards specific targeting of pathogenic function. Int J Mol Sci. 2017;18:E2048.

［214］ Lisak RP, Benjamins JA, Nedelkoska L, et al. Secretory products of multiple sclerosis B cells are cytotoxic to oligodendroglia in vitro. J Neuroimmunol. 2012;246:85–95.

［215］ Lisak RP, Nedelkoska L, Benjamins JA, et al. B cells from patients with multiple sclerosis induce cell death via apoptosis in neurons in vitro. J Neuroimmunol. 2017;309:88–99.

［216］ Kappos L, Hartung HP, Freedman MS, et al. Atacicept in Multiple Sclerosis (ATAMS): a randomised, placebo-controlled, double-blind, Phase 2 trial. Lancet Neurol. 2014;13:353–363.

［217］ Kadish R, Robertson D, Sweeney M. Fatal leukoencephalopathy in a patient with multiple sclerosis following treatment with ocrelizumab. Neurology. 2018:90(15 suppl):P5.353.

［218］ Edan G, Comi G, Le Page E, et al. Mitoxantrone prior to interferon beta-1b in aggressive relapsing multiple sclerosis: a 3-year randomised trial. J Neurol Neurosurg Psychiatry. 2011;82:1344–1350.

［219］ Vollmer T, Panitch H, Bar-Or A, et al. Glatiramer acetate after induction therapy with mitoxantrone in relapsing multiple sclerosis. Mult Scler. 2008;14:663–670.

［220］ Fleischer V, Salmen A, Kollar S, et al. Cardiotoxicity of mitoxantrone treatment in a German cohort of 639 multiple sclerosis patients. J Clin Neurol. 2014;10:289–295.

［221］ Buttmann M, Seuffert L, Mader U, Toyka KV. Malignancies after mitoxantrone for multiple sclerosis: a retrospective cohort study. Neurology. 2016;86:2203–2207.

［222］ Ellis R, Brown S, Boggild M. Therapy-related acute leukaemia with mitoxantrone: four years on, what is the risk and can it be limited? Mult Scler. 2015;21:642–645.

［223］ Correia I, Ribeiro JJ, Isidoro L, et al. Plasma exchange in severe acute relapses of multiple sclerosis: results from a Portuguese cohort. Mult Scler Relat Disord. 2017;19:148–152.

［224］ Liu P, Chen M, Liu Y, Qi LS, Ding S. CRISPR-based chromatin remodeling of the endogenous Oct4 or Sox2 locus enables reprogramming to pluripotency. Cell Stem Cell. 2018;22:252–61e4.

［225］ Yu J, Vodyanik MA, Smuga-Otto K, et al. Induced pluripotent stem cell lines derived from human somatic cells. Science. 2007;318:1917–1920.

［226］ Kim H, Walczak P, Kerr C, et al. Immunomodulation by transplanted human embryonic stem cell-derived oligodendroglial progenitors in experimental autoimmune encephalomyelitis. Stem Cells. 2012;30:2820–2829.

［227］ Rush CA, Atkins HL, Freedman MS. Autologous hematopoietic stem cell transplantation in the treatment of multiple sclerosis. Cold Spring Harb Perspect Med. 2018:a029082.

［228］ Lee H, Nakamura K, Narayanan S, et al. Impact of immunoablation and autologous hematopoietic stem cell transplantation on gray and white matter atrophy in multiple sclerosis. Mult Scler. 2018;24:1055–1066.

［229］ Muraro PA, Pasquini M, Atkins HL, et al. Long-term outcomes after autologous hematopoietic stem cell transplantation for multiple sclerosis. JAMA Neurol. 2017;74:459–469.

［230］ Racke MK, Imitola J. Selection of patients with multiple sclerosis to undergo autologous hematopoietic stem cell transplantation. JAMA Neurol. 2017;74:392–394.

［231］ Green R, Kalina J, Ford R, Pandey K, Kister I. SymptoMScreen: a tool for rapid assessment of symptom severity in ms across multiple domains. Appl Neuropsychol Adult. 2017;24:183–189.

［232］ Murtonen A, Kurki S, Hanninen K, Soilu-Hanninen M, Sumelahti ML. Common comorbidities and survival in MS: risk for stroke, Type 1 diabetes and infections. Mult Scler Relat Disord. 2017;19:109–114.

［233］ Zhang T, Tremlett H, Zhu F, et al. Effects of physical comorbidities on disability progression in multiple sclerosis. Neurology. 2018;90:e419–e427.

［234］ Johnen A, Landmeyer NC, Burkner PC, Wiendl H, Meuth SG, Holling H. Distinct cognitive impairments in different disease courses of multiple sclerosis: a systematic review and meta-analysis. Neurosci Biobehav R. 2017;83:568-578.

［235］ Feuillet L, Reuter F, Audoin B, et al. Early cognitive impairment in patients with clinically isolated syndrome suggestive of multiple sclerosis. Mult Scler. 2007;13:124–127.

［236］ Bergsland N, Horakova D, Dwyer MG, et al. Gray matter atrophy patterns in multiple sclerosis: a 10-year source-based morphometry study. Neuroimage Clin. 2018;17:444–451.

［237］ Grzegorski T, Losy J. Cognitive impairment in multiple sclerosis: a review of current knowledge and recent research. Rev Neurosci. 2017;28:845–860.

［238］ Hamalainen P, Rosti-Otajarvi E. Is neuropsychological rehabilitation effective in multiple sclerosis? Neurodegener Dis Manag. 2014;4:147–154.

［239］ Hamalainen P, Rosti-Otajarvi E. Cognitive impairment in MS: rehabilitation approaches. Acta Neurol Scand. 2016;134(suppl 200):8–13.

［240］ Rosti-Otajarvi EM, Hamalainen PI. Neuropsychological rehabilitation for multiple sclerosis. Cochrane Db Syst Rev. 2014;2:CD009131.

［241］ Morrow SA, Kaushik T, Zarevics P, et al. The effects of L-amphetamine sulfate on cognition in MS patients: results of a randomized controlled trial. J Neurol. 2009;256:1095–1102.

［242］ Harel Y, Appleboim N, Lavie M, Achiron A. Single dose of methylphenidate improves cognitive performance in multiple sclerosis patients with impaired attention process. J Neurol

Sci. 2009;276:38–40.

[243] Wilken J, Sullivan C, Wallin M, et al. Treatment of multiple sclerosis- related cognitive problems with adjunctive modafinil: rationale and preliminary supportive data. Int J MS Care. 2008;10:1–10.

[244] Briken S, Gold SM, Patra S, et al. Effects of exercise on fitness and cognition in progressive MS: a randomized, controlled pilot trial. Mult Scler. 2014;20:382–390.

[245] Cotter J, Muhlert N, Talwar A, Granger K. Examining the effectiveness of acetylcholinesterase inhibitors and stimulant-based medications for cognitive dysfunction in multiple sclerosis: a systematic review and meta-analysis. Neurosci Biobehav R. 2018;86:99–107.

[246] He D, Zhang Y, Dong S, Wang D, Gao X, Zhou H. Pharmacological treatment for memory disorder in multiple sclerosis. Cochrane Db Syst Rev. 2013;12:CD008876.

[247] Burns MN, Siddique J, Fokuo JK, Mohr DC. Comorbid anxiety disorders and treatment of depression in people with multiple sclerosis. Rehabil Psychol. 2010;55:255–262.

[248] Mohr DC, Hart SL, Julian L, Tasch ES. Screening for depression among patients with multiple sclerosis: two questions may be enough. Mult Scler. 2007;13:215–219.

[249] Feinstein A, Pavisian B. Multiple sclerosis and suicide. Mult Scler. 2017;23:923–927.

[250] Kalson-Ray S, Edan G, Leray E, Group SS. An excessive risk of suicide may no longer be a reality for multiple sclerosis patients. Mult Scler. 2017;23:864–871.

[251] Mohr DC, Hart SL, Fonareva I, Tasch ES. Treatment of depression for patients with multiple sclerosis in neurology clinics. Mult Scler. 2006;12:204–208.

[252] Taler M, Gil-Ad I, Korob I, Weizman A. The immunomodulatory effect of the antidepressant sertraline in an experimental autoimmune encephalomyelitis mouse model of multiple sclerosis. Neuroimmunomodulation. 2011;18:117–122.

[253] Foley P, Lawler A, Chandran S, Mead G. Potential disease-modifying effects of selective serotonin reuptake inhibitors in multiple sclerosis: systematic review and meta-analysis. J Neurol Neurosurg Psychiatry. 2014;85:709–710.

[254] Khodanovich M, Kisel A, Kudabaeva M, et al. Effects of fluoxetine on hippocampal neurogenesis and neuroprotection in the model of global cerebral ischemia in rats. Int J Mol Sci. 2018;19:E162.

[255] Asadollahi M, Ramezani M, Khanmoradi Z, Karimialavijeh E. The efficacy comparison of citalopram, fluoxetine, and placebo on motor recovery after ischemic stroke: a double-blind placebo-controlled randomized controlled trial. Clin Rehabil. 2018;32:1069–1075.

[256] Thomas PW, Thomas S, Hillier C, Galvin K, Baker R. Psychological interventions for multiple sclerosis. Cochrane Db Syst Rev. 2006;1:CD004431.

[257] Minden SL, Feinstein A, Kalb RC, et al. Evidence-based guideline: assessment and management of psychiatric disorders in individuals with MS: report of the Guideline Development Subcommittee of the American Academy of Neurology. Neurology. 2014;82:174–181.

[258] Feinstein A, Rector N, Motl R. Exercising away the blues: can it help multiple sclerosis-related depression? Mult Scler. 2013;19:1815–1819.

[259] Taylor KL, Hadgkiss EJ, Jelinek GA, et al. Lifestyle factors, demographics and medications associated with depression risk in an international sample of people with multiple sclerosis. BMC Psychiatry. 2014;14:327.

[260] Bisecco A, Nardo FD, Docimo R, et al. Fatigue in multiple sclerosis: the contribution of resting-state functional connectivity reorganization. Mult Scler. 2018;24:1696–1705.

[261] Marrie RA, Reider N, Cohen J, et al. A systematic review of the incidence and prevalence of sleep disorders and seizure disorders in multiple sclerosis. Mult Scler. 2015;21:342–349.

[262] Minar M, Petrlenicova D, Valkovic P. Higher prevalence of restless legs syndrome/Willis-Ekbom disease in multiple sclerosis patients is related to spinal cord lesions. Mult Scler Relat Disord. 2017;12:54–58.

[263] Veauthier C, Paul F. Sleep disorders in multiple sclerosis and their relationship to fatigue. Sleep Med. 2014;15:5–14.

[264] Braley TJ, Chervin RD. A practical approach to the diagnosis and management of sleep disorders in patients with multiple sclerosis. Ther Adv Neurol Disord. 2015;8:294–310.

[265] Manconi M, Rocca MA, Ferini-Strambi L, et al. Restless legs syndrome is a common finding in multiple sclerosis and correlates with cervical cord damage. Mult Scler. 2008;14:86–93.

[266] Winkelman JW, Armstrong MJ, Allen RP, et al. Practice guideline summary: treatment of restless legs syndrome in adults: report of the Guideline Development, Dissemination, and Implementation Subcommittee of the American Academy of Neurology. Neurology. 2016;87:2585–2593.

[267] Wijemanne S, Ondo W. Restless Legs Syndrome: clinical features, diagnosis and a practical approach to management. Pract Neurol. 2017;17:444–452.

[268] Heine M, van de Port I, Rietberg MB, van Wegen EE, Kwakkel G. Exercise therapy for fatigue in multiple sclerosis. Cochrane Db Syst Rev. 2015;9:CD009956.

[269] Moss-Morris R, Norton S. Aerobic exercise, cognitive behavioural therapy and energy conservation management for multiple sclerosis (MS) fatigue: are three trials better than one? Mult Scler. 2017;23:1436–1440.

[270] Shangyan H, Kuiqing L, Yumin X, Jie C, Weixiong L. Meta-analysis of the efficacy of modafinil versus placebo in the treatment of multiple sclerosis fatigue. Mult Scler Relat Disord. 2017;19:85–89.

[271] Yang TT, Wang L, Deng XY, Yu G. Pharmacological treatments for fatigue in patients with multiple sclerosis: a systematic review and meta- analysis. J Neurol Sci. 2017;380:256–261.

[272] Corcos J. A urological challenge: voiding dysfunction in multiple sclerosis. Can Urol Assoc J. 2013;7:S181–S182.

[273] McClurg D, Ashe RG, Marshall K, Lowe-Strong AS. Comparison of pelvic floor muscle training, electromyography biofeedback, and neuromuscular electrical stimulation for bladder dysfunction in people with multiple sclerosis: a randomized pilot study. Neurourol Urodyn. 2006;25:337–348.

[274] Morrow SA, Rosehart H, Sener A, Welk B. Anti-cholinergic medications for bladder dysfunction worsen cognition in persons with multiple sclerosis. J Neurol Sci. 2018;385:39–44.

[275] Goodson AB, Cantrell MA, Shaw RF, Lund BC. Comparative effectiveness of anticholinergic agents for lower urinary tract symptoms. J Manag Care Spec Pharm. 2018;24:65–72.

[276] O'Riordan JI, Doherty C, Javed M, Brophy D, Hutchinson M, Quinlan D. Do alpha-blockers have a role in lower urinary tract dysfunction in multiple sclerosis? J Urol. 1995;153:1114–1116.

[277] Stankovich E, Borisov VV, Demina TL. [Tamsulosin in the treatment of detrusor-sphincter dyssynergia of the urinary bladder in patients with multiple sclerosis]. Urologiia. 2004;4:48–51.

[278] Aharony SM, Lam O, Corcos J. Treatment of lower urinary tract symptoms in multiple sclerosis patients: review of the literature and current guidelines. Can Urol Assoc J. 2017;11:E110–E115.

[279] Phe V, Chartier-Kastler E, Panicker JN. Management of neu-

rogenic bladder in patients with multiple sclerosis. Nat Rev Urol. 2016;13:275– 288.

[280] Sadiq A, Brucker BM. Management of neurogenic lower urinary tract dysfunction in multiple sclerosis patients. Curr Urol Rep. 2015;16:44.

[281] Safarpour Y, Mousavi T, Jabbari B. Botulinum toxin treatment in multiple sclerosis: a review. Curr Treat Options Neurol. 2017;19:33.

[282] Cameron MH, Bethoux F, Davis N, Frederick M. Botulinum toxin for symptomatic therapy in multiple sclerosis. Curr Neurol Neurosci Rep. 2014;14:463.

[283] Coggrave M, Norton C, Cody JD. Management of faecal incontinence and constipation in adults with central neurological diseases. Cochrane Db Syst Rev. 2014;12:CD002115.

[284] McClurg D, Hagen S, Hawkins S, Lowe-Strong A. Abdominal massage for the alleviation of constipation symptoms in people with multiple sclerosis: a randomized controlled feasibility study. Mult Scler. 2011;17:223–233.

[285] Delaney KE, Donovan J. Multiple sclerosis and sexual dysfunction: a need for further education and interdisciplinary care. Neurorehabilitation. 2017;41:317–329.

[286] Alexander M, Bashir K, Alexander C, Marson L, Rosen R. A randomized trial of clitoral vacuum suction versus vibratory stimulation in neurogenic female orgasmic dysfunction. Arch Phys Med Rehab. 2018;99:299–305.

[287] Ku YT, Montgomery LD, Wenzel KC, Webbon BW, Burks JS. Physiologic and thermal responses of male and female patients with multiple sclerosis to head and neck cooling. Am J Phys Med Rehabil. 1999;78:447–456.

[288] Benjamin J, Hamilton J. 14 sex positions pretty much guaranteed to help you orgasm. Cosmopolitan. https://www.cosmopolitan.com/sex-love/ a5528/your-orgasm-guaranteed/. Published November 14, 2018. Accessed February 15, 2019.

[289] Blackmore DE, Hart SL, Albiani JJ, Mohr DC. Improvements in partner support predict sexual satisfaction among individuals with multiple sclerosis. Rehabil Psychol. 2011; 56:117–122.

[290] Orasanu B, Frasure H, Wyman A, Mahajan ST. Sexual dysfunction in patients with multiple sclerosis. Mult Scler Relat Disord. 2013;2:117–123.

[291] Bronner G, Elran E, Golomb J, Korczyn AD. Female sexuality in multiple sclerosis: the multidimensional nature of the problem and the intervention. Acta Neurol Scand. 2010;121:289–301.

[292] Motl RW, Sandroff BM, Kwakkel G, et al. Exercise in patients with multiple sclerosis. Lancet Neurol. 2017;16:848–856.

[293] Leung G, Sun W, Brookes S, Smith D, Shi R. Potassium channel blocker, 4-aminopyridine-3-methanol, restores axonal conduction in spinal cord of an animal model of multiple sclerosis. Exp Neurol. 2011;227:232– 235.

[294] Goodman AD, Brown TR, Edwards KR, et al. A phase 3 trial of extended release oral dalfampridine in multiple sclerosis. Ann Neurol. 2010;68:494–502.

[295] Goodman AD, Stone RT. Enhancing neural transmission in multiple sclerosis (4-aminopyridine therapy). Neurotherapeutics. 2013;10:106– 110.

[296] Solaro C, Trabucco E, Messmer Uccelli M. Dalfampridine is associated with de novo occurrence or reoccurrence of positive sensory symptoms in MS. eNeurologicalSci. 2016;2:1–2.

[297] Birnbaum G, Iverson J. Dalfampridine may activate latent trigeminal neuralgia in patients with multiple sclerosis. Neurology. 2014;83:1610– 1612.

[298] Thompson SM, Gahwiler BH. Comparison of the actions of baclofen at pre- and postsynaptic receptors in the rat hippocampus in vitro. J Physiol. 1992;451:329–345.

[299] Fuchigami T, Kakinohana O, Hefferan MP, et al. Potent suppression of stretch reflex activity after systemic or spinal delivery of tizanidine in rats with spinal ischemia-induced chronic spastic paraplegia. Neuroscience. 2011;194:160–169.

[300] Cutter NC, Scott DD, Johnson JC, Whiteneck G. Gabapentin effect on spasticity in multiple sclerosis: a placebo-controlled, randomized trial. Arch Phys Med Rehab. 2000;81:164–169.

[301] Porter B. A review of intrathecal baclofen in the management of spasticity. Br J Nurs. 1997;6: 253–60, 62.

[302] Latino P, Castelli L, Prosperini L, Marchetti MR, Pozzilli C, Giovannelli M. Determinants of botulinum toxin discontinuation in multiple sclerosis: a retrospective study. Neurol Sci. 2017;38:1841–1848.

[303] Zakrzewska JM, Wu J, Brathwaite TS. A systematic review of the management of trigeminal neuralgia in patients with multiple sclerosis. World Neurosurg. 2018;111:291–306.

[304] Birnbaum G, Stulc J. High dose biotin as treatment for progressive multiple sclerosis. Mult Scler Relat Disord. 2017;18:141–143.

第 4 章 儿童多发性硬化
Multiple Sclerosis in Children

Sarah E. Hopkins　Brenda L. Banwell　著

庞晓伟　杨　笙　译　　尚　珂　田代实　校

多发性硬化（MS）是一种中枢神经系统（CNS）炎性脱髓鞘病。5% 的患者在儿童时期出现临床症状 [1, 2]。单相病程型脱髓鞘在儿童中更常见，这也是 MS 的非典型表现。将单相病程型脱髓鞘患者从随后确诊为 MS 的患者中鉴别筛选出来比较困难，但却是临床和研究的重点。近期研究中抗髓鞘寡突胶质糖蛋白（myelin oligodendroglia glycoprotein，MOG）抗体相关疾病的发现扩展了脱髓鞘疾病谱，使得我们能够进一步确定患者的诊断。

一旦 RRMS 诊断确立，儿科患者的治疗选择范围相应扩大，从而尽可能地达到减少复发和长期残疾，以及改善生活质量的目标。一项比较芬戈莫德和 β 干扰素 1a 治疗儿童 MS 的 [3] 期试验显示了芬戈莫德的优效性，并证明芬戈莫德和 β 干扰素 1a 都有良好的安全性 [3]。其他疗法的临床试验正在积极招募或刚刚完成招募。因为儿童患者相比成人患者与环境暴露的时间点联系更密切，所以对儿童 MS 的病理生理学的研究十分重要。

一、流行病学

大多数儿童期起病的 MS 患者首次发病年龄在 12—18 岁，6 岁之前发病的 MS 非常罕见。在年龄较小的 MS 儿童中不存在性别差异，但青春期女性多于男性。儿童 MS 患者的种族和民族差异相比成人更明显 [4]。

MS 的病理生理机制可能涉及遗传和多种环境危险因素之间的相互作用。携带 HLA-DRB1*15 等位基因的成人和儿童更容易发病 [5]。儿童多发性硬化的遗传风险分层模式与成人相似 [5]。这些基因不会增加单相性脱髓鞘的风险。

此外，地理危险因素包括居住在离赤道较远的人 MS 发病风险增加。肥胖和维生素 D 缺乏也被认为是多发性硬化的危险因素 [6, 7]。较低的维生素 D 水平与复发率增加和磁共振成像（MRI）出现新的 T_2 病变或增强病变有关 [8]。被动吸烟可使儿童患 MS 的风险增加 2 倍。病毒暴露亦是儿童患 MS 的危险因素。儿童 MS 患者更可能感染过 EB 病毒（EBV）[9]。值得一提的是，即使存在 EBV 感染，巨细胞病毒（cytomegalovirus，CMV）似乎可降低患 MS 的风险 [10]。

二、病理生理学

儿童和成人的 MS 在病理生理学上的差异很难阐明，特别是考虑到儿童患者的活检或尸检标本很少见。与成人 MS 类似，儿童的脱髓鞘病灶呈现为活动性脱髓鞘病变伴血管周围的单核细胞和巨噬细胞浸润。但轴突损伤在儿童患者中可能更明显 [11]。儿童 MS 患者实际大脑发育常落后于预期年龄，出现早期脑萎缩和较多的 T_1 病灶 [12]。以上表明，即使在年轻 MS 患者中也具有明显的损害性。

三、临床表现

与成人相比，儿童获得性脱髓鞘综合征（acquired demyelinating syndrome，ADS）的首次表现通常呈单相病程型。急性播散性脑脊髓炎（ADEM）是一种常见的单相暴发性炎性脱髓鞘综合征，多见于儿童，表现为脑病和多灶性神经功能缺损。ADEM 样发作在 MS 首发症状中比较少见，也可能是视神经脊髓炎谱系疾病（NMOSD）的首发症状。ADEM 样发作的儿童中 MOG 抗体检测阳性率高达 50%。这些抗体的持续存在与疾病复发的风险增加有关 [13, 14]。ADEM 的治疗方法是使用大剂量的皮质类固醇（通常是每天 20～30mg/kg 的甲泼尼龙，连续 3～5 天）。危重或难治性患者可考虑用静脉注射免疫球蛋白（IVIg）和血浆置换（PLEX）。

与 ADEM 不同，脑病并不是 MS 的典型初期表现，临床孤立综合征（CIS）更为多见，包括局灶或多灶的症状和神经系统体征。常见的症状包括视神经炎（视敏度和色觉下降，通常伴有眼痛和传入性瞳孔功能障碍）、脑干综合征（包括眼肌瘫痪、与幕上病变或横贯性脊髓炎相关的运动和感觉障碍），以及小脑综合征引起的共济失调。

15%～46% 的 ADS 儿童在发病后 5 年内被诊断为 MS。儿童 MS 大多为复发 - 缓解型 [15]，因此若儿童患者表现为进展型 MS，则为一种警示征，应当考虑其他疾病的可能，如代谢性或线粒体疾病等，尤其是其中一些疾病初期可能抗炎药物治疗也表现有效 [16]。在多达 35% 的 MS 儿童和 CIS 患者中出现认知功能受损，这表明 MS 儿童的认知障碍可发生在疾病的早期，并随着时间进展，导致预期认知发育受限 [17, 18]。疲劳、抑郁、情绪功能障碍和执行功能障碍在患有 ADS 的儿童中更常见 [19, 20, 21]。

2007 年，国际儿童多发性硬化研究小组（The International pediatric MS Study Group，IPMSSG）公布了儿童 MS 和其他获得性 CNS 脱髓鞘疾病的诊断标准共识，以提高诊断一致性并促进对此类罕见疾病的合作研究。此标准于 2013 年进行了修订 [22]。根据 2013 年的标准，儿童 MS 可由以下任一项作出诊断：① ≥ 2 次非脑病样发作的临床 CNS 事件，相隔 > 30 天，累及 > 1 个的 CNS 区域；② 1 次典型的炎性脱髓鞘发作，其 MRI 相应病灶符合 2010 年修订的 McDonald 空间多发特点，且此后随访 MRI 显示 ≥ 1 个新发病灶，提示时间多发特点；③ 1 次 ADEM 样发作 ≥ 3 个月后，随后发生非脑病样发作的临床 CNS 事件，其相应的新发 MRI 病灶符合 2010 年修订的 McDonald 标准；④ 12 岁以上患者的第一次非 ADEM 样表现发作，相应病灶符合 2010 年修订的 McDonald 时间和空间多发特点。IPMSSG 标准可能因 2017 年 McDonald 标准而进行进一步修订。2017 年的 McDonald 标准各类修订中提到的脑脊液（CSF）寡克隆区带（OCB）诊断 MS 的能力，已在最近的一项大型前瞻性儿童 ADS 队列研究中得到评估 [23]。与 2010 年的 McDonald 标准相比，2017 年的 McDonald 标准表现良好，更易于诊断。该标准适用于 12 岁以下的儿童，但敏感性较低。根据 2010 年的标准，在患有 ADEM 的儿童中，不宜采用 2017 年的标准来评估基线的时空多发性 [23, 24]。首次 ADEM 样发作后的 MS 诊断需要非 ADEM 样复发的证据（见上文），以及随着时间的推移新病灶的累积。

四、辅助检查

（一）磁共振成像

儿童，特别是青少年，与成人 MS 患者的 MRI 表现相似。一项儿童 ADS 大型队列研究提示应用 2017 McDonald 标准诊断 MS 的敏感性为 71%，特异性为 95%，阳性预测效能为 82%，阴性预测效能为 91% [23, 24]。2017 年的标准与 2010 年的标准相似，针对发病年龄在 11 岁以下的儿童，阳性预测效能较低，但是敏感性和特异性不随发病年龄变化。

与病程相匹配的成人患者相比，儿童患者在疾病早期脑部病灶体积通常更大，且幕下 T_1 和 T_2 加权病灶更多 [25]。儿童 MS 限制了预期年龄的大脑发育，并与早发脑萎缩有关[12]。12 岁以下的患者往往出现较大且不太明确的病灶，有时在短期随访的影像中消失[26]。图 4-1 显示了儿童 MS 的典型特征。

（二）实验室检测

脑脊液中寡克隆区带（OCB）阳性支持 MS 的诊断，> 90% 的成年患者的脑脊液寡克隆带阳性。儿童 MS 的寡克隆带阳性率随发病年龄

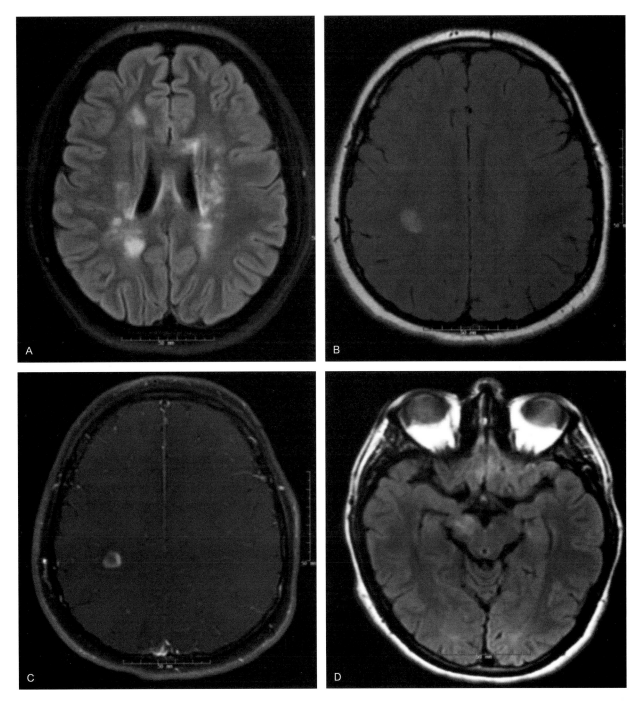

▲ 图 4-1　儿童 MS 的典型影像

A. 轴位 T_2 FLAIR 成像显示脑室周围白质内典型的卵圆形病变，其方向垂直于脑室并累及胼胝体；B. 轴位 T_2 FLAIR 成像显示右侧顶叶白质病变；C. T_1 增强扫描显示右侧顶叶病变强化；D. 轴位 T_2 FLAIR 成像显示右侧大脑脚一个较大病变

变化，年龄越小，阳性率很可能越低。当最初的检测为阴性时，重复采集脑脊液进行检测可能会在病程较晚的时候发现寡克隆带[27]。与成年 MS 患者相比，年轻患者的免疫球蛋白指数升高的可能性较小，但脑脊液中白细胞计数升高的可能性更大，其中中性粒细胞的数量更多[28]。

非典型 MS 的患者应进行血清水通道蛋白 4 和 MOG 抗体检测，因为这些抗体阳性提示诊断可排除 MS。抗 MOG 抗体的持续存在与 NMOSD 一种表型有关（见第 5 章）。

（三）鉴别诊断

儿童 MS 发病时的诊断是最复杂的，疾病随时间的演变能够进一步支持诊断[29, 30]。当患者出现神经系统症状，以及 MRI 提示 MS 时，鉴别诊断包括 ADEM、水通道蛋白 4 抗体相关的 NMOSD、与 MOG 相关的复发性脱髓鞘病、感染性脑炎（包括莱姆病）、血管炎、恶性肿瘤（特别是淋巴瘤）和脑白质营养不良。恶性肿瘤，包括中枢神经系统淋巴瘤，表现类似于儿童 MS，并可能在类固醇治疗后出现短暂改善。瘤样脱髓鞘病灶可通过存在多发病灶、无皮质受累，或者在序列成像上发现病灶变小或新发等与肿瘤相鉴别[31]。对儿童起病的多发性硬化的诊断存疑的特征包括病程呈进展性、癫痫和周围神经受累。这超出了本章的范围，但对读者来说很重要的是，人们越来越多地认识到炎症反应在代谢异常疾病或脑白质疾病中的作用，以及抗炎治疗可以短暂有效，读者可以参考最近的几篇综述[32, 33]。最近一项国际共识声明强调了高质量检测的重要性，以及应当对新的遗传学、血清学和代谢学检测在诊断这类疾病进行恰当解读[16]。

五、治疗

儿童 MS 患者的治疗决策历来是基于儿童的观察性研究和成人的临床试验的结果。幸运的是，这种情况正在改变，儿童疾病修饰治疗的临床试验正在进行中。一项芬戈莫德治疗儿童 MS 的试验表明

芬戈莫德较 β 干扰素具有优效性，并已被美国食品药品管理局（FDA）批准用于治疗儿童 MS。

（一）急性期治疗

大剂量静脉注射皮质类固醇（通常每天使用 20～30mg/kg 的甲泼尼龙，连续 3～5 天）是治疗急性复发的标准方法，鉴于缺乏相关研究比较是否逐渐缓慢减量，治疗者可以酌情决定序贯口服用药时是否进行逐渐缓慢减量。尽管缺乏相关研究，在皮质类固醇治疗抵抗的患者中，可以考虑使用 IVIg，对于其他治疗无效的暴发性脱髓鞘患者可以考虑血浆置换（PLEX）。但是对于皮质类固醇无效的儿童 MS 患者，尚无前瞻性随机研究评估 IVIg 和 PLEX 的作用。

（二）疾病修饰治疗

β 干扰素和醋酸格拉替雷一直是治疗儿童多发性硬化的一线疗法，然而近期的 PARADIGMS 试验结果和 FDA 批准将芬戈莫德作为一线疗法治疗儿童多发性硬化可能改变这种现状[34]。干扰素和醋酸格拉替雷良好的安全性使其在一线治疗药物中富有吸引力（见第 2 章）。虽然 β 干扰素可引起转氨酶升高，但这种情况很少见，且可通过逐渐增加或减少剂量的方法进行缓解。上述药物很少因不良反应而停止用药。

随着儿科临床试验的开展，根据成人临床试验结果指导儿童多发性硬化治疗的时代将要结束。PARADIGMS 试验是芬戈莫德治疗儿童 MS 的 3 期试验，其结果显示，与 β 干扰素 1a 相比，芬戈莫德组的疾病活动性降低了 82%[34]。此外，特立氟胺和富马酸二甲酯的 3 期试验正在进行中。

笔者近期经验是将芬戈莫德作为二线治疗，但鉴于其良好的安全性和口服剂量的耐受性，且 FDA 近期已批准芬戈莫德作为儿童多发性硬化的一线治疗，许多医生考虑将芬戈莫德作为经过适当筛查患者的一线治疗。使用芬戈莫德可能会出现心动过缓，所以应该筛查患者先前是否存在心动过缓或心脏传导阻滞。鉴于存在黄斑水肿的风

险，应进行基线眼科检查。芬戈莫德存在导致水痘 - 带状疱疹性脑炎的倾向，因此除了基线全血细胞计数（CBC）和肝功能测试（见第 2 章）外，还应进行相关的免疫检查。使用 β 干扰素和醋酸格拉替雷后仍有持续的疾病活动时，可考虑使用二线治疗，包括那他珠单抗、利妥昔单抗（超适应证），以及奥瑞珠单抗［被批准用于复发缓解型多发性硬化（RRMS）和原发进展型多发性硬化（PPMS）］。长期使用那他珠单抗的主要风险是进行性多灶性白质脑病，但是这种风险对于在治疗前抗 JC 病毒抗体检测为阴性且在治疗期间仍未暴露于 JC 病毒的患者中，可以说是微乎其微。对于有 JC 病毒暴露史的患者，可以通过基于治疗时间和既往免疫抑制药使用情况的算法来对风险进行分层[35]。奥瑞珠单抗是一种人源化的抗 CD20 单抗，靶向作用与利妥昔单抗相同的细胞群，主要风险为感染，特别是乙型肝炎病毒的重新激活。

如前所述，在成人 RMS 的临床试验中，奥瑞珠单抗降低了年复发率并延缓了残疾的进展[36]。表 4-1 描述了儿童 MS 常用疾病修饰治疗药物的作用机制、给药注意事项和不良反应。

（三）多学科团队治疗

多学科团队的方法对于成功护理患有多发性硬化的儿童至关重要。由于许多儿童 MS 患者的执行功能和认知的变化，基线认知测试是必不可少的，这样才能优化学习表现，且应随着时间的推移监测上述变化。熟悉这一患者群体的心理学家有助于帮助儿童适应新的诊断和管理持续存在的情绪障碍。眼科参与监测视神经炎的相关变化至关重要，随着时间的推移使用光学相干断层扫描或视觉诱发电位进行监测是必要的。理疗师和作业治疗师的参与有助于缓解行动能力和协调性下降的问题，并预测对辅助设备的需求。

表 4-1　儿童 MS 中常用的疾病修饰疗法

药物（商品名）网站	频 率	准备和给药方式	不良反应	推荐的实验室监测
β 干扰素 1a（Avonex®）http://www.avonex.com	每周 30μg，提供滴定试剂盒	提供肌内注射自动注射器	流感样症状、注射部位反应、白细胞减少、转氨酶升高	前 6 个月每月 1 次全血细胞计数（CBC）和肝功能，之后每 6 个月 1 次；定期甲状腺检查
β 干扰素 1a（Rebif®）http://www.rebif.com	22μg 或 44μg，每周 3 天，提供滴定试剂盒	提供皮下自动注射器	流感样症状、注射部位反应、白细胞减少、转氨酶升高	前 6 个月每月 CBC 和肝功能检查，之后每 6 个月检查 1 次；定期甲状腺检查
β 干扰素 1b（Betaseron®/Extavia®）http://www.betaseron.com	每隔一天 0.25mg，提供滴定试剂盒（Betaseron®）	可使用皮下自动注射器，使用前必须重新配制	流感样症状、注射部位反应、白细胞减少、转氨酶升高	前 6 个月每月 CBC 和肝功能检查，之后每 6 个月检查 1 次；定期甲状腺检查
芬戈莫德（Gilenya®）http://www.gilenya.com	每天 0.5mg/d	口服	心动过缓和房室传导阻滞，白细胞减少，黄斑水肿，感染［尤其是疱疹病毒，但也包括进行性多灶性白质脑病（PML）］，肝毒性	基线心电图（EKG），在第一次注射后（有时于漏服剂量后）监测症状性心动过缓；基线眼科检查，开始后 3～4 个月重复检查；监测视敏度；监测 CBC 是否有白细胞减少和 LFT；在服药前记录水痘 - 带状疱疹病毒（VZV）免疫情况；如果有明显的白细胞减少，考虑减少服药频率
醋酸格拉替雷（Copaxone®）http://www.copaxone.com	20mg，每日 1 次，或者 40mg，每周 3 次	可使用皮下自动注射器	注射部位反应，潜在的全身反应，伴有潮红和胸痛	无

续　表

药物（商品名）网站	频　率	准备和给药方式	不良反应	推荐的实验室监测
二线治疗 那他珠单抗 （Tysabri®） http://www.tysabri.com	每 4 周 300mg	静脉输注	感染，包括 PML 和白细胞减少症	在治疗前和治疗期间定期（每 3 个月）检测抗 JC 病毒抗体；定期进行 CBC；基线和定期进行脑部磁共振成像（MRI）检查（分别在第 3 个月、第 6 个月，然后每 6～12 个月检查一次）。当 PML 风险较高（JC 病毒抗体阳性且治疗时间＞2 年）时，应更频繁地进行磁共振检查
奥瑞珠单抗 （Ocrevus®）http://www.ocrevus.com	初始给药，间隔 2 周，300mg，共 2 次；然后 600mg，每 6 个月 1 次	静脉输注	感染，包括乙型肝炎的再激活和 PML，免疫抑制	乙型肝炎筛查；尽可能在开始前≥6 周跟近任何活疫苗接种；抗 JC 病毒抗体；常规监测 CBC

六、展望

目前全世界公认的儿童 MS 的标准已经确立，在包括 NMOSD 在内的少见儿童神经免疫疾病的潜在病理生理学和免疫标志物相关研究方面已经取得了进展[16]。儿童发病的 MS 患者通常在 12—15 岁被确诊，并且很快在几年后进入成年，因此难以准确评估其患病率。儿童 MS 的临床试验迎来令人激动的进展，为治疗有效性和安全性提供高级别的证据。4 期临床试验将对我们认识长期疗效和不良反应至关重要。高效治疗药物的可及性，以及早期使用，使得降低未来残疾风险成为可能。

参考文献

［1］Harding KE, Liang K, Cossburn MD, et al. Long-term outcome of paediatric-onset multiple sclerosis: a population-based study. J Neurol Neurosurg Psychiatry. 2012;84(2):141–147.

［2］Renoux C, Vukusic S, Confavreux C. The natural history of multiple sclerosis with childhood onset. Clin Neurol Neurosurg. 2008;110(9):897–904.

［3］Chitnis T, Arnold DL, Banwell B, et al. Trial of fingolimod versus interferon beta-1a in pediatric multiple sclerosis. N Engl J Med. 2018;379(11):1017–1027.

［4］Chitnis T, Glanz B, Jaffin S, Healy B. Demographics of pediatric-onset multiple sclerosis in an MS center population from the Northeastern United States. Mult Scler J. 2009;15(5):627–631.

［5］van Pelt ED, Mescheriakova JY, Makhani N, et al. Risk genes associated with pediatric-onset MS but not with monophasic acquired CNS demyelination. Neurology. 2013;81(23):1996–2001.

［6］Mowry EM, Krupp LB, Milazzo M, et al. Vitamin D status is associated with relapse rate in pediatric-onset MS. Ann Neurol. 2010;67(5):618–624.

［7］Chitnis T, Graves J, Weinstock-Guttman B, et al. Distinct effects of obesity and puberty on risk and age at onset of pediatric MS. Ann Clin Transl Neurol. 2016;3(12):897–907.

［8］Mowry EM, Waubant E, McCulloch CE, et al. Vitamin D status predicts new brain magnetic resonance imaging activity in multiple sclerosis. Ann Neurol. 2012;72(2):234–240.

［9］Mikaeloff Y, Caridade G, Tardieu M, Suissa S. Parental smoking at home and the risk of childhood-onset multiple sclerosis in children. Brain. 2007;130(10):2589–2595.

［10］Waubant E, Ponsonby A, Pugliatti M, Hanwell H, Mowry E, Hintzen R. Environmental and genetic factors in pediatric inflammatory demyelinating diseases. Neurology. 2016;87(9 Supplement 2).

［11］Pfeifenbring S, Bunyan RF, Metz I, et al. Extensive acute axonal damage in pediatric multiple sclerosis lesions. Ann Neurol. 2015;77(4): 655–667.

［12］Aubert-Broche B, Fonov V, Guizard N, et al. Brain growth rate is reduced in paediatric-onset multiple sclerosis [abstract]. Mult Scler J. 2012;18(4 suppl 1):299–300.

［13］Duignan S, Wright S, Rossor T, et al. Myelin oligodendrocyte glycoprotein and aquaporin-4 antibodies are highly specific in children with acquired demyelinating syndromes. Dev Med Child Neurol. 2018;60(9):958–962.

［14］Hacohen Y, Palace J. Time to separate MOG-Ab-associated disease from AQP4-Ab-positive neuromyelitis optica spectrum disorder. Neurology. 2018;90(21):947–948.

［15］Banwell B, Bar-Or A, Arnold DL, et al. Clinical, environmental, and genetic determinants of multiple sclerosis in children with acute demyelination: A prospective national cohort study. Lancet Neurol. 2011;10(5):436–445.

［16］ Wells E, Hacohen Y, Waldman A, et al. Neuroimmune disorders of the central nervous system in children in the molecular era. Nat Rev Neurol. 2018;14(7):433–445.

［17］ Julian L, Serafin D, Charvet L, et al. Cognitive impairment occurs in children and adolescents with multiple sclerosis. J Child Neurol. 2012;28(1):102–107.

［18］ Charvet LE, O'Donnell EH, Belman AL, et al. Longitudinal evaluation of cognitive functioning in pediatric multiple sclerosis: report from the US Pediatric Multiple Sclerosis Network. Mult Scler J. 2014;20(11):1502–1510.

［19］ Amato MP, Zipoli V, Portaccio E. Multiple sclerosis-related cognitive changes: a review of cross-sectional and longitudinal studies. J Neurol Sci. 2006;245(1–2):41–46.

［20］ Yeh EA, Weinstock-Guttman B, Smerbeck A, Benedict R, Parrish J. Fatigue and depression are seen more frequently in children with pediatric acquired demyelinating disorders (ADS) than healthy controls (HC) (P04.107). Neurology. 2012;78(Meeting Abstracts 1):P04.107.

［21］ Holland AA, Graves D, Greenberg BM, Harder LL. Fatigue, emotional functioning, and executive dysfunction in pediatric multiple sclerosis. Child Neuropsychol. 2012;20(1):71–85.

［22］ Krupp LB, Tardieu M, Amato MP, et al. International Pediatric Multiple Sclerosis Study Group criteria for pediatric multiple sclerosis and immune-mediated central nervous system demyelinating disorders: revisions to the 2007 definitions. Mult Scler J. 2013;19(10):1261–1267.

［23］ Fadda G, Brown RA, Longoni G, et al. MRI and laboratory features and the performance of international criteria in the diagnosis of multiple sclerosis in children and adolescents: a prospective cohort study. Lancet Child Adolesc Heal. 2018;2(3):191–204.

［24］ Sadaka Y, Verhey LH, Shroff MM, et al. 2010 McDonald criteria for diagnosing pediatric multiple sclerosis. Ann Neurol. 2012;72(2):211–223.

［25］ Ghassemi R, Narayanan S, Banwell B, Sled JG, Shroff M, Arnold DL. Quantitative determination of regional lesion volume and distribution in children and adults with relapsing-remitting multiple sclerosis. PLoS One. 2014;9(2):e85741.

［26］ Banwell B, Arnold DL, Tillema J-M, et al. MRI in the evaluation of pediatric multiple sclerosis. Neurology. 2016;87(9 suppl 2):S88–S96.

［27］ Huppke B, Ellenberger D, Rosewich H, Friede T, Gärtner J, Huppke P. Clinical presentation of pediatric multiple sclerosis before puberty. Eur J Neurol. 2013;21(3):441–446.

［28］ Chabas D, Ness J, Belman A, et al. Younger children with MS have a distinct CSF inflammatory profile at disease onset. Neurology. 2010;74(5):399–405.

［29］ O'Mahony J, Bar-Or A, Arnold DL, Sadovnick AD, Marrie RA, Banwell B. Masquerades of acquired demyelination in children. J Child Neurol. 2012;28(2):184–197.

［30］ Deiva K, Tardieu M. Rare inflammatory diseases of the white matter and mimics of multiple sclerosis and related disorders. Neuropediatrics. 2013;44(6):302–308.

［31］ Yiu EM, Laughlin S, Verhey LH, Banwell BL. Clinical and magnetic resonance imaging (mri) distinctions between tumefactive demyelination and brain tumors in children. J Child Neurol. 2013;29(5):654–665.

［32］ Waldman AT. Leukodystrophies. Continuum. 2018;24(1):130–149.

［33］ Köhler W, Curiel J, Vanderver A. Adulthood leukodystrophies. Nat Rev Neurol. 2018 Feb;14(2): 94–105.

［34］ Chitnis T, Arnold DL, Banwell B, et al. PARADIGMS baseline characteristics: a randomised, double-blind study of fingolimod in paediatric patients with multiple sclerosis [abstract]. Mult Scler J. 2016;22(3 supp):102–103.

［35］ McGuigan C, Craner M, Guadagno J, et al. Stratification and monitoring of natalizumab associated progressive multifocal leukoencephalopathy risk: recommendations from an expert group. J Neurol Neurosurg Psychiatry. 2016;87:117–125.

［36］ Hauser SL, Bar-Or A, Comi G, et al. Ocrelizumab versus interferon beta-1a in relapsing multiple sclerosis. N Engl J Med. 2017;376:221–234.

第 5 章 视神经脊髓炎谱系疾病
Neuromyelitis Optica Spectrum Disorders

A. Sebastian López-Chiriboga　Brian G. Weinshenker　著

庞晓伟　杨笙　译　　秦川　田代实　校

视神经脊髓炎谱系疾病（NMOSD）是中枢神经系统（CNS）的炎症性疾病，传统诊断仅限于视神经和脊髓炎症发作的患者。2004 年，抗星形细胞水通道蛋白 4 免疫球蛋白 G（AQP4-IgG）的致病自身抗体的发现，促进了 NMOSD 的诊断和相鉴别于多发性硬化（MS），并帮助将许多以前未被认识的临床表现与 NMOSD 联系起来，而不仅仅是视神经炎（optic neuritis，ON）和脊髓炎。针对髓鞘寡突胶质糖蛋白（MOG）的抗体是免疫球蛋白（Ig）超家族蛋白中的一员，仅表达于中枢神经系统的少突胶质细胞和髓鞘表面，已成为 NMOSD 的第二个生物标志物，其临床症状与 AQP4-IgG 相似但有所不同。2015 年发布的国际共识临床标准放宽 NMOSD 的定义，并提出了有助于流行病学和临床研究的共识术语。我们回顾了 NMOSD 的流行病学、病理生理学、临床和影像学特征，以及目前治疗方面的最新进展。

一、流行病学和人口统计学

只有几项研究全面评估了人群 NMOSD 的流行病学。此外，2010 年前的研究使用了不可靠的诊断标准，可能无法充分区分 NMOSD 和 MS；没有对每个炎症性 CNS 疾病或 MS 患者进行抗体检测，可能导致患者数量被低估。2015 年国际诊断标准放宽了诊断标准，评估其影响的研究表明，新标准使报告患者数量翻了 1 倍[1, 2]。最近的一些研究对所有类 MS 的患者进行 AQP4-IgG 抗体的常规检测，研究结果表明，NMOSD 患病率为（4～10）/10 万，患病率是较为常见 MS 的西方国家的 1/30，在黑种人比例较高的国家甚至更高。NMOSD 与 MS 的比值在世界各地差异很大，西方国家的比值较低（0.05～0.1），一些亚洲国家的比值较高（＞1）。主要的变量是全世界 MS 的频率的变化，而不是 NMOSD 的频率，NMOSD 在世界范围内发生，通常患病率为（1～5）/10 万。据报道，NMOSD 的患病率在欧洲为（0.72～4.4）/10 万[3, 4, 5, 6]，在墨西哥为 1/10 万[7]，在古巴为 0.52/10 万[8]。发病率从古巴的 0.05/10 万到丹麦南部的 0.4/10 万[9]。在泰国，NMOSD 比 MS 更常见，但在日本等一些国家，NMOSD 与 MS 的比值有降低的趋势，这主要是由于 MS 患病率的剧增[10, 11]。

一项血清阳性率研究比较了明尼苏达州的奥姆斯特德县和加勒比海的马提尼克岛。在这项研究中，所有临床疑似炎症性脱髓鞘疾病的患者都进行了 AQP4-IgG 检测。马提尼克市的血清阳性率为 10/10 万，是奥姆斯特县的 2.5 倍，奥姆斯特县的血清阳性率为 3.9/10 万[12]。

首次出现症状的平均年龄为 34 岁（4—66 岁），然而，18% 的患者是儿童和老年人[13, 14]。同样，在一项对 252 例 MOG-IgG 阳性患者的研究中，平均发病年龄为 30 岁，尽管发病年龄范围很广（1—81 岁）[15]。与其他自身免疫病类似，

NMOSD 主要影响女性（3.6：1～10：1）[16, 17]。AQP4-IgG 阳性患者女性较为多见，MOG-IgG 阳性患者的女性发病率仅略高于男性[15]。AQP4-IgG 阳性的 NMOSD 优先发生在非白种人中，包括非洲裔（非洲裔加勒比人和非洲裔美国人）、西班牙裔、亚洲人和美洲原住民[9, 12, 18]。尽管如此，高加索人在西方国家的受影响患者中仍占大多数，因此在高加索人中 NMOSD 的诊断不应被忽视。

NMOSD 与人类白细胞抗原 −DRB1*03 相关，该等位基因也与系统性红斑狼疮（systemic lupus erythematosus，SLE）等自身免疫病相关[19]。已有几名家族性 NMO 患者被报道，通常影响一个 1～2 代的单一亲属；多代的家系尚未有报道。家族性 NMOSD 与散发患者无差别，家族性 NMOSD 患者血清 AQP4-IgG 一般也为阳性。没有孟德尔遗传的证据，遗传易感性被认为较为复杂很难确认，可能类似 MS，依赖于多个基因和环境因素的相互作用（见第 3 章）[20, 21]。

二、病理生理学 / 免疫发病机制

AQP4-IgG 是用于 NMOSD 诊断的特异性抗体标志物，被认为既是诊断标志物，又是致病标志物。在体外（组织切片和表达 AQP4 的重组细胞）和体内，输注抗体只在表达 AQP4 的小鼠中致病；在 AQP4 基因敲除的小鼠中不致病。这是 AQP4 分子发挥关键作用的有力证据。此外，致病病理改变依赖于人类补体和 AQP4-IgG 的共同注射，表明 AQP4-IgG 输注至小鼠体内后的疾病全病理生理过程需要抗体和补体的共同参与。

血浆置换（PLEX）和 B 细胞耗竭药治疗有效，为抗体的重要性提供了进一步的证据。初步研究还表明，干扰补体的治疗也可能有效。这些观察结果决定了针对 AQP4-IgG 合成和补体的药物进行临床试验（图 5-1）。目前关于 MOG 免疫球蛋白 G 病的发病机制的研究有限，而且涉及补体激活的证据也存在争议[22, 23]。

（一）AQP4-IgG NMOSD 发病机制

1. 水通道蛋白 4 抗原表达　水通道蛋白 4 是大脑中含量最丰富的水通道，也是致病抗体的靶点，表达于星形胶质细胞终足，即围绕血管并毗邻软脑膜的星形胶质细胞长突起。这些终足和它们围绕血管和软脑膜形成的复合体对于水传输和血脑屏障（BBB）、血 − 脑脊液屏障的功能至关重要。AQP4 在物理上与抗肌萎缩蛋白相连。AQP4 在肾脏集合管、胃隐窝、呼吸道和骨骼肌也有表达[24]。AQP4 在第 3、4 脑室的室周组织中高表达。NMOSD 的特征性脑内病灶常位于脑室周围和下丘脑区域，这些区域亦是 AQP4 丰富表达的部位，此特点也支持了 AQP4 和 NMOSD 的联系[25]。

AQP4 以四聚体蛋白的形式表达，即每个 AQP4 四聚体都由 4 个独立的 AQP4 分子（同一基因转录成两种不同的亚型异构体）排列组合而成。这两种亚型异构体的区别在于 N 端的 22 个氨基酸在 M1 亚型中存在，而在 M23 亚型中不存在。当 AQP4 蛋白表达量较高，并且 M23 和 M1 亚型的比例相对较高时，AQP4 聚集成超分子聚集体结构，该结构可以通过冷冻断裂电子显微镜在星形胶质细胞终足表面观察到。这些复合体被认为有助于 AQP4-IgG 的结合和补体攻膜复合物（MAC）的激活。含高比例 M23/M1 亚型的超分子聚集体为 AQP4-IgG 结合、C1q 结合、诱导补体介导的细胞毒性提供了最佳构象（图 5-1）[26]。视神经和脊髓比脑部的其他部位具有更高占比的超分子聚集体，这可能是 NMOSD 的病理改变常发生在视神经和脊髓的原因之一。

在非 CNS 的器官中，AQP4 与某些补体抑制蛋白共表达（在完全相同的位置表达），例如，补体抑制蛋白 CD59 可以减少 AQP4-IgG 诱导的补体介导的损伤。但无论体内或体外研究均表明，在星型胶质细胞上补体抑制蛋白均不与 AQP4 共表达。补体抑制蛋白的表达水平和类型等可能是类 NMOSD 病理过程是否发生在神经系统内部或外部的特定部位的因素之一，由此也可能解释肾脏和

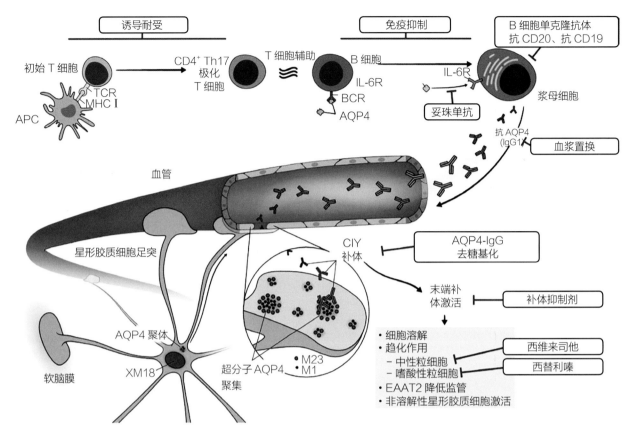

▲ 图 5-1 AQP4-IgG 相关性视神经脊髓炎谱系疾病的病理生理学和治疗策略

T 细胞识别 AQP4，然后被极化成辅助性 T 细胞亚型 17（Th17），并为构象完整的 AQP4 激活的 B 细胞提供帮助。随之这些 B 细胞分化为浆母细胞，分泌 AQP4-IgG；这一过程发生在中枢神经系统之外（图上半部分）。AQP4 免疫球蛋白在血液中循环并进入中枢神经系统（图的下半部分），与由 18 号染色体编码生成的 AQP4 相互作用，并在与血管和软脑膜紧密相邻的星形胶质细胞终足表达，通过 C1q 结合的经典途径激活补体。超分子 AQP4 聚集体由 M23-AQP4 异构体为核心，M1-AQP4 异构体为外周组成，当超分子 AQP4 聚集体与 AQP4-IgG 相互作用时，特别容易结合 C1q 和激活补体。AQP4 的结合可能由于激活补体而导致溶解损伤，也可能通过 NF-κB 信号通路激活星形胶质细胞、形成炎症环境。图中红色字体展示了目前干预药物在 NMOSD 发病机制中的作用靶点

APC. 抗原提呈细胞；IL-6. 白细胞介素 –6；IL-6R. 白细胞介素 –6 受体；M1，M23. AQP4 的异构体亚型；mAb. 单克隆抗体；EAAT2. 兴奋性氨基酸转运体 2；MHC Ⅰ. Ⅰ类主要组织相容性复合体；TCR. T 细胞受体；BCR. B 细胞受体

非 CNS 的组织器官未发生类 NMOSD 病理过程。

2. 靶向 AQP4 的抗体　AQP4-IgG 是由外周 B 细胞产生的，因此血清中的抗体浓度高于脑脊液中的浓度[24]。AQP4-IgG 是一种属于 Ig 亚类 1 型免疫球蛋白，它需要 Th17 细胞进行同型转换和亲和成熟，这是产生抗体的重要步骤（图 5-1）。AQP4-IgG 产生的触发因素尚不清楚。AQP4-IgG 作为经典的 IgG1 抗体，是一种有效的补体激活药。除了激活补体外，AQP4-IgG 还具有多种作用。它可以作为星形胶质细胞的"危险信号"，导致星形胶质细胞的弥漫性激活和介导 NF-κB 途径产生炎性细胞因子，引起除典型的视神经炎和脊髓炎之外，如认知功能障碍等多种且非特异性的不同临床表现。AQP4-IgG 结合也可以内化 AQP4 四聚体，特别易聚集 M1 亚型占比较高的超分子聚集体（此种比 M23 亚型占比较高的超分子聚集体小）；这可能有助于限制补体激活程度。然而，当 AQP4 聚集成超分子正交阵列时，AQP4-IgG 将诱导补体激活和炎症级联反应，包括中性粒细胞和嗜酸性粒细胞的趋化，进而导致严重的组织坏死

（NMOSD 患者视神经炎和脊髓炎的病理特征）[27]。

3. B 细胞　B 细胞在淋巴结内被激活，并在 T 细胞的帮助下分化为记忆性 B 细胞（CD19+、CD27+、CD38-）、浆母细胞（CD19intermediate、CD27+、CD38+）和浆细胞（CD19-、CD27+、CD38+）[28]。与对照组相比，NMOSD 患者外周血和脑脊液中浆母细胞的占比增加[29]，是产生 AQP4-IgG 的主要细胞亚群（图 5-1）[30]。

4. 细胞因子网络　NMOSD 中的细胞因子模式涉及 T 细胞亚型 Th17 途径的激活（图 5-1）[31]。NMOSD 患者（包括 AQP4-IgG 阴性患者）血清和脑脊液中 IL-6 水平升高，IL-6 反映 Th17 的活化，也提示浆细胞的分化和存活[28]。NMOSD 患者外周血和脑脊液中 AQP4 特异性浆母细胞分离后在体外可以观察到 IL-6 促进生成 IgG[28]。

5. 补体激活和自身抗体诱导的 CNS AQP4 内化　补体介导的炎症是 NMOSD 最重要的发病机制之一[32]。当补体可用时，大量 AQP4 阵列密集结合 IgG1 重链（FC）尾部，通过经典途径触发补体激活途径。补体激活会导致炎症，产生可募集中性粒细胞和嗜酸性粒细胞的有毒性的趋化蛋白。最终导致 BBB 受损、星形胶质细胞损伤和继发性脱髓鞘（图 5-1）[33, 34]。

6. 自身抗体对水通量的阻断作用　由于 AQP4 是一种水通道蛋白，因此 AQP4-IgG 结合也会干扰星形胶质细胞的水运输。水通道功能受损可能能够解释 NMOSD 磁共振成像（MRI）呈现的血管源性水肿和病理所见的髓鞘内水肿。这也可以解释发生可逆性后部白质脑综合征的倾向性，一种在 NMOSD 患者中偶尔发生的可逆性血管源性水肿综合征[35]。

7. 谷氨酸稳态的破坏，谷氨酸毒性的易感性　兴奋性氨基酸转运体 2（excitatory amino acid transporter 2，EAAT2）是在星形胶质细胞中表达的主要谷氨酸转运体之一，负责总谷氨酸摄取量的 90%，它的下调可能会影响谷氨酸的摄取[36]。EEAT2 与星形胶质细胞膜上的 AQP4 相连后，与 AQP4-IgG 和 AQP4 一同内化。体外研究表明，AQP4-IgG 导致谷氨酸的功能性摄取减少，可能

是 EAAT2 共内化的结果。视神经脊髓炎（optical neuromyelitis，NMO）中央灰质病变区域缺乏 EAAT2[37]。谷氨酸蓄积可能与星形胶质细胞、少突胶质细胞和神经元毒性有关[36]。

8. 视神经脊髓炎的血脑屏障破坏　BBB 破坏是 NMOSD 发病机制的关键部分。一些患者在出现症状前几年的血清中就检测到了 AQP4-IgG。据推测，正常完整的 BBB 限制抗体进入大脑、视神经和脊髓，并防止抗体造成伤害。AQP4-IgG 可以通过脑室周围组织中缺少紧密连接的血管内皮细胞进入 CNS[38]，但抗体如何进入神经系统的其他部位仍然未知。最近，在 NMO 患者中发现了与脑微血管内皮细胞结合的抗体［78 kDa 葡糖调节蛋白（78 kDa glucose-regulated protein，GRP78，又称免疫球蛋白重链结合蛋白质）自身抗体］，它们被认为是破坏 BBB 通透性的潜在介质，但这些抗体不是 NMOSD 所特有的[39]。

AQP4 也表达于脑脊液 - 脑交界界面，如位于软脑膜胶质界膜、室管膜和脉络丛的血 - 脑脊液屏障。AQP4-IgG 与脉络丛上皮细胞基底外侧表面 AQP4 结合引起的 BBB 破坏可能为致病抗体进入中枢神经系统提供了通道，并可以解释 NMOSD 患者偶尔出现的脑室管膜炎、软脑膜炎和脑积水的表现[40]。

9. 组织病理学　NMOSD 选择性地靶向 AQP4 并破坏产生 AQP4 的细胞，主要是星形胶质细胞，也包括室管膜细胞。在病变组织中 AQP4 的免疫反应性广泛丧失。在 NMOSD 中使用细胞骨架标志物，神经胶质细胞原纤维酸性蛋白（glial fibrillary acidic protein，GFAP）染色可显示星形胶质细胞变形，并且在病变中具有截短的突起。此外，血管周围有大量的免疫球蛋白和补体激活的标志物沉积。NMOSD 的髓鞘损伤程度不如 MS 严重，后者的脱髓鞘程度可能远远超过轴突损伤的程度[38]。晚期 NMOSD 患者的脊髓和白质会出现严重的空洞、坏死、轴突脱失和脱髓鞘[41]。

（二）MOG-IgG NMOSD 发病机制

尽管 MOG 是用于诱导 MS 实验性自身免疫模型的研究最好的自身抗原之一，MOG-IgG 在人类中的致病性尚未得到很好的证实。据推测，针对 MOG 的抗体可能是髓鞘损伤的继发反应，而不是导致髓鞘损伤的原因。以前的研究多采用 ELISA 和蛋白质印迹（对线性表位敏感）等技术，而不是针对不连续表位敏感的技术，而非检测针对 MOG 的特定致病抗体，以及主要在 MS 患者中检测抗体，进一步模糊了 MOG 与神经系统疾病的联系[42]。使用这些现在被证实不可信的方法检测 MOG-IgG 的研究曾提示 MOG-IgG 可以预测临床孤立综合征（CIS）向 MS 的转变，但这一说法后来被推翻[43]。采用构象敏感分析方法检测 MOG-IgG 发现，MOG-IgG 不仅与 NMOSD 有关，还与其他疾病（如 ADEM）有关，在这些疾病中，它往往是一过性的，而不是持续性的。

目前首选检测方法使用人类全长 MOG 抗原作为转染哺乳动物细胞的底物进行流式细胞术，使用抗人类 IgG1 特异性二抗以达到最高的灵敏度和特异性，再进行活细胞免疫荧光染色成像[44]。目前所有基于细胞分析的研究都发现，MOG-IgG 与 ON 的复发有关，偶尔也和 NMOSD 和急性播散性脑脊髓炎（ADEM）有关；在典型的 MS 患者中很少被检测到[15, 44, 45, 46, 47, 48]。

1. 抗原的表达　MOG 是免疫球蛋白超家族的一员，表达于少突胶质细胞膜上髓鞘的最外层[49]。

2. 发病机制　与 AQP4-IgG 类似，MOG-IgG 是一种 IgG1 同型抗体，能够通过经典途径结合补体[49]。MOG 抗体诱导自然杀伤细胞（NK）杀伤表达 MOG 的细胞[50]。MOG 抗体补体激活作用已在体内和体外得到证实[22, 51]。将人类 MOG-IgG1 直接输注至小鼠脑内会引起脑水肿，并改变轴突蛋白［接触蛋白相关蛋白（contactin-associated protein，CASPR）和锚蛋白 G（ankyrin G，AnkG）］的表达，而这些蛋白对郎飞结的完整性和正常的动作电位放电是必不可少的。该抗体不会引起炎症、轴突丢失、神经元或星形胶质细

死亡或补体激活，并且脑水肿在 2 周内消退[23]。

MOG-IgG 相关 NMOSD 患者脑脊液中髓鞘碱性蛋白质（MBP）含量升高，GFAP 正常，而 AQP4-IgG 相关 NMOSD 患者脑脊液中 GFAP 水平显著升高，但 MBP 水平无明显变化。这与两种疾病的靶点一致，AQP4-IgG 疾病靶向星形胶质细胞，MOG-IgG 疾病靶向髓鞘。

3. 组织病理学　MOG-IgG 相关 NMOSD 的病理特征的报道有限。活检提示存在瘤样脱髓鞘病灶，其特征是融合的脱髓鞘病灶，免疫球蛋白和补体沉积，血管周围和实质内 B 细胞和 T 细胞聚集，实质巨噬细胞浸润，少突胶质细胞凋亡伴随选择性丢失髓鞘蛋白[52, 53, 54]。这些发现与 MS 的两种病理模式重叠，包括模式 Ⅱ（髓鞘丢失和补体激活）和模式 Ⅲ（少突胶质细胞广泛凋亡，缺乏抗体沉积和补体激活）[55, 56]。与 AQP4-IgG 相关的 NMOSD 不同，星形胶质细胞仍然完好[52]。

三、临床表现和影像学特征

（一）临床病程

NMOSD 的典型症状是由脊髓（横贯性脊髓炎）或 ON 急性发作引起的，很少有患者同时出现这两种症状[29]。这适用于 AQP4-IgG 和 MOG-IgG 患者。然而还有其他针对这些生物学标志物相对特异的临床特征。此外，MRI 表现和临床病程虽然部分重叠，但结合起来可以区分 AQP4-IgG 和 MOG-IgG 亚型。

现在于 NMOSD 患者中发现了非累及视神经和脊髓的临床表现，其中一些症状与 MS 相比对诊断 NMOSD 更具有相对特异性，或者与 MOG-IgG 相比对诊断 AQP4-IgG 更具有相对特异性，而另一些症状则是非特异性的（表 5-1）。最常见和广为接受的非累及视神经和脊髓综合征是延髓背侧和控制呕吐反射的中枢受累的极后区综合征（area postrema syndrome，APS）。这是 AQP4-IgG 相关 NMOSD 的最典型特征，尽管它也发生在 MOG-IgG 患者中。特异度相对较低的症状包括眼球运动障碍和反映其他脑干和大脑结构炎症的行

表 5-1　AQP4-IgG 和 MOG-IgG 血清反应阳性患者的人口统计学、临床和影像学特征

	特　点	AQP4-IgG	MOG-IgG
人口统计	性别	90% 女性	60% 女性
	小儿发病	罕见	常见的
	最终导致视神经炎和横贯性脊髓炎	通常（70%）	少数患者（30%）
	双侧视神经炎	偶尔	频繁地
临　床	单侧视神经炎	偶尔	通常
	单纯横贯性脊髓炎	通常	很少
	与脑脊髓炎有关	偶尔，通常与白质或胼胝体中的大病变有关	通常可以检测到，但通常是短暂的
	共存自身免疫	频繁地	很少
	单相病程	罕见	40%，特别是在脑脊髓炎的情况下
	感染前	很少	通常
影　像	视神经	双侧、长、后部受累，± 交叉扩展	双侧、长、前部受累；突出的视盘肿胀；增强延伸到软组织
	脊髓	长节段横贯性脊髓炎，位于轴向图像的中心（85%）；短节段脊髓炎，通常位于中心（15%）	2/3 长节段横贯性脊髓炎，1/3 短节段脊髓炎；好发于圆锥或胸腰椎索
	脑	室管膜周围病变、下丘脑受累和皮质脊髓束受累；胼胝体受累通常纵向广泛	与第四脑室相邻的灰质深部病变、桥脑和小脑脚

为异常。

大多数 NMOSD 患者会反复发作，尤其是 AQP4-IgG 血清阳性的患者。少数患者不会复发，主要是血清阴性患者。既往认为 MOG-IgG 血清阳性患者复发不频繁[47]。然而，对这组患者的较长时间的随访显示，视神经炎的复发十分频繁，而且 MOG-IgG 阳性患者经常发展为永久性残疾。25%～50% 的 MOG-IgG 患者将出现显著和持久的视觉障碍或括约肌和勃起功能障碍。但是，他们很少完全失明或依赖轮椅[42, 47, 57]。

与 MS 不同，其致残过程通常是在复发多年后逐渐恶化（继发性进行性病程）形成的，而进行性恶化的残疾在 NMOSD 中很少发生，至少在 AQP4-IgG 阳性的患者中是这样。

NMOSD 中的大多数残疾积累是由于突发造成的而不是进行性病程造成的[58, 59]。MOG-IgG 阳性 NMOSD 的长期病程尚不明确。

（二）视神经炎

ON 是 NMOSD 的核心临床特征。通常表现为急性单侧视力障碍，包括色觉障碍，常伴有眼球运动疼痛。除非另一只眼睛已经存在严重的缺陷，否则在检查时通常会检测到相对传入性瞳孔障碍。在 AQP4 血清阳性的患者中，ON 通常是严重、反复发作的，并恢复较差[60]。在 AQP4-IgG 阳性患者中，ON 更倾向于发生在后视路，可能包括延伸到交叉和视束的视神经的颅内段[61]。在 MOG-IgG 阳性者中，ON 是起病时最常见的症状并且复发往往同时影响双眼。

在 MOG-IgG 血清阳性的个体中，MRI 上的

视神经病变往往更长，通常累及一半以上的视神经长度，并且在检眼镜检查中常可见到视盘水肿[15, 42, 47, 59]。MOG-IgG 患者的视觉能力通常比 AQP4-IgG 更好。MOG-IgG 患者的永久性失明是少见的[15]。然而，两者临床和影像学表现重叠很常见，不能根据任何单一的临床和影像学特征或结合起来作出诊断（表 5-2）。

（三）脊髓炎

NMOSD 的另一个主要表现是长节段横贯性脊髓炎（longitudinally extensive transverse myelitis，LETM），即脊髓的急性 MRI T_2 病变范围 ≥ 3 个椎体节段（图 5-2）[58]。然而在 AQP4-Ig G 阳性患者的首次脊髓炎发作中，有 14% 的患者脊髓 MRI 病变 < 3 个椎体节段[62]。LETM 的症状包括双侧感觉异常、无力和膀胱/肠道功能障碍，这些症状会在几小时到几天内发展。NMOSD LETM 患者通常在严重发作时无法行走。阵发性症状，尤其是阵发性强直痉挛十分常见，呈短暂、反复、刻板的，往往是单侧肌肉疼痛性收缩，通常持续 < 3min；患者也可以发生其他阵发性发作，如瘙痒，伴有顽固性局部节段性

表 5-2　成人患者的 NMOSD 诊断标准

NMOSD 与 AQP4-IgG 的诊断标准

- ≥ 1 个核心临床特征
- 使用现有最佳检测方法对 AQP4-IgG 进行阳性检测（推荐基于细胞的检测）
- 排除替代诊断

无 AQP4-IgG 的 NMOSD 或 AQP4-IgG 状态未知的 NMOSD 的诊断标准

- ≥ 2 个由于一次或多次临床发作而出现的核心临床特征，并满足以下所有要求
  - ≥ 1 个核心临床特征必须是视神经炎、伴有长节段横贯性脊髓炎的急性脊髓炎或后视神经综合征
  - 在空间扩散（≥ 2 个不同的核心临床特征）
  - 符合其他 MRI 的标准
- 使用最佳可用检测方法检测 AQP4-IgG 呈阴性或检测不可用
- 排除替代诊断

核心临床特征

- 视神经炎
- 急性脊髓炎
- 后脑区综合征：其他原因不明的呃逆或恶心呕吐的发作
- 急性脑干综合征
- 症状性发作性睡病或伴有 NMODS 典型症状的急性间脑临床综合征
- 伴有 NMOSD 典型脑部病变的症状性脑综合征

无 AQP4-IgG 的 NMOSD 和具有未知 AQP4-IgG 状态的 NMOSD 的附加 MRI 要求

- 急性视神经炎：脑部 MRI 显示正常或仅有非特异性白质病变，或者具有 T_2 高信号的视神经 MRI 病变或 T_1 加权增强病变延伸 > 1/2 视神经长度或累及视交叉
- 急性脊髓炎：对于既往史有急性脊髓炎病史的患者，需要相关的髓内病变延伸 > 3 个连续节段（长节段横贯性脊髓炎）或 ≥ 3 个连续节段的局灶性脊髓萎缩
- 后脑区综合征：相关的延髓背部/后区病变
- 急性脑干综合征：相关的室管膜周围脑干病变

NMOSD. 视神经脊髓炎谱系疾病；AQP4-IgG. 水通道蛋白 4- 免疫球蛋白 G；MRI. 磁共振成像

经许可转载，引自 Wingerchuk DM, Banwell B, Bennett JL, et al. International consensus diagnostic criteria for neuromyelitis optica spectrum disorders. *Neurology*. 2015;85:177–189.

瘙痒[29]。在 AQP4-Ig G 阳性的患者中，脊髓炎通常发生在颈或胸段脊髓，下胸段或脊髓圆锥病变较少见。相比之下，MOG-IgG 阳性的患者经常有累及胸腰段和圆锥的 LETM[15, 63]。20% 的 MOG-IgG 阳性患者伴有孤立的脊髓炎，通常是 LETM；然而，作为唯一的疾病表现的复发 LETM 在 MOG-IgG 阳性的患者中并不常见，而在 AQP4-IgG 血清阳性的患者中很常见（表 5-1）[15, 47]。

（四）极后区综合征（APS）

在 AQP4 抗体阳性的 NMOSD 患者中，原因不明的难治性恶心、呕吐或呃逆发作通常先于 ON 或脊髓炎。在 12% 的患者中，这种发作可能是 NMOSD 的初始症状，最终将在 40% 的患者中发生[64]。APS 与延伸至延髓背部的长节段横贯性脊髓炎相关[64]。APS 是由延髓和第四脑室富含 AQP4 的呕吐反射中心病变引起的。这个特殊的感觉区因其富含有孔毛细血管和可渗透的血脑屏障，对炎症较为敏感[64]。MOG-IgG 阳性患者很少出现顽固性恶心呕吐（图 5-2）[65]。

（五）急性脑干综合征

30% 的患者会出现各种脑干功能障碍。最常见的症状是眼肌瘫痪和复视，原因是眼球运动功能障碍[65, 66, 67, 68]。

（六）间脑综合征

NMOSD 患者偶有丘脑和下丘脑受累。病变可能不会引起任何症状，但当症状出现时，可能包括一种或多项表现，极度嗜睡、发作性睡病、厌食或其他饮食失调、抗利尿激素分泌不当导致的低钠血症、体温过低、低血压和内分泌疾病，包括月经周期异常[68]（图 5-2）。

（七）大脑综合征

大脑病变通常在 MRI 上无特异性表现，很难确定它们与 NMOSD 有关，因为在普通人群中发现的异常频率很高；然而，通常情况下，这些病变看起来与 MS 截然不同，被认为可能是 NMOSD 的特征[63]。NMOSD 最常见的大脑症状是单侧肢体无力（偏瘫）、脑病或精神状态改变和视野缺陷。广泛的半球白质病变可能是瘤样的，并可能很少具有 Balo 病的特征，即由于邻近同心层的不同程度的脱髓鞘而导致 MRI 呈现同心圆表现[63]。AQP4 血清阳性的 NMOSD 患者很少会经历可逆性后部白质脑综合征（PRES），这是一种快速可逆的大脑后部血管源性水肿综合征，导致一过性脑病和癫痫[35]。累及大脑半球皮质脊髓束的病变虽然不常见，但发病时却很典型；病变可以是单侧或双侧的，可从大脑半球深部白质沿着锥体束延伸至内囊的后肢，到达大脑脚或脑桥。

（八）其他罕见的临床特征

可能会发生累及马尾神经的脊髓炎[69]。由室管膜炎症引起的梗阻性脑积水很罕见[70]。在 AQP4 阳性的患者中，伴有高肌酸血症的肌痛与肌膜免疫染色 AQP4 丢失有关，并伴有线性的免疫球蛋白 G 和补体产物沉积[71]。

（九）副肿瘤性 NMOSD

在 5%～15% 的患者中，NMOSD 可能与癌症有关，就像许多其他抗体介导的神经系统疾病一样。副肿瘤性 NMOSD 应主要考虑在老年患者，伴随突出的 APS，以及那些具有进展性和顽固性症状的患者。据报道，不同类型的肿瘤与 NMOSD 并存，特别是癌症[72, 73, 74]。肿瘤组织具有 AQP4 的免疫学着色和 AQP4 表达部位周围的免疫应答，提示肿瘤在 NMOSD 的病理机制中可能存在因果关系[75]。目前尚无副肿瘤性 MOG-IgG 患者被报道。

（十）伴自身免疫的其他综合征

在 AQP4-IgG 阳性的患者中伴随全身性自身免疫病很常见，包括自身免疫性甲状腺病、系

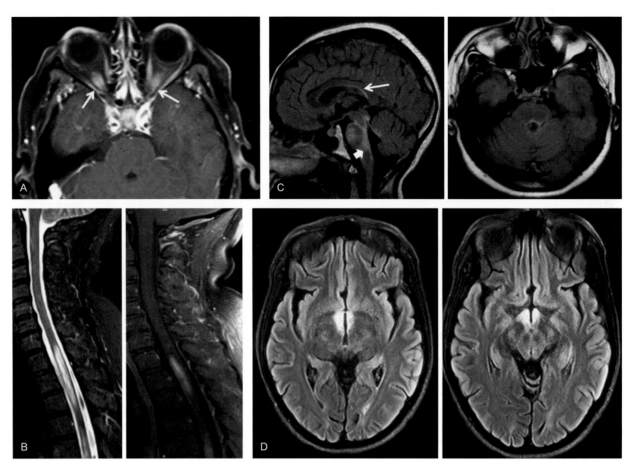

▲ 图 5-2　AQP4 血清阳性 NMOSD 的神经影像学检查结果

A. 轴位 T_1 加权 MRI 显示视神经的增强（白箭）；B. 脊柱矢状位 T_2 加权磁共振平扫和增强扫描均显示从 T_1 节段向尾侧延伸的纵行广泛病变，并有强化；C. 矢状位 FLAIR 图像显示延伸至延髓的后脑桥的特征性病变，包括最后区（白箭）和围绕侧脑室的室管膜周围区域（细箭）；轴向 FLAIR 图像显示脑桥背侧和第四脑室周围的病变；D. 轴向 FLAIR 图像显示特征性脑室周围下丘脑病变延伸到腹侧中脑

统性红斑狼疮和干燥综合征（Sjögren syndrome，SS）。大多数狼疮脊髓炎患者被认为是 SLE 和 NMOSD 的并存，大多数的患者 AQP4-IgG 血清为阳性[76]。神经性自身免疫病，其中重症肌无力与 NMOSD 有最强的相关性，但也与自身免疫性脑病有关，可能导致误诊。最重要的是要认识到，NMOSD 和其他自身免疫性神经疾病并存的情况比偶然预期的更常见。非器官特异性自身抗体（如抗核抗体、SSA 和 B 抗体、双链 DNA 抗体）出现在 15%～50% 的 NMOSD 患者中，反映了 NMOSD 与全身自身免疫的相关性[76, 77]。系统性自身免疫病通常不伴随 MOG-IgG 相关的 NMOSD[47]。

四、预后

未经治疗的 NMOSD 患者的死亡率和发病率远远高于 MS 患者。多次复发累积的后遗症，而非进展性病程，是导致 AQP4-IgG 血清阳性 NMOSD 患者大多数永久残疾的主要原因。进展性残疾在 NMOSD 中很少发生[58]。

脑干受累所致的呼吸功能不全是 AQP4-IgG 阳性 NMOSD 的主要死亡原因[58]。然而，NMOSD 的存活率正在显著提高，这可能是由于早期诊断和采取有效治疗的结果，诊断标准的变化和对轻症患者的更广泛认识也发挥了作用[78]。MOG-IgG NMOSD 的长期结局仍不明确，它在过去 5 年才被确认为一个独立的疾病。

五、实验室检测和诊断标准

（一）自身抗体检测

AQP4-IgG 和 MOG-IgG 的检测在 NMOSD 患者的评估中至关重要，特别是在临床上不明确的情况下，例如，当 MRI 没有发现纵向广泛的病变或病变长度位于边界值时，导致 NMOSD 和 MS 不易区别。AQP4-IgG 的血清阳性在 2006 年被纳入国际 NMOSD 诊断标准小组 [79]。自 2004 年发现 AQP4-IgG 以来，检测方法不断发展。以鼠脑组织为底物，采用间接免疫荧光法检测 AQP4-IgG。此后这项技术被比组织间接免疫荧光更灵敏的 ELISA 法所取代；然而，5% 的报告结果是假阳性 [80, 81]。假阳性率高度依赖于临床验前的概率，并且如果临床验前概率较低，如当所有具有 ON 的患者都接受检测时，假阳性的比例可能 > 5%。

以天然构象表达抗原（AQP4 或 MOG）的转基因细胞为底物的细胞检测方法提高了检测的特异性和敏感性，被认为是目前检测 AQP4-IgG 和 MOG-IgG 的参考标准 [44, 81]。在固定细胞上用间接免疫荧光显微镜检测血清自身抗体，或者在活的转染后细胞上用流式细胞术检测。使用这些技术检测 AQP4-IgG 的假阳性率为 1%～2%。在 PLEX 后或在其过程中，或者在接受包括皮质类固醇和 B 细胞剔除疗法在内的免疫抑制药治疗过程中进行血样采集，会导致检测灵敏度降低 [81]。血清自身抗体在缓解期的滴度比发作时低；对于高度可疑的血清阴性患者，需要在发作期间重新检测。多克隆 B 细胞激活可能与非特异性细胞结合和假阳性结果有关。

（二）脑脊液发现

在复发期间，60% 的患者脑脊液总蛋白水平和白细胞计数升高。20% 的患者有明显的细胞增多症（ > 50/μl）或在脑脊液中有中性粒细胞增多症，这可能导致误诊为细菌感染。在 AQP4 阳性患者中，只有 < 20% 的患者检测到寡克隆带或免疫球蛋白指数升高，而在 MOG-IgG 阳性患者中很少检测到，这为排除 MS 提供了有用的线索 [41, 47, 49, 65]。

在 AQP4-IgG 阳性的 NMOSD 复发期间，可出现大量但短暂的 GFAP 升高。相反，在 MOG-IgG 阳性的 NMSOD 中，MBP 升高，而 GFAP 不升高；但是，GFAP 水平不能常规用于临床检测 [82]。

（三）2015 年国际共识诊断标准

NMOSD 和 MS 的预防发作的治疗策略不同，一些 MS 治疗可能会加重 NMOSD [83, 84, 85, 86]。因此，早期、准确的诊断是取得良好结果的关键。诊断标准必须平衡敏感性和特异性。AQP4-IgG 阳性的患者即使在首次发病后也很难做出早期诊断。有些患者仅经历过无 ON 的反复发作的脊髓炎，或者无脊髓炎的反复发作的 ON，而且不能根据以往的标准进行诊断。由于这些原因，诊断标准需要修订。国际 NMOSD 诊断小组（International Panel for NMOSD Diagnosis，IPND）于 2015 年提出了修订后的 NMOSD 临床诊断标准共识，以使临床医生能够做出早期、准确的临床诊断。新的命名法定义了统一的术语 NMOSD，通过血清学检测（AQP4-IgG 阳性或阴性的 NMOSD）进一步分层。MOG-IgG 最近才被与 NMOSD 联系在一起，没有被纳入诊断标准（尽管下一次迭代的标准可能会这样做）。因此，当 AQP4-IgG 阳性 NMOSD 的标准以其他方式满足时，NMOSD 目前可归类为无 AQP4-IgG 的 NMOSD，但 AQP4-IgG 阴性的 NMOSD 的标准更为严格，必须影响到两个部位的两个临床事件，其中一个必须是视神经、脊髓或延髓背部；此外，对于血清阴性的患者，还有 MRI 附加要求，还必须仔细考虑可能提示其他诊断的"警示征"（红旗征）（表 5–3）。

六、鉴别诊断

许多疾病，包括感染性、炎症性、肿瘤性、血管性和结构性的病程，均会影响脊髓和视神经，并出现类似视神经脊髓炎谱系疾病的临床和影像学表型。NMOSD 最常见的相似疾病是 MS，它也会导致 ON 和脊髓炎的发作。通常，MS 发作不如神经脊髓炎谱系疾病严重，MS 相关的

表 5-3　危险信号（红旗征）：NMOSD 的非典型发现

- 临床特征和实验室检查结果
  - 进行性整体临床病程（与发作无关的神经系统恶化，考虑 MS）
  - 非典型发作最低点时间：< 4h（考虑脊髓缺血/梗死），从发作开始持续恶化 > 4 周（考虑结节病或肿瘤）
  - 部分横贯性脊髓炎，尤其是与 LETM MRI 病变无关时（考虑 MS）
  - 存在脑脊液寡克隆带（寡克隆带出现在 20% 的 NMO 患者和 80% 的 MS 患者中）

- 与模拟 NMOSD 的神经综合征相关的并发症
  - 结节病，已确诊或提示其临床、影像学或实验室结果（如纵隔腺病、发热和盗汗、血清血管紧张素转换酶升高或白细胞介素 −2 受体水平升高）
  - 癌症，已确诊或有临床、放射学或实验室结果提示；考虑淋巴瘤或副肿瘤性疾病（例如，衰反应调节蛋白 −5 相关的视神经病变和脊髓病变或抗 Ma 相关的间脑综合征）
  - 慢性感染，已确诊或有临床、放射学或实验室检查结果（如获得性免疫缺陷综合征、梅毒）

- 常规的脑部神经成像
  - 影像特征（T_2 加权 MRI）提示 MS（典型 MS）
    - 垂直于侧脑室表面的病变（直角脱髓鞘征）
    - 颞叶下部与侧脑室相邻的病变
    - 累及皮质下 U 纤维的皮质旁损害
    - 大脑皮质损害
  - 影像特征提示除 MS 和 NMOSD 外的其他疾病，包括持续（> 3 个月）钆增强化的病变

- 传统的脊髓神经成像
  - 比视神经脊髓炎谱系疾病更符合 MS 的特征
    - 矢状位 T_2 加权序列上病变 < 3 个完整的椎节段
    - 在轴向 T_2 加权序列Ⅲ上，病变主要位于周围脊髓（> 70%）
    - T_2 加权序列上弥漫的、模糊的信号改变（有时可见于长期或进展型 MS）

NMOSD. 视神经脊髓炎谱系疾病；LETM. 长节段横贯性脊髓炎；MRI. 磁共振成像；MS. 多发性硬化；NMO. 视神经脊髓炎

经许可转载，引自 Wingerchuk DM, Banwell B, Bennett JL, et al. International consensus diagnostic criteria for neuromyelitis optica spectrum disorders. *Neurology*. 2015;85:177–189.

脊髓炎多呈较短节段，且位于脊髓片外侧，而 NMOSD 相关的脊髓炎多呈长节段（跨度 > 3 个连续的椎体节段）且位于脊髓中央。但两者存在重叠，部分 NMOSD 脊髓炎病变不符合 NMOSD 的长度标准，这可能导致误诊。此外，一些 MS 患者可能以 ON 和脊髓炎为首发症状，且脑 MRI 正常。典型的 MS 患者脑脊液中有寡克隆条带，且 AQP4-IgG 和 MOG-IgG 血清阴性。表 5-1 总结了 AQP4-IgG 和 MOG-IgG 血清阳性患者之间的人口统计学、临床和放射学差异。一些进展型 MS 患者有长、弥漫、融合的脊髓病变，这可能会导致与 NMOSD 的混淆；然而，此类病变通常出现在进展性疾病的背景下，而不是像 NMOSD

患者那样在急性发作的情况下出现短暂的钆增强病变。进行性病程在 NMOSD 中极为罕见。脊髓的轴位图像通常显示 MS 的纵向广泛的病变由片状结团但离散而不对称的外周病变组成，而不是在 NMOSD 的 LETM 发作背景下的中央且连续的单个病变。

结节病 [87]、副肿瘤性疾病［尤其与衰反应调节蛋白 −5（collapsin response mediator protein-5, CRMP-5）自身免疫 [88, 89] 或生物素酶缺乏症 [90] 相关］在少数情况下会出现视神经和脊髓受累。此外，两种不同的疾病（横贯性脊髓炎和同时存在的缺血性 ON）可能在同一患者中巧合发生，并导致 NMOSD 的误诊。

七、治疗

所有的 NMOSD 治疗都缺乏基于随机临床试验的 1 级证据。尽管如此,对于 NMOSD 的治疗策略仍存在一定的共识,并且已经发布了几个治疗指南[91,92]。在回顾性研究中,泼尼松、硫唑嘌呤、麦考酚酯和利妥昔单抗分别将复发频率与使用前相比降低了 ≥ 70%;这样的比较可能会受到"回归均值"和其他混杂因素的影响。NMOSD 的急性期治疗旨在停止炎症活动,挽救急性发作患者的神经功能。维持期治疗旨在防止未来复发。

(一)急性治疗

NMOSD 的主要急性期治疗是大剂量的皮质类固醇,通常是甲泼尼龙 1000mg,每日 1 次,连续 5 天。皮质类固醇具有多种作用,包括减少 BBB 渗漏,从而减少白细胞的趋附,减少外周淋巴细胞数量,减少炎性物质和炎性细胞的产生(见第 2 章)[93]。

PLEX 对皮质类固醇无效的急性、严重的 CNS 炎性脱髓鞘病发作有效。这在一项双盲、假对照研究中得到证实,该研究包括一些 NMOSD 和特发性横贯性脊髓炎患者[94]。非对照的回顾和前瞻性研究表明,PLEX 在 NMOSD 中既可以作为抢救治疗,也可以作为辅助治疗[95]。一个典型的方案是每隔一天每次单采分离 1.5 倍血浆容量,一共进行 5~7 次治疗。考虑到 PLEX 替代血清的非选择性,确切的机制尚不清楚,但认为致病抗体的清除起到了作用[96]。PLEX 应在复发后 5 天内开始使用,特别是在有严重缺陷的患者,他们在 5 天的甲泼尼龙疗程后没有表现出实质性和持续的改善。最近的一项研究表明,启动 PLEX 的延迟是 NMOSD 严重发作的预后的最强预测因素[96]。

(二)维持期治疗

回顾性研究表明,硫唑嘌呤[97,98]和麦考酚酯[99](表 5-4)降低了年复发率。这两种药物都要在开始服用 6 个月后才完全生效,因此,最近开始使用硫唑嘌呤或麦考酚酯的复发患者也应该服用中等剂量的皮质类固醇(泼尼松,20~60mg/d),持续 6 个月以防止发作[29,93]。

利妥昔单抗是一种嵌合的抗 CD20 单抗,现在通常被用作预防复发的一线疗法。在回顾性研究中,平均 28 个月后,利妥昔单抗可将复发率降低 84%[100]。与其他免疫抑制疗法相比,利妥昔单抗有几个优点,包括起效快、易于监测的高依从性。在完成 2 次相隔 2 周的 1g 静脉注射的初始疗程后的 2 周内发生 B 细胞耗竭。除了在输注利妥昔单抗之前应当静脉注射甲泼尼龙以避免潜在的过敏反应外,患者还应在首次利妥昔单抗给药后口服皮质类固醇 1 个月,以避免因 B 细胞溶解和伴随 AQP4-IgG 滴度的一过性增加而导致的病情恶化[101]。其他不常用但可能有效的免疫抑制药物包括甲氨蝶呤、他克莫司和环孢素。米托蒽醌可能是有效的,但由于心脏毒性,其使用受到限制[102]。由于缺乏头对头的前瞻性随机研究,很难对相对疗效进行评论;然而,少数比较研究表明,利妥昔单抗可能是常用的预防发作药物中最有效的[103,104,105,106]。

MS 疾病修饰治疗药物,包括 β 干扰素、那他珠单抗、芬戈莫德和阿仑单抗[107],可能会加重 NMOSD,应避免使用[83,84,85,86]。醋酸格拉替雷很可能无效,也应该避免[108]。

(三)研究中的治疗

基于对 NMOSD 发病机制的加速了解,几种新的药物已成为有潜力的选择。目前有 3 种药物处于 3 期随机对照研究阶段,包括依库珠单抗、SA237(托珠单抗的改良版)和伊奈利珠单抗[109]。

依库珠单抗是一种人源化的单抗,可防止 C5 裂解成 C5a 和 C5b,后者可启动补体级联的细胞溶解末端 MAC(图 5-1)。在一项涉及 14 例患者的 1 期研究中,依库珠单抗耐受性良好。危重 AQP4-IgG 阳性 NMOSD 患者的发作频率明显减少,神经功能障碍指标趋于稳定。该试验中 1 例患者出现了脑膜炎球菌所致的细菌性脑膜炎,这可能是一种潜在的严重不良反应。

表 5-4　常用的维持治疗、不良反应和监测

药　品	剂　量	给药方式	用药频率	不良反应	筛选和监测实验室参数
硫唑嘌呤	2～3mg/（kg·d）	PO	QD/BID	发热、不适、肌痛、恶心、呕吐、腹泻、白细胞减少、贫血、血小板减少、肝毒性、过敏反应、皮疹、淋巴瘤	TPMT/ 首次服药前的妊娠试验。第 1 个月 CBC、LFT 每周 1 次，此后减少测试间隔；避免阳光和紫外线照射；中性粒细胞计数＜1000/μl 时停止使用
糖皮质激素（泼尼松）	20～60mg/d	PO	每日可使用 10～20mg 作为其他维持治疗突破性发作患者的辅助用药，或者开始服用硫唑嘌呤或麦考酚酯后，急性发作后逐渐减少剂量	失眠、食欲增加、精神障碍、糖尿病、白内障、骨质疏松症、髋部缺血性坏死、伤口愈合延迟	CBC、电解质、血压、葡萄糖、肺炎预防措施，GERD 患者可能需要质子泵抑制药来预防胃溃疡，防止有胃肠道出血风险；骨质疏松预防 / 监测
吗替麦考酚酯（MMF）	500～3000mg/d，根据肾功能调整剂量	PO	BID	呕吐、腹泻、高血压、肌酐升高、水肿、淋巴瘤、腹泻、骨髓毒性、致畸性	CBC、肾功能、无妊娠，CBC 第 1 个月每周 1 次，之后增加间隔；避免阳光和紫外线照射，每年进行 1 次皮肤病学评估
利妥昔单抗	1000mg，2 周内重复，或者 375mg/m² ×4 剂	IV	无须监测，每 6 个月给药 1 次；或者，在最后一次给药后 5～6 个月开始每月监测 CD19 计数，并在 CD19 ＞ 1% 时重新给药	输液反应、皮疹、瘙痒、水肿、高血压、发热、疲劳、寒战、头痛、腹泻、血细胞减少、中性粒细胞减少发热、肝毒性、乙型肝炎再激活；如果发生低丙种球蛋白血症导致复发性肺感染，考虑进行 IVIg	乙型肝炎和肺结核筛查，定期 CBC，长期治疗时的总免疫球蛋白

CBC. 全血细胞计数；LFT. 肝功能检查；GERD. 胃食管反流病；IVIg. 静脉注射免疫球蛋白；PO. 口服；IV. 静脉注射；TPMT. 硫代嘌呤甲基转移酶；BID. 每日 2 次；QD. 每日 1 次

　　SA237 与妥珠单抗密切相关，为获得比之前的药物更好的潜在疗效所设计的可循环药物。妥珠单抗（图 5-1）是一种 IL-6 受体阻断抗体，已被批准用于类风湿关节炎和巨细胞性动脉炎，基于非对照研究，它也具有潜在的有效性[110]。IL-6 是 Th17 极化的重要细胞因子，被认为在 NMOSD 中发生，并促进浆母细胞存活，而浆母细胞是最负责 AQP4-IgG 产生的 B 细胞亚群。中性粒细胞减少、白细胞减少和结核病复发可能是其严重的不良反应[110]。

　　伊奈利珠单抗是一种人源化的单抗。它与 CD19 有很高的亲和力，CD19 是一种在重叠但范围更广的 B 细胞上表达的蛋白质，而不是抗 CD20 单抗的靶标[111]。

　　硼替佐米是 26S 蛋白酶体亚单位的选择性抑制药，可阻止促凋亡因子的降解，从而触发肿瘤细胞的程序性死亡。目前美国食品药品管理局（FDA）批准用于多发性骨髓瘤，在 AQP4 抗体阳性的 NMOSD 患者中，针对利妥昔单抗治疗无效的患者取得了显著成效[112]。

　　水通道蛋白单抗是一种非致病性的重组人单抗，由能与 AQP4 紧密结合的 Fab 片段和突变后不能激活补体和损伤细胞的 Fc 片段组成。从理论上讲，它可以干扰致病天然 AQP4-IgG 的结合。

针对下游效应的干预措施，如中性粒细胞弹性蛋白酶抑制药（西维来司），已被报道在 NMOSD 的被动转移模型中有效（图 5-1）[110]。

慢性免疫抑制可能导致机会性感染和癌症的发展。因此，新的治疗策略侧重于通过增强调节性 T 细胞功能、T 细胞受体工程和反向接种等方法恢复免疫耐受，作为长期免疫抑制的可选择方案（图 5-1）[113, 114]。

八、对妊娠的影响

NMOSD 会影响育龄女性。AQP4 在胎盘中表达，在孕中期表达最多。对实验孕鼠进行 AQP4-IgG 给药可以导致胎盘坏死，并且已在人类胎盘中证实了终末补体激活和胎盘炎症。与 MS 患者不同，NMO 患者在妊娠期的复发频率与妊娠前相同或更高，而相同的是，产后复发的频率要高得多[115]。先兆子痫和流产在 NMOSD 组比对照组更常见[116]。活动期 NMOSD 患者可能需要在妊娠期继续免疫治疗。短期的皮质类固醇治疗孕期发作较为合适[29, 116]。妊娠前服用利妥昔单抗（FDA 批准孕 C 类）通常会在整个孕期抑制 B 细胞，并且在受孕前给药，对 NMOSD 患者没有不良影响。硫唑嘌呤也是一种在整个妊娠期控制 NMOSD 的安全有效的药物。然而，对于妊娠期 NMOSD 患者免疫抑制的有效性和安全性相关文献资料较少。麦考酚酯是一种具有致畸性的药物，在孕期禁用，甲氨蝶呤和环磷酰胺也是如此。在服用硫唑嘌呤的患者中，母乳喂养是相对安全的；酶促未成熟可保护婴儿免受硫唑嘌呤活性代谢物的充分暴露。建议在给药后 4h 后再哺乳，以减少新生儿暴露。

九、结论与展望

高度特异的诊断生物标志物极大地提高了诊断水平，使更多患者被发现确诊，包括那些在不可逆转的残疾发生之前即有较早发病的患者。临床试验可行且已处于后期阶段，几种药物的注册试验正在进行中。然而，鉴于 NMOSD 患者的数量相对较少，有必要发掘预测结局和预后的生物标志物，以减少样本量和研究持续时间，并便于不同治疗药物的比较。

MOG-IgG 已经成为第二个生物标志物，定义了一种与 NMOSD 高度重叠但又有不同之处的疾病形式，且它以前被归类为 AQP4-IgG 血清阴性。尽管如此，MS 和其他炎症性 CNS 疾病在鉴别诊断方面仍然面临挑战，特别是在具有不典型临床特征的患者中。未来可能会发现针对不同抗原靶点的更多致病抗体，并揭示新的 NMOSD 亚型，最终消除血清阴性的 NMOSD。过去 10 年对 NMOSD 发病机制的阐明为制订有效的治疗策略和开发抗原特异性治疗方法提供了一个框架。新的治疗策略可能重点包括耐受性，以抗原特异性的方式，以减少对长期免疫抑制的需求。

利益冲突：Sebastian López-Chiriboga 报告称，没有披露或没收利益。Brian Weinshenker 因 AQP4-IgG 专利获得 RSR 有限公司、牛津大学、里昂疗养院和 MVZ Labor PD Volkmann und Kollegen GbR 博士的特许权使用费，作为 NMO 和相关疾病的诊断测试。他是 VielaBio 和 Alexion 制药公司正在进行的 NMO 临床试验裁决委员会的成员。他是 Caladrius Biosciences 和 Brainstorm Therapeutics 关于 NMO 潜在临床试验的顾问。他是诺华公司临床试验数据安全监测委员会的成员。

参考文献

［1］ Kim SM, Waters P, Woodhall M, et al. Characterization of the spectrum of Korean inflammatory demyelinating diseases according to the diagnostic criteria and AQP4-Ab status. BMC Neurol. 2014;14:93.

［2］ Hamid SHM, Whittam D, Mutch K, et al. What proportion of AQP4-IgG-negative NMO spectrum disorder patients are MOG-IgG positive? A cross sectional study of 132 patients. J Neurol. 2017;264:2088–2094.

［3］ Asgari N, Lillevang ST, Skejoe HPB, Falah M, Stenager E, Kyvik KO. A population-based study of neuromyelitis optica in Caucasians. Neurology. 2011;76:1589–1595.

［4］ Collongues N, Marignier R, Zephir H, et al. Neuromyelitis optica in France: a multicenter study of 125 patients. Neurology. 2010;74:736–742.

［5］ Jacob A, Panicker J, Lythgoe D, et al. The epidemiology of neuromyelitis optica amongst adults in the Merseyside county of United Kingdom. J Neurol. 2013;260:2134–2137.

［6］ Sepúlveda M, Sola-Valls N, Escudero D, et al. Clinical profile of patients with paraneoplastic neuromyelitis optica spectrum disorder and aquaporin-4 antibodies. Mult Scler. 2018;24(13):1753–1759.

［7］ Rivera JF, Kurtzke JF, Booth VJ, Corona VTt. Characteristics of Devic's disease (neuromyelitis optica) in Mexico. J Neurol. 2008;255:710–715.

［8］ Cabrera-Gomez JA, Kurtzke JF, González-Quevedo A, Lara-Rodríguez R. An epidemiological study of neuromyelitis optica in Cuba. J. Neurol. 2009;256(1):35–44.

［9］ Etemadifar M, Nasr Z, Khalili B, Taherioun M, Vosoughi R. Epidemiology of neuromyelitis optica in the world: a systematic review and meta-analysis. Mult Scler Internat. 2015;2015: 174720.

［10］ Apiwattanakul M, Asawavichienjinda T, Pulkes T, et al. Diagnostic utility of NMO/AQP4-IgG in evaluating CNS inflammatory disease in Thai patients. J Neurol Sci. 2012;320:118–120.

［11］ Nagaishi A, Takagi M, Umemura A, et al. Clinical features of neuromyelitis optica in a large Japanese cohort: comparison between phenotypes. J Neurol Neurosurg Psychiatry. 2011;82:1360–1364.

［12］ Flanagan EP, Cabre P, Weinshenker BG, et al. Epidemiology of aquaporin-4 autoimmunity and neuromyelitis optica spectrum. Ann Neurol. 2016;79(5):775–783.

［13］ McKeon A, Lennon VA, Lotze T, et al. CNS aquaporin-4 autoimmunity in children. Neurology. 2008;71:93–100.

［14］ Tenembaum S, Chitnis T, Nakashima I, et al. Neuromyelitis optica spectrum disorders in children and adolescents. Neurology. 2016;87:S59– S66.

［15］ Jurynczyk M, Messina S, Woodhall MR, et al. Clinical presentation and prognosis in MOG-antibody disease: a UK study. Brain. 2017;140:3128– 3138.

［16］ Quek AM, McKeon A, Lennon VA, et al. Effects of age and sex on aquaporin-4 autoimmunity. Arch Neurol. 2012;69:1039–1043.

［17］ Wingerchuk DM. Neuromyelitis optica: effect of gender. J Neurol Sci. 2009;286:18–23.

［18］ Mealy MA, Wingerchuk DM, Greenberg BM, Levy M. Epidemiology of neuromyelitis optica in the United States: a multicenter analysis. Arch Neurol. 2012;69:1176–1180.

［19］ Brum DG, Barreira AA, dos Santos AC, et al. HLA-DRB association in neuromyelitis optica is different from that observed in multiple sclerosis. Mult Scler. 2010;16:21–29.

［20］ Matiello M, Kim HJ, Kim W, et al. Familial neuromyelitis op-tica. Neurology 2010;75:310–315.

［21］ Matiello M, Schaefer-Klein JL, Hebrink DD, et al. Genetic analysis of aquaporin-4 in neuromyelitis optica. Neurology. 2011;77:1149–1155.

［22］ Mader S, Gredler V, Schanda K, et al. Complement activating antibodies to myelin oligodendrocyte glycoprotein in neuromyelitis optica and related disorders. J Neuroinflammation. 2011; 8:184.

［23］ Saadoun S, Waters P, Owens GP, Bennett JL, Vincent A, Papadopoulos MC. Neuromyelitis optica MOG-IgG causes reversible lesions in mouse brain. Acta Neuropathol Commun. 2014; 2:1–9.

［24］ Papadopoulos MC, Verkman AS. Aquaporin 4 and neuromyelitis optica. Lancet Neurol. 2012;11:535–544.

［25］ Pittock SJ, Weinshenker BG, Lucchinetti CF, Wingerchuk DM, Corboy JR, VA. L. Neuromyelitis optica brain lesions localized to sites of high aquaporin 4 expression. Arch Neurol. 2006; 63:964–968.

［26］ Mader S, Lutterotti A, Di Pauli F, et al. Patterns of antibody binding to aquaporin-4 isoforms in neuromyelitis optica. PLoS One. 2010;5:e10455.

［27］ Hinson SR, Romero MF, Popescu BF, et al. Molecular outcomes of neuromyelitis optica (NMO)-IgG binding to aquaporin-4 in astrocytes. P Natl Acad Sci USA. 2012;109:1245–1250.

［28］ Bennett JL, O'Connor KC, Bar-Or A, et al. B lymphocytes in neuromyelitis optica. Neurol Neuroimmunol Neuroinflamm. 2015;2:e104.

［29］ Flanagan EP, Weinshenker BG. Neuromyelitis optica spectrum disorders. Curr Neurol Neurosci Rep. 2014;14:483.

［30］ Chihara N, Aranami T, Oki S, et al. Plasmablasts as migratory IgG- producing cells in the pathogenesis of neuromyelitis optica. PLoS One. 2013;8:e83036.

［31］ Lin J, Li X, Xia J. Th17 cells in neuromyelitis optica spectrum disorder: a review. Int J Neurosci. 2016;126:1051–1060.

［32］ Hinson SR, McKeon A, Fryer JP, Apiwattanakul M, Lennon VA, Pittock SJ. Prediction of neuromyelitis optica attack severity by quantitation of complement-mediated injury to aquaporin-4-expressing cells. Arch Neurol-Chicago. 2009;66:1164–1167.

［33］ Lucchinetti CF, Mandler RN, McGavern D, et al. A role for humoral mechanisms in the pathogenesis of Devic's neuromyelitis optica. Brain. 2002;125:1450–1461.

［34］ Nytrova P, Potlukova E, Kemlink D, et al. Complement activation in patients with neuromyelitis optica. J Neuroimmunol. 2014;274:185–191.

［35］ Magana SM, Matiello M, Pittock SJ, et al. Posterior reversible encephalopathy syndrome in neuromyelitis optica spectrum disorders. Neurology. 2009;72:712–717.

［36］ Hinson SR, Clift IC, Luo N, Kryzer TJ, Lennon VA. Autoantibody- induced internalization of CNS AQP4 water channel and EAAT2 glutamate transporter requires astrocytic Fc receptor. P Natl Acad Sci USA. 2017;114:5491–5496.

［37］ Hinson SR, Roemer SF, Lucchinetti CF, et al. Aquaporin-4-binding autoantibodies in patients with neuromyelitis optica impair glutamate transport by down-regulating EAAT2. J Exp Med. 2008;205:2473–2481.

［38］ Lucchinetti CF, Guo Y, Popescu BF, Fujihara K, Itoyama Y, Misu T. The pathology of an autoimmune astrocytopathy: lessons learned from neuromyelitis optica. Brain Pathol. 2014;24: 83–97.

［39］ Shimizu F, Schaller KL, Owens GP, et al. Glucose-regulated protein 78 autoantibody associates with blood-brain barrier disruption in neuromyelitis optica. Sci Transl Med. 2017;9(397):eaai9111.

［40］ Guo Y, Weigand SD, Popescu BF, et al. Pathogenic implications of cerebrospinal fluid barrier pathology in neuromyelitis optica. Acta Neuropathol. 2017;133:597–612.

［41］ Zekeridou A, Lennon VA. Aquaporin-4 autoimmunity. Neurol Neuroimmunol Neuroinflamm. 2015;2:e110.

［42］ Ramanathan S, Prelog K, Barnes EH, et al. Radiological differentiation of optic neuritis with myelin oligodendrocyte glycoprotein antibodies, aquaporin-4 antibodies, and multiple sclerosis. Mult Scler J. 2016;22:470– 482.

［43］ Reindl M, Di Pauli F, Rostasy K, Berger T. The spectrum of MOG autoantibody-associated demyelinating diseases. Nat Rev Neurol. 2013;9:455–461.

［44］ Waters P, Woodhall M, O'Connor KC, et al. MOG cell-based assay detects non-MS patients with inflammatory neurologic disease. Neurol Neuroimmunol Neuroinflamm. 2015;2:e89.

［45］ Hoftberger R, Sepúlveda M, Armangue T, et al. Antibodies to MOG and AQP4 in adults with neuromyelitis optica and suspected limited forms of the disease. Mult Scler. 2015;21:866–874.

［46］ Rostasy K, Mader S, Hennes EM, et al. Persisting myelin oligodendrocyte glycoprotein antibodies in aquaporin-4 antibody negative pediatric neuromyelitis optica. Mult Scler. 2013;19: 1052–1059.

［47］ Sato DK, Callegaro D, Lana-Peixoto MA, et al. Distinction between MOG antibody-positive and AQP4 antibody-positive NMO spectrum disorders. Neurology. 2014;82:474–481.

［48］ Sepúlveda M, Armangue T, Martinez-Hernandez E, et al. Clinical spectrum associated with MOG autoimmunity in adults: significance of sharing rodent MOG epitopes. J Neurol. 2016;263:1349–1360.

［49］ Peschl P, Bradl M, Hoftberger R, Berger T, Reindl M. Myelin oligodendrocyte glycoprotein: deciphering a target in inflammatory demyelinating diseases. Front Immunol. 2017;8:529.

［50］ Brilot F, Dale RC, Selter RC, et al. Antibodies to native myelin oligodendrocyte glycoprotein in children with inflammatory demyelinating central nervous system disease. Ann Neurol. 2009;66:833– 842.

［51］ Peschl P, Schanda K, Zeka B, et al. Human antibodies against the myelin oligodendrocyte glycoprotein can cause complement-dependent demyelination. J Neuroinflammation. 2017; 14:208.

［52］ Wang JJ, Jaunmuktane Z, Mummery C, Brandner S, Leary S, Trip SA. Inflammatory demyelination without astrocyte loss in MOG antibody- positive NMOSD. Neurology. 2016;87:229–231.

［53］ Kortvelyessy P, Breu M, Pawlitzki M, et al. ADEM-like presentation, anti-MOG antibodies, and MS pathology: two case reports. Neurol Neuroimmunol Neuroinflamm. 2017;4:e335.

［54］ Spadaro M, Gerdes LA, Mayer MC, et al. Histopathology and clinical course of MOG-antibody-associated encephalomyelitis. Ann Clin Transl Neurol. 2015;2:295–301.

［55］ Lucchinetti CF, Bruck W, Parisi J, Scheithauer B, Rodriguez M, Lassmann H. Heterogeneity of multiple sclerosis lesions: implications for the pathogenesis of demyelination. Ann Neurol. 2000;47:707–717.

［56］ Lucchinetti CF, Bruck W, Rodriguez M, Lassmann H. Distinct patterns of multiple sclerosis pathology indicates heterogeneity in pathogenesis. Brain Pathol. 1996;6:259–274.

［57］ Ramanathan S, Mohammad S, Tantsis E, et al. Clinical course, therapeutic responses and outcomes in relapsing MOG antibody- associated demyelination. J Neurol Neurosurg Psychiatry. 2018;89:127–137.

［58］ Wingerchuk DM, Hogancamp WF, O'Brien PC, Weinshenker BG. The clinical course of neuromyelitis optica (Devic's syndrome). Neurology. 1999;53:1107–1114.

［59］ Wingerchuk DM, Lennon VA, Lucchinetti CF, Pittock S, Weinshenker BG. The spectrum of neuromyelitis optica Lancet Neurol. 2007;6:805–815.

［60］ Matiello M, Lennon VA, Jacob A, et al. NMO-IgG predicts the outcome of recurrent optic neuritis. Neurology. 2008;70:(23): 2192–2193.

［61］ Dutra BG, Jose da Rocha A, Nunes RH, Martins Maia Junior AC. Neuromyelitis optica spectrum disorders: spectrum of MR imaging findings and their differential diagnosis-erratum. Radiographics. 2018;38:662.

［62］ Flanagan EP, Weinshenker BG, Krecke KN, et al. Short myelitis lesions in aquaporin-4-IgG-positive neuromyelitis optica spectrum disorders. JAMA Neurol. 2015;72:81–87.

［63］ Kim HJ, Paul F, Lana-Peixoto MA, et al. MRI characteristics of neuromyelitis optica spectrum disorder: an international update. Neurology. 2015;84:1165–1173.

［64］ Iorio R, Lucchinetti CF, Lennon VA, et al. Intractable nausea and vomiting from autoantibodies against a brain water channel. Clin Gastroenterol Hepatol. 2013;11:240–245.

［65］ Jarius S, Kleiter I, Ruprecht K, et al. MOG-IgG in NMO and related disorders: a multicenter study of 50 patients. Part 3: Brainstem involvement—frequency, presentation and outcome. J Neuroinflammation. 2016;13:281.

［66］ Han J, Yang MG, Zhu J, Jin T. Complexity and wide range of neuromyelitis optica spectrum disorders: more than typical manifestations. Neuropsychiatr Dis Treat. 2017;13:2653–2660.

［67］ Kremer L, Mealy M, Jacob A, et al. Brainstem manifestations in neuromyelitis optica: a multicenter study of 258 patients. Mult Scler. 2014;20:843–847.

［68］ Rosales D, Kister I. Common and rare manifestations of neuromyelitis optica spectrum disorder. Curr Allergy Asthma Rep. 2016;16:42.

［69］ Takai Y, Misu T, Nakashima I, et al. Two cases of lumbosacral myeloradiculitis with anti-aquaporin-4 antibody. Neurology. 2012;79:1826–1828.

［70］ Clardy SL, Lucchinetti CF, Krecke KN, et al. Hydrocephalus in neuromyelitis optica. Neurology. 2014;82:1841–1843.

［71］ Guo Y, Lennon VA, Popescu BF, et al. Autoimmune aquaporin-4 myopathy in neuromyelitis optica spectrum. JAMA Neurol. 2014;71:1025– 1029.

［72］ Ontaneda D, Fox RJ. Is neuromyelitis optica with advanced age of onset a paraneoplastic disorder? Int J Neurosci. 2014; 124:509–511.

［73］ Pittock SJ, Lennon VA. Aquaporin-4 autoantibodies in a paraneoplastic context. Arch Neurol-Chicago. 2008;65:629–632. (Erratum in Arch Neurol. 2008;65:1394)

［74］ Sepúlveda M, Aldea M, Escudero D, et al. Epidemiology of NMOSD in Catalonia: influence of the new 2015 criteria in incidence and prevalence estimates. Mult Scler. 2017: 1352458517735191.

［75］ Figueroa M, Guo Y, Tselis A, et al. Paraneoplastic neuromyelitis optica spectrum disorder associated with metastatic carcinoid expressing aquaporin-4. JAMA Neurol. 2014;71:495–498.

［76］ Pittock SJ, Lennon VA, de Seze J, et al. Neuromyelitis optica and non- organ-specific autoimmunity. Arch Neurol. 2008;65:78–83.

［77］ McKeon A, Lennon VA, Jacob A, et al. Coexistence of myasthenia gravis and serological markers of neurological autoimmunity in neuromyelitis optica. Muscle Nerve. 2009;39:87–90.

［78］ Nasr Z, Marin-Collazo IV, Lopez-Chiriboga S, Wingerchuk DM, Weinshenker BG. Long term outcomes of neuromyelitis optica: a systematic literature review. ECTRIMS. 2017; 2017:199983.

［79］ Wingerchuk DM, Banwell B, Bennett JL, et al. International consensus diagnostic criteria for neuromyelitis optica spectrum disorders. Neurology. 2015;85:177–189.

[80] Pittock SJ, Lennon VA, Bakshi N, et al. Seroprevalence of aquaporin-4- IgG in a northern California population representative cohort of multiple sclerosis. JAMA Neurol. 2014;71:1433–1436.

[81] Waters PJ, McKeon A, Leite MI, et al. Serologic diagnosis of NMO: a multicenter comparison of aquaporin-4-IgG assays. Neurology. 2012;78: (9):665–671.

[82] Ikeda K, Kiyota N, Kuroda H, et al. Severe demyelination but no astrocytopathy in clinically definite neuromyelitis optica with anti-myelin- oligodendrocyte glycoprotein antibody. Mult Scler. 2015;21:656–659.

[83] Kleiter I, Hellwig K, Berthele A, et al. Failure of natalizumab to prevent relapses in neuromyelitis optica. Arch Neurol. 2012;69:239–245.

[84] Min JH, Kim BJ, Lee KH. Development of extensive brain lesions following fingolimod (FTY720) treatment in a patient with neuromyelitis optica spectrum disorder. Mult Scler. 2012;18:113–115.

[85] Palace J, Leite MI, Nairne A, Vincent A. Interferon beta treatment in neuromyelitis optica: increase in relapses and aquaporin 4 antibody titers. Arch Neurol. 2010;67:1016–1017.

[86] Papeix C, Vidal JS, de Seze J, et al. Immunosuppressive therapy is more effective than interferon in neuromyelitis optica. Mult Scler. 2007;13:256–259.

[87] Flanagan EP, Kaufmann TJ, Krecke KN, et al. Discriminating long myelitis of neuromyelitis optica from sarcoidosis. Ann Neurol. 2016;79:437–447.

[88] Cross SA, Salomao DR, Parisi JE, et al. Paraneoplastic autoimmune optic neuritis with retinitis defined by CRMP-5-IgG. Ann. Neurol. 2003;54:38–50.

[89] Keegan BM, Pittock SJ, Lennon VA. Autoimmune myelopathy associated with collapsin response-mediator protein-5 immunoglobulin G. Ann Neurol. 2008;63:531–534.

[90] Girard B, Bonnemains C, Schmitt E, Raffo E, Bilbault C. Biotinidase deficiency mimicking neuromyelitis optica beginning at the age of 4: a treatable disease. Mult Scler. 2017;23:119–122.

[91] Kimbrough DJ, Fujihara K, Jacob A, et al. Treatment of neuromyelitis optica: review and recommendations. Mult Scler Relat Disord. 2012;1:180–187.

[92] Trebst C, Jarius S, Berthele A, et al. Update on the diagnosis and treatment of neuromyelitis optica: recommendations of the Neuromyelitis Optica Study Group (NEMOS). J Neurol. 2014;261:1–16.

[93] Sherman E, Han MH. Acute and chronic management of neuromyelitis optica spectrum disorder. Curr Treat Options Neurol. 2015;17:48.

[94] Weinshenker BG, O'Brien PC, Petterson TM, et al. A randomized trial of plasma exchange in acute central nervous system inflammatory demyelinating disease. Ann Neurol. 1999;46:878–886.

[95] Abboud H, Petrak A, Mealy M, Sasidharan S, Siddique L, Levy M. Treatment of acute relapses in neuromyelitis optica: steroids alone versus steroids plus plasma exchange. Mult Scler. 2016;22:185–192.

[96] Bonnan M, Valentino R, Debeugny S, et al. Short delay to initiate plasma exchange is the strongest predictor of outcome in severe attacks of NMO spectrum disorders. J Neurol Neurosurg Psychiatry. 2018;89:346–351.

[97] Costanzi C, Matiello M, Lucchinetti CF, et al. Azathioprine: tolerability, efficacy, and predictors of benefit in neuromyelitis optica. Neurology. 2011;77:659–666.

[98] Elsone L, Kitley J, Luppe S, et al. Long-term efficacy, tolerability and retention rate of azathioprine in 103 aquaporin-4 antibody-positive neuromyelitis optica spectrum disorder patients: a multicentre retrospective observational study from the UK. Mult Scler. 2014;20:1533–1540.

[99] Jacob A, Matiello M, Weinshenker BG, et al. Treatment of neuromyelitis optica with mycophenolate mofetil: retrospective analysis of 24 patients. Arch Neurol. 2009;66:1128–1133.

[100] Kessler RA, Mealy MA, Levy M. Treatment of neuromyelitis optica spectrum disorder: acute, preventive, and symptomatic. Curr Treat Options Neurol. 2016;18:2.

[101] Nakashima I, Takahashi T, Cree BA, et al. Transient increases in anti- aquaporin-4 antibody titers following rituximab treatment in neuromyelitis optica, in association with elevated serum BAFF levels. J Clin Neurosci. 2011;18:997–998.

[102] Weinstock-Guttman B, Ramanathan M, Lincoff N, et al. Study of mitoxantrone for the treatment of recurrent neuromyelitis optica (Devic disease). Arch Neurol. 2006;63:957–963.

[103] Bedi GS, Brown AD, Delgado SR, Usmani N, Lam BL, Sheremata WA. Impact of rituximab on relapse rate and disability in neuromyelitis optica. Mult Scler. 2011;17:1225–1230.

[104] Jacob A, Weinshenker BG, Violich I, et al. Treatment of neuromyelitis optica with rituximab: retrospective analysis of 25 patients. Arch Neurol. 2008;65:1443–1448.

[105] Mealy MA, Wingerchuk DM, Palace J, Greenberg BM, Levy M. Comparison of relapse and treatment failure rates among patients with neuromyelitis optica: multicenter study of treatment efficacy. JAMA Neurol. 2014;71:324–330.

[106] Pellkofer HL, Krumbholz M, Berthele A, et al. Long-term follow-up of patients with neuromyelitis optica after repeated therapy with rituximab. Neurology. 2011;76:1310–1315.

[107] Azzopardi L, Cox AL, McCarthy CL, Jones JL, Coles AJ. Alemtuzumab use in neuromyelitis optica spectrum disorders: a brief case series. J Neurol. 2016;263:25–29.

[108] Ayzenberg I, Schollhammer J, Hoepner R, et al. Efficacy of glatiramer acetate in neuromyelitis optica spectrum disorder: a multicenter retrospective study. J Neurol. 2016;263:575–582.

[109] Pittock SJ, Lennon VA, McKeon A, et al. Eculizumab in AQP4-IgG- positive relapsing neuromyelitis optica spectrum disorders: an open-label pilot study. Lancet Neurol. 2013;12:(6):554–562.

[110] Papadopoulos MC, Bennett JL, Verkman AS. Treatment of neuromyelitis optica: state-of-the-art and emerging therapies. Nat Rev Neurol. 2014;10:493–506.

[111] Chen D, Gallagher S, Monson NL, Herbst R, Wang Y. Inebilizumab, a B cell-depleting anti-CD19 antibody for the treatment of autoimmune neurological diseases: insights from preclinical studies. J Clin Med. 2016;5:E107.

[112] Zhang C, Tian DC, Yang CS, et al. Safety and efficacy of bortezomib in patients with highly relapsing neuromyelitis optica spectrum disorder. JAMA Neurol. 2017;74:1010–1012.

[113] Bar-Or A, Steinman L, Behne JM, et al. Restoring immune tolerance in neuromyelitis optica: Part II. Neurol Neuroimmunol Neuroinflamm. 2016;3:e277.

[114] Steinman L, Bar-Or A, Behne JM, et al. Restoring immune tolerance in neuromyelitis optica: Part I. Neurol Neuroimmunol Neuroinflamm. 2016;3:e276.

[115] Shosha E, Pittock SJ, Flanagan E, Weinshenker BG. Neuromyelitis optica spectrum disorders and pregnancy: interactions and management. Mult Scler. 2017;23:1808–1817.

[116] Klawiter EC, Bove R, Elsone L, et al. High risk of postpartum relapses in neuromyelitis optica spectrum disorder. Neurology. 2017;89:2238–2244.

第6章 免疫介导性神经肌肉接头疾病

Immune-Mediated Disease of the Neuromuscular Junction

Robert P. Lisak James Selwa 著

许 盼 王群丰 译 操基清 经 屏 校

临床上有许多疾病累及神经肌肉接头（neuromuscular junction，NMJ），导致肌无力。多是由于毒素作用于突触前或突触本身，影响神经递质乙酰胆碱和（或）乙酰胆碱特异性降解酶乙酰胆碱酯酶。少数时通过突触后作用于 NMJ，直接影响肌膜。在这些突触前、突触和突触后综合征中大多是由包括药物在内的毒素引起的，而少数是遗传性的。在 NMJ 疾病中，实验性变态反应性重症肌无力（myasthenia gravis，MG）和 Lambert-Eaton 综合征（LEMS），实际上是神经系统中最具特征的两种自身免疫病。

一、重症肌无力

实验性变态反应性 MG 是一种自身抗体介导的累及 NMJ 的疾病。MG 归属于一种自身免疫病，很大程度上是因为与其他自身免疫病相似。MG 是目前人们最了解的自身免疫病之一，其发病机制比其他自身免疫病更为清楚。然而，关于实验性变态反应性 MG 的发病机制，特别是其病因学，还有很多亟待研究。随着我们对 MG 不同亚型致病机制的进一步了解，未来有望给予更精确的治疗。尽管我们已经鉴定出几种针对 NMJ 的自身抗体，但尚无针对任何 MG 亚型抗原的特异性治疗。

（一）流行病学

MG 是一种相对罕见的疾病，在美国的年发病率为（10～20）/100 万，世界发病率为（100～200）/100 万 [1-6]。与多发性硬化（MS）等疾病一样，MG 的发病率没有任何地理、种族限制。实验性变态反应性重症肌无力的发病年龄从婴儿期到 90 岁 ［不包括新生儿 MG（见妊娠部分）或先天性 MG（congenital MG，CMG）］，性别会影响发病年龄 [1, 3, 4, 6, 7, 8]。年轻女性发病较早，45—50 岁后男女发病率相同，这一模式同其他免疫介导 / 自身免疫病。一个有趣的现象是，60—65 岁的晚发型 MG 患者似乎有所增加。加拿大的一项研究显示，女性在 60 岁时发病，男性在 70 岁时发病 [9]。此外，MG 的总体发病率似乎在增加，这一现象仅用免疫学诊断和临床神经电生理测试更广泛应用不能解释。MG 增加的原因尚不清楚，但随着年龄的增长，免疫系统的变化可能会导致免疫系统的调节功能下降（见第 1 章）。与更常见的乙酰胆碱受体（AChR）抗体所致 MG 患者相比，肌肉特异性激酶（MuSK）抗体所致 MG 患者在种族 / 地理和性别上存在差异。女性占 MuSK 阳性患者的 80%～90%，在多种族的国家，黑种人女性比白种人女性更容易患病 [10, 11]。最初报道指出，东地中海血统的女性比其他欧洲血统的女性更容易患 MuSK 阳性 MG。MuSK 阳性 MG 也见于某些亚洲种族。MuSK 阳性 MG 的遗传学不同于 AChR 抗体阳性患者 [12-15]。在一些 MG 患者中发现两种近期被详细描述的自身抗体，脂蛋白相关蛋白 4（LRP4）抗体和突触蛋白聚糖（agrin）抗体。LRP4 和 agrin 都是 NMJ 突触后膜结构和功能中的重要蛋白质。关于这些新识别的 LRP4 和（或）agrin 抗体阳性，但 AChR 和 Musk 血清阴性的患者，目前尚未有遗传学相关的任何研究报告（见下文）。

（二）病因学

1. NMJ 的免疫病理学　虽然我们还不知道 MG 的病因，也就是 MG 的最终原因或更可能的原因，但我们知道很多发生在 NMJ 的免疫病理机制，这些机制导致 MG 的临床表现为肌无力，通常是疲劳性的[16]。NMJ 由终末轴突、施万细胞和肌肉终板组成（图 6-1）。肌肉终板是肌肉质膜的高度修饰和特化部分，通过释放乙酰胆碱（ACh）将信号从神经传导到肌肉。如本章临床神经电生理部分所述，周围神经受刺激后，ACh 在钙通道的影响下从轴突突触前终端释放，穿过轴突和肌膜之间的细胞间隙，然后结合到一个特定受体，即突触后乙酰胆碱受体（AChR）。当存在足够的 ACh 并与足够的受体结合时，它诱导受体转化，然后成为通道。它还会触发附近的电压门控钠离子通道，导致 Na^+/K^+ 交换，启动膜去极化，最终耦合导致肌纤维收缩（详见 Ruff 和 Lisak）[16]。高度修饰的膜具有初级和次级褶皱，AChR 集中聚集在次级褶皱的顶部，距离神经末梢最近，钠离子通道位于褶皱的深处或相邻膜上。AChR 靠近释放 ACh 的神经末梢，使其在正常工作时成为一个高效的系统。此外，乙酰胆碱酯酶（AChE）位于突触后基底膜，用于将 ACh 分解为醋酸盐和胆碱。这导致 Na^+ 和 K^+ 交换的逆转，反过来又保留了肌肉膜的去极化。当描述与 MG 相关的各种抗体时，不同的抗体导致不同的结果（见下文）。

NMJ 的致病事件部分取决于其靶抗原。致病性抗体的同位抗体，通常是免疫球蛋白 G（IgG）

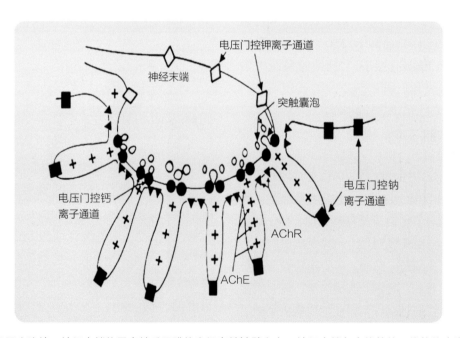

▲ 图 6-1　神经肌肉连接，神经末梢位于突触后肌膜的次级突触皱襞上方。神经末梢包含线粒体，线粒体产生合成乙酰胆碱（ACh）所需的能量，并将 ACh 包裹到突触小泡中。动作电位进入神经末梢后，突触小泡可以与神经末梢膜融合。神经末梢包含电压门控钾离子通道（◇）和钙离子通道（●）。活动区精确地排列在突触后膜次级突触皱襞之间的凹槽上方，钙离子通道在这里集中，突触小泡和突触前膜在这儿融合。在突触间隙内，细胞外基质内含乙酰胆碱酯酶（AChE）（+），该酶与突触后膜的基膜结合。在靠近神经末梢膜的次级皱襞顶部含有高密度的乙酰胆碱受体（AChR）（▼），次级突触皱襞底部（■）含有高密度的钠离子通道

经许可转载，引自 Ruff RL, LisakRP . Nature and action of antibodies in myasthenia gravis. *Neurol Clin*. 2018;36(2):275–291; 276.

的同型，也在确定致病抗体的过程中发挥作用。大多数人都知道 AChR 是一种抗原。AChR 是一种具有 5 条肽链的杂肽，包含 2 条 α 链，1 条 β 链，1 条 δ 链，在成熟终板中，一个 ε 链取代胎儿 / 未成熟 γ 链。AChR 抗体的主要免疫显性结合位点似乎位于 α 链上。目前已知这些抗体可能有 3 种作用方式：第 1 种是与抗原结合并激活补体级联反应，导致 C5～C9 攻膜复合物（MAC）的形成并损伤肌肉终板。简化了膜的折叠，减少了可用的 AChR 与正常量的 ACh 相互作用[17-21]。第 2 种机制涉及 IgG Fab 片段的 2 个抗结合位点。当它们与相邻 2 个 AChR 上的同源表位结合时，正常内吞率增加，AChR 内化，不再与神经释放的正常量的 ACh 结合（图 6-2）[22-25]。第 3 种机制在实验中已经得到证明，但在人类 MG 中的重要性不确定，即大 Ig 分子阻断 AChR 上的 ACh 结合位点，该分子与 ACh 结合位点附近的免疫优势表位结合，导致空间位阻[26-29]。使用 AChR 作为诱导抗原重现实验性变态反应性重症肌无力的实验模型（experimental allergic myasthenia gravis，EAMG）的开发是通过多个团队的开创性研究实现的，这些团队包括索尔克研究所、梅

奥诊所、约翰斯·霍普金斯大学、魏茨曼研究所和伦敦 / 牛津大学。通过使用电子显微镜、免疫电子显微镜，以及研究 EAMG 动物和 MG 患者血清的体外和体内效应，本研究大大提高了我们对 AChR 抗体如何导致 MG 患者无力的理解[30, 31]。使用类似的方法，我们还了解了 NMJ 处肌肉终板其他成分的抗体如何导致神经肌肉传递异常和无力（图 6-2；回顾 Ruff 和 Lisak）[16]。人类的 MuSK 抗体主要是 IgG4，不固定补体[32]。此外，IgG4 抗体可以交换其 Fab 臂（抗原结合位点位于 Ig 分子的 Fab 片段；见第 1 章）。当这种情况发生时，IgG4 分子可以与 2 种不同的抗原结合。如果 2 个 Fab 臂与 2 种不同的抗原结合，则只有 1 个 IgG4 臂能够与 MuSK 结合，并且不能与相邻 MuSK 分子上的抗原位点交联。因此，双抗原获得性免疫球蛋白不能增加 MuSK 的内吞率。MuSK 抗体似乎会中断 MuSK、AChR、Agrin，以及 rapsyn 的相互作用（图 6-1），从而导致 AChR 减少和膜退行性改变，包括二次折叠的非完整依赖性损伤。通过引起 NMJ 功能的变化，MuSK 抗体似乎也会干扰神经 - 肌肉相互作用，以某种方式也会影响 ACh 从神经末梢的释放。这是尝试用 3,4- 二

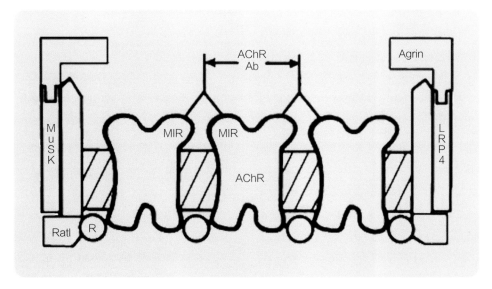

▲ 图 6-2 终板处乙酰胆碱受体（AChR）聚集的图示

该结构包括 AChR，包括主要免疫原性区域、Agrin、低密度脂蛋白受体相关蛋白 4（LRP4）、肌肉特异性激酶（MuSK）、rapsyn，以及连接 MuSK 和 rapsyn 的 rapsyn 相关连接蛋白（Ratl）。该图还显示了二价乙酰胆碱酯酶抗体如何交叉连接 2 个乙酰胆碱酯酶受体

经许可转载，引自 Ruff RL, Lisak RP . Nature and action of antibodies in myasthenia gravis. *Neurol Clin*. 2018;36(2):275–291; 276.

氨基吡啶（3,4-diaminopyridine，3,4-DAP）治疗 MuSK 抗体阳性患者的基本原理，用于治疗 ACh 释放减少的 LEMS（见上文）。抗 LRP4、Agrin 和其他抗体的作用机制尚不清楚（见下文）。

2. 胸腺与 MG　随着胸腺组织学异常、生发中心滤泡增生、胸腺瘤，或者罕见的鳞状细胞癌或间质瘤的频繁发现，表明胸腺在 MG 发病机制中起一定的作用。然而，胸腺在 MG 发病中的确切机制尚不确定。生发滤泡的存在似乎与包含 T 细胞、B 细胞、浆细胞和抗原提呈细胞的反应性淋巴结中的生发滤泡[33, 34, 35]类似，研究表明，与非 MG 患者心脏手术期间获得的胸腺细胞相比，胸腺切除术中获得的这些胸腺细胞的几种反应性增加[36, 37, 38]。几个研究小组已经表明，来自 MG 患者的胸腺细胞会产生 AChR 抗体，对照组的胸腺细胞则不会[39-45]。MG 胸腺细胞也会产生抗体来募集免疫细胞对流感等抗原的反应。在胸腺切除前几周接受破伤风类毒素（tetanus toxoid，TT）加强免疫的一系列患者中，胸腺切除时获得的胸腺细胞在体外对 TT 发生反应，推测现在胸腺内的 B 细胞及其后代除了产生 AChR 抗体外，还产生抗 TT 抗体。来自非 TT 增强的 MG 患者的胸腺细胞不显示这种反应性。这表明在 MG 和胸腺生发细胞增生的患者中，存在免疫细胞从外周进入胸腺的持续循环[43]。胸腺含有所谓的肌样细胞，已被证明表达 AChR，并假设最初对 AChR 的敏化发生在胸腺[46-49]。如果胸腺是 MG 患者对 AChR 致敏和这些 T 细胞和 B 细胞扩张的部位，那么显而易见，这些自身反应性细胞离开胸腺并填充外周免疫系统[40, 50, 51]。炎症环境的触发因素尚不清楚，但有学者已经提出了感染假设[52]。一些与病毒反应有关炎症介质的增加，被认为是对这一假说支持的间接佐证[53]。然而，胸腺中存在的炎性细胞因子是自身免疫过程的一部分，而不是对感染的反应，本身可以增加细胞因子和趋化因子的水平。因此，不一定需要涉及胸腺中的感染性触发因素[52, 54, 55]。虽然已经有几种不同的病毒与胸腺触发 MG 有关，包括 EB 病毒（EBV），考虑到 EBV 是由 B 细胞携带的，因此是一个有潜力的候选病毒，但没有确凿的证据表明感染因素是人类 MG 的启动因素[56, 57]。目前还不清楚 MuSK 自身抗体与胸腺的关系，因为迄今为止此类报道的胸腺病理很少[58, 59, 60]。胸腺在触发对 NMJ 其他蛋白的自身抗体反应中的作用，包括 LRP4 和 Agrin，有待进一步论证。

此外，胸腺瘤在 MG 发病机制中的作用尚不清楚。虽然一些患者在胸腺肿瘤细胞附近有伴随的毛囊生发中心，但这种情况并不常见[61]。胸腺瘤的上皮细胞可以向 T 细胞递呈 AChR，因此，从理论上讲，这可能是胸腺瘤与 MG 的一种发病机制[62]。胸腺瘤与其他自身免疫病的发病机制之间的关系尚不清楚。一般来说，与 MG 相关的胸腺瘤不是淋巴细胞肿瘤，而是上皮细胞肿瘤[63, 64]。胸腺鳞状细胞癌和胸腺外肿瘤[65]在 MG 患者中也有报道[66-69]。非胸腺肿瘤与 MG 的关系尚不确定[70]。胸腺瘤与其他自身免疫病有关，包括与 MG 相类似的神经系统疾病[71-93]。然而，与胸腺瘤相关的最常见自身免疫病是 MG。正如本章后面的治疗部分所描述的，一般来说，在改善 MG 症状方面，胸腺切除术对胸腺瘤患者不如滤泡增生症患者。然而，作为肿瘤治疗的一部分，胸腺瘤患者的胸腺切除是必要的。

（三）MG 的遗传学研究

与许多复杂的免疫性疾病一样，没有证据表明 MG 患者存在经典孟德尔意义上的突变。许多研究人员一直在寻找与免疫系统有关的候选基因的变化，以及某些组织相容性抗原在 MG 患者中的过度表达，这些抗原被称为人类白细胞抗原（HLA）。

一些研究显示，不同种族人群中 AChR 抗体阳性的 MG 患者的某些 HLA 类型增加有所差异。其他研究表明，与 AChR 抗体阳性的 MG 患者相比，人类白细胞抗原的其他类型在 MuSK 抗体阳性的 MG 患者中具有不同的优势，如上一篇流行病学部分所述[94-102]。目前，对 AChR 抗体阳性的白种人 MG 患者进行的全基因组关联分析

（GWAS）显示，与免疫系统有关的一系列基因存在单核苷酸多态[14, 15]。自身免疫病可能是多个基因、微小变化和多种环境因素相互作用的结果（见第1章）。

（四）MG的免疫调节

识别AChR和MuSK等自身抗原的淋巴细胞可出现在正常个体和MG患者中[103]。AchR抗体阳性的MG明显是一种依赖T细胞的B细胞/浆细胞疾病[38, 40, 51]。这些潜在的致病自身反应细胞不会在正常人身上引起疾病，但在其他人身上会引起疾病，这表明患有自身免疫病的人对这些细胞的免疫调节异常[104, 105, 106]。不同的调节性T细胞和B细胞的作用在本书的第一章中有详细的论述。有数据显示MG患者调节性T细胞和B细胞的数量和功能不足[32, 107-112]。正常免疫调节机制的异常将导致自身免疫病的出现，如MG。

在许多类型癌症的治疗中，越来越多地使用靶点抑制药。这些作用免疫系统的分子药物，使免疫系统能够攻击癌症。不良反应包括免疫系统对体内其他正常细胞的攻击，在许多情况下，对其他可识别的自身抗原的攻击，导致免疫介导/自身免疫病。这些治疗方法避免了抑制MG等疾病发展的外周免疫抑制，并避免了涉及控制MG等疾病严重程度的其余免疫抑制过程。在先前正常的个体中有许多新发MG的患者，也有在MG患者接受这些药物治疗使其无关的肿瘤发生恶化的患者[113-118]。除了MG，坏死性肌病的报道也越来越多，然而，有时可能涉及肌肉，通常认为是MG的特征，而不是炎症性肌病[119]。有一些患者似乎既有MG，存在相应的抗体，也有坏死性肌病，在肌肉活检中有组织学变化，肌病神经电生理学检查和血清肌酸激酶（creatine kinase，CK）水平显著升高[120]。同样令人感兴趣的是，MG和其他一些自身免疫病一样，在接受过自体血液干细胞移植治疗恶性肿瘤和其他免疫性疾病的患者中也有报道[121, 122]。

（五）临床表现

1. 主要表现　由于MG是NMJ的一种疾病，神经系统的症状和体征仅限于运动系统。因此，若症状和体征超出运动系统，归因于感觉、特殊感觉、自主神经和认知、中枢运动系统和（或）深腱反射（deep tendon reflex，DTR）出现强烈变化提示一种不同的疾病或MG合并其他神经疾病[123-127]。如果怀疑有其他疾病或并发症，要意识到它是否为免疫性或医源性的。临床表现因累及的肌肉群和严重程度而异。这种可变性可能与致病自身抗体的抗原靶标，以及免疫球蛋白的同种类型有关（见第1章）[127, 128, 129]。某些症状更常见，尤其是眼部肌肉受累（眼外肌运动的第Ⅲ、第Ⅳ、第Ⅵ对脑神经），导致复视和上睑下垂。上睑下垂可以是单侧的，也可以是双侧的，程度各不相同。复视的模式通常也是多变的。这些症状的变异性，就像一般MG患者的无力一样，可以在短时间内波动，通常与用力有关，并且有在当天晚些时候变得更糟的趋势。然而，如果无力很严重，可能就不会有这样的波动，导致诊断延迟或漏诊。如果长期随访（≥5年），仅有眼运动肌受累而无其他脑神经或肢体和躯干肌肉（包括横膈肌）累及的患者，则诊断为眼肌型MG［ocular MG，oMG；美国重症肌无力基金会（Myasthenia Gravis Foundation of America，MGFA）］[130, 131]。一些标准还允许眼轮匝肌的无力是oMG的一部分，尽管这块肌肉由第Ⅶ对脑神经的分支支配，因此严格来说，属于全身型MG（generalized MG，gMG）。其他脑神经的肌肉也经常受累，包括咀嚼肌（第Ⅴ对脑神经），导致咀嚼困难和疲劳，导致进食困难；面部无力，流口水，无法噘嘴；使用吸管或微笑困难；额肌无力和闭眼无力（眼轮匝肌）。也可见下组脑神经肌肉受累（第Ⅸ对脑神经、第Ⅹ对脑神经），导致吞咽困难、构音障碍（由于腭部无力，通常有鼻音）和发音低（柔和、低音量）。当这种情况出现到中度/重度时，可能会导致液体和食物反流、窒息、误吸和肺炎。颈部肌肉（第Ⅺ对脑神经）受累常见，伴有颈部屈曲、伸展无力（严重时导致头部下垂）和转颈无力。斜方肌无力导致耸肩困难。舌无力（第Ⅻ对脑神经）也会出现（在携带 MuSK 抗体的患者中尤为突出），导致口腔内食物移动困难，以及语言表达困难 [125, 132]。MuSK 抗体阳性患者出现舌肌萎缩 [132]，但除非患者接受胆碱酯酶抑制药治疗，否则不会出现舌肌纤颤或其他不自主运动。

全身型 MG 患者出现上下肢肌肉无力，以及躯干无力。在大多数患者中，近端肌肉比远端肌肉受累更严重，但远端肌肉无力肯定是可见的，并且可以致残。患者会经常描述下车或从其他低座椅上站起来的困难，以及在持续任务中手臂保持在肩膀水平或更高位置困难。膈肌无力和肋间肌无力会导致呼吸困难，通常首先表现为呼吸费力，一旦出现，可能危及生命（肌无力危象）[125, 133]。中度至重度呼吸困难，无论是否有明显的延髓受累，都应考虑为"危象前"，构成医疗紧急情况，需要住院和强化治疗，以通过插管机械通气支持来避免肌无力危象 [133]。gMG 的患者最终也不会出现脑神经肌肉的一些症状或体征，即使是轻微的，这也是非常罕见的，尽管这种情况可能会发生。无脑神经和呼吸肌受累的患者被归类为肢带型 MG。疲劳在 gMG 患者中很常见，但没有主诉或检查时发现肌无力的单纯疲劳不是 MG 的临床表现。持续或重复用力都会导致疲劳，患者会将许多原因导致的无力描述为疲劳，但疲劳没有无力不是 MG 的症状。在没有明显肌无力的情况下，患者描述因为疲倦或感觉自己就是精疲力竭而不想做任何事情，应该评估其他疾病，如情感障碍、贫血、代谢性疾病、内分泌功能障碍、药物反应、全身炎症，或者可能是一种隐匿的恶性肿瘤。

如前所述，gMG 患者经常描述随着重复或持续用力而变化和恶化的无力，因此运动和脑神经检查需要考虑到这一点，特别是当最初的力量和步态检查似乎正常或轻微异常时。在接受治疗的患者中，解释时需要考虑最后一次剂量溴吡斯的明开始的神经系统表现。由于许多症状涉及持续或重复用力的问题，检查应测试维持或重复运动的能力。在 MG 患者或疑似 MG 患者的检查中应该包括测试不使用手从椅子上重复站起来的能力或执行重复的下蹲动作（深膝盖弯曲），评估维持肩膀外展的能力，以及在试图引起上睑下垂时保持向上凝视的能力。在重复从椅子上站起来或蹲起后进行手动运动测试，往往会暴露出在重复活动之前并不存在的无力。MGFA 量化 MG 量表（QMGS）主要侧重于持续和（或）重复的用力。MG- 日常生活活动（MG-ADL）量表和临床试验中使用的其他结果指标同样对持续和重复的用力敏感，应该在 MG 中应用 [134-140]。

2. 分类和分期 重症肌无力的分类基于严重程度，较小程度上基于肌肉受累的模式。其他因素包括发病年龄和是否存在相关胸腺瘤。有一些量表用于定量 MG 的严重程度，几乎没有工具试图定量 MG 患者的症状学、对日常生活活动的影响和与 MG 相关的生活质量。此外，还需要编制能够说明随时间推移的变化和治疗效果的量表。这些缺陷造成了解释报道的治疗效果的困难，而且不可能进行前瞻性多中心试验，而这些试验对于确定一种病程变化和快速波动的相对罕见疾病的治疗效果至关重要。由 MGFA 组成的一个委员会提供了 MG 的新分类（表 6-1）[141]。此外，还开发了 QMGS。其他人随后提供了对临床试验有用的其他仪器和测量方法，其中一些足够简单可以在临床实践中使用，如 MG-ADL，MG 复合量表 [136, 142] 和 MG 损害程度量表 [140]。读者可以参考之前引用的几个出版物，这些出版物详细说明了这些量表及其优缺点。在对异质性的讨论中，疾病的分类必须考虑发病年龄、胸腺瘤的存在与否（就像以前的方案一样），以及已知的病原抗体的性质，因为越来越多的证据表明，基于这些因素的不同治疗方法在预后和反应上存在差异。

3. 异质性 过去，有一种简单的观点认为 MG 是一种具有异质性的疾病，但除了胸腺瘤患者通常更难管理外，没有明显的原因导致无力、治疗反应和预后的不同。为什么有些患者需要皮质类固醇、免疫抑制或免疫调节治疗，而其他患

分　型	临床症状
表 6-1　美国重症肌无力基金会（MGFA）对重症肌无力的分类	
Ⅰ型	眼肌无力
Ⅱ型	除眼肌外的其他肌群轻度无力，可伴眼肌无力
Ⅱa型	主要累及四肢肌和（或）躯干肌，可有较轻的咽喉肌和（或）呼吸肌受累
Ⅱb型	主要累及咽喉肌和（或）呼吸肌，可有轻度或相同的四肢肌和（或）躯干肌受累
Ⅲ型	除眼肌外的其他肌群中度无力，可伴有任何程度的眼肌无力
Ⅲa型	主要累及四肢肌和（或）躯干肌，可有较轻的咽喉肌受累
Ⅲb型	主要累及咽喉肌和（或）躯干肌，可有轻度或相同的四肢肌和（或）躯干肌受累
Ⅳ型	除眼肌外的其他肌群重度无力，可伴有任何程度的眼肌无力
Ⅳa型	主要累及四肢肌和（或）躯干肌，可有较轻的咽喉肌受累
Ⅳb型	主要累及咽喉肌和（或）躯干肌，可有轻度或相同的四肢肌和（或）躯干肌受累
Ⅴ型	气管插管，伴或不伴机械通气（除外术后常规使用）

经许可转载，引自 Jaretzki, A, III, Barohn, RJ, Ernstoff, RM, et al.; Task Force of the Medical Scientific Adivsory Board of the Myasthenia Gravis Foundation of America. Myasthenia gravis: recommendations for clinical research standards. *Ann Thorac* Surg. 2000;70:327–334.

者的疾病（如 oMG）临床上仅限于受第Ⅲ、第Ⅳ、第Ⅵ对脑神经支配的肌肉，原因尚不清楚。随着针对 NMJ 其他部分新抗体的发现，抗体检测在临床实践中的广泛应用，对不同自身抗体在 NMJ 致病机制的新认识，以及关于易感基因越来越多的信息，我们对 NMJ 临床表现、病程和治疗反应的异质性的理解有所提高。这也使得治疗方法更加合理，但我们的理解仍然不全面 [128, 129]。随着我们更多地了解新发现的自身抗体，以及一些更经典的抗体是如何工作的，可以期待治疗 MG 患者的能力继续取得进展（见下文）。

4. 相关免疫病理疾病　如前所述，与其他自身免疫病一样，MG 患者伴随免疫介导的疾病增加。辛普森的这一观察是 MG 是一种自身免疫病的最早证据之一 [143, 144]。家庭成员中患有自身免疫病的人数似乎也在增加。最常见的相关疾病是甲状腺疾病，包括甲状腺功能亢进和甲状腺功能减退，10% 的 MG 患者患有甲状腺疾病。类风湿关节炎（rheumatoid arthritis，RA）、系统性红斑狼疮（SLE）、干燥综合征（SS）、视神经脊髓炎

谱系疾病（NMOSD）和恶性贫血见于 MG 患者。其他疾病，通常报告为个别患者包括免疫性血小板减少性紫癜（ITP）、白癜风、多发性硬化。据报道，一些患者患有多发性肌炎，但必须确定肌电图（EMG）和活检结果（如果进行活检）支持这一诊断，因为在 MG 患者中可以看到血清肌酸激酶（CK）轻度升高，而没有任何其他明显的原因。有一种疾病叫"肌无力肌病"，与 MG 的关系尚不确定 [86]。许多患者具有非直接作为 NMJ 或肌肉成分的自身抗体，包括非器官特异性抗原 [如抗核抗体（antinuclear antibody，ANA）、RA 因子、抗 SSA、抗 SSB 等]，以及器官特异性抗原（各种甲状腺相关抗原、壁细胞抗原等）的抗体，但明显不具有传统意义上与这些自身抗体相关的疾病临床表现。MG 合并胸腺瘤的患者中，其他与胸腺瘤相关的自身免疫病可与 MG 同时发生 [92, 93, 145, 146]，但也可发生在无胸腺瘤的患者中，如伴随的"连锁性肌肉疾病"。也有报道称患者同时患有 MG 和 LEMS。这些患者具有这两种疾病的临床证据，而不仅仅是 MG 患者，他们还具有 AChR 和电压

门控钙离子通道（voltage-gated calcium channel，VGCC）。然而，有些 MG 患者有 VGCC，但没有伴发 LEMS，有些 LEMS 患者也有 AChR 抗体，但没有 MG 的临床证据[147]（见下文）。

伴随的自身免疫病和家族病史的增加虽然与自身免疫性的原因有关，但在临床上也非常重要，因为这些共病的存在会影响 MG 的病程，并使 MG 对治疗的反应评估和（或）使 MG 的治疗复杂化，反之亦然。

（六）诊断

1. 临床神经生理学　包括重复神经刺激（repetitive nerve stimulation，RNS）和单纤维肌电图检查（single fiber electromyography，SFEMG）在内的临床神经生理学检测有助于诊断免疫介导的针对递质信号传导的 NMJ 疾病，如累及突触后膜的 MG 和累及突触前膜的 Lambert-Eaton 综合征。然而，这些检测结果必须在完整的神经肌肉评估（病史、查体和实验室检查）和常规电生理评估的基础上进行，并为其诊断做出正确解释。上述两种不同的神经电生理检测方法均可用来评估 NMJ 将神经动作电位转换为肌肉动作电位的功能。RNS，主要是对反复运动后呈现无力症状的肌肉进行测试。第二个是 SFEMG，可对所有肌肉（包括但不限于呈现无力症状的肌肉）进行测试。

虽然它们都非常敏感，其中 SFEMG 比 RNS 更敏感，但它的特异性要低得多，并且不应单独用作筛选测试。RNS 和 SFEMG 在许多导致 NMJ 形成不完整的疾病中均可出现异常。包括累及轴突的疾病，如神经根病、轴突神经病和运动神经元疾病，以及炎症性、坏死性和营养不良性肌病。因此，在将 SFEMG 或 RNS 上看到的任何异常归因于原发性 NMJ 疾病之前，对所有相关区域进行标准 EMG 和神经传导测试以排除由于 NMJ 形成不完整引起的 NMJ 传导异常，这一点很重要。

在测试之前，如果呼吸功能受累不严重，则应暂停常用于治疗免疫介导的 NMJ 疾病的 AChE 抑制药（AChEI）。停药时间足够长以有效清除患者体内残留的此类药物，通常为 5 个半衰期。由于临床使用的大多数 AChEI 半衰期非常短，这通常不会带来很大的不便。小心谨慎处理停药时间和获取准确的神经电生理结果，尽量减少 AChEI 的停药时间。虽然 NMJ 存在严重异常的患者在服用 AChEI 的同时可出现阳性检测，但在服用 AChEI 的期间出现阴性结果则需停药后反复进行检测。

在测试之前，还应筛查患者当前或以前出于医疗（如肌张力障碍或偏头痛）或美容目的使用肉毒毒素的情况，因为此类情况正变得越来越频繁。应直接询问患者，因为患者通常认为上述情况与医疗用途不相关，并且如有必要，应避开家人或伴侣再次询问，因为患者可能不愿在他们面前谈及肉毒毒素的使用。这种非常强大的毒素会损伤突触前末梢囊泡释放并永久破坏突触囊泡将 ACh 释放到 NMJ 中的机制。由于其强大的药效，在远离注射部位的肌肉中都可以看到亚临床变化。神经末梢突触终端和新形成的 NMJ 在发挥作用后的 1～2 年可能都不会完全成熟，但神经肌肉功能可能会在 2～3 个月后恢复。在此期间，临床神经生理学测试将会出现严重异常，这种异常对 NMJ 疾病的诊断毫无用处。

波动性肌无力是免疫介导的 NMJ 疾病的临床特征，但这并不意味着患者在接受神经电生理测试时也总是存在这种临床特征。为了增加发现异常的概率，最好在下午进行检测，越晚越好，因为此时患者更可能出现肌无力症状。

RNS 是模拟肌肉重复性收缩活动的电生理诊断的方法。如果患者没有明显的肌无力症状，或者在体格检查中通过反复运动发现的轴向或延髓肌无力无法进行检测时，则无须进行 RNS 检测，因为它总是正常的。如前所述，眼肌无力仅影响眼外肌，无法通过标准 RNS 测试进行评估。然而，如果在临床上肌无力症状明显，可以通过 RNS 来测试相邻的肌肉，如眼轮匝肌、鼻肌或额肌，并且这种肌无力可能是临床全身性肌无力的早期表现。

正常 NMJ 的构造能有效地产生多个微型终

板电位（end-plate potential，EPP），它们加在一起产生的幅度超过肌肉动作电位的阈值（安全系数），从而产生动作电位[148-151]。结果，基本上所有关联到受刺激或自发激活的运动神经的肌纤维都会产生肌肉动作电位，由此产生的力量和记录的运动神经传导是正常的。

NMJ 患病后，产生的 EPP 的幅度要低得多，强度和持续时间都不足以超过必要的阈值（安全系数）。结果，受刺激或激活的神经支配的肌肉纤维的百分比大大降低，没有肌肉动作电位，导致 NMJ 阻滞。它是类似临床肌无力的神经电生理表现。重要的是要记住，每个单独的 NMJ 都有一个全或无的反应，它要么产生肌肉动作电位，要么不产生。在可能包含成百上千个 NMJ 的单个运动单元内。根据肌肉的不同，肌肉纤维中未产生肌肉动作电位的百分比决定了肌无力的程度。在运动神经传导研究中，可能包含数十到数百个运动单位（取决于肌肉）的神经受到超最大刺激，并且不反应的肌肉纤维的总百分比决定了任何给定时间运动幅度的降低程度。

RNS 所产生的肌肉收缩强度或运动幅度的可变性是重复刺激测试的基础，但取决于 NMJ 突触前膜中可用于立即释放的囊泡数量和 ACh 的含量。每个神经动作电位完成后，一部分即时存储的突触囊泡将释放，随后即时存储的突触囊泡就会减少。对于每个重复的神经动作电位来说，每次神经动作电位完成，将有相同百分比的含有 ACh 的囊泡将释放，但由于可用的总量越来越少，因此可用于释放的此类囊泡也将越来越少，这将导致越来越小的 EPP。在正常的 NMJ 中，正常数量的突触后膜 AChR 是一个安全系数，可防止任何神经肌肉阻滞，能避免突触前膜出现这种预期的囊泡减少。但在患病的 NMJ 中，这种逐渐下降的 EPP 幅度转化为更明显的肌无力，或者 RNS 试验中所观察到更小的运动幅度。随着即时可用的囊泡储存量逐渐减少，神经末梢突触前膜触发二级和三级存储对这种即时储存的补充，最终使小泡的数量恢复到原始数量，甚至超过它。以 3 Hz 的标准低速率 RNS 触发补充，在初始刺激后 1~2s 开始，第 4 次刺激，在 4/3s，通常是最低值，第 5 次刺激，在由于囊泡的补充，5/3s 开始显示幅度的改善。然后这将继续到运行结束，通常到第 9 次刺激。这给出了经典的 U 形重复刺激序列，其中第 4 次响应最低（图 6-3）。在 LEMS 中，反应可能会继续下降，并且 U 形曲线的缺失应该引起对 LEMS（一种突触前疾病）电诊断的怀疑[152]

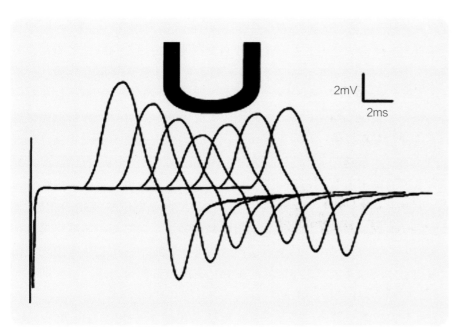

◀ 图 6-3　U 形减量。尺神经的 **3Hz RNS** 记录 **MG** 患者的小鱼际肌肉。请注意第一个和第四个电位之间的大幅递减。不过第 4 次刺激之后，第 4 个电位之后的减量就没有那么明显了，形成一个 U 形。当 **2~3** 级存储开始重新补充即时存储时，递减量开始改善。这通常需要 **1~2s**，是真正的 **NMJ** 疾病的电生理特征

（经许可转载，引自 Preston DC, Shapiro BE. Repetitive nerve stimulation. In: Preston DC, Shapiro BE, eds. *Electromyography and Neuromuscular Disorders: Clinical-Electrophysiologic Correlations*, 3rd ed. Philadelphia, PA: Elsevier Saunders; 1994:52-60;59.）

（考虑到测试中的多个变量，从第 1 次刺激到第 4 次刺激的幅度下降＞ 10% 才能被认为是异常的测试）。这个百分比下降被称为递减。据报道，通过增加采样的神经 / 肌肉单位的数量可以提高诊断率 [153]。临床高度怀疑 MG 时应加大肌肉样本采样测试，避免仅对 1～2 块肌肉进行测试时出现假阴性的患者 [154]。

技术上的困难，由于刺激电极与光滑的电极凝胶一起移动，以及患者因重复刺激而移动，可能会混淆结果的解释。为了确认电位显著降低是生理上的而不是技术上的困难，必须进行几项检查。首先，电位改变必须具有如前所述的生理 U 形。接下来，必须对肌肉进行锻炼（完全激活），然后立即重复刺激。运动会触发即时可用的 ACh 囊泡的再供应，并超过休息时的水平，从而导致电位降低的改善，确认反应是生理性的。运动不仅触发 2～3 级存储增加即时可用的囊泡并增加 NMJ 周围的基线泄漏率。在运动后的 4～6min，即时可用的囊泡量缓慢恢复到静止水平，然后由于泄漏率增加再次过冲到较低水平，最后重新调整到基线。在临界情况下，通过利用重复刺激这一点，通常在大量运动后每隔 1～2min 进行 1 次。最大减量值大于初始减量值，出现在 4min，然后最终返回到静止水平。最后，重复锻炼，并再次进行重复刺激训练，以确认减量立即以生理方式改善。只有当所有这些现象都充分实现时，才能确认异常减量是生理性的。实验室为临床医生提供足够的数据和波形以确认这些标准得到满足是很重要的。

在进行 RNS 时，被测肌肉必须保持温暖，通常高于标准神经传导的 32～34℃，并记录在报告中。低温通过减慢受体的打开和关闭时间来延长受体通道打开的时间，这会导致更多的离子流并增加 EPP 幅度。因此增加了安全系数并减少了肌无力和电位衰减，并可能导致假阴性研究。这也是冰袋试验背后的机制，在下面的讨论中进行了描述。升温具有相反的效果，缩短受体通道开放时间，减少离子流动的数量，并降低 EPP 幅度和安全系数。温暖的温度使 NMJ 功能的缺陷更容易通过电诊断记录。因为身体保护躯干的核心温度，所以在近端或颅骨位置研究温暖的肌肉更容易，尽管它们在技术上通常比远端肌肉更难研究。如果必须研究远端肌肉，则必须在升温方面付出额外的努力。

RNS 也可用于突触前过程，如 LEMS。如前所述，由于免疫介导的 VGCC 抑制导致的 LEMS，减少了 Ca^{2+} 流入突触前轴突末梢，减少了囊泡的释放。尽管机制与 MG 不同，但最终的共同途径是 EPP 幅度的降低和与释放的囊泡数量相关的安全系数降低，最终结果是再次肌无力。因此，如前所述，低频率（3Hz）的 RNS 将以与免疫介导的 MG 相同的方式显示递减。

低频刺激是指＜ 10Hz 的，通常是 3Hz，而高频刺激是＞ 10Hz 的，通常是 20/50Hz。这个 10Hz 的分水岭来自突触前 NMJ 中非常快速的 Ca^{2+}/Na^+ 泵，其功能是泵出在每个动作电位期间流入的钙，以阻止囊泡释放并为下一个动作电位做准备。以低频率（如 3Hz）重复刺激允许这些泵在每次刺激之间完全去除 Ca^{2+}。在高频率（50Hz）下，在下一个动作电位到达之前，Ca^{2+} 并没有完全或甚至基本上没有泵出。由于致病性 VGCC 抗体导致的 VGCC 数量减少，Ca^{2+} 的量开始攀升，以补偿每次刺激导致的流入不足。在 LEMS 中，休息时肌肉力量差或低运动幅度可以短暂恢复正常，通常幅度增加＞ 200%～300%，无论是患者完全自愿努力还是几秒钟的高频率刺激。＞ 50Hz 刺激对患者来说非常不舒服，但对无意识或不配合自主肌肉运动的患者非常有帮助。然而，许多现代 EMG 机器将 50Hz 刺激限制为 10 个动作电位或 1/5s，这通常不足以实现幅度的完全恢复。因此，改为使用多秒钟的全力运动。低频率（3Hz）的 RNS 表现出非常低的振幅和显著的衰减。运动后立即以低频率（3Hz）RNS 训练将显示出更高的幅度，同时减少。这也可以在标准运动神经传导中看到，它在 LEMS 中表现出非常低的振幅，在几秒钟的全力运动后立即有显著改善。

2. 单纤维肌电图检查（SFEMG） 有免疫介

导的 NMJ 疾病的患者表现出不同程度的肌无力症状。通过 RNS 可以很容易地对那些在轴向肌肉中显著无力的人进行电生理诊断评估。如果他们的临床表现是 MG，那些抗体检测呈阳性的人可能根本不需要电诊断测试。有一类患者主要或只限于眼部问题或轻度轴向症状，RNS 检查是正常的或不能尝试，因为没有可测试的呈现无力症状的肌肉，他们对各种诊断性自身抗体也呈阴性，并具有正常的标准 EMG 和神经传导，但对免疫介导的 NMJ 疾病的怀疑仍然很高。这些患者是 SFEMG 的候选人。

SFEMG 相对于 RNS 的主要优势在于不需要出现无力症状的肌肉并且非常敏感。它不能用作筛查测试，因为它对疾病的特异性不如敏感性，并且首先需要标准的 EMG/ 神经传导检查（nerve conduction study，NCS）以排除其他神经源性和肌病过程。SFEMG 在技术上也很困难，只能由受过特殊培训的电诊断技师执行。它既单调又耗时，通常需要 2～4h 才能完成。它需要 EMG 机器上的特殊计算机程序和特殊昂贵的单纤维针，侧面带有 25μm 铂丝端口，并且必须进行维护和重复使用。一次性 SFEMG 针头在美国还不容易买到。

有关如何执行 SFEMG 的详细信息，以及围绕此测试的大量技术细节，请参阅有关该主题的书籍 [155, 156]。然而，一个非常详尽的阐述可能有助于理解该技术。

SFEMG 测量 EPP 越过阈值并产生肌肉动作电位的时间点的可变性，也称为 NMJ 颤抖（"jitter"）。重复刺激仅评估未达到阈值的 EPP 数量，SFEMG 测量值也包括那些确实达到阈值的测量值。因此，对于 NMJ 功能的调查，无力 / 神经肌肉阻滞不是必需的。在具有稳定安全系数的正常 NMJ 中，EPP 在起始部分急剧上升时越过阈值，并且颤抖没有变化。随着 NMJ 疾病的进展，安全系数减小，只有 EPP 的弯曲顶部越过阈值，产生更延迟和更广泛的肌肉动作电位开始时间分布，以微秒为单位的颤抖测量。随着 EPP 幅度的进一步下降，NMJ 阻滞开始，这也可以测量，

就像在 RNS 中一样。结果与公布的正常值进行比较高于此值，NMJ 传导阻滞通常在颤抖值处于 90～120μs 或更高范围内时才开始。

标准的自愿激活 SFEMG（standard voluntarily activated SFEMG，vSFEMG）需要清醒、警觉、合作的患者。将 SFEMG 针置于肌肉中，并引发轻度一致的肌肉激活。鉴于有源电极的尺寸非常小，通常只有一根纤维足够接近以进行记录。但是，对于 vSFEMG，需要一对单纤维；因此，调整针直到找到来自相同运动单元的一致的一对单纤维电位，这通常需要几分钟。针必须保持稳定，并收集≥ 100 对肌肉纤维发射的实例。EMG 机器程序在对第一个触发并测量到第二个触发点的电位间间隔（inter-potential interval，IPI）。IPI 在该对触发的≥ 100 个实例上进行平均，产生一个平均连续差（mean consecutive difference，MCD）值，该值与单个单纤维对的正常值进行比较 [155]。

医生必须对记录进行目视检查，以检查是否触发了适当的波形，并且计算中不包括来自另一个运动单元的任何干扰波形或噪声。还必须检查记录以确保任何指示的神经肌肉阻滞是真实的，而不是实际上刚刚错过触发的第二个波形。在消除了该对单纤维电位的所有不适当的记录之后，应该仍然有≥ 50 个该对触发的实例来解释。必须对≥ 20 对单独的配对进行此测试以获得统计抽样。然后将所有包含正确的 MCD 一起平均，并将该值（平均 MDC）与正常值进行比较。如果＞ 5% 的单对异常、平均 MCD 异常或两者兼有，则认为 SFEMG 异常。现代 EMG 机器在设置触发器、获取数据和所需的许多计算方面提供了极大的帮助，但实际找到稳定的肌肉纤维对并确认记录是正确的仍然非常耗时。

3. SFEMG 刺激　还有第二种较少使用的 SFEMG 技术，用一根连接到 EMG 机器刺激器上的针来刺激肌肉的单支神经，并用一根单纤维针进行记录。该技术的主要优点是：①它不需要患者合作或随意激活肌肉，并且可以在失去知觉的患者身上进行；②发射频率可以精确控制，并在低频率（3Hz）和高频率（20～50Hz，尽管大多

数机器限制这一点）之间切换，以评估突触前异常；③一旦设置得当，任何记录的单个肌肉纤维都可以直接测量其颤抖，因此不需要成对的纤维。刺激 SFEMG 测量的颤抖比标准颤抖低 71%；实际上，它为 80%[155, 156]。这种技术的缺点是执行起来更加困难，并且需要两个训练肌电描记器，这是测试的一大障碍。

4. 免疫测试

（1）AChR 抗体：80%～90% 的 gMG 患者具有 AChR 结合抗体，50%～70% 的 oMG 患者也具有这些抗体阳性滴度。AChR 抗体的临界值因实验室而异，＞ 0.4（0.5）nM/L 是阳性结果的常见值。一些实验室的检测结果为阳性＞ 0.02nM/L（Levinson 和 Lisak 对此进行了综述[157]）。结合抗体的存在与否并不能准确地预测单纯存在眼部症状的个体患者将来是否继续发展为临床 gMG[158, 159]。诊断时结合试验的阳性程度也没有预后价值[160, 161]。滴度可能会因治疗而改变，但有足够多的例外情况表明，对治疗的临床反应仍然是管理的关键。如后所述，MuSK 抗体滴度更具预测性[162]。AChR 抗体的放射免疫结合试验仍然是金标准。在大多数实验室中，阳性 AChR 结合测定会触发"反射测试"，包括基于 AChR 调节和阻断抗体细胞的测定。虽然这些可能具有一定的预后价值，但当结合滴度在实验室中使用高度敏感的结合抗体（0.4% 具有调节或阻断 AChR 抗体但没有 AChR 结合抗体）。如前所述，AChR 结合测定的灵敏度在 gMG 中非常高，在 oMG 中相当高。具有适当临床表现的患者的特异性也非常高，只有极少数其他自身免疫病的患者对 AChR 有阳性抗体。在患有 LEMS 和 NMOSD 的患者中[163]。据报道，一种基于细胞的测定法对肌肉瘤细胞系进行了增强，其中 AChR 聚集得到了增强，以识别 AChR 血清反应阳性的 MG 患者[164, 165]。即使使用这种包括美国在内的大多数地区都没有商业化的检测方法，仍有 10% 的 gMG 患者和 30%～50% 的 oMG 患者的血清中未检测到 AChR 抗体。从临床异质性的临床角度来看，AChR 结合抗体阳性的患者跨越了从 I～V 级的整个 MG 谱。如后所述，患者可以从一个级别过渡到另一个级别，很少自发但经常响应治疗，特别是血浆置换（PLEX）。5 蛋白肽复合物 α 链上的氨基酸序列（见上一节关于 NMJ 的免疫发病机制）是 MG 患者和具有 EAMG 的动物的免疫显性表位。

（2）MuSK 抗体：使用标准实验室测试，10%～15% 的 gMG 患者血清中检测不到 AChR 结合抗体。其中 50% 具有 MuSK 抗体[166]。如前所述，MuSK 是一种 NMJ 蛋白，在将 AChR 锚定在突触后膜中很重要（图 6-2）。当 MuSK 抗体干扰 MuSK 功能时，NMJ 处可用的 AChR 会减少，从而导致传播减少和随后的肌肉无力，尽管在体外模型中这种情况如何发生仍有一些争议[167]。CMG 患者的 MuSK 突变导致 AChR 簇减少。MuSK 抗体似乎也影响突触前功能（见上一节关于 NMJ 的免疫发病机制）[168-171]。实验室以不同的方式报告结果。有些人将结果报告为滴度，＜ 1∶10 为阴性，1∶10 临界，＞ 1∶20 为阳性。其他实验室将结果报告为抗体浓度值＞ 0.05nM/L 肯定是阳性；有些人将界定值设置为＞ 0.02nM/L。由于患者很少同时具有 AChR 和 MuSK 抗体，因此一些实验室会首先检测 AChR 抗体，并且仅在 AChR 抗体检测结果为阴性时才进行 MuSK，即使需要 MuSK 抗体也是如此。由于可能已经在另一个实验室对 AChR 进行了检测，因此无须重新检测 AChR 抗体。此外，在双抗体阳性的患者中，文献提示病情更严重[172, 173]。因此，了解患者是否为双阳性有助于难以管理的患者，即耐药性 MG（rMG），因为在 AChR 和 MuSK 抗体阳性的患者中某些治疗的有效性存在差异。在符合与 MuSK 阳性相关的经典临床表现的患者中，与 AChR 抗体同时检测 MuSK 抗体是有益的，因为与在 AChR 抗体报告为阴性之后再检测 MuSK 抗体相比，它可以节省时间，特别是在迅速进展期的患者。需要强调的是，有些患者没有经典的 MuSK MG 表型，但有 MuSK 抗体而不是 AChR 抗体[174]。尽管在 IgG1 和 IgG3 同种型中发现了 MuSK 抗体，但 IgG4 同种型的抗体在 MuSK 阳性 MG 的发病机制中是最重要的。人 IgG4 不固定补体，通常似乎影响靶抗原（蛋白质）与其配体之间的物理相互作用。天疱疮中的 IgG4，以及慢性炎性脱髓鞘性多发性神经病（CIDP）中的 contactin-1 或神经筋膜蛋白，伴有或不伴有中枢神经系统（CNS）脱髓鞘（见第9章），是其他患者生物学现象。使用目前的标准检测 MuSK 抗体仅限于 MG 患者。

（3）脂蛋白相关蛋白4抗体（LRP4抗体）：有多个报告证实在 MG 患者的血清中存在 LRP4 抗体，LRP4 是一种 NMJ 蛋白，是集聚蛋白激活 MuSK 所必需的[175-178]。如前所述，LRP4 作为神经集聚蛋白的受体，是激活 MuSK 和随后的 AChR 聚类所必需的（图6-2）。LRP4 抗体在双血清阴性（AChR 和 MuSK 抗体阴性）患者的百分比在研究中差异很大，为 2%～50%。这些差异的原因尚不清楚，但可能是技术性的（尽管早期论文中使用了类似的技术）或与地理/种族有关。LRP4 阳性在有 MuSK 或 AChR 抗体的患者中很少见。在一项研究中，在 MG 和 NMOSD 以外的任何疾病中均未检测到 LRP4 抗体（2% 的 MG 患者会发展为 NMOSD）。然而，通过更敏感的基于细胞的检测，据报道抗体存在于一些肌萎缩侧索硬化（amyotrophic lateral sclerosis，ALS）患者的血清和脑脊液中。也有人提出，具有 LRP4 的 MG 患者疾病相对较轻[179]。美国正在进行的一项多中心研究旨在通过研究正常个体的血清来确定双血清阴性患者中 LRP4 的发生率，以及这些抗体对 MG 的特异性。患有其他免疫介导和非免疫介导的神经肌肉疾病的患者，包括 ALS，以及不累及神经肌肉系统的全身性自身免疫病患者。该研究还将揭示 LRP4 抗体阳性 MG 患者的表型，并研究在没有 AChR 或 MuSK 抗体的情况下具有集聚蛋白抗体的 MG 患者的特异性和表型（见下文）。有试验证据表明 LRP4 抗体具有致病性，而不仅仅是 MG 的标志物[180]。

（4）构成 NMJ 所需蛋白的其他抗体：有几篇关于 MG 患者血清中（神经）集聚蛋白抗体的报道，其中一些可能有 AChR 抗体[181, 182]。在这些研究中，在正常受试者或疾病对照组中未检测到集聚蛋白抗体。MG 的特异性仍在研究中，集聚

蛋白抗体阳性、AChR 和 MuSK 抗体阴性 MG 患者中任何特定 MG 表型的问题仍在研究中。在试验研究中，集聚蛋白抗体会干扰集聚蛋白与其受体的相互作用。与 AChR、MuSK 和 LRP4 抗体在 MG 患者中的作用相比，集聚蛋白抗体如何介导 NMJ 的疾病尚不完全清楚[183]。有些 MG 患者对 AChE 相关的胶原尾部基因（collagen core protein of AChE，COLQ）有抗体[184]。

这些抗体无诊断价值。据推测，这些抗体可能通过干扰 NMJ 处的 AChE 来改变疾病的严重程度。cortactin 是 NMJ 的一种蛋白质，可能在 AChR 聚集中起作用，并且已经在 MG 患者中报告了针对 cortactin 的抗体。然而，它们也被描述在肌炎等其他疾病中，使得这些抗体作为诊断测试的价值不大[185-189]。

（5）针对肌肉相关蛋白的其他抗体：在 MG 患者的血清中发现了针对在肌肉中表达但不在神经肌肉接头处表达的分子的抗体。从历史上看，所谓的纹状体抗体首先在 MG 中得到证实的，远早于 AChR 抗体的描述[190, 191]。高滴度强烈支持在肌无力患者中同时存在胸腺瘤，但发病年龄较大的男性患者除外[192-196]。一些研究人员认为，临床上有确切的证据表明即使在没有 AChR 或 MuSK 抗体的情况下，MG 患者体内也存在纹状体抗体，因为纹状肌抗体常见于 MG 患者中，前提是患者没有胸腺瘤[197]。也有证据表明无 MG 的胸腺瘤患者体内存在高滴度的纹状体抗体。多年来，不同的蛋白质已被确定为这些抗体的目标。最重要的两个是 titin 和 ryanodine。只有少数商业实验室提供肌动蛋白抗体测试。尽管 titin 和 ranodine 定向抗体不能导致神经肌肉传递缺陷，但一些人推断这些抗体的存在与疾病的严重程度有关[198]。

（6）MG 患者的其他非 NMJ/肌肉抗体：如前所述，MG 患者伴随的自身免疫/免疫介导的疾病增加。它们也有器官特异性抗体（甲状腺、壁细胞、红细胞、血小板等）和非器官特异性抗体[ANA、双链 DNA（double-stranded DNA，dsDNA）、可提取核抗原（extractable nuclear antigen，ENA）、类风湿因子等]的增加。这些抗体通常在没有这些

其他疾病临床表现的情况下出现。因此，仅存在此类抗体并不能证明 MG 患者患有一种或多种这些其他自身免疫病。在大多数情况下，这些抗体的检测应保留给有临床指征的患者，不能轻易归因于 MG 的症状或检查结果[199]。

5. 药物试验 多年来，药物试验（新斯的明试验）一直是 MG 诊断的主要手段，但在很大程度上已被更现代的临床电生理检测和自身抗体检测所取代。然而，仍有一些患者表明，家长式管理对于服用 AChEI 后出现神经系统检查的改善有助于确定 MG 的诊断。

经典的药物测试是对静脉注射依酚氯铵的反应，尽管目前很难找到用于诊断测试的这种试剂。该药物在测试眼球运动、上睑下垂、面部无力或延髓无力方面最有效，而不是对多个肢体肌肉的详细手动运动检查。需要在测试前立即进行仔细的预测试肌肉检查。对于药物可能出现的不良反应，在给药前的谈话应向患者提及。但由于它们不会发生在所有患者中，并且由于发生可能"揭盲"研究，不应告知患者他们将有这些不良反应，而应告知他们可能有这些短暂的不适。通过静脉推注给患者注射 2mg（0.2ml 的 10mg/ml 溶液）依酚氯铵（在注射后冲洗，以便整个剂量迅速进入血液），然后观察注射前存在肌无力症状的肌肉是否在静脉注射后几分钟内改善，如出现改善，又很快消失。如果没有反应并且没有出现明显的不良反应（显著的心动过缓、分泌物显著增加、支气管痉挛、严重的腹部绞痛、很少有喉痉挛或显著的肌无力），那么可以额外给予 8mg 以达到相同的临床结果。如果出现严重的不良反应，可以给予 0.5mg 阿托品（测试时注射器中有 1mg）并可以重复一次。如果不良反应持续存在，则不进行进一步测试。用盐水进行相同的程序作为对照。是否首先测试依酚氯铵或盐水并不重要，但重要的是患者和检查医生不知道哪个注射器装有依酚氯铵或盐水。除了眼球运动的变化外，其他肌肉群的不完全甚至完全改善，尤其是四肢和躯干，这是不真实的。由于许多患者会因依酚氯铵而出现短暂的毒蕈碱不良反应，因此一旦进行

依酚氯铵测试，以后再进行盲法试验，也是很困难的。已经接受吡啶斯的明治疗的患者必须在测试前至少停药 6～8h。一些医生用阿托品对患者进行预处理以阻止令人不快的不良反应，但对于没有潜在心肺或呼吸系统疾病的年轻患者，这通常是不必要的，因为依酚氯铵的作用是短暂的，通常在 30～45s 看到力量的改善，不良反应持续10～15min，阿托品作用会持续数小时。由于治疗效果起效迅速且相对短暂，因此测试的肌肉应限制在可以每 15～20 秒重复测试的少数肌肉。

可以使用与阿托品一起肌内注射的新斯的明（0.5～1mg）或吡啶斯的明（1～2mg），对于评估四肢肌肉的变化特别有用。应使用阿托品，因为吡啶斯的明或新斯的明作用会持续数小时。该测试对主要是肢体、躯干和颈部无力的患者最有用，因为更长的效果允许有时间测试多个肢体肌肉。治疗效果持续 10～15min，改善可能持续数小时。患有心脏病、心电图异常（EKG）、慢性阻塞性肺疾病（chronic obstructive pulmonary disease，COPD）、膀胱颈梗阻或哮喘的患者应谨慎使用该测试。当这些测试被更广泛地使用时，关于阳性反应是否是 MG 特有的，或者是否可以在 ALS 等其他疾病中看到，一直存在争论。相反，不能肯定正确完成的阴性测试会完全排除 MG 的可能性。总之，这些测试有时是有用的，最好由受过培训并在该测试方面有经验的医生执行。

MG 患者对阻断 NMJ 传导的药物极为敏感。这是由于如前所述的神经肌肉传递的正常安全系数降低，即突触前立即可用的 AChR 过多和突触后足够的功能性 AChR。这种对 MG 患者 NMJ 阻滞的敏感性导致使用微量全身给药的箭毒（在麻醉科医师的帮助下在恢复室进行）或所谓的局部箭毒试验，通过注射箭毒和阻止静脉内药物从远端手臂返回，以避免患者暴露于全身大剂量的箭毒，并观察该肢体是否出现无力或恶化。如果有，这两个测试在这个时候要少做。然而，由于 MG 神经传递的安全系数降低，MG 患者在使用肌肉松弛药时，基于箭毒样药物极度敏感的原则需要谨慎的手术管理（见治疗和管理部分）。

"冰袋测试"是一种有用的"床边"测试，在上睑下垂患者中很容易完成。告知患者停用吡啶斯的明 6～8h。如果上睑下垂非常轻微，可以通过让患者向上看最多 2min 来增加上睑下垂。用毛巾或其他材料包裹的冰块，以避免将冰块直接放在上睑的皮肤上，与上睑保持接触长达 5min。阳性测试是上睑下垂改善 ≥ 5mm。由于降低温度对神经肌肉传递的影响会增加离子流（见临床电生理测试部分），因此该测试对 MG 具有高度特异性[200-203]。

6. 影像学 在 MG 的经典表现中，除非有非典型特征，否则很少需要影像诊断。这些"危险信号"包括单侧上睑下垂和（或）单侧眼球运动问题、眼球突出、眼眶或眼眶后疼痛、视力或视野下降、瞳孔异常和受脑神经支配的肌肉不对称无力。在这种情况下，应考虑使用脂肪抑制序列对头部和（或）眼眶进行 MRI。胸部计算机体层摄影（computer tomography，CT）是 MG 患者最重要的影像学检查，包括 gMG 和 oMG。不管是否存在对比，两种情况下均要进行[204]，以寻找胸腺瘤的存在。这种使用标准技术的胸部 CT 或常规 MRI 通常足以检测胸腺瘤的存在。然而，这些标准测试不能明确区分正常胸腺和生发中心胸腺滤泡增生。CT 比 MRI 具有对钙化敏感的优势，钙化在胸腺瘤中很常见，但当出现在"炎症"胸腺组织中时，钙化通常只能在显微镜下观察到。虽然胸腺可能会因退化和脂肪增加而显得很小，但不能排除一些生卵泡岛。我们目前还不能肯定的是，如果胸腺退化但有一些生发卵泡会导致 MG 的发病，那么在这种情况下，胸腺切除术可能会带来临床益处。很少对非研究环境中的胸腺病理学进行详细的定量研究。

7. 鉴别诊断 如果患者以典型的脑神经运动无力起病为表现，包括眼球运动和眼睑张开困难，而病史或体格检查中无任何感觉、特殊感觉和自主神经受损或疼痛出现，如果医生考虑到该疾病，则诊断通常是直截了当的。然而，缺乏抗 AChR 或 MuSK（双血清阴性）抗体（在 gMG 患者中不常见）可能会使诊断存在问题。对于仅存在眼球运动和上睑下垂问题，没有其他脑神经支配的肌肉受累，并且在就诊时没有肢体、躯干或呼吸无力的患者，这通常更加困难。其中一些患者将继续接受 gMG 诊断，而其他患者将继续接受 oMG 诊断。在 oMG 中，多达 50% 的个体在发病时 AChR 抗体呈血清阴性，许多人在整个疾病过程中保持血清阴性。

鉴别诊断将根据患者在发病时和评估时出现的症状和体征而有所不同。在成人发病的实验性变态反应性 MG 和 LEMS 的鉴别诊断中应考虑 CMS。对所有这些 CMS，以及如何将它们与 NMJ 的获得性自身免疫病区分开来的回顾超出了本章的范围。然而，除了病史的差异，尤其是家族史的差异，在许多这些综合征中，其中一些在临床神经生理学测试上也存在差异。虽然罕见，但这些综合征教会了我们很多关于 NMJ 不同部分的作用，并帮助我们了解自身免疫性 NMJ 疾病中针对这些部分的抗体如何导致这些自身免疫性 NMJ 疾病的病理和临床特征[205, 206]。

对于仅限于一只眼睛的复视和（或）上睑下垂患者，重要的是要确保没有眼眶内或眼眶后 / 垂体区域病变。如果有明显的眼球突出、眼外组织突出和（或）结膜水肿（结膜肿胀和红斑）或主诉眼眶、眶后 / 眶上 / 眶下疼痛，则尤其如此。正如在关于成像的讨论中所指出的，眼眶和眼眶后病变最好通过具有脂肪抑制的眼眶 MRI 进行可视化。瞳孔受累或疼痛提示除 MG 以外的其他原因，需要影像学检查，如果没有帮助，则需要进行其他疾病的血液检查。如果眼部发现是双侧的并且表现出差异，那么诊断肿块、炎症或浸润性病变的可能性就会大大降低，尤其是在没有局部病变或疼痛的情况下。甲状腺相关性眼病除了眼球运动受限外，常伴有眼眶肌肉的局部变化（肿胀、肌肉中脂肪或水分增加），由于 10% 的 MG 患者患有或将患有甲状腺疾病，因此即使在诊断为 MG 的患者中，获得甲状腺功能检测促甲状腺激素（thyroid stimulating hormone，TSH）和游离甲状腺素（thyroxine，T_4）也是合理的。在线粒体疾病患者中，上睑下垂和眼球运动受限在起病时更为缓慢，并且通常不会表现出在 MG 中常见的显著变异性。然而，其中一些线粒体疾病可能与 MG 混淆。许多线粒体疾病现在可以很容易地通过基因检测和临床神经生理学检测来诊断，这些检测显示肌病和偶尔伴随的神经病的证据，而 RNS 时没有 MG 或 LEMS 的特征性变化。如果抗体为阴性且临床神经生理学测试正常或至少不是典型的 MG，则偶尔可能需要进行肌肉活检。MS 患者可能出现复视，但最常见的是核间性眼肌瘫痪（INO），本书第 3 章详细讨论了成人 MS。很少有 MG 患者会出现所谓的"假性 INO"，他们最初有全范围的眼球运动，然后发展为眼球震颤，最终无法保持外直肌的全范围运动，外展眼返回中线 [207]。当前或过去主诉感觉或括约肌障碍的患者更有可能患有 MS 或其他 CNS 疾病，而不是 MG。患有脑神经病变的患者可能会出现眼球运动受限和上睑下垂的复视，或者作为吉兰－巴雷综合征（GBS）的一部分，作为与 GBS 的不确定关系的单独实体，作为 CIDP 的变体，或者很少有 CIDP 本身。GBS 和 CIDP 患者的感觉主诉和表现，以及腱反射减低，以及神经传导的特征性改变，可以很容易地将这些疾病从 gMG 中分离出来。反射低下和自主神经功能障碍是 LEMS 的特征（见下文）。

患有 MG 且没有其他并发症或疾病的患者不会出现视力问题，除非他们还有 MG 之外其他原因。他们的眼底检查和视野都正常。如果注意到视力和视野变化，如前所述，眼眶和大脑的成像可能有助于鉴别诊断。虽然罕见，但 MG 患者也可能发生 NMOSD，这是另一种抗体介导的自身免疫病，一种会影响 CNS（见第 5 章），另一种是 NMJ，两种独立的抗体介导的神经系统疾病。在没有免疫调节疗法治疗的情况下，关于有充分证据的 MG 和有充分证据的 MS 的报告非常罕见 [208-213]。

支配第 V 对脑神经、第 VII 对脑神经、第 IX 对脑神经、第 X 对脑神经、第 XI 对脑神经、第 XII 对脑神经的肌肉无力在 gMG 中很常见，并且当出现第 III 对脑神经、第 IV 对脑神经和（或）第 VI 对脑神经，以及上睑下垂时，通常不会提供鉴别诊断的问题。在 ALS（Lou Gehrig 病）及其变体中，原发性侧索硬化症（PML）和进行性肌萎缩（progressive muscular atrophy，PMA）中，不伴有眼球运动的肌肉，四肢和躯干肌肉的无力和早期的不对称，gMG 是双侧的，基本上是对称的。此外，ALS 患者主诉肌肉痉挛并最终表现出萎缩、肌束震颤、反射亢进和肌张力增加。MG 患者通常有活跃的反射，但不是真正的病理征、巴宾斯基征。结节病患者可累及脑神经，特别是第 V 对脑神经和第 VIII 对脑神经，以及眼外肌；后者可能是由于眼眶内的肉芽肿或第 VII 对脑神经和第 VIII 对脑神经受累，神经内的肉芽肿和（或）脑膜鞘。如有需要，影像学检查和脑脊液分析很有帮助。MG 不累及神经，因此特殊的感觉神经受累，即第 VIII 对脑神经（听力下降、耳鸣、平衡障碍伴或不伴眩晕）、第 II 对脑神经（视力或视野变化）和第 I 对脑神经（嗅觉，导致味觉下降）不会发生。影响脑干的疾病，例如，MS 和其他炎症性疾病、血管疾病或肿瘤，经常表现出长束体征，导致肌张力增高、深腱反射活跃和感觉异常。脑干受累也可导致意识水平的变化和不对称或单侧脑神经受累。

很少或没有眼外肌受累的 MG 患者可能会与运动神经元病患者混淆，包括 ALS（见上文）、变异型［脊髓性肌萎缩（spinal muscular atrophy，SMA）］或肌病。肌病包括线粒体肌病、肌营养不良（累及面部肌肉的眼咽型肌营养不良和面肩胛型肌营养不良）、内分泌肌病（甲状腺功能亢进和甲状腺功能减退）、周期性瘫痪（遗传性和获得性）、炎症性肌病、SLE 中可见的非特异性肌病，其他一些风湿病性肌病。前面提到的肌营养不良的临床表现与大多数 MG 患者不同，临床神经生理学测试也是如此。周期性瘫痪患者不会出现受脑神经支配的肌肉受累或呼吸困难。必要时进行电解质和基因检测通常有助于将这些患者与 MG 患者区分开来。鉴于 10% 的 MG 患者有甲状腺疾病，因此甲状腺肌病可能会导致与 MG 混淆。少数胸腺瘤 MG 患者也伴有肌炎，但一般来说，缺乏眼球运动问题很容易将多发性肌炎、皮肌炎、包涵体肌炎和坏死性肌炎与 gMG 区分开来。血清 CK 的显著升高是炎症性肌病的特征，EMG 研究也有助于确定肌病并排除 MG。检测几种炎症性肌病的自身抗体特征的 MyoMarker 抗体组可能有助于将这些综合征与 MG 区分开来，但很少运用上述抗体检测对此进行区分（见第 7 章）。

（七）治疗与管理原则

MG 患者，特别是 gMG 患者，应始终被认为有因感染、外科手术和减少神经肌肉传导和（或）对肌肉或神经膜有影响的药物而恶化的风险。这种风险在 oMG 患者中也会增加，因为有证据表明，虽然临床上局限于由第 Ⅲ 对脑神经、第 Ⅳ 对脑神经、第 Ⅵ 对脑神经支配的肌肉，但其他肌肉群也可能有亚临床受累。此外，一个看起来患有 oMG < 5 年的患者仍然有发展为 gMG 的风险。事实上，一个稳定的 gMG 患者突然恶化，应该总是与感染[214]，代谢障碍，药物的添加或改变，以及不坚持服用 MG 药物有关。与 50 年前相比，免疫疗法的应用、重症监护室的出现，以及更好的抗感染治疗都有助于改善 MG 患者的预后[215, 216]。例如，曾经被视为非常难以治疗的 gMG 和 MuSK 抗体患者（rMG），在使用利妥昔单抗后，预后明显改善[217]。

有许多药物在 MG 患者中是禁忌或相对禁忌的，特别是那些在目前 MG 相关治疗中没有症状的患者。这些列表可以从多个来源获得，如 MGFA。抗生素如氨基糖苷类（抑制突触前功能）、氟喹诺酮类（降低微型 EPP 的振幅）和大环内酯类药物是一个问题，但也有其他类别的抗生素导致 MG 症状恶化的患者报道。钠离子通道抑制药可引起症状恶化，但局部麻醉药一般不构成问题。奎宁、硫酸奎尼丁和相关的膜稳定药物不应使用。氯丙嗪不应该用于 MG 患者的恶心和呕吐，特别是在有不同类别的止吐药的情况下。应避免通过静脉途径补充镁，如果临床上需要，即使是口服补充镁，也应慎重，包括使用镁乳。β受体拮抗药作为治疗高血压或心律失常的药物，对于 MG 控制良好的患者来说，往往耐受性良

好，但对于 MG 控制不理想的患者，最好用其他药物替代，特别是血管紧张素转换酶（angiotensin converting enzyme，ACE）和血管紧张素受体阻滞药（angiotensin receptor blockers，ARB）。用于高血压治疗的钙通道阻滞药通常要谨慎使用，利尿药也是如此，但如果使用后者，需要密切关注钾的水平和摄入量。一般来说，控制血脂的他汀类药物是安全的，但有报道称导致 MG 恶化，与他汀类药物相关的肌病关系不确定[218, 219]。虽然一些避免使用的药物名单包括毒蕈碱阻断药，但在需要时可谨慎使用，因为 NMJ 的胆碱能受体是烟碱受体[220]。

1. 对症疗法　用乙酰胆碱酯酶治疗，现在都是用吡啶斯的明，是 MG 的主要对症疗法，特别是对乙酰胆碱酯酶抗体阳性和双阴性的患者（AChE 和 MuSK 抗体阴性）[221]。有 MuSK 抗体的患者往往对 AChE 没有反应，有些可能还在恶化。这方面的机制并不完全清楚（见 Ruff 和 Lisak[16]）。吡啶斯的明通过抑制 AChE 而抑制 ACh 在 NMJ 的分解。这反过来又导致 ACh 的可用性增加，同时又增加了 ACh 与突触后膜上表达的数量减少的 AChR 结合的机会（见 Ruff 和 Lisak[16]）。尽管吡啶斯的明的主要作用是对 NMJ 的 AChE，但也有与毒蕈碱 AChR 的结合和信号传递。剂量因患者而异，从 30～60mg 开始，每天 3～4 次通常是有效的，尽管有些患者需要更高的剂量和更多的次数。剂量 > 120mg，频率为每 3～4 小时 1 次，很少有必要或有效，会增加毒蕈碱的不良反应，在这个免疫调节和免疫抑制疗法的时代，如果有必要，也是很少。应该强调的是，一天中剂量和服药时间的变化是完全有意义的，特别是对那些在咀嚼、吞咽、保持食物和液体在口腔内流动方面有问题，或者在口腔内移动食物有困难（舌头无力）的患者。对于这类患者，在餐前 30～45min 服用吡啶斯的明，如有必要，可吃少量软食，以避免在没有饱餐的情况下服用药物可能出现的腹部不适，使患者能够更有效和安全地进餐。关于过量的吡啶斯的明（和今天不再使用的相关药物）导致胆碱能减弱的问题，人们

做了很多的试验。在处于危象和增加乙酰胆碱酯酶药物剂量的患者中，问题是区分"胆碱能危象"和"肌无力危象"。患者服用过量的吡啶斯的明显然会力弱，试错法是确定该患者在该时间点的最有效剂量和正确的服药频率的最可靠方法。重要的是要记住，力弱的肌肉所需的剂量可能比其他力强的肌肉所需的剂量大，有时会导致肌肉痉挛。这种肌肉痉挛也可能发生在使用较高剂量皮质类固醇的患者身上，原因是肌肉中的 K^+ 流失，这不一定反映在血清 K^+ 水平上。同样重要的是，这些痉挛不能用肌膜稳定药（如奎尼丁、奎宁）或 Na^+ 通道阻断药（如苯妥英或卡马西平）来治疗，因为这可能导致病情恶化和危机[133]。吡斯的明 180mg（Timespan®）有时对早晨服用首剂有困难的患者有帮助，但由于吸收不稳定，不应作为吡斯的明的日间用药。

激活毒蕈碱受体会导致许多患者出现恼人的不良反应，而且往往与剂量有关。这些不良反应包括腹部痉挛、胀气和腹泻、唾液增多、支气管分泌物增多、面部潮红、流泪、勃起功能障碍、恶心和呕吐。患有膀胱颈梗阻或肠梗阻的患者，不应给予吡啶斯的明，患有 COPD/慢性支气管炎患者，不应给予或以极低的剂量给予（每天≤30mg，3～4 次/天）吡啶斯的明。甘草酸（一种抗胆碱药，用于帮助干燥过多的分泌物）、洛哌丁胺（一种止泻药）或二苯氧胺/阿托品（也是一种止泻药）尽管在一些名单上被列为"禁忌"，因为可能导致肌无力的加重，但巧妙地给予上述药物可使患者服用足量的吡啶斯的明以改善肌力。地芬诺酯/阿托品中的阿托品不是一个问题，因为它的作用是抗蕈碱而不是抗烟碱，必要时用于藤喜龙、吡啶斯的明和新斯的明的诊断测试。

有 MuSK 抗体的 MG 患者给予乙酰胆碱酯酶治疗常常没有改善，甚至可能在治疗后病情加重。正如在 NMJ 的免疫病理学部分所讨论的，有证据表明 MuSK 抗体对 NMJ 的突触前成分有影响，导致 ACh 的释放减少，此外 MuSK 抗体对突触后肌膜也有影响。有证据表明，治疗存在突触前障碍的 LEMS 的 3,4- 二氨基吡啶可能有利于

MuSK 抗体阳性的 MG 患者[168, 222, 223]。一项大型的对照研究正在进行中，以验证这是否确实正确。

2. **免疫疗法** 免疫疗法被广泛应用于 MG 的治疗，尽管目前还没有很多大样本的随机、前瞻性研究来证明其疗效[224, 225]。

（1）皮质类固醇：皮质类固醇已成为治疗中度至重度 gMG 患者和 oMG 患者的主要手段，这些患者往往对口服吡啶斯的明有抵抗力，或者不能耐受吡啶斯的明所需剂量[221]。对于那些必须迅速达到最大有效剂量的患者，即那些有吞咽或呼吸问题或迅速进展的四肢和躯干肌无力的患者，从每天 50～80mg 的高剂量泼尼松当量开始，比从低剂量开始，如 5～10mg/d 或每隔一天，每隔几天慢慢增加剂量效果要好[226]。如果不急于控制轻度到中度的症状，逐步增加效果很好[227]。皮质激素对免疫系统有多种作用（见本书第 2 章神经免疫性疾病的治疗）。哪些是改善 MG 的重要因素还不清楚，因为没有 NMJ 的炎症和对抗体滴度的影响，患者使用皮质类固醇后病情有所好转。大剂量皮质类固醇可诱发 MG 的恶化，因此，谨慎的做法是将这类患者送入医院，密切监测，必要时用血浆置换或静脉注射免疫球蛋白（IVIg）治疗。这种恶化的原因很可能是一种较温和的危重症肌病，这种病一般见于服用神经肌肉阻断药，而且常常与皮质激素联合使用。MG 患者已经有部分神经肌肉阻滞，所以在这种情况下增加大剂量皮质类固醇可能导致他们的 MG 恶化。最终，多达 75% 的患者在使用皮质类固醇治疗后出现改善，一般在 3 周。缓慢增加皮质类固醇的剂量更安全，但可能需要更长的时间才能看到改善。因此，大剂量皮质类固醇的使用应保留给疾病严重的患者，他们需要相对快速的皮质类固醇起效。一旦看到最大限度的改善，除非不良反应变得不可容忍或危险，否则值得让患者保持几个月的剂量来实现这种改善。对于符合胸腺切除术标准的患者[228]，可以进行手术，手术后，在该研究建议的减量指导下，可以开始逐步减少皮质类固醇。对于使用皮质类固醇的患者，如果不适合或拒绝接受胸腺切除术，或者已经进行了胸腺切除术，但因为胸

腺切除术尚未有明显反应而继续使用皮质类固醇，一般每 3～4 周逐渐减少，每日（或每隔一天）减少 5～10mg 泼尼松，直到达到每日 30mg 的剂量。在 30mg/d 时，每 4 周减少 5mg/d。如果患者病情恶化，建议恢复到最后一个明显有效的剂量，并在尝试再次减少剂量之前保持该剂量几个月。

对于从未进行过胸腺切除术且对皮质类固醇有反应的患者，除非增加额外的或替代的免疫疗法，否则不可能完全消除皮质类固醇。大多数被转到三级中心的患者被认为是皮质类固醇治疗"失败者"，他们：①没有尝试足够大的剂量和（或）足够长的治疗时间；②过早或过快地减量；③在胸腺切除术之前或之后，突然停止使用皮质类固醇。这并不是说我们应该继续让患者使用对他们的健康有不利影响的皮质类固醇剂量，影响他们的健康，如果可以，建议添加其他治疗方法或最终替代皮质类固醇。

皮质类固醇的不良反应非常多，所有的医疗工作者都很清楚这些不良反应，如体重增加、体液潴留、库欣症状、血压和眼压升高、高血糖、胃十二指肠病变（包括出血）、白内障过早形成和骨质疏松症、髋关节无菌性坏死、情绪变化（包括抑郁症、精力旺盛，以及很少出现的精神病）、记忆力问题、脱发、痤疮、紫斑、由于晶状体和角膜中的液体增加而导致的视物模糊、对感染的敏感性增加、血小板增多、白细胞增多，以及淋巴细胞增多症，这些只是遇到的一些问题。对一些更常见的不良反应进行监测［例如，通过每年的双能 X 线吸收法（DEXA）检查骨矿物质密度是否恶化，测量血糖和糖化血红蛋白 A1c，定期检查眼睛以发现白内障或眼压升高］是合理和适当的。还应考虑用组胺受体 2 阻断药或质子泵抑制药对胃和十二指肠进行预防性保护。补充维生素 D 的作用尚不清楚，但它是廉价和安全的（在没有血清钙水平升高的情况下），如果 DEXA 检查有进行性变化，应与患者和他们的初级保健医生讨论考虑治疗骨质疏松症。最近的一项研究报告称，与男性相比，女性使用皮质类固醇的不良反应发生率更高。造成这种差异的原因并不完全

清楚[229]。

对吡啶斯的明没有反应的 oMG 患者，可以开始使用小剂量的泼尼松或同等剂量的药物，每隔一天 5～10mg，每隔 1 周逐渐增加 5mg/d（同等剂量），直到出现最大的改善，也可以不继续使用吡啶斯的明。有一些神经眼科医生从一开始就用非常大剂量的皮质类固醇治疗这类患者，然后逐渐减量，报告说转为 gMG 的情况较少。然而，没有严格的前瞻性对照研究支持这种方法[131, 158, 230-233]，而且由于 MG 患者最初往往表现为 oMG，这种大剂量的皮质类固醇可能会催生严重的 MG 或某些危象。

(2) 硫唑嘌呤：硫唑嘌呤经常用于 gMG 患者，偶尔也用于对吡啶斯的明没有反应的 oMG 患者（一种常见的情况）。硫唑嘌呤也可用于那些不能耐受皮质激素剂量，导致有问题的不良反应或因并发症［如控制不佳的糖尿病、高血压和（或）肥胖症］而相对禁忌的患者。硫唑嘌呤是一种抗代谢药，可转化为 6- 巯基嘌呤（6-MP）。大规模的病例系列[234]，相当多的临床经验，以及重要的是，一项前瞻性的随机对照研究，比较了硫唑嘌呤加皮质类固醇与单独使用皮质类固醇[235]的情况，使得硫唑嘌呤在 gMG 中得到广泛的应用。通常的剂量为 2～3mg/kg，可以根据患者的喜好，每日 1 次，也可以在一天中分散服用。最终，试错法决定了患者的剂量,但诱导大红细胞增多（红细胞体积增大）[236]或适度的淋巴细胞减少（有人建议总淋巴细胞数≥ 0.5）可以帮助调整剂量。然而，也有人认为大红细胞增多症没有用[237]。使用这些指标作为剂量的终点有两个注意事项，缺铁的患者可能不会出现大红细胞增多症，对于同时使用皮质类固醇的患者，改变皮质类固醇的剂量也会改变淋巴细胞减少的程度。有一小部分患者由于缺乏硫代嘌呤甲基转移酶（thiopurine methyltransferase，TPMT）而不能耐受任何剂量的硫唑嘌呤。因此，一些医生会在开始使用硫唑嘌呤治疗前对患者进行缺陷检测。另一种方法是让患者开始服用 50mg/d，并在 1 周后重新检查全血细胞计数（CBC）、血小板计数和肝功能检查

（liver function testing，LFT）。如果与基线相比没有异常，就将剂量提高到100mg/d，持续1周，并重复这一模式，直到患者接受150～200mg/d。痛风患者，尤其是正在接受丙磺舒治疗的患者，需要下调硫唑嘌呤的剂量，或者用不影响嘌呤代谢的替代疗法治疗。对全血细胞计数/血小板计数和肝功能指标的监测应每周进行1次，持续几个月，之后一般可以改为每2周1次，持续1～2个月，然后每月1次。6个月后，假设没有其他不良反应的报告，并且假设没有进一步增加剂量，每年2～3次的稳定剂量一般就足够了。除了骨髓抑制和肝功能异常外，肝功能异常一般是肝细胞性的，但偶尔是阻塞性的[234, 236, 238]，不良反应包括消化不良、恶心、呕吐，以及罕见的胰腺炎。在接受硫唑嘌呤的MG患者中，有机会性感染的报道[239, 240, 241]。一般来说，硫唑嘌呤不应该给考虑妊娠或正在妊娠或哺乳期的女性使用。尽管不像环磷酰胺那样可能导致不育，但在选择MG患者的治疗方法时，包括男性患者在内，仍然要考虑这种可能性。与所有长期使用的免疫抑制药一样，需要考虑肿瘤发生的风险增加[242, 243, 244]。当作为一种单独的药物使用时，风险只是略有增加。虽然也有例外，但对硫唑嘌呤反应良好的患者一般需要长期使用这种药物或另一种免疫抑制或免疫调节治疗，除非患者已经做了胸腺切除术。虽然胸腺切除术可以使疾病长期稳定，但胸腺切除术并不能保证可以避免长期免疫治疗。对于已经达到长期疾病稳定的患者，尝试降低硫唑嘌呤或其他类似药物的剂量也是合理的。这应该逐步减量，以避免突然恶化。如果发生这种情况，则需要恢复到最后的有效剂量或改用另一种药物。硫唑嘌呤已被用于皮质类固醇无效或因不良反应而有问题的oMG患者[231, 245, 246]。

使用所有的免疫抑制药，包括硫唑嘌呤、霉菌素、环磷酰胺、甲氨蝶呤和利妥昔单抗，以及其他消耗B细胞的药物，可能会增加患癌症和感染的机会，包括机会性感染。在决定用这些疗法治疗患者时，必须始终牢记这一点。

(3)环孢素和他克莫司：环孢素是第一种在对照研究中显示对MG患者有益的治疗方法[247, 248]。它剂量不同，通常为3～6mg/kg，每日2次。人们可以监测谷值水平，或者更经常地监测峰值水平；不同实验室建议的范围不同，而且水平在MG中的重要性也有争议[249]。虽然有效，但有很大的潜在不良反应，包括肾毒性、高血压、感染、多毛症、震颤、牙龈增生、肌痛，以及肿瘤风险的增加。环孢素有一些耐受性问题[250, 251, 252]。他克莫司是一种免疫相关的药物，据报道对MG的治疗是有效的，但在美国没有广泛用于MG[253-259]。这两种药物都是钙调磷酸酶途径的抑制药，最终导致T细胞激活的减少。除了对免疫细胞的抑制作用外，还有一些试验证据表明有神经保护的作用。

(4)霉酚酸酯：霉酚酸酯被广泛用于治疗MG患者，尽管在临床试验中往往没有达到有效性的主要结果[260, 261]。试验设计中存在一些问题，很可能妨碍了临床疗效的证明。在一项有趣的研究中，对霉酚酸钠有反应的患者慢慢地停止用药，病情进展，间接地证明了霉酚酸盐对这部分患者是有效的[262-265]。每12小时的推荐使用剂量为500～1500mg，适当的剂量由临床反应决定，没有特定的血液检查可以作为指导。重要的是要向患者强调，霉酚酸酯应在饭前1h或饭后2h服用，以使吸收最大化。虽然有一种观点认为霉酚酸盐会比硫唑嘌呤更快、更有效地发挥作用，但在MG中并没有证明。与硫唑嘌呤一样，可能需要足够的时间，一般是1年的时间，才能看到对MG是否有积极的治疗效果。霉酚酸盐，像硫唑嘌呤一样，可以用于选定的oMG患者[224, 231, 266]。虽然白细胞和红细胞计数和（或）血小板减少或肝功能异常的可能性比硫唑嘌呤小，但对服用霉酚酸盐的患者每年2～3次监测这些指标是合理的。不良反应包括腹痛、腹泻、恶心、呕吐、头痛和震颤都有报道。有罕见的关于机会性感染[267]、淋巴增生性疾病[268, 269]和皮肤反应的报告[270]。最好避免在妊娠时使用免疫抑制疗法，霉酚酸酯需要特别注意，因为有关于胎儿畸形的报道。

(5)环磷酰胺：有几个病例系列显示，环磷酰胺输液1g/m²，最大剂量1500mg，然后每月1次，输液 6 个月，是一种有效的方法，但尚没有随机对照研究来证明。口服环磷酰胺的剂量有时为 100～150mg/d。环磷酰胺没有被广泛使用，因为它的不良反应包括明显的骨髓抑制、出血性膀胱炎、脱发、恶心和呕吐，有证据表明长期使用会增加癌症的发生。特别是在大剂量给药时，水化是至关重要的，同时给予美司钠（解毒药），以避免出血性膀胱炎，这可能容易导致膀胱癌。由于免疫抑制治疗的 MG 患者需要慢性治疗，往往是终身的，这使得环磷酰胺在 MG 中成为一个不太理想的选择 [271-276]。有报道说，输注大剂量的环磷酰胺，可以清除除淋巴干细胞外的骨髓细胞。随着骨髓的重建，重度 MG 患者疾病得到了缓解 [277, 278]。在这些报告中，没有与更标准的输液方案进行比较 [279]。随着新的治疗方法的出现，以及对不良反应的关注，这尚未被广泛用于 MG 的治疗。

(6) 甲氨蝶呤：甲氨蝶呤干扰叶酸代谢，被广泛用于炎症性肌病、肉瘤病、银屑病、克罗恩病和风湿性疾病。虽然早期的研究表明对 MG 患者有积极作用 [280]，但最近的一项大型研究没有证实该药对降低皮质类固醇的剂量有好处 [281]。甲氨蝶呤的不良反应包括肝脏毒性、脱发、恶心、呕吐和皮肤色素的改变。有多种潜在的药物相互作用，需要仔细监测。当甲氨蝶呤在鞘内注射或（化学药物治疗）脑中使用高剂量时，CNS 毒性是可以看到的，但在较低剂量（一般每周 ≤ 25mg，口服）用于自身免疫 / 系统炎症疾病则不是问题。在服用非癌症剂量的甲氨蝶呤的患者中使用叶酸或亚叶酸是有争议的。据说它不会干扰治疗效果，并能减少一些不良反应，但这并不确定。

(7) 血浆置换（PLEX）：又称血浆交换，是对 MG 患者治疗的一个重要补充，特别是对处于危象或"危象前"的患者，以防止他们发展为危象 [133, 282]。PLEX 在胸腺切除术前和需要开始使用大剂量皮质类固醇以避免改善前可能出现的暂时恶化时也很有用 [283]。使用连续机器每隔一天进行一次全血浆容量交换（在 MG 危机中偶尔连续 2 天，取决于纤维蛋白原水平），总共交换 4～6

次，同样取决于患者的反应如何。疗效往往是显著的，但许多患者的反应时间有限，一般为 3～5 周（IgG 的半衰期为 21 天）。然而，在一些患者中，如果有特定的诱因导致病情恶化，如开始使用大剂量皮质激素、并发感染或缺乏对治疗方案的坚持，这种反应就可以使他们保持稳定甚至改善的状态。此外，在某些情况下，慢性门诊 PLEX 可以作为其他疗法的补充。不良反应在《神经免疫性疾病的治疗》（*Therapies of Neuroimmunologic Diseases*）一书的第 2 章有详细讨论。

(8) 静脉注射免疫球蛋白（IVIg）：IVIg 被越来越多地用于治疗免疫介导的疾病，包括 MG 的疾病。有几项良好的对照研究表明，IVIg 可以使整个疾病谱中的 MG 患者病情得到改善 [284, 285, 286]。它也被用作慢性治疗，有或没有额外的免疫治疗 [287]。在头对头的研究中，IVIg 可能与 PLEX [288] 一样有效。尽管有观点认为 PLEX 在肌无力危象中起效更快（见下文）。对于住院患者，IVIg 通常在连续 5 天内以 400mg/kg 的剂量给药，但对于年轻患者，如果没有高黏滞性血管并发症的危险因素，1g/（kg·d）的剂量在 2 天内给药（有或没有隔日）是可以接受的方案。维持治疗的时间表也不尽相同，但每 3～4 周给药 1 次，每次给药 1～2g。每 3～4 周用 1～2g/kg 是一个合理的方法。与 PLEX 一样，IVIg 有时也被用来为胸腺切除术的患者做准备 [289]。如果患者情况良好，应尝试减少 IVIg 的用量。可以保持每 3～4 周 1 次的用药计划，并逐渐减少每次输液的剂量。另外，也可以通过逐步延长两次输液之间的周数。如果我们假设 IVIg 是通过正常 IgG 作为非特异性抗体中和一些自身抗体的致病作用机制来发挥作用，那么前者是比较合理的。然而，我们并不知道这肯定是 IVIg 在 MG（或其他疾病；见本书第 2 章关于神经免疫疾病的治疗）中的作用方式。有间接证据表明，抑制补体激活是 IVIg 的一个重要作用机制，因为与 AChR 抗体阳性患者相比，IVIg 对 MuSK 抗体引起的 MG 患者不那么有效 [290]。如前所述，MuSK 抗体主要是 IgG4，不固定补体，而 IVIg 的一个作用是抑制补体激活。然而，也有报道称 IVIg 对

MuSK 抗体阳性的患者有疗效[291]。鉴于疾病的多变性和我们对确切的作用机制缺乏了解，在 MG 中使用 IVIg 时，试验，以及仔细的临床随访仍然是最好的方法。IVIg 的不良反应将在本书第 2 章关于神经免疫疾病的治疗中讨论。

（9）利妥昔单抗：正如本书第 2 章关于神经免疫性疾病治疗的描述，利妥昔单抗是一种针对 CD20 的单克隆抗体，CD20 是一种表达在 B 细胞和极少数 T 细胞上的分子。重要的是，CD20 可以在一些质粒上表达，而在浆细胞上不表达。与 CD20 结合后，补体被激活并导致 B 细胞的消除。浆细胞和大部分的胞浆细胞得以幸免。利妥昔单抗最初用于治疗 B 细胞淋巴瘤和白血病，现在被广泛用于自身免疫病，包括神经免疫性疾病。由于 MG 是一种抗体介导的疾病，而抗体是由 B 细胞发展而来的浆细胞和浆细胞产生的，因此利妥昔单抗越来越多地被用于治疗 MG 患者[162, 292-305]。利妥昔单抗对 MuSK 抗体引起的 gMG 患者显然是非常有效的，在一些患者中，利妥昔单抗导致了长期的改善，而且不需要频繁用药[306]。虽然有病例系列报道了利妥昔单抗对 AChR 抗体阳性 gMG 患者的临床益处，如前所述，印象是改善的时间较短，需要更频繁用药和延长治疗时间。在一项比较 AChR 和 MuSK 抗体阳性 MG 的研究中，MuSK 抗体阳性患者有较大的改善，这与 MuSK 的抗体比 AChR 的抗体有很大下降有关[162]。最近一项关于利妥昔单抗治疗 AChR 引起 gMG 的患者随机前瞻性研究没有达到主要终点（在 2018 年美国神经病学学会会议上发表）。与 AChR 相比，在 MuSK 引起的 MG 中 IgG4 可能是重要的同型，而 AChR 中 IgG1 和 IgG3 是重要的同型。IgG4 是由浆细胞产生的，它是 B 细胞 / 浆细胞发育过程中第一个后 B 细胞 / 浆细胞。此外，也有证据表明一些早期的质粒可能仍然表达 CD20[32, 307]。潜在地，利妥昔单抗可能会减少浆细胞的数量，包括那些产生 MuSK 抗体的浆细胞，但对长寿命浆细胞的数量和功能的影响要小得多，而且会延迟，而长寿命浆细胞是不表达 CD20 的 AChR 抗体的主要来源。这可能解释了利妥昔单抗对这两

种 MG 亚型的不同影响。可以说，利妥昔单抗是 MuSK 引起的 gMG 的首选治疗方法，尽管其费用导致了美国保险公司批准其为早期治疗方法的问题。剂量用法各不相同。最近的一项研究比较了：①每周 375mg/m² ，持续 4 周，然后每月 2 次 375mg/m² 的剂量，持续 2 个月；②每周 375mg/m²，持续 4 周；③ 1g，2 周后再 1g。这 3 个方案中的第一个方案比本研究中测试的其他两个方案复发次数少，效果更好[308]。这是一项第四类研究，没有与其他广泛使用的方案进行比较，包括第一年使用 2 个周期的利妥昔单抗，375mg/m²，持续 4 周，或者 1g，2 周后重复 1g，6 个月后再进行第二个周期，然后观察。没有前瞻性、随机、双盲的头对头研究，A 级证据，比较 MuSK 或 AChR 阳性 gMG 的不同方案。

（10）胸腺切除术：胸腺切除术作为 MG 的治疗已经有几十年的历史，这是基于早期患者研究的结果，以及胸腺病理与 MG 的明确关联。具有讽刺意味的是，一些最早的病例是在胸腺瘤的患者中进行的，而这些患者一般来说对胸腺瘤的反应不如生殖中心滤泡变化的患者好。尽管一系列研究使用了统计学方法，试图在回顾性分析中对患者的严重程度、年龄、病程和其他特征进行匹配，但直到最近，还没有一个随机、前瞻性的对照试验证明胸腺切除术对 AChR 抗体阳性、非胸腺瘤患者有好处。一个大型国际多中心小组进行了一项开创性的随机研究，证明胸腺切除术对接受泼尼松治疗的 AChR 抗体阳性非胸腺患者有好处，与单用泼尼松相比，胸腺切除术有好处。接受胸腺切除术的患者，通过经典的胸骨下探查，比皮质类固醇治疗组疗效更好，而且还能将皮质类固醇减至较低的水平[228]。获益可持续≥ 5 年。病情较轻和病程较短的患者可能比其他 MG 患者做得更好[309]。在当今时代，越来越多地使用机器人手术技术来进行胸腺切除术。虽然没有头对头的随机前瞻性研究将这些新方法与使用胸骨分割的扩展胸腺切除术进行比较，但已经有一些研究表明，新技术同样有效[310-323]。目前还没有关于 MG 儿童胸腺切除的随机前瞻性研究[324]。

（11）伊库利珠单抗：最近加入到 rMG 患者的免疫治疗中的是伊库利珠单抗，一种针对补体级联第 5 个成分（C5）的人源化单克隆抗体。通过与 C5 结合，伊库利珠单抗抑制 C5 向 C5a 的转化[325, 326]。C5 向 C5a 和 C5b，以及 C6 的转化引发了 C5~C9 攻膜复合物（MAC）的形成。抑制 MAC 可以抑制补体固定 AChR 抗体对突触后肌膜造成的损害。正如本章关于 NMJ 发病机制的部分所指出的，由补体激活引发的内板变化导致内板褶皱简化，加上可用 AChR 的减少，导致 NMJ 正常功能受到抑制。批准伊库利珠单抗用于 rMG 患者的研究显示，伊库利珠单抗治疗的患者在 QMGS 和 MG-QOL 上有明显改善，主要结局 MG-ADL 的改善没有达到，但有明显的改善趋势。抑制补体会增加对某些细菌感染的易感性，特别是流行性脑脊髓膜炎。因此，在使用伊库利珠单抗之前，所有患者都应接种多价脑膜炎球菌疫苗，在大多数地理区域也应接种 B 型疫苗。如果没有时间等待疫苗接种发挥作用，则需要同时使用第四代头孢菌素治疗。患者每周接受 1 次伊库利珠单抗输液，持续 5 周，然后每隔一周输液 1 次，只要患者认为需要。目前还没有研究表明患者应该继续每隔一周输液多长时间。患者的改善持续了 3 年，没有出现新的安全问题，安慰剂组患者在转入伊库利珠单抗后也显示出快速和持续的改善。

（12）抑制 B 细胞活化因子：有几篇报道称血清中 B 细胞刺激因子（BAFF）水平升高，这是 MG 患者 B 细胞和浆细胞发育的一个重要因素[327-330]。这与其他自身免疫病的报道相似[331, 332]。BAFF 与几个受体结合并激活。在动物模型中，BAFF 缺失导致正常 B 细胞发育失败，过度表达导致自身免疫[333, 334]。据报道，BAFF 在 MG 患者的胸腺中也会增加[34, 335]。这导致了对抑制 BAFF 效果的研究，因为这种抑制已被发现对其他自身免疫病有效。不幸的是，迄今为止，BAFF 抑制在其他自身免疫病中已经成功应用，但在 MG 中没有积极作用[336]。

（八）妊娠和 MG

妊娠对 MG 患者来说有几个特殊的挑战。对于育龄女性来说，防止妊娠是一个重要的考虑因素，因为大多数免疫疗法都会带来生育和胎儿问题[337]。此外，一些较新的疗法，包括利妥昔单抗和伊库利珠单抗，对胎儿有未知的风险，因此，如果计划妊娠，可能最好避免，如果不想妊娠，则应采取避孕措施。IVIg 和皮质类固醇可能是安全的，就像在试图妊娠的女性和妊娠期间使用吡啶斯的明的对症治疗一样，尽管在理论上，IVIg 引起高凝状态可能导致胎盘梗死。如果有必要，妊娠 MG 患者可以使用 PLEX，但出血的风险是一个考虑因素。有报道，可以在使用 IVIg 的前几天，对妊娠患者使用新鲜冷冻血浆进行 PLEX。

当患者计划妊娠或已经妊娠时，免疫抑制药使用越少越好。如前所述，但值得再次强调的是，使用霉酚酸酯也有导致胎儿畸形的风险。理论上，人们可以考虑在计划妊娠前使用利妥昔单抗，并在输液后等待 1~2 个月再尝试妊娠，因为利妥昔单抗会迅速降低 B 细胞，一旦发生这种情况，利妥昔单抗作为一种 IgG，将不再具有穿越胎盘和导致胎儿 B 细胞发育问题的风险。然而，目前还没有研究表明这种策略的有效性或安全性。此外，如前所述，在改善程度和持续时间的有效性方面，利妥昔单抗对 AChR 抗体阳性 MG 不如 MuSK 抗体阳性 MG。MG 患者妊娠需要被视为"高危"妊娠，需要产科医生的参与；如果有的话，最好是母婴专科医生；如果考虑剖腹产的全身麻醉，则需要麻醉科医师、神经科医生，以及儿科医生，最好是新生儿医学专家，因为有新生儿 MG 的风险[337]。在一系列研究中，妊娠的并发症略有增加[338, 339]。在专家护理下，研究显示妊娠对 MG 患者没有长期的有害影响[340]。有研究表明，患者在妊娠的最后 3 个月症状和 MS 一样会有所改善，有时会在产后出现恶化。在已被发现体外和体内能抑制 MG 的实验模型中，内源性皮质激素水平和某些雄激素及甲胎蛋白水平的增加，被认为是改善的原因，而产后这些物质的水平急剧下降则是恶化的原因[341,342,343]。

体内体液免疫因子增多是新生儿致病性MG最初的现象之一，因为IgG可以通过胎盘。由于新生儿MG是短暂的，所以配方中的吡啶斯的明治疗通常只需要3～4周。它发生在10%的妊娠中，不能根据同一女性既往的妊娠情况来预测。母亲MG的严重程度也不能预测[344]。研究发现，AChR和MuSK抗体均会导致新生儿MG[345,346,347]。最常见的症状是哭声微弱，不能有效地吸吮，在某些情况下，出现呼吸困难，四肢活动无力和行动受限。适龄MG女性患者所生的婴儿应观察≥3～5天，因为新生儿可能在产后不会立即显现出MG的症状。除非母亲对AChR的γ链有抗体，否则先天性关节挛缩是罕见的[348,349]。

（九）肌无力危象

肌无力危象的定义是需要住院治疗，通常是在重症监护室，因为严重无力和呼吸功能异常，尽管也需要插管和机械通气来定义危象（MGFA 5级）。这只是一个语义上的争论，避免肌无力危象比治疗要好。因此，需要对gMG患者突然严重恶化的症状进行紧急积极的调查和治疗[133,350]。如前所述，寻找诱因是关键，必须紧急处理。所有住院的MG患者，即使没有迫在眉睫的危机，也需要密切监测生命体征，经常（≥3次/天）测量用力肺活量（forced vital capacity，FVC）和用力吸气负压（negative inspiratory force，NIF）。这需要由受过训练的人完成。此外，医生需要记住，下颌和面部肌肉的无力会导致假性低值。

关于患者何时需要插管和机械通气支持的决定仍然是一个临床决定，而不仅仅是由特定的FVC（建议15～30ml/kg）、NIF（建议<20～30mmH$_2$O）或血气分析（PaCO$_2$升高往往在PaO$_2$或SaO$_2$下降之前）来决定。需要对患者进行检查，以寻找其感到痛苦的迹象，这可能包括用辅助肌肉呼吸和呼吸过速（这本身就会使情况恶化，因为快速的重复动作和用力）、烦躁、谵妄和（或）意识水平的变化，这可能是CO$_2$麻痹的首个临床症状，

有或没有扑翼样震颤（当手臂伸展时，双手无意地拍打运动）。可能有必要在医生的监督下重复FVC和NIF，以确保测试的准确性，特别是当患者的临床状态与报告的数值不一致时。过去，人们对胆碱能危象与肌无力危象做了很多研究。在PLEX和IVIg时代，这一点就不那么重要了。患者也可能有胆碱能过剩，包括分泌物和腹泻（毒蕈碱作用），但从其无力的病因来看，仍然是"剂量不足"。有人主张完全停用AChE以减少插管患者的分泌物，但如果分泌物没有造成问题，可能没有必要停止AChE制药。

除了支持性治疗，包括呼吸支持、保护气道和治疗任何诱发因素外，如果改善不迅速，PLEX和IVIg都被使用。在对照研究中，IVIg似乎同样有效，但至少有一项研究和大量的临床经验支持PLEX在大多数情况下是更好的选择，至少在成人中，因为反应更快[133,351,352]。如果患者的危机是由感染、改变或增加药物或不坚持用药引发的，可能不需要增加皮质类固醇。如果患者从来没有使用过皮质类固醇，并且没有明显禁忌证，应该强烈考虑根据体重以50～80mg/d的剂量开始使用皮质类固醇。后一种策略的替代方法是在危象结束后作为门诊患者使用慢性IVIg或PLEX和（或）开始使用硫唑嘌呤、霉菌素、环孢素或他克莫司等药，或者在抗生素覆盖和接种脑膜炎球菌疫苗的情况下，如果已知患者是AChR抗体阳性，则给予依库珠单抗（Eculizumab）。如果患者是MuSK抗体阳性，也应考虑在完成PLEX后开始使用利妥昔单抗。如果反应速度是慢性IVIg、PLEX或额外的皮质类固醇无法控制的问题，环孢霉素和他克莫司在危象后管理方面可能比硫唑嘌呤和炔酚酸酯更迅速有效。

我们的呼吸科和重症监护室同事有一种倾向，即试图过早地开始拔管。除非危象是由于不遵守MG药物治疗的结果，否则几天（5～7天）的机械支持通常是有益的。神经肌肉疾病引起的呼吸功能不全的患者（特别是MG）可能会突然恶化。因此，尽管长期插管会导致其自身的问题，但拔管的决定必须由神经科主治

医生作出。

（十）未来的治疗方法

目前，有一些研究正在进行中，其他的研究显然也在计划过程中，希望增加对 MG 患者的治疗手段。一种皮下注射的环肽，其目标是激活补体途径中的因子 C5 和 C6，抑制 MAC 的形成，目前正在进行第 2 阶段的试验研究。在另一项 2 期研究中，新生儿 FcR（一种抑制 IgG 分解的受体）的抑制药降低了 AChR 抗体滴度和 IgG 水平，使 rMG 患者的临床症状得到改善。目前正在组织一项 3 期研究。另一种方法是在激活 C1 的水平上抑制经典抗体 - 抗原触发的补体途径，这是经典补体级联的最早步骤。这将避免抑制交替和凝集素补体途径，就像 C5 和 C6 的抑制药所发生的那样，C5 和 C6 是 C3 的下游，3 条补体途径汇合在一起。在其他神经免疫学疾病中正在测试一种能结合并消除表达 CD19 的 B 细胞的单克隆抗体，并正在考虑在 MG 中进行测试。与 CD20 相比，CD19 在 B 细胞成熟过程中的早期和晚期均会表达。从理论上讲，这可能使抗 CD19 分子比抗 CD20 分子更有效，但也可能增加并发症。硼替佐米抑制蛋白酶体，导致免疫球蛋白的产生减少，目前也在 MG 的 2 期试验中，这是一项通过抑制 CD40 与其配体的相互作用来抑制 B 细胞活化的试验。其他途径包括那些涉及白细胞介素 17（IL-17）、趋化因子 CXCL13 和 IL-6 的途径与 MG 有关，因此可以想象也会有抑制这些途径的药物试验[353, 354]。有人建议对粒细胞 - 巨噬细胞集落刺激因子（granulocyte-monocyte colony stimulating factor，GM-CSF）进行测试，因为它能抑制 MG 的动物模型 EAMG[355, 356, 357]。最后自体血 / 骨髓干细胞移植已被报道对少数难治性 MG 患者有效，可能还会有更大规模的系列报道[358, 359]。这种影响可能是由于使用比其他免疫抑制药更严格的免疫抑制和（或）允许所谓的免疫系统重启，正如有人推测密集环磷酰胺对 MG 和其他疾病的作用[360]。

二、Lambert-Eaton 肌无力综合征

（一）概述

Lambert-Eaton 肌无力综合征是一种罕见的 NMJ 疾病，特别是当它在早期阶段是慢性进行时，可能很难诊断，此时症状可能相当模糊，神经系统检查的发现也很微妙。LEMS 是由针对 P 型和 Q 型 VGCC 的抗体引起的。

（二）流行病学

LEMS 的发病率和流行率尚不清楚。根据观察，有 3%～4% 的小细胞肺癌（small cell lung carcinoma，SCLC）患者有 LEMS。用这个数字乘以美国小细胞肺癌患者的数量，结果是美国在任何时候都有 400 例 LEMS 患者。然而，LEMS 并不总是在 SCLC 中被诊断出来，而且 LEMS 可以在其他癌症患者中看到，但很少。进一步混淆估计的是，根据不同的系列，有 30%～40% 的患者没有潜在的肿瘤。尽管特发性非癌症相关的 LEMS 患者的年龄可能更小，但大多数 LEMS 患者都≥ 50 岁。患有副肿瘤性 LEMS 的人年龄较大，可能只是代表特定癌症的年龄分布。LEMS 在男性中更为常见，这也可能代表了 SCLC 与吸烟之间的关系，至少在过去，男性吸烟比女性更频繁。然而，总的来说，目前 LEMS 在年轻女性和老年男性中出现的频率较高，与其他几种自身免疫病相似[361, 362]。

（三）病因学

1. NMJ 的免疫病理学　虽然 NMJ 的突触前部分在普通显微镜下看起来是正常的，但 Andrew Engel 及其同事进行的经典电子显微镜研究表明，突触前末端轴突释放 ACh 的活性区减少和混乱。有趣的是，这些发现可以通过动物体外和体内的实验接触到 LEMS 患者的血清而重现[363-366]。我们对 LEMS 的理解的演变，就像对 MG 的理解一样，是引人深思的。梅奥诊所和伦敦 / 牛津大学的一些学者也是这项工作的先驱者。钙离子通道参与了 AChR 从末端轴突的释放，并与活性区的蛋

白质相联系并帮助激活。VGCC 最初被认为是抗体反应的可能目标[363, 367]。实验证明，VGCC 是抗体反应的目标，这些抗体干扰了 ACh 的释放[368]。随后开发的检测方法显示，绝大多数 LEMS 患者，无论是与 SCLC 有关还是与特发性有关，都有 P 型和 Q 型 VGCC 的血清抗体，这对 NMJ 的 ACh 释放至关重要。也有一些证据表明，一些 LEMS 患者有针对 N 型 VGCC（VGCC N）通道的抗体，该通道对自主神经系统中 ACh 的释放很重要[369]。VGCC 抗体被证明可以调节钙离子通道的组织和功能，但不会破坏通道或引起突触前区域的重大变化[366]。

与 SCLC 的关系很有意思，LEMS 是最早被认可的"副肿瘤"神经系统疾病之一，也是最早被充分研究和描述的疾病之一。SCLC 和其他器官的小细胞肿瘤（包括子宫颈和前列腺）是神经外胚层，已被证明具有功能性钙离子通道，以及神经元细胞的其他特征[370]。副肿瘤性 LEMS 患者对 VGCC 的抗体反应很可能是为了对肿瘤进行保护性免疫反应而引起的。有趣的是，患有 SCLS 的人比没有 LEMS 的 SCLS 生存率更高[371]。这个观察结果可能不仅仅代表抗体的抗癌作用，也代表 LEMS 的存在导致了肿瘤的早期发现。大多数患有 LEMS 和 SCLC 的患者首先被诊断为 LEMS，而不是在已经知道有 SCLS 的患者中诊断出 LEMS。与 SCLC 或其他小细胞肿瘤无关的 LEMS 患者如何产生这些抗体尚不清楚，但正如大多数复杂的自身免疫介导的疾病一样，抗体反应和临床综合征代表了多种基因和环境因素的相互作用。与小细胞以外的肿瘤或其他神经外胚层来源的肿瘤的联系可能不是病因学的问题，而只是在老年人中肿瘤的发病率增加[372-376]。在 SCLC VGCC 抗体引起的副肿瘤性 LEMS 患者中，也可能出现其他自身抗体和与 SCLC 相关的其他副肿瘤性综合征[356, 377]。

2. 遗传学　在一项研究中，65% 的患者的特发性 LEMS 与 HLA-B8-DR3 单倍型有关。没有证实与副肿瘤性 LEMS 的遗传关系[378]。

（四）临床表现

症状在发病时可能是模糊的，在病程的早期进展是隐匿的，在神经系统检查时没有明显的发现，特别是在没有受过良好训练或没有神经肌肉检查经验的人进行检查时。无力和主诉的肌肉不适一般从下肢远端开始，然后是近端，然后是上肢的远端。一般来说，在 LEMS 的副肿瘤形式中，疾病进展更快，但进展的速度不应作为存在隐性肿瘤的唯一指标[379, 380, 381]。在所有 LEMS 患者中，应着重考虑隐性肿瘤的检查。所有 LEMS 患者在诊断时都应强烈考虑隐性肿瘤[379]。有一些与脑神经功能有关的症状，如上睑下垂、复视和吞咽困难的出现有一定的差异，但有 23%～60% 的患者在发病后一年内有此类症状[382]。由于 VGCC 参与了自主神经系统的递质释放，这些人有许多非运动症状也就不足为奇了，包括口干、眼干、便秘、视力困难（可能代表瞳孔反应的异常）、性功能障碍、多汗、泌尿系统，还有对头晕的抱怨，这可能与直立性低血压的存在有关[383]。如前所述，眼球运动症状、上睑下垂和其他脑神经症状是 MG 的早期发现，与 LEMS 不同，它们在病程早期很少出现[384]。也发现瞳孔异常、异常出汗和直立性低血压。患者深腱反射低下，尽管他们刚刚进行了手动运动测试，由于运动后的促进作用，反射可能在一段时间内变得正常。呼吸衰竭是罕见的，但也有报道[385]。

（五）诊断

1. 临床电生理学　LEMS 的诊断在很大程度上取决于由训练有素、经验丰富的医生进行的正确的临床电生理学研究。同样重要的是，转诊医生（如果不是肌电图师的话）要意识到患者可能患有包括 LEMS 在内的 NMJ 疾病。进行这些研究的细节已在前面关于临床电生理测试的章节中述及，同时也述及 LEMS 中神经肌肉传导缺陷的神经生理学基础知识。如该节所述，LEMS 患者在低频刺激下（3Hz）有递减反应，但没有 U 形恢复成分。此外，他们的复合肌肉动作电位很低，在锻炼该肌肉或以非常快的速度刺激时（高达 50Hz；图 6-4），动作电位急剧增加。

2. 免疫测试　关键的测试是测定血清中的 P 型和 Q 型 VGCC 抗体。根据检测的方式和研究的患者群体，85%～90% 的 LEMS 患者有这些抗体[386]。副肿瘤性 LEMS 患者的血清阳性比例略高，接近 100%[369]。对 N 型 VGCC 抗体的常规检测并不广泛，这些抗体的发生率比 P 型和 Q 型 VGCC 抗体低。VGCC 抗体在肺癌患者和没有临床证据的 LEMS 患者中发现，有一小部分 MG 患者（< 5%），其他患者很少。滴度较高的患者更有可能出现 NMJ 疾病（如 LEMS）[387]。一些 SCLC 和 LEMS 患者有 Sox1 抗体，这是一种胶质核转录因子，而特发性 LEMS 患者没有[388, 389, 390]。这种测试也不是实验室所能提供的，是一种有用的测试，可以纳入与癌症有关的 LEMS 的诊断算法。副肿瘤性 LEMS 的临床特征包括年龄大、吸烟史、体重减轻和疾病发展迅速，有助于对 LEMS 患者个人的 SCLC 的概率进行量化评分[362]。Sox1 抗体将是对该模式的有益补充[388, 389, 390]。应该注意的是，虽然 SCLC 相关的 LEMS 的特异性很高，但敏感性只有 65%，没有 LEMS 的 SCLC 患者也可能有这些抗体，像 SLE 和 RA 等罕见的系统性自身免疫病患者的血清免疫球蛋白增加[389]。VGCC 抗体也可在一些副肿瘤性小脑变性患者中检测到，一般与 SCLC 有关，SCLC 患者可能有

VGCC 抗体，但没有任何明显的神经系统表现[391]。

3. 影像学　患有 LEMS 的患者需要做胸部 CT，除非有禁忌证，否则需要做增强扫描[392]。如果 CT 正常，但临床上高度怀疑副肿瘤性 LEMS（年龄大、吸烟史、体重减轻、无力的快速进展），应考虑做 [18]F- 氟代脱氧葡萄糖 - 正电子发射断层成像。如果正常，应密切跟踪患者，每年至少复查 1 次，也可每 6 个月 1 次，持续 ≥ 3 年[393]。如果患者有症状或筛查性血液检查提示有肿瘤，即使前面提到的其他因素不存在，也需要全面评估。

4. 鉴别诊断　鉴别诊断将根据评估时疾病的进展程度而有所不同。近端亚急性无力或成年人的无力在数月至一年内发展，这就引起了对肌病的怀疑，这种病更可能是获得性的，而不是遗传性的，尽管有许多例外。当然，炎症性肌病（见第 7 章）是一个重要的考虑因素，还有代谢性（甲状腺功能障碍）、线粒体肌病，以及与系统性自身免疫 / 免疫介导 / 炎症性疾病（见第 11 章）和内分泌失调有关的肌病，特别是如果有上睑下垂、眼肌瘫痪和（或）吞咽困难。自主神经症状可能会引起 CNS 疾病或自主神经病变的问题，相关的反射减低或消失可能会引起混淆。然而，神经系统查体和适当的实验室检查与临床电生理测试相结合，可确保正确的诊断。SCLC 患者也可能有与其他副肿瘤性神经系统疾病相关的自身

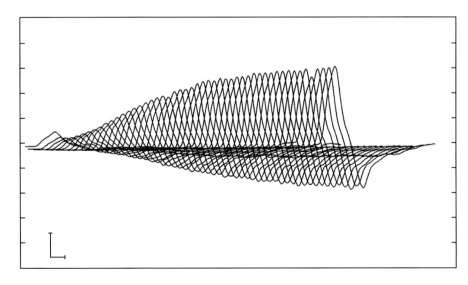

◀ 图 6-4　一个 LEMS 患者对 50Hz 的 50 次刺激的反应。注意低的初始 CAMP 振幅低（0.3mV）和明显的促进作用（达到 1.5mV，400%）

经许可转载，引自 Howard JF, Jr, Sanders DB, Massey JM. The electro-diagnosis of myasthenia gravis and the Lambert-Eaton myasthenic syndrome. *Neurol Clin*. 1994;12(2): 305-330; 324.

抗体，特别是与 SCLC 相关的自身抗体。LEMS 患者偶尔也会有这些疾病的症状，这可能会使 LEMS 的诊断变得复杂。有一些 LEMS 和 MG 出现在同一患者身上的病例报道[394]，但它们必须与同时具有 VGCC 抗体的 MG 患者或同时具有 AChR 抗体的 LEMS 患者相区别。发现对一种以上自身抗体，但不一定导致同时患有两种自身免疫病，这很有意思，也没有完全弄清楚。本章前面讨论的 MG 患者中存在甲状腺相关的自身抗体，但没有临床甲状腺疾病，就是这样一个例子。

（六）治疗

1. 对症治疗 LEMS 患者可以用 3,4-DAP 治疗，它可以阻断 VGCC，导致突触前运动神经终端的去极化延长，从而使 VGCC 本身的开放时间延长。较长的开放时间使 ACh 的释放增加。过去还使用过其他药物，如新斯的明、吡啶斯的明和胍类，一些医疗机构仍将吡啶斯的明与 3,4-DAP 一起作为辅助治疗。4- 氨基吡啶（dalfampridine，4-AP）在多发性硬化中作为一种对症治疗，帮助患者行走、耐力和力量，但它会进入中枢神经系统，从而导致不良反应（见第 3 章），在 LEMS 中与 3,4-DAP 相比没有优势，因为 LEMS 的病理事件主要在 CNS 以外，而 MS 基本上是一种 CNS 疾病。使用 4-AP 可能改善症状，但会增加 CNS 相关的不良反应。有多份报告和研究表明，使用 3,4-DAP 可以改善 LEMS 患者的各种症状，剂量为 60～80mg，分次服用，在一项研究中为 100mg/d[395-401]。3,4-DAP 通常是口服药物，尽管也有研究采用静脉注射 3,4-DAP[402]。在一些患者中，临床症状的改善足以避免使用免疫学疗法的需要。3,4-DAP 最近被 FDA 批准用于治疗 LEMS 患者。

2. 肿瘤的治疗 与 SCLC 相关的 LEMS 患者显然需要治疗，最好是由一个多学科肿瘤小组进行治疗。SCLC 和其他与 LEMS 相关的癌症是威胁生命的疾病，这是首要任务。肿瘤科医生与神经科医生协调治疗是很有帮助的，如果在治疗癌症期间需要，可以继续使用 3,4-DAP 治疗，IVIg 也可以。此外，如前所述，有证据表明，患有 SCLC 和 LEMS 的患者比没有 LEMS 的 SCLC 患者的预后要好。一些患者的神经系统症状会随着癌症的治疗而改善[403]。关于其他副肿瘤性疾病和癌症治疗的讨论见本书第 10 章关于自身免疫性脑炎和副肿瘤性疾病。

3. 免疫疗法 早期的研究报告显示，PLEX 与免疫抑制药一起对 LEMS 患者有好处[397, 404]。在用 3,4-DAP 治疗和治疗 SCLC（如果存在的话）还不够的患者中，IVIg 是一个非常合理的治疗选择[395, 405,406, 407, 408]。鉴于慢性 IVIg 与许多经典的免疫抑制药物相比具有相对的安全性，以及慢性门诊 PLEX 在后勤方面的挑战，对于那些对症状治疗和肿瘤治疗（如果存在）没有反应的 LEMS 患者，考虑 IVIg 是合理的。与许多其他神经免疫学疾病一样，抗体可能参与了发病机制，而不仅仅是作为疾病的诊断标志（非表面表达分子的抗体），人们对使用 B 细胞耗竭疗法的兴趣越来越大。有几篇关于利妥昔单抗（一种抗 CD20 的单克隆抗体）对 LEMS 有益的报道[409, 410]。

三、其他免疫介导的疾病

还有其他几种疾病代表神经元放电活动增加，但不完全清楚异常放电起源于神经元或轴突的何处。可以想象，其中一些是起源于终端轴突，因此在技术上可以被认为是突触前免疫介导的疾病[411, 412]。僵人综合征（stiff-person syndrome，SPS），与谷氨酸脱羧酶和其他抗原的抗体有关，就是这样一个例子。这种综合征及其变体，其中一些还具有 CNS 神经递质受体抗体的特征，见第 10 章[413, 414, 415]。

参考文献

［1］ Alshekhlee A, Miles JD, Katirji B, Preston DC, Kaminski HJ. Incidence and mortality rates of myasthenia gravis and myasthenic crisis in US hospitals. Neurology. 2009;72:1548–1554.

［2］ Bateman KJ, Schinkel M, Little F, Liebenberg L, Vincent A, Heckmann JM. Incidence of seropositive myasthenia gravis in Cape Town and South Africa. S Afr Med J. 2007;97:959–962.

［3］ Foldvari A, Kovacs N, Sipos V, et al. Estimation of incidence, prevalence, and age-at-diagnosis of myasthenia gravis among adults by hospital discharge records. Wien Klin Wochenschr. 2015;127:459–464.

［4］ Joensen P. Myasthenia gravis incidence in a general North Atlantic isolated population. Acta Neurol Scand. 2014;130:222–228.

［5］ Mombaur B, Lesosky MR, Liebenberg L, Vreede H, Heckmann JM. Incidence of acetylcholine receptor-antibody-positive myasthenia gravis in South Africa. Muscle Nerve. 2015;51:533–537.

［6］ Park SY, Lee JY, Lim NG, Hong YH. Incidence and prevalence of myasthenia gravis in korea: a population-based study using the National Health Insurance Claims database. J Clin Neurol. 2016;12:340–344.

［7］ Aragones JM, Altimiras J, Roura P, et al. Prevalence of myasthenia gravis in the Catalan county of Osona. Neurologia. 2014;32:1–5.

［8］ Andersen JB, Heldal AT, Engeland A, Gilhus NE. Myasthenia gravis epidemiology in a national cohort: combining multiple disease registries. Acta Neurol Scand Suppl. 2014;129(supp 198):26–31.

［9］ Breiner A, Widdifield J, Katzberg HD, Barnett C, Bril V, Tu K. Epidemiology of myasthenia gravis in Ontario, Canada. Neuromuscul Disord. 2016;26:41–46.

［10］ Chang T, Gunaratne P, Gamage R, Riffsy MT, Vincent A. MuSK- antibody-positive myasthenia gravis in a South Asian population. J Neurol Sci. 2009;284:33–35.

［11］ Boldingh MI, Maniaol A, Brunborg C, et al. Prevalence and clinical aspects of immigrants with myasthenia gravis in northern Europe. Muscle Nerve. 2017;55:819–827.

［12］ Bartoccioni E, Scuderi F, Augugliaro A, et al. HLA class II allele analysis in MuSK-positive myasthenia gravis suggests a role for DQ5. Neurology. 2009;72:195–197.

［13］ Alahgholi-Hajibehzad M, Yilmaz V, Gulsen-Parman Y, et al. Association of HLA-DRB1 *14, -DRB1 *16 and -DQB1 *05 with MuSK-myasthenia gravis in patients from Turkey. Hum Immunol. 2013;74:1633–1635.

［14］ Renton AE, Pliner HA, Provenzano C, et al. A genome-wide association study of myasthenia gravis. JAMA Neurol. 2015;72:396–404.

［15］ Lisak RP, Barcellos L. New insights into the genetics of autoimmune myasthenia gravis: an evolving story. JAMA Neurol. 2015;72:386–387.

［16］ Ruff RL, Lisak RP. Nature and action of antibodies in myasthenia gravis. Neurol Clin. 2018;36:275–291.

［17］ Engel AG, Arahata K. The membrane attack complex of complement at the endplate in myasthenia gravis. Ann N Y Acad Sci. 1987;505:326–332.

［18］ Engel AG, Lambert EH, Howard FM. Immune complexes (IgG and C3) at the motor end-plate in myasthenia gravis: ultrastructural and light microscopic localization and electrophysiologic correlations. Mayo Clin Proc. 1977;52:267–280.

［19］ Engel AG, Tsujihata M, Lindstrom JM, Lennon VA. The motor end plate in myasthenia gravis and in experimental autoimmune myasthenia gravis: a quantitative ultrastructural study. Ann N Y Acad Sci. 1976;274:60–79.

［20］ Nakano S, Engel AG. Myasthenia gravis: quantitative immunocytochemical analysis of inflammatory cells and detection of complement membrane attack complex at the end-plate in 30 patients. Neurology. 1993;43:1167–1172.

［21］ Kusner LL, Kaminski HJ, Soltys J. Effect of complement and its regulation on myasthenia gravis pathogenesis. Expert Rev Clin Immunol. 2008;4:43–52.

［22］ Appel SH, Anwyl R, McAdams MW, Elias S. Accelerated degradation of acetylcholine receptor from cultured rat myotubes with myasthenia gravis sera and globulins. P Natl Acad Sci USA. 1977;74:2130–2134.

［23］ Drachman DB, Adams RN, Josifek LF, Pestronk A, Stanley EF. Antibody-mediated mechanisms of ACh receptor loss in myasthenia gravis: clinical relevance. Ann N Y Acad Sci. 1981;377:175–188.

［24］ Drachman DB, Adams RN, Josifek LF, Self SG. Functional activities of autoantibodies to acetylcholine receptors and the clinical severity of myasthenia gravis. N Engl J Med. 1982;307:769–775.

［25］ Drachman DB, Adams RN, Stanley EF, Pestronk A. Mechanisms of acetylcholine receptor loss in myasthenia gravis. J Neurol Neurosurg Psychiatry. 1980;43:601–610.

［26］ Almon RR, Andrew CG, Appel SH. Serum globulin in myasthenia gravis: inhibition of alpha-bungarotoxin binding to acetylcholine receptors. Science. 1974;186:55–57.

［27］ Howard FM, Jr., Lennon VA, Finley J, Matsumoto J, Elveback LR. Clinical correlations of antibodies that bind, block, or modulate human acetylcholine receptors in myasthenia gravis. Ann N Y Acad Sci. 1987;505:526–538.

［28］ Besinger UA, Toyka KV, Homberg M, Heininger K, Hohlfeld R, Fateh- Moghadam A. Myasthenia gravis: long-term correlation of binding and bungarotoxin blocking antibodies against acetylcholine receptors with changes in disease severity. Neurology. 1983;33:1316–1321.

［29］ Kang SY, Oh JH, Song SK, Lee JS, Choi JC, Kang JH. Both binding and blocking antibodies correlate with disease severity in myasthenia gravis. Neurol Sci. 2015;36:1167–1171.

［30］ Berman PW, Patrick J. Experimental myasthenia gravis: a murine system. J Exp Med. 1980;151:204–223.

［31］ Patrick J, Lindstrom J. Autoimmune response to acetylcholine receptor. Science. 1973;180:871–872.

［32］ Yi JS, Guptill JT, Stathopoulos P, Nowak RJ, O'Connor KC. B cells in the pathophysiology of myasthenia gravis. Muscle Nerve. 2018;57:172–184.

［33］ Zuckerman NS, Howard WA, Bismuth J, et al. Ectopic GC in the thymus of myasthenia gravis patients show characteristics of normal GC. Eur J Immunol. 2010;40:1150–1161.

［34］ Berrih-Aknin S, Ragheb S, Le Panse R, Lisak RP. Ectopic germinal centers, BAFF and anti-B-cell therapy in myasthenia gravis. Autoimmun Rev. 2013;12:885–893.

［35］ Zhang X, Liu S, Chang T, et al. Intrathymic T/B cells interaction leads to ectopic GCs formation and anti-AChR Antibody production: central role in triggering MG occurrence. Mol Neurobiol. 2016;53:120– 131.

［36］ Abdou NI, Lisak RP, Zweiman B, Abrahamsohn I, Penn AS. The thymus in myasthenia gravis: evidence for altered cell populations. N Engl J Med. 1974;291:1271–1275.

［37］ Levinson AI, Lisak RP, Zweiman B, Kornstein M. Phenotypic and functional analysis of lymphocytes in myasthenia gravis. Springer Semin Immunopathol. 1985;8:209–233.

［38］ Levinson AI, Zweiman B, Lisak RP, Dziarski A, Moskovitz AR. Thymic B-cell activation in myasthenia gravis. Neurology. 1984;34:462–468.

［39］ Vincent A, Scadding GK, Thomas HC, Newsom-Davis J. In-vitro synthesis of anti-acetylcholine-receptor antibody by thymic lymphocytes in myasthenia gravis. Lancet. 1978;1:305–307.

［40］ Newsom-Davis J, Willcox N, Calder L. Thymus cells in myasthenia gravis selectively enhance production of anti-acetylcholine-receptor antibody by autologous blood lymphocytes. N Engl J Med. 1981;305:1313–1318.

［41］ Newsom-Davis J, Willcox N, Scadding G, Calder L, Vincent A. Anti- acetylcholine receptor antibody synthesis by cultured lymphocytes in myasthenia gravis: thymic and peripheral blood cell interactions. Ann N Y Acad Sci. 1981;377:393–402.

［42］ Scadding GK, Vincent A, Newsom-Davis J, Henry K. Acetylcholine receptor antibody synthesis by thymic lymphocytes: correlation with thymic histology. Neurology. 1981;31:935–943.

［43］ Lisak RP, Levinson AI, Zweiman B, Kornstein MJ. Antibodies to acetylcholine receptor and tetanus toxoid: in vitro synthesis by thymic lymphocytes. J Immunol. 1986;137:1221–1225.

［44］ Lisak RP, Levinson AI, Zweiman B, Kornstein MJ. In vitro synthesis of IgG and antibodies to AChR by peripheral and thymic lymphocytes. Ann N Y Acad Sci. 1987;505:39–49.

［45］ Yoshikawa H, Lennon VA. Acetylcholine receptor autoantibody secretion by thymocytes: relationship to myasthenia gravis. Neurology. 1997;49:562–567.

［46］ Levinson AI, Song D, Gaulton G, Zheng Y. The intrathymic pathogenesis of myasthenia gravis. Clin Dev Immunol. 2004;11:215–220.

［47］ Levinson AI, Zheng Y, Gaulton G, et al. A new model linking intrathymic acetylcholine receptor expression and the pathogenesis of myasthenia gravis. Ann N Y Acad Sci. 2003;998:257–265.

［48］ Roxanis I, Micklem K, McConville J, Newsom-Davis J, Willcox N. Thymic myoid cells and germinal center formation in myasthenia gravis: possible roles in pathogenesis. J Neuroimmunol. 2002;125:185–197.

［49］ Hohlfeld R, Wekerle H. Reflections on the "intrathymic pathogenesis" of myasthenia gravis. J Neuroimmunol. 2008;201–202:21–27.

［50］ Lisak RP, Laramore C, Levinson AI, Zweiman B, Moskovitz AR. Suppressor T cells in myasthenia gravis and antibodies to acetylcholine receptor. Ann Neurol. 1986;19:87–89.

［51］ Lisak RP, Laramore C, Zweiman B, Moskovitz A. In vitro synthesis of antibodies to acetylcholine receptor by peripheral blood mononuclear cells of patients with myasthenia gravis. Neurology. 1983;33:604–608.

［52］ Cavalcante P, Cufi P, Mantegazza R, Berrih-Aknin S, Bernasconi P, Le Panse R. Etiology of myasthenia gravis: Innate immunity signature in pathological thymus. Autoimmun Rev. 2013;12:863–874.

［53］ Cufi P, Dragin N, Ruhlmann N, et al. Central role of interferon-beta in thymic events leading to myasthenia gravis. J Autoimmun. 2014;52:44–52.

［54］ Berrih-Aknin S, Le Panse R. Myasthenia gravis: a comprehensive review of immune dysregulation and etiological mechanisms. J Autoimmun. 2014;52:90–100.

［55］ Weiss JM, Cufi P, Le Panse R, Berrih-Aknin S. The thymus in autoimmune myasthenia gravis: paradigm for a tertiary lymphoid organ. Rev Neurol (Paris). 2013;169:640–649.

［56］ Cavalcante P, Barberis M, Cannone M, et al. Detection of poliovirus- infected macrophages in thymus of patients with myasthenia gravis. Neurology. 2010;74:1118–1126.

［57］ Cavalcante P, Serafini B, Rosicarelli B, et al. Epstein-Barr virus persistence and reactivation in myasthenia gravis thymus. Ann Neurol. 2010;67:726–738.

［58］ Leite MI, Strobel P, Jones M, et al. Fewer thymic changes in MuSK antibody-positive than in MuSK antibody-negative MG. Ann Neurol. 2005;57:444–448.

［59］ Lauriola L, Ranelletti F, Maggiano N, et al. Thymus changes in anti- MuSK-positive and -negative myasthenia gravis. Neurology. 2005;64:536–538.

［60］ Saka E, Topcuoglu MA, Akkaya B, Galati A, Onal MZ, Vincent A. Thymus changes in anti-MuSK-positive and -negative myasthenia gravis. Neurology. 2005;65:782–783; author reply 782–783.

［61］ Cufi P, Soussan P, Truffault F, et al. Thymoma-associated myasthenia gravis: on the search for a pathogen signature. J Autoimmun. 2014;52:29–35.

［62］ Gilhus NE, Willcox N, Harcourt G, et al. Antigen presentation by thymoma epithelial cells from myasthenia gravis patients to potentially pathogenic T cells. J Neuroimmunol. 1995;56:65–76.

［63］ Aarli J. Myasthenia gravis and thymoma. In: Lisak RP, ed. Handbook of Myasthenia Gravis and Myasthenic Syndromes. New York: Marcel Dekker, 1994: 207–238.

［64］ Chen G, Marx A, Wen-Hu C, et al. New WHO histologic classification predicts prognosis of thymic epithelial tumors: a clinicopathologic study of 200 thymoma cases from China. Cancer. 2002;95:420–429.

［65］ DiMario FJ, Jr., Lisak RP, Kornstein MJ, Brooks JJ. Myasthenia gravis and primary squamous cell carcinoma of the thymus: a case report. Neurology. 1988;38:580–582.

［66］ Evoli A, Batocchi AP, Tonali P, Marciano M. Risk of cancer in patients with myasthenia gravis. Ann N Y Acad Sci. 1998;841:742–745.

［67］ Niimi K, Nagata E, Murata N, et al. Lung cancer associated with seronegative myasthenia gravis. Intern Med. 2015;54:1381–1384.

［68］ Peltier AC, Black BK, Raj SR, Donofrio P, Robertson D, Biaggioni I. Coexistent autoimmune autonomic ganglionopathy and myasthenia gravis associated with non-small-cell lung cancer. Muscle Nerve. 2010;41:416–419.

［69］ Yeh JH, Lin CC, Chen YK, Sung FC, Chiu HC, Kao CH. Excessive risk of cancer and in particular lymphoid malignancy in myasthenia gravis patients: a population-based cohort study. Neuromuscul Disord. 2014;24:245–249.

［70］ Desai A, Sriwastava S, Gadgeel SM, Lisak RP. New onset myasthenia gravis in a patient with non small cell lung cancer treated with lorlatinib a novel anti-cancer agent. J Neurol Sci. 2018;392:100–101.

［71］ Alexopoulos H, Dagklis IE, Akrivou S, Bostantjopoulou S, Dalakas MC. Autoimmune encephalitis with GABAB antibodies, thymoma, and GABAB receptor thymic expression. Neurol Neuroimmunol Neuroinflamm. 2014;1:e39.

［72］ Arcasoy MO, Gockerman JP. Aplastic anaemia as an autoimmune complication of thymoma. Br J Haematol. 2007;137:272.

［73］ Asakawa H, Kashihara T, Fukuda H, Yamamoto M. A patient with thymoma and four different organ-specific autoimmune diseases. Neth J Med. 2002;60:292–295.

［74］ Bernard C, Frih H, Pasquet F, et al. Thymoma associated with autoimmune diseases: 85 cases and literature review. Autoimmun Rev. 2016;15:82–92.

［75］ Cheng MH, Fan U, Grewal N, et al. Acquired autoimmune polyglandular syndrome, thymoma, and an AIRE defect. N Engl J Med. 2010;362:764–766.

［76］ De Keyzer K, Peeters P, Verhelst C, Dendooven A, Vonck A, Vanholder R. Autoimmune haemolytic anaemia associated with a thymoma: case report and review of the literature. Acta Clin

Belg. 2009;64:447–451.

[77] Evoli A, Lo Monaco M, Marra R, Lino MM, Batocchi AP, Tonali PA. Multiple paraneoplastic diseases associated with thymoma. Neuromuscul Disord. 1999;9:601–603.

[78] Evoli A, Minicuci GM, Vitaliani R, et al. Paraneoplastic diseases associated with thymoma. J Neurol. 2007;254:756–762.

[79] Herrmann DN, Blaivas M, Wald JJ, Feldman EL. Granulomatous myositis, primary biliary cirrhosis, pancytopenia, and thymoma. Muscle Nerve. 2000;23:1133–1136.

[80] Kim JH, Kim BH, Kim YW, et al. Autoimmune cholangitis in a patient with thymoma. J Gastroenterol Hepatol. 2004;19:1324–1327.

[81] Lee EK, Maselli RA, Ellis WG, Agius MA. Morvan's fibrillary chorea: a paraneoplastic manifestation of thymoma. J Neurol Neurosurg Psychiatry. 1998;65:857–862.

[82] Levy Y, Afek A, Sherer Y, et al. Malignant thymoma associated with autoimmune diseases: a retrospective study and review of the literature. Semin Arthritis Rheum. 1998;28:73–79.

[83] Li X, Mao YT, Wu JJ, Li LX, Chen XJ. Anti-AMPA receptor encephalitis associated with thymomatous myasthenia gravis. J Neuroimmunol. 2015;281:35–37.

[84] Lin J, Lu J, Zhao C, et al. Giant cell polymyositis associated with myasthenia gravis and thymoma. J Clin Neurosci. 2014;21:2252–2254.

[85] Okita K, Matsukawa N, Hattori M, et al. Recurrent limbic and extralimbic encephalitis associated with thymoma. Clin Neurol Neurosurg. 2007;109:206–209.

[86] Rowland LP, Lisak RP, Schotland DL, DeJesus PV, Berg P. Myasthenic myopathy and thymoma. Neurology. 1973;23:282–288.

[87] Rundle LG, Sparks FP. Thymoma and dermatomyositis: a disease entity. Arch Pathol. 1963;75:276–283.

[88] Seker M, Gozu HI, Oven Ustaalioglu BB, et al. Myasthenia gravis and autoimmune Addison disease in a patient with thymoma. Clin Lung Cancer. 2009;10:367–370.

[89] Souadjian JV, Howell LP, Lambert EH. Thymoma with myopathy: report of a case. Minn Med. 1969;52:595–596.

[90] Taniguchi S, Shibuya T, Morioka E, et al. Demonstration of three distinct immunological disorders on erythropoiesis in a patient with pure red cell aplasia and autoimmune haemolytic anaemia associated with thymoma. Br J Haematol. 1988;68:473–477.

[91] Tsivgoulis G, Mikroulis D, Katsanos AH, et al. Paraneoplastic Isaac's syndrome associated with thymoma and anti-neuronal nuclear antibodies 1. J Neurol Sci. 2014;343:245–246.

[92] Vernino S, Eggenberger ER, Rogers LR, Lennon VA. Paraneoplastic neurological autoimmunity associated with ANNA-1 autoantibody and thymoma. Neurology. 2002;59:929–932.

[93] Josephs KA, Silber MH, Fealey RD, Nippoldt TB, Auger RG, Vernino S. Neurophysiologic studies in Morvan syndrome. J Clin Neurophysiol. 2004;21:440–445.

[94] Yilmaz V, Tutuncu Y, Baris Hasbal N, et al. Polymorphisms of interferon-gamma, interleukin-10, and interleukin-12 genes in myasthenia gravis. Hum Immunol. 2007;68:544–549.

[95] Sciacca FL, Ferri C, Veglia F, et al. IL-1 genes in myasthenia gravis: IL-1A-889 polymorphism associated with sex and age of disease onset. J Neuroimmunol. 2002;122:94–99.

[96] Ehsan S, Amirzargar A, Yekaninejad MS, et al. Association of HLA class II (DRB1, DQA1, DQB1) alleles and haplotypes with myasthenia gravis and its subgroups in the Iranian population. J Neurol Sci. 2015;359:335–342.

[97] Feng HY, Yang LX, Liu WB, Huang X, Qiu L, Li Y. The HLA-B*4601- DRB1*0901 haplotype is positively correlated with juvenile ocular myasthenia gravis in a southern Chinese Han population. Neurol Sci. 2015;36:1135–1140.

[98] Maniaol AH, Elsais A, Lorentzen AR, et al. Late onset myasthenia gravis is associated with HLA DRB1*15:01 in the Norwegian population. PLoS One. 2012;7:e36603.

[99] Niks EH, Kuks JB, Roep BO, et al. Strong association of MuSK antibody-positive myasthenia gravis and HLA-DR14-DQ5. Neurology. 2006;66:1772–1774.

[100] Raju R, Zhan WZ, Karachunski P, Conti-Fine B, Sieck GC, David C. Polymorphism at the HLA-DQ locus determines susceptibility to experimental autoimmune myasthenia gravis. J Immunol. 1998;160:4169– 4174.

[101] Testi M, Terracciano C, Guagnano A, et al. Association of HLA-DQB1 *05:02 and DRB1 *16 alleles with late-onset, nonthymomatous, AChR-Ab- positive myasthenia gravis. Autoimmune Dis. 2012;2012:541760.

[102] Vandiedonck C, Raffoux C, Eymard B, et al. Association of HLA-A in autoimmune myasthenia gravis with thymoma. J Neuroimmunol. 2009;210:120–123.

[103] Ragheb S, Mohamed M, Lisak RP. Myasthenia gravis patients, but not healthy subjects, recognize epitopes that are unique to the epsilon- subunit of the acetylcholine receptor. J Neuroimmunol. 2005;159:137– 145.

[104] Burns J, Krasner LJ, Rostami A, Pleasure D. Isolation of P2 protein– reactive T-cell lines from human blood. Ann Neurol. 1986;19:391–393.

[105] Burns J, Rosenzweig A, Zweiman B, Lisak RP. Isolation of myelin basic protein-reactive T-cell lines from normal human blood. Cell Immunol. 1983;81:435–440.

[106] McLaurin JA, Hafler DA, Antel JP. Reactivity of normal T-cell lines to MBP isolated from normal and multiple sclerosis white matter. J Neurol Sci. 1995;128:205–211.

[107] Thiruppathi M, Rowin J, Ganesh B, Sheng JR, Prabhakar BS, Meriggioli MN. Impaired regulatory function in circulating CD4(+)CD25(high)CD127(low/-) T cells in patients with myasthenia gravis. Clin Immunol. 2012;145:209–223.

[108] Thiruppathi M, Rowin J, Li Jiang Q, Sheng JR, Prabhakar BS, Meriggioli MN. Functional defect in regulatory T cells in myasthenia gravis. Ann N Y Acad Sci. 2012;1274:68–76.

[109] Gertel-Lapter S, Mizrachi K, Berrih-Aknin S, Fuchs S, Souroujon MC. Impairment of regulatory T cells in myasthenia gravis: studies in an experimental model. Autoimmun Rev. 2013;12:894–903.

[110] Yilmaz V, Oflazer P, Aysal F, et al. B cells produce less IL-10, IL-6 and TNF-alpha in myasthenia gravis. Autoimmunity. 2014;48:201–207.

[111] Sheng JR, Rezania K, Soliven B. Impaired regulatory B cells in myasthenia gravis. J Neuroimmunol. 2016;297:38–45.

[112] Lee JY, Stathopoulos P, Gupta S, et al. Compromised fidelity of B-cell tolerance checkpoints in AChR and MuSK myasthenia gravis. Ann Clin Transl Neur. 2016;3:443–454.

[113] Lau KH, Kumar A, Yang IH, Nowak RJ. Exacerbation of myasthenia gravis in a patient with melanoma treated with pembrolizumab. Muscle Nerve. 2016;54:157–161.

[114] Makarious D, Horwood K, Coward JIG. Myasthenia gravis: an emerging toxicity of immune checkpoint inhibitors. Eur J Cancer. 2017;82:128–136.

[115] Hottinger AF. Neurologic complications of immune checkpoint inhibitors. Curr Opin Neurol. 2016;29:806–812.

[116] Alnahhas I, Wong J. A case of new-onset antibody-positive myasthenia gravis in a patient treated with pembrolizumab for melanoma. Muscle Nerve. 2017;55:E25–E26.

[117] Johnson DB, Saranga-Perry V, Lavin PJ, et al. Myasthenia gravis induced by ipilimumab in patients with metastatic melanoma. J Clin Oncol. 2014;33:e122–124.

[118] Maeda O, Yokota K, Atsuta N, Katsuno M, Akiyama M, Ando Y. Nivolumab for the treatment of malignant melanoma in a patient with pre-existing myasthenia gravis. Nagoya J Med Sci. 2016;78:119–122.

[119] Touat M, Maisonobe T, Knauss S, et al. Immune checkpoint

inhibitor- related myositis and myocarditis in patients with cancer. Neurology. 2018;91:e985–e994.

[120] Shirai T, Sano T, Kamijo F, et al. Acetylcholine receptor binding antibody-associated myasthenia gravis and rhabdomyolysis induced by nivolumab in a patient with melanoma. Jpn J Clin Oncol. 2016;46:86–88.

[121] Deligny C, Clave E, Sibon D, et al. New onset of myasthenia gravis after treatment of systemic sclerosis by autologous hematopoietic stem cell transplantation: sustained autoimmunity or inadequate reset of tolerance? Hum Immunol. 2010;71:363–365.

[122] Unal S, Sag E, Kuskonmaz B, et al. Successful treatment of severe myasthenia gravis developed after allogeneic hematopoietic stem cell transplantation with plasma exchange and rituximab. Pediatr Blood Cancer. 2014;61:928–930.

[123] Drachman DB. Myasthenia gravis (second of two parts). N Engl J Med. 1978;298:186–193.

[124] Drachman DB. Myasthenia gravis (first of two parts). N Engl J Med. 1978;298:136–142.

[125] Watson D, Lisak R. Myasthenia gravis: an overview. In: Lisak R, ed. Handbook of Myasthenia Gravis and Myasthenic Syndromes. New York: Marcel Dekker, 1994: 1–20.

[126] Drachman DB. Myasthenia gravis. Semin Neurol. 2016;36:419–424.

[127] Gilhus NE. Myasthenia gravis. N Engl J Med. 2016;375:2570–2581.

[128] Meriggioli MN, Sanders DB. Autoimmune myasthenia gravis: emerging clinical and biological heterogeneity. Lancet Neurol. 2009;8:475–490.

[129] Gilhus NE, Verschuuren JJ. Myasthenia gravis: subgroup classification and therapeutic strategies. Lancet Neurol. 2015;14:1023– 1036.

[130] Nagia L, Lemos J, Abusamra K, Cornblath WT, Eggenberger ER. Prognosis of ocular myasthenia gravis: retrospective multicenter analysis. Ophthalmology. 2015;122:1517–1521.

[131] Wong SH, Petrie A, Plant GT. Ocular myasthenia gravis: toward a risk of generalization score and sample size calculation for a randomized controlled trial of disease modification. J Neuroophthalmol. 2016;36:252– 258.

[132] Farrugia ME, Robson MD, Clover L, et al. MRI and clinical studies of facial and bulbar muscle involvement in MuSK antibody-associated myasthenia gravis. Brain. 2006;129:1481–1492.

[133] Jani-Acsadi A, Lisak RP. Myasthenic crisis: guidelines for prevention and treatment. J Neurol Sci. 2007;261:127–133.

[134] Padua L, Evoli A, Aprile I, et al. Myasthenia gravis outcome measure: development and validation of a disease-specific self-administered questionnaire. Neurol Sci. 2002;23:59–68.

[135] Wolfe GI, Barohn RJ, Sanders DB, McDermott MP. Comparison of outcome measures from a trial of mycophenolate mofetil in myasthenia gravis. Muscle Nerve. 2008;38:1429–1433.

[136] Burns TM, Conaway M, Sanders DB; MG Composite and MG-QOL15 Study Group. The MG Composite: a valid and reliable outcome measure for myasthenia gravis. Neurology. 2010;74:1434–1440.

[137] Howard JF, Jr., Freimer M, O'Brien F, et al. QMG and MG-ADL correlations: study of eculizumab treatment of myasthenia gravis. Muscle Nerve. 2017;56:328–330.

[138] Barohn RJ, McIntire D, Herbelin L, Wolfe GI, Nations S, Bryan WW. Reliability testing of the quantitative myasthenia gravis score. Ann N Y Acad Sci. 1998;841:769–772.

[139] Bedlack RS, Simel DL, Bosworth H, Samsa G, Tucker-Lipscomb B, Sanders DB. Quantitative myasthenia gravis score: assessment of responsiveness and longitudinal validity. Neurology. 2005;64:1968–1970.

[140] Barnett C, Bril V, Kapral M, Kulkarni A, Davis AM. Development and validation of the Myasthenia Gravis Impairment Index. Neurology. 2016;87:879–886.

[141] Jaretzki A, 3rd, Barohn RJ, Ernstoff RM, et al. Myasthenia gravis: recommendations for clinical research standards. Task Force of the Medical Scientific Advisory Board of the Myasthenia Gravis Foundation of America. Ann Thorac Surg. 2000;70:327–334.

[142] Burns TM. The MG composite: an outcome measure for myasthenia gravis for use in clinical trials and everyday practice. Ann N Y Acad Sci. 2012;1274:99–106.

[143] Simpson JA. Immunological disturbances in myasthenia gravis with a report of Hashimoto's disease developing after thymectomy. J Neurol Neurosurg Psychiatry. 1964;27:485–492.

[144] Simpson JA. Myasthenia gravis: validation of a hypothesis. Scott Med J. 1977;22:201–210.

[145] Viallard JF, Vincent A, Moreau JF, Parrens M, Pellegrin JL, Ellie E. Thymoma-associated neuromyotonia with antibodies against voltage- gated potassium channels presenting as chronic intestinal pseudo- obstruction. Eur Neurol. 2005;53:60–63.

[146] Zekeridou A, McKeon A, Lennon VA. Frequency of synaptic autoantibody accompaniments and neurological manifestations of thymoma. JAMA Neurol. 2016;73:853–859.

[147] Lennon V. Serological diagnosis of myasthenia gravis and the Lamber-Eaton myasthenic syndrome. In: Lisak RP, ed. Handbook of Myasthenia Gravis and Myasthenic Syndromes. New York: Marcel Dekker, 1994: 149–164.

[148] Engel A. The Neuromuscular Junction. In: Engel A, Franzini-Armsrong C, eds. Myology. New York: MCGraw-Hill, Inc, 1994: 261–302.

[149] Kimura J. Anatomy and Physiology of the Neuromuscualr Junction. In: Kimura J, ed. Electrodiagnosis in Disease of the Nerve and Muscle Principles and Practice. New York: Oxford, 2001: 239–256.

[150] Dumitru D, Amato A. Neuromuscular Junction Disorders. In: Amato A, Zwarts MJ, eds. Electrodiagnostic Medicine. Philadelphia: Hanley & Belfus, 2002: 1127–1227.

[151] Howard J, Jr. Neuromuscular transmission. In: Brown W, Bolton C, Aminoff M, eds. Neuromuscular Function and Disease Basic, Clinicla and Electrodiagnostic Aspects. Philadelphia: W. B. Saunders, 2002: 401–413.

[152] Baslo MB, Deymeer F, Serdaroglu P, Parman Y, Ozdemir C, Cuttini M. Decrement pattern in Lambert-Eaton myasthenic syndrome is different from myasthenia gravis. Neuromuscul Disord. 2006;16:454–458.

[153] Bou Ali H, Salort-Campana E, Grapperon AM, et al. New strategy for improving the diagnostic sensitivity of repetitive nerve stimulation in myasthenia gravis. Muscle Nerve. 2017;55:532–538.

[154] Rubin D, Daube J. Aplication of clinical neurophysiology: assessing peripheral neuromuscular symptom complexes. In: Daube J, Rubin D, eds. Clinical Neurophysiology. New York: Oxford, 2009: 822.

[155] Stalberg E, Tronteli J. Single Fiber Electromyography. Studies in Healthy and Diseased Muscle. Fiskebackskil, Sweden: Edshagen, 2010.

[156] Crum B, Harper CM, Jr. Single fiber electromyography. In: Daube J, Rubin D, eds. Clinical Neuuorphysiology. New York: Oxford Universiy Press, 2016: 465–882.

[157] Levinson A, Lisak R. Myasthenia gravis. In: Derrick B, Schmitz, JL, Hamilton, RG, ed. Manual of Molecular and Clinical Laboratory Immunology, 8th ed. Washington, DC: ASM, 2016: 954–960.

[158] Kupersmith MJ, Latkany R, Homel P. Development of generalized disease at 2 years in patients with ocular myasthenia

gravis. Arch Neurol. 2003;60:243–248.

［159］ Peeler CE, De Lott LB, Nagia L, Lemos J, Eggenberger ER, Cornblath WT. Clinical utility of acetylcholine receptor antibody testing in ocular myasthenia gravis. JAMA Neurol. 2015;72:1170–1174.

［160］ Lindstrom JM, Seybold ME, Lennon VA, Whittingham S, Duane DD. Antibody to acetylcholine receptor in myasthenia gravis: prevalence, clinical correlates, and diagnostic value. Neurology. 1976;26:1054–1059.

［161］ Brenner T, Abramsky O, Lisak RP, Zweiman B, Tarrab-Hazdai R, Fuchs S. Radioimmunoassay of antibodies to acetylcholine receptor in serum of myasthenia gravis patients. Isr J Med Sci. 1978;14:986–989.

［162］ Illa I, Diaz-Manera J, Rojas-Garcia R, et al. Sustained response to rituximab in anti-AChR and anti-MuSK positive myasthenia gravis patients. J Neuroimmunol. 2008;201–202:90–94.

［163］ McKeon A, Lennon VA, Jacob A, et al. Coexistence of myasthenia gravis and serological markers of neurological autoimmunity in neuromyelitis optica. Muscle Nerve. 2009;39:87–90.

［164］ Jacob S, Viegas S, Leite MI, et al. Presence and pathogenic relevance of antibodies to clustered acetylcholine receptor in ocular and generalized myasthenia gravis. Arch Neurol. 2012;69:994–1001.

［165］ Rodriguez Cruz PM, Al-Hajjar M, Huda S, et al. Clinical features and diagnostic usefulness of antibodies to clustered acetylcholine receptors in the diagnosis of seronegative myasthenia gravis. JAMA Neurol. 2015;72:642–649.

［166］ Hoch W, McConville J, Helms S, Newsom-Davis J, Melms A, Vincent A. Auto-antibodies to the receptor tyrosine kinase MuSK in patients with myasthenia gravis without acetylcholine receptor antibodies. Nat Med. 2001;7:365–368.

［167］ Farrugia ME, Bonifati DM, Clover L, Cossins J, Beeson D, Vincent A. Effect of sera from AChR-antibody negative myasthenia gravis patients on AChR and MuSK in cell cultures. J Neuroimmunol. 2007;185:136–144.

［168］ Mori S, Kishi M, Kubo S, et al. 3,4-Diaminopyridine improves neuromuscular transmission in a MuSK antibody-induced mouse model of myasthenia gravis. J Neuroimmunol. 2012;245:75–78.

［169］ Mori S, Kubo S, Akiyoshi T, et al. Antibodies against muscle-specific kinase impair both presynaptic and postsynaptic functions in a murine model of myasthenia gravis. Am J Pathol. 2012;180: 798–810.

［170］ Mori S, Yamada S, Kubo S, et al. Divalent and monovalent autoantibodies cause dysfunction of MuSK by distinct mechanisms in a rabbit model of myasthenia gravis. J Neuroimmunol. 2012;244:1–7.

［171］ Richman DP, Nishi K, Morell SW, et al. Acute severe animal model of anti-muscle-specific kinase myasthenia: combined postsynaptic and presynaptic changes. Arch Neurol. 2012;69:453–460.

［172］ Jordan B, Schilling S, Zierz S. Switch to double positive late onset MuSK myasthenia gravis following thymomectomy in paraneoplastic AChR antibody positive myasthenia gravis. J Neurol. 2016;263:174–176.

［173］ Patil SA, Bokoliya SC, Nagappa M, Taly AB. Diagnosis of myasthenia gravis: Comparison of anti-nicotinic acetyl choline receptor antibodies, repetitive nerve stimulation and neostigmine tests at a tertiary neuro care centre in India, a ten year study. J Neuroimmunol. 2016;292:81–84.

［174］ Tsonis AI, Zisimopoulou P, Lazaridis K, et al. MuSK autoantibodies in myasthenia gravis detected by cell based assay: a multinational study. J Neuroimmunol. 2015;284:10–17.

［175］ Higuchi O, Hamuro J, Motomura M, Yamanashi Y. Autoantibodies to low-density lipoprotein receptor-related protein 4 in myasthenia gravis. Ann Neurol. 2011;69:418–422.

［176］ Li Y, Zhang Y, Cai G, et al. Anti-LRP4 autoantibodies in Chinese patients with myasthenia gravis. Muscle Nerve. 2017;56:938–942.

［177］ Zhang B, Tzartos JS, Belimezi M, et al. Autoantibodies to lipoprotein- related protein 4 in patients with double-seronegative myasthenia gravis. Arch Neurol. 2012;69:445–451.

［178］ Pevzner A, Schoser B, Peters K, et al. Anti-LRP4 autoantibodies in AChR- and MuSK-antibody-negative myasthenia gravis. J Neurol. 2012;259:427–435.

［179］ Zisimopoulou P, Evangelakou P, Tzartos J, et al. A comprehensive analysis of the epidemiology and clinical characteristics of anti-LRP4 in myasthenia gravis. J Autoimmun. 2014;52:139–145.

［180］ Shen C, Lu Y, Zhang B, et al. Antibodies against low-density lipoprotein receptor-related protein 4 induce myasthenia gravis. J Clin Invest. 2013;123:5190–5202.

［181］ Zhang B, Shen C, Bealmear B, et al. Autoantibodies to agrin in myasthenia gravis patients. PLoS One. 2014;9:e91816.

［182］ Gasperi C, Melms A, Schoser B, et al. Anti-agrin autoantibodies in myasthenia gravis. Neurology. 2014;82:1976–1983.

［183］ Yan M, Liu Z, Fei E, et al. Induction of anti-agrin antibodies causes myasthenia gravis in mice. Neuroscience. 2018;373:113–121.

［184］ Zoltowska Katarzyna M, Belaya K, Leite M, Patrick W, Vincent A, Beeson D. Collagen Q: a potential target for autoantibodies in myasthenia gravis. J Neurol Sci. 2015;348:241–244.

［185］ Berrih-Aknin S. Cortactin: a new target in autoimmune myositis and myasthenia gravis. Autoimmun Rev. 2014;13:1001–1002.

［186］ Gallardo E, Martinez-Hernandez E, Titulaer MJ, et al. Cortactin autoantibodies in myasthenia gravis. Autoimmun Rev. 2014;13:1003–1007.

［187］ Illa I, Cortes-Vicente E, Martinez MA, Gallardo E. Diagnostic utility of cortactin antibodies in myasthenia gravis. Ann N Y Acad Sci. 2018;1412:90–94.

［188］ Labrador-Horrillo M, Martinez MA, Selva-O'Callaghan A, et al. Identification of a novel myositis-associated antibody directed against cortactin. Autoimmun Rev. 2014;13:1008–1012.

［189］ Madhavan R, Gong ZL, Ma JJ, Chan AW, Peng HB. The function of cortactin in the clustering of acetylcholine receptors at the vertebrate neuromuscular junction. PLoS One. 2009;4:e8478.

［190］ Strauss AJ, Smith CW, Cage GW, van der Geld HW, McFarlin DE, Barlow M. Further studies on the specificity of presumed immune associations of myasthenia gravis and consideration of possible pathogenic implications. Ann N Y Acad Sci. 1966;135:557–579.

［191］ Strauss AJ, Kemp PG, Jr. Serum autoantibodies in myasthenia gravis and thymoma: selective affinity for I-bands of striated muscle as a guide to identification of antigen(s). J Immunol. 1967;99:945–953.

［192］ McFarlin DE, Barlow M, Strauss AJ. Antibodies to muscle and thymus in nonmyasthenic patients with thymoma: clinical evaluation. N Engl J Med. 1966;275:1321–1326.

［193］ Mygland A, Tysnes OB, Matre R, Volpe P, Aarli JA, Gilhus NE. Ryanodine receptor autoantibodies in myasthenia gravis patients with a thymoma. Ann Neurol. 1992;32:589–591.

［194］ Romi F, Skeie GO, Aarli JA, Gilhus NE. Muscle autoantibodies in subgroups of myasthenia gravis patients. J Neurol. 2000;247:369–375.

［195］ Skeie GO, Mygland A, Aarli JA, Gilhus NE. Titin antibodies in patients with late onset myasthenia gravis: clinical correlations. Autoimmunity. 1995;20:99–104.

［196］ McKeon A, Lennon VA, LaChance DH, Klein CJ, Pittock SJ. Striational antibodies in a paraneoplastic context. Muscle Nerve. 2013;47:585–587.

［197］ Stergiou C, Lazaridis K, Zouvelou V, et al. Titin antibodies in "seronegative" myasthenia gravis: a new role for an old antigen. J Neuroimmunol. 2016;292:108–115.

［198］ Romi F, Skeie GO, Aarli JA, Gilhus NE. The severity of myasthenia gravis correlates with the serum concentration of titin and ryanodine receptor antibodies. Arch Neurol. 2000;57:1596–1600.

［199］ Tamer S, Gokce Gunes HN, Gokcal E, Yoldas TK. Coexistence of autoimmune diseases and autoantibodies in patients with myasthenia gravis. Neurol India. 2016;64:45–49.

［200］ Larner AJ, Thomas DJ. Can myasthenia gravis be diagnosed with the "ice pack test"? A cautionary note. Postgrad Med J. 2000;76:162–163.

［201］ Mahajan SK, Singh JB, Gupta P, Dogra V, Kapoor D. Ice pack test in myasthenia gravis. J Assoc Physicians India. 2014;62:516–517.

［202］ Sethi KD, Rivner MH, Swift TR. Ice pack test for myasthenia gravis. Neurology. 1987;37:1383–1385.

［203］ Lo YL, Najjar RP, Teo KY, Tow SL, Loo JL, Milea D. A reappraisal of diagnostic tests for myasthenia gravis in a large Asian cohort. J Neurol Sci. 2017;376:153–158.

［204］ Janssen RS, Kaye AD, Lisak RP, Schatz NJ, Arger PA, Savino PJ. Radiologic evaluation of the mediastinum in myasthenia gravis. Neurology. 1983;33:534–539.

［205］ Engel AG, Shen XM, Selcen D, Sine SM. Congenital myasthenic syndromes: pathogenesis, diagnosis, and treatment. Lancet Neurol. 2015;14:420–434.

［206］ Engel AG, Shen XM, Selcen D. The unfolding landscape of the congenital myasthenic syndromes. Ann N Y Acad Sci. 2018;1413:25–34.

［207］ Nijsse B, Bettink MW, Neuteboom RF. Pseudointernuclear ophthalmoplegia as a presenting feature of ocular myasthenia gravis. BMJ Case Rep. 2014;2014.

［208］ Achari AN, Trontelj JV, Campos DJ. Multiple sclerosis and myasthenia gravis: a case report with single fiber electromyography. Neurology. 1976;26:544–546.

［209］ Blake G, Murphy S. Onset of myasthenia gravis in a patient with multiple sclerosis during interferon-1b treatment. Neurology. 1997;49:1747–1748.

［210］ Dionisiotis J, Zoukos Y, Thomaides T. Development of myasthenia gravis in two patients with multiple sclerosis following interferon beta treatment. J Neurol Neurosurg Psychiatry. 2004;75:1079.

［211］ Frese A, Bethke F, Ludemann P, Stogbauer F. Development of myasthenia gravis in a patient with multiple sclerosis during treatment with glatiramer acetate. J Neurol. 2000;247:713.

［212］ Lorenzoni PJ, Scola RH, Kay CS, Werneck LC. Myasthenia gravis and multiple sclerosis: an uncommon presentation. Arq Neuropsiquiatr. 2008;66:251–253.

［213］ Midaglia L, Gratacos M, Caronna E, et al. Myasthenia gravis following alemtuzumab therapy for multiple sclerosis. Neurology. 2018;91:622–624.

［214］ Gilhus NE, Romi F, Hong Y, Skeie GO. Myasthenia gravis and infectious disease. J Neurol. 2018;265:1251–1258.

［215］ Andersen JB, Erik Gilhus N, Sanders DB. Factors affecting outcome in myasthenia gravis. Muscle Nerve. 2016;54:1041–1049.

［216］ Guptill JT, Soni M, Meriggioli MN. Current treatment, emerging translational therapies, and new therapeutic targets for autoimmune myasthenia gravis. Neurotherapeutics. 2016;13:118–131.

［217］ Guptill JT, Sanders DB, Evoli A. Anti-MuSK antibody myasthenia gravis: clinical findings and response to treatment in two large cohorts. Muscle Nerve. 2011;44:36–40.

［218］ Oh SJ, Dhall R, Young A, Morgan MB, Lu L, Claussen GC.

Statins may aggravate myasthenia gravis. Muscle Nerve. 2008;38:1101–1107.

［219］ Gilhus NE. Is it safe to use statins in patients with myasthenia gravis? Nat Clin Pract Neurol. 2009;5:8–9.

［220］ Agrov Z, Wirgun I. Drugs and the neuromuscular junction: pharmacotherpay of transmission disorders and drug-induced myasthenic syndromes. In: Lisak RP, ed. Handbook of Myasthenia Gravis and Myasthenic Syndromes. New York: Marcel Dekker, 1994: 295–320.

［221］ Farmakidis C, Pasnoor M, Dimachkie MM, Barohn RJ. Treatment of myasthenia gravis. Neurol Clin. 2018;36:311–337.

［222］ Evoli A, Alboini PE, Damato V, Iorio R. 3,4-Diaminopyridine may improve myasthenia gravis with MuSK antibodies. Neurology. 2016;86:1070–1071.

［223］ Morsch M, Reddel SW, Ghazanfari N, Toyka KV, Phillips WD. Pyridostigmine but not 3,4-diaminopyridine exacerbates ACh receptor loss and myasthenia induced in mice by muscle-specific kinase autoantibody. J Physiol. 2013;591:2747–2762.

［224］ Sanders DB, Wolfe GI, Benatar M, et al. International consensus guidance for management of myasthenia gravis: Executive summary. Neurology. 2016;87:419–425.

［225］ Sanders DB, Wolfe GI, Narayanaswami P; MGFA Task Force on MG Treatment Guidance. Developing treatment guidelines for myasthenia gravis. Ann N Y Acad Sci. 2018;1412:95–101.

［226］ Cornelio F, Pelucchetti D, Mantegazza R, Sghirlanzoni A, Collarile C. The course of myasthenia gravis in patients treated with corticosteroids, azathioprine, and plasmapheresis. Ann N Y Acad Sci. 1987;505:517–525.

［227］ Seybold ME, Drachman DB. Gradually increasing doses of prednisone in myasthenia gravis: reducing the hazards of treatment. N Engl J Med. 1974;290:81–84.

［228］ Wolfe GI, Kaminski HJ, Aban IB, et al. randomized trial of thymectomy in myasthenia gravis. N Engl J Med. 2016;375:511–522.

［229］ Lee I, Kaminski HJ, McPherson T, Feese M, Cutter G. Gender differences in prednisone adverse effects: survey result from the MG registry. Neurol Neuroimmunol Neuroinflamm. 2018;5:e507.

［230］ Benatar M, McDermott MP, Sanders DB, et al. Efficacy of prednisone for the treatment of ocular myasthenia (EPITOME): a randomized, controlled trial. Muscle Nerve. 2016;53:363–369.

［231］ Kerty E, Elsais A, Argov Z, Evoli A, Gilhus NE. EFNS/ENS guidelines for the treatment of ocular myasthenia. Eur J Neurol. 2014;21:687–693.

［232］ Kupersmith MJ. Ocular myasthenia gravis: treatment successes and failures in patients with long-term follow-up. J Neurol. 2009;256:1314–1320.

［233］ Wong SH, Plant GT, Cornblath W. Does treatment of ocular myasthenia gravis with early immunosuppressive therapy prevent secondarily generalization and should it be offered to all such patients? J Neuroophthalmol. 2015;36:98–102.

［234］ Witte AS, Cornblath DR, Parry GJ, Lisak RP, Schatz NJ. Azathioprine in the treatment of myasthenia gravis. Ann Neurol. 1984;15:602–605.

［235］ Palace J, Newsom-Davis J, Lecky B; Myasthenia Gravis Study Group. A randomized double-blind trial of prednisolone alone or with azathioprine in myasthenia gravis. Neurology. 1998;50:1778–1783.

［236］ Witte AS, Cornblath DR, Schatz NJ, Lisak RP. Monitoring azathioprine therapy in myasthenia gravis. Neurology. 1986;36:1533–1534.

［237］ Kuks JB, Djojoatmodjo S, Oosterhuis HJ. Azathioprine in myasthenia gravis: observations in 41 patients and a review of literature. Neuromuscul Disord. 1991;1:423–431.

[238] Jack KL, Koopman WJ, Hulley D, Nicolle MW. A review of azathioprine-associated hepatotoxicity and myelosuppression in myasthenia gravis. J Clin Neuromuscul Dis. 2016;18:12–20.

[239] Frederiksen JK, Ross CW. Cytomegalovirus-associated hemophagocytic lymphohistiocytosis in a patient with myasthenia gravis treated with azathioprine. Blood. 2014;123:2290.

[240] Kern RZ, Stewart JD. Listeria meningitis complicating treatment of myasthenia gravis with azathioprine and steroids. Neurology. 1986;36:1011–1012.

[241] Soni CR, Kumar G, Bollu PC, Sahota P, Litofsky NS. Salmonella brain abscess in a patient on chronic azathioprine therapy for myasthenia gravis: report of an unusual case and review of literature in the postantibiotic era. J Neurovirol. 2010;16:83–92.

[242] Herrlinger U, Weller M, Dichgans J, Melms A. Association of primary central nervous system lymphoma with long-term azathioprine therapy for myasthenia gravis? Ann Neurol. 2000;47:682–683.

[243] Termsarasab P, Katirji B. Brainstem lymphoma in a myasthenia gravis patient on azathioprine. J Clin Neurosci. 2015;22:415–418.

[244] McGurgan IJ, McGuigan C. Nonmelanoma skin cancer risk awareness in azathioprine-treated myasthenia gravis patients. Brain Behav. 2015;5:e00396.

[245] Antonio-Santos AA, Eggenberger ER. Medical treatment options for ocular myasthenia gravis. Curr Opin Ophthalmol. 2008;19:468–478.

[246] Sommer N, Sigg B, Melms A, et al. Ocular myasthenia gravis: response to long-term immunosuppressive treatment. J Neurol Neurosurg Psychiatry. 1997;62:156–162.

[247] Tindall RS, Phillips JT, Rollins JA, Wells L, Hall K. A clinical therapeutic trial of cyclosporine in myasthenia gravis. Ann N Y Acad Sci. 1993;681:539–551.

[248] Tindall RS, Rollins JA, Phillips JT, Greenlee RG, Wells L, Belendiuk G. Preliminary results of a double-blind, randomized, placebo-controlled trial of cyclosporine in myasthenia gravis. N Engl J Med. 1987;316:719–724.

[249] Utsugisawa K, Nagane Y, Suzuki S, Suzuki N. Monitoring treatment with cyclosporine microemulsion in myasthenia gravis. Eur J Neurol. 2008;15:598–604.

[250] Bonifati DM, Angelini C. Long-term cyclosporine treatment in a group of severe myasthenia gravis patients. J Neurol. 1997;244:542–547.

[251] Ciafaloni E, Nikhar NK, Massey JM, Sanders DB. Retrospective analysis of the use of cyclosporine in myasthenia gravis. Neurology. 2000;55:448–450.

[252] Lavrnic D, Vujic A, Rakocevic-Stojanovic V, et al. Cyclosporine in the treatment of myasthenia gravis. Acta Neurol Scand. 2005;111:247–252.

[253] Ponseti JM, Azem J, Fort JM, et al. Experience with starting tacrolimus postoperatively after transsternal extended thymectomy in patients with myasthenia gravis. Curr Med Res Opin. 2006;22:885–895.

[254] Cruz JL, Wolff ML, Vanderman AJ, Brown JN. The emerging role of tacrolimus in myasthenia gravis. Ther Adv Neurol Disord. 2015;8:92–103.

[255] Konishi T, Yoshiyama Y, Takamori M, Saida T. Long-term treatment of generalised myasthenia gravis with FK506 (tacrolimus). J Neurol Neurosurg Psychiatry. 2005;76:448–450.

[256] Liu C, Gui M, Cao Y, et al. Tacrolimus improves symptoms of children with myasthenia gravis refractory to prednisone. Pediatr Neurol. 2017;77:42–47.

[257] Minami N, Fujiki N, Doi S, et al. Five-year follow-up with low-dose tacrolimus in patients with myasthenia gravis. J Neurol Sci. 2011;300:59– 62.

[258] Tada M, Shimohata T, Tada M, et al. Long-term therapeutic efficacy and safety of low-dose tacrolimus (FK506) for myasthenia gravis. J Neurol Sci. 2006;247:17–20.

[259] Wakata N, Saito T, Tanaka S, Hirano T, Oka K. Tacrolimus hydrate (FK506): therapeutic effects and selection of responders in the treatment of myasthenia gravis. Clin Neurol Neurosurg. 2003;106:5–8.

[260] Meriggioli MN, Rowin J, Richman JG, Leurgans S. Mycophenolate mofetil for myasthenia gravis: a double-blind, placebo-controlled pilot study. Ann N Y Acad Sci. 2003;998:494–499.

[261] Sanders DB, Hart IK, Mantegazza R, et al. An international, Phase III, randomized trial of mycophenolate mofetil in myasthenia gravis. Neurology. 2008;71:400–406.

[262] Oskarsson B, Rocke DM, Dengel K, Richman DP. Myasthenia gravis exacerbation after discontinuing mycophenolate: a single-center cohort study. Neurology. 2016;86:1159–1163.

[263] Dimachkie MM, Abuzinadah AR, Barohn RJ, et al. Myasthenia gravis exacerbation after discontinuing mycophenolate: a single-center cohort study. Neurology. 2016;87:2067–2068.

[264] Burns TM, Sanders DB, Kaminski HJ, Wolfe GI, Narayanaswami P. Two steps forward one step back: mycophenolate mofetil use for myasthenia gravis in the United States. Muscle Nerve. 2015;51:635–637.

[265] Sanders DB, Siddiqi ZA. Lessons from two trials of mycophenolate mofetil in myasthenia gravis. Ann N Y Acad Sci. 2008;1132:249–253.

[266] Chan JW. Mycophenolate mofetil for ocular myasthenia. J Neurol. 2008;255:510–513.

[267] Termsarasab P, Katirji B. Opportunistic infections in myasthenia gravis treated with mycophenolate mofetil. J Neuroimmunol. 2012;249:83–85.

[268] Vernino S, Salomao DR, Habermann TM, O'Neill BP. Primary CNS lymphoma complicating treatment of myasthenia gravis with mycophenolate mofetil. Neurology. 2005;65:639–641.

[269] Dubal DB, Mueller S, Ruben BS, Engstrom JW, Josephson SA. T-cell lymphoproliferative disorder following mycophenolate treatment for myasthenia gravis. Muscle Nerve. 2009;39:849–850.

[270] Levin N, Mali A, Karussis D. Severe skin reaction related to mycophenolate mofetil for myasthenia gravis. Clin Neuropharmacol. 2005;28:152–153.

[271] De Feo L, Schottlender J, Martelli N, Molofino N. Use of intravenous pulsed cyclophosphamide in severe, generalize myasthenia gravis. Muscle Nerve. 2002;26:31–36.

[272] Gladstone DE, Brannagan TH, 3rd, Schwartzman RJ, Prestrud AA, Brodsky I. High dose cyclophosphamide for severe refractory myasthenia gravis. J Neurol Neurosurg Psychiatry. 2004;75:789–791.

[273] Lin PT, Martin BA, Weinacker AB, So YT. High-dose cyclophosphamide in refractory myasthenia gravis with MuSK antibodies. Muscle Nerve. 2006;33:433–435.

[274] Hirano M. Use of intravenous pulsed cyclophosphamide in severe, generalized myasthenia gravis. Curr Neurol Neurosci Rep. 2003;3:55–56.

[275] Buzzard KA, Meyer NJ, Hardy TA, Riminton DS, Reddel SW. Induction intravenous cyclophosphamide followed by maintenance oral immunosuppression in refractory myasthenia gravis. Muscle Nerve. 2015;52:204–210.

[276] Nagappa M, Netravathi M, Taly AB, Sinha S, Bindu PS, Mahadevan A. Long-term efficacy and limitations of cyclophosphamide in myasthenia gravis. J Clin Neurosci. 2014;21:1909–1914.

[277] Drachman DB, Jones RJ, Brodsky RA. Treatment of refractory myasthenia: "rebooting" with high-dose cyclophospha-

mide. Ann Neurol. 2003;53:29–34.

[278] Drachman DB, Adams RN, Hu R, Jones RJ, Brodsky RA. Rebooting the immune system with high-dose cyclophosphamide for treatment of refractory myasthenia gravis. Ann N Y Acad Sci. 2008;1132:305–314.

[279] Lewis RA, Lisak RP. "Rebooting" the immune system with cyclophosphamide: Taking risks for a "cure"? Ann Neurol. 2003;53:7–9.

[280] Heckmann JM, Rawoot A, Bateman K, Renison R, Badri M. A single- blinded trial of methotrexate versus azathioprine as steroid-sparing agents in generalized myasthenia gravis. BMC Neurol. 2011;11:97.

[281] Pasnoor M, He J, Herbelin L, et al. A randomized controlled trial of methotrexate for patients with generalized myasthenia gravis. Neurology. 2016;87:57–64.

[282] Newsom-Davis J, Wilson SG, Vincent A, Ward CD. Long-term effects of repeated plasma exchange in myasthenia gravis. Lancet. 1979;1:464– 468.

[283] Acsadi A, Lisak R. Myasthenia gravis. Curr Treat Options Neurol. 2010;12:221–243.

[284] Zinman L, Bril V. IVIg treatment for myasthenia gravis: effectiveness, limitations, and novel therapeutic strategies. Ann N Y Acad Sci. 2008;1132:264–270.

[285] Bril V, Barnett-Tapia C, Barth D, Katzberg HD. IVIg and PLEX in the treatment of myasthenia gravis. Ann N Y Acad Sci. 2012;1275:1–6.

[286] Zinman L, Ng E, Bril V. IV immunoglobulin in patients with myasthenia gravis: a randomized controlled trial. Neurology. 2007;68:837–841.

[287] Wegner B, Ahmed I. Intravenous immunoglobulin monotherapy in long-term treatment of myasthenia gravis. Clin Neurol Neurosurg. 2002;105:3–8.

[288] Gajdos P, Chevret S. Treatment of myasthenia gravis acute exacerbations with intravenous immunoglobulin. Ann N Y Acad Sci. 2008;1132:271–275.

[289] Huang CS, Hsu HS, Kao KP, Huang MH, Huang BS. Intravenous immunoglobulin in the preparation of thymectomy for myasthenia gravis. Acta Neurol Scand. 2003;108:136–138.

[290] Pasnoor M, Wolfe GI, Nations S, et al. Clinical findings in MuSK- antibody positive myasthenia gravis: a U.S. experience. Muscle Nerve. 2010;41:370–374.

[291] Shibata-Hamaguchi A, Samuraki M, Furui E, et al. Long-term effect of intravenous immunoglobulin on anti-MuSK antibody-positive myasthenia gravis. Acta Neurol Scand. 2007;116:406–408.

[292] Afanasiev V, Demeret S, Bolgert F, Eymard B, Laforet P, Benveniste O. Resistant myasthenia gravis and rituximab: a monocentric retrospective study of 28 patients. Neuromuscul Disord. 2017;27:251– 258.

[293] Anderson D, Phan C, Johnston WS, Siddiqi ZA. Rituximab in refractory myasthenia gravis: a prospective, open-label study with long- term follow-up. Ann Clin Transl Neurol. 2016;3:552–555.

[294] Beecher G, Anderson D, Siddiqi ZA. Rituximab in refractory myasthenia gravis: extended prospective study results. Muscle Nerve. 2018;58:452–455.

[295] Blum S, Gillis D, Brown H, et al. Use and monitoring of low dose rituximab in myasthenia gravis. J Neurol Neurosurg Psychiatry. 2011;82:659–663.

[296] Hehir MK, Hobson-Webb LD, Benatar M, et al. Rituximab as treatment for anti-MuSK myasthenia gravis: multicenter blinded prospective review. Neurology. 2017;89:1069–1077.

[297] Iorio R, Damato V, Alboini PE, Evoli A. Efficacy and safety of rituximab for myasthenia gravis: a systematic review and meta-analysis. J Neurol. 2015;262:1115–1119.

[298] Landon-Cardinal O, Friedman D, Guiguet M, et al. Efficacy of rituximab in refractory generalized anti-AChR myasthenia gravis. J Neuromuscul Dis. 2018;5:241–249.

[299] Lebrun C, Bourg V, Tieulie N, Thomas P. Successful treatment of refractory generalized myasthenia gravis with rituximab. Eur J Neurol. 2009;16:246–250.

[300] Nowak RJ, Dicapua DB, Zebardast N, Goldstein JM. Response of patients with refractory myasthenia gravis to rituximab: a retrospective study. Ther Adv Neurol Disord. 2011;4:259–266.

[301] Robeson KR, Kumar A, Keung B, et al. Durability of the rituximab response in acetylcholine receptor autoantibody-positive myasthenia gravis. JAMA Neurol. 2017;74:60–66.

[302] Stieglbauer K, Pichler R, Topakian R. 10-year-outcomes after rituximab for myasthenia gravis: efficacy, safety, costs of in-hospital care, and impact on childbearing potential. J Neurol Sci. 2017;375:241–244.

[303] Tandan R, Hehir MK, II, Waheed W, Howard DB. Rituximab treatment of myasthenia gravis: a systematic review. Muscle Nerve. 2017;56:185–196.

[304] Thakre M, Inshasi J, Marashi M. Rituximab in refractory MuSK antibody myasthenia gravis. J Neurol. 2007;254:968–969.

[305] Zebardast N, Patwa HS, Novella SP, Goldstein JM. Rituximab in the management of refractory myasthenia gravis. Muscle Nerve. 2010;41:375–378.

[306] Alboini PE, Evoli A, Damato V, Iorio R, Bartoccioni E. Remission of myasthenia gravis with MuSK antibodies during ruxolitinib treatment. Muscle Nerve. 2017;55:E12–E13.

[307] Stathopoulos P, Kumar A, Nowak RJ, O'Connor KC. Autoantibody- producing plasmablasts after B cell depletion identified in muscle-specific kinase myasthenia gravis. JCI Insight. 2017;2:94263.

[308] Cortes-Vicente E, Rojas-Garcia R, Diaz-Manera J, et al. The impact of rituximab infusion protocol on the long-term outcome in anti-MuSK myasthenia gravis. Ann Clin Transl Neurol. 2018;5:710–716.

[309] Bak V, Spalek P, Rajcok M, Danihel L, Schnorrer M. Importance of thymectomy and prognostic factors in the complex treatment of myasthenia gravis. Bratisl Lek Listy. 2016;117:195–200.

[310] Keating CP, Kong YX, Tay V, Knight SR, Clarke CP, Wright GM. VATS thymectomy for nonthymomatous myasthenia gravis: standardized outcome assessment using the myasthenia gravis foundation of America clinical classification. Innovations (Phila). 2011;6:104–109.

[311] Keijzers M, de Baets M, Hochstenbag M, et al. Robotic thymectomy in patients with myasthenia gravis: neurological and surgical outcomes. Eur J Cardiothorac Surg. 2015;48:40–45.

[312] Kitagawa N, Shinkai M, Take H, et al. Mediastinoscopic extended thymectomy for pediatric patients with myasthenia gravis. J Pediatr Surg. 2015;50:528–530.

[313] Liu Z, Yang J, Lin L, Huang J, Jiang G. Unilateral video-assisted thoracoscopic extended thymectomy offers long-term outcomes equivalent to that of the bilateral approach in the treatment of non- thymomatous myasthenia gravis. Interact Cardiovasc Thorac Surg. 2015;21:610–615.

[314] Manlulu A, Lee TW, Wan I, et al. Video-assisted thoracic surgery thymectomy for nonthymomatous myasthenia gravis. Chest. 2005;128:3454–3460.

[315] Meacci E, Cesario A, Margaritora S, et al. Thymectomy in myasthenia gravis via original video-assisted infra-mammary cosmetic incision and median sternotomy: long-term results in 180 patients. Eur J Cardiothorac Surg. 2009;35:1063-1069; discussion 1069.

[316] Orsini B, Santelmo N, Pages PB, et al. Comparative study for

surgical management of thymectomy for non-thymomatous myasthenia gravis from the French national database EPI-THOR. Eur J Cardiothorac Surg. 2016;50:418–422.

[317] Qi K, Wang B, Wang B, Zhang LB, Chu XY. Video-assisted thoracoscopic surgery thymectomy versus open thymectomy in patients with myasthenia gravis: a meta-analysis. Acta Chir Belg. 2016;116:282– 288.

[318] Ropper AH. RetroSternal: looking back at thymectomy for myasthenia gravis. N Engl J Med. 2016;375:576–577.

[319] Ruckert JC, Ismail M, Swierzy M, et al. Thoracoscopic thymectomy with the da Vinci robotic system for myasthenia gravis. Ann N Y Acad Sci. 2008;1132:329–335.

[320] Tang Y, Ou ZA, Liao M, et al. Subcostal thoracoscopic extended thymectomy for patients with myasthenia gravis. J Thorac Dis. 2016;8:499–504.

[321] Xie X, Gan X, Chen B, et al. Left- and right-sided video-assisted thoracoscopic thymectomy exhibit similar effects on myasthenia gravis. J Thorac Dis. 2016;8:124–132.

[322] Yu L, Zhang XJ, Ma S, Li F, Zhang YF. Thoracoscopic thymectomy for myasthenia gravis with and without thymoma: a single-center experience. Ann Thorac Surg. 2012;93:240–244.

[323] Zhong Y, Zhou Y, Jiang L, et al. Modified transsubxiphoid thoracoscopic extended thymectomy in patients with myasthenia gravis. Thorac Cardiovasc Surg. 2016;65:250–254.

[324] Seybold ME. Thymectomy in childhood myasthenia gravis. Ann N Y Acad Sci. 1998;841:731–741.

[325] Howard JF, Jr., Barohn RJ, Cutter GR, et al. A randomized, double- blind, placebo-controlled Phase II study of eculizumab in patients with refractory generalized myasthenia gravis. Muscle Nerve. 2013;48:76–84.

[326] Howard JF, Jr., Utsugisawa K, Benatar M, et al. Safety and efficacy of eculizumab in anti-acetylcholine receptor antibody-positive refractory generalised myasthenia gravis (RE-GAIN): a Phase 3, randomised, double-blind, placebo-controlled, multicentre study. Lancet Neurol. 2017;16:976– 986.

[327] Ragheb S, Lisak R, Lewis R, Van Stavern G, Gonzales F, Simon K. A potential role for B-cell activating factor in the pathogenesis of autoimmune myasthenia gravis. Arch Neurol. 2008;65:1358–1362.

[328] Ragheb S, Lisak RP. B-cell-activating factor and autoimmune myasthenia gravis. Autoimmune Dis. 2011;2011:939520.

[329] Kim JY, Yang Y, Moon JS, et al. Serum BAFF expression in patients with myasthenia gravis. J Neuroimmunol. 2008;199:151–154.

[330] Guptill JT, Yi JS, Sanders DB, et al. Characterization of B cells in muscle-specific kinase antibody myasthenia gravis. Neurol Neuroimm Neuroinflamm. 2015;2:e77.

[331] Bosello S, Pers JO, Rochas C, et al. BAFF and rheumatic autoimmune disorders: implications for disease management and therapy. Int J Immunopathol Pharmacol. 2007;20:1–8.

[332] Davidson A. Targeting BAFF in autoimmunity. Curr Opin Immunol. 2010;22:732–739.

[333] Tangye SG, Bryant VL, Cuss AK, Good KL. BAFF, APRIL and human B cell disorders. Semin Immunol. 2006;18:305–317.

[334] Sutherland AP, Mackay F, Mackay CR. Targeting BAFF: immunomodulation for autoimmune diseases and lymphomas. Pharmacol Ther. 2006;112:774–786.

[335] Thangarajh M, Masterman T, Helgeland L, et al. The thymus is a source of B-cell-survival factors-APRIL and BAFF-in myasthenia gravis. J Neuroimmunol. 2006;178:161–166.

[336] Hewett K, Sanders DB, Grove RA, et al. Randomized study of adjunctive belimumab in participants with generalized myasthenia gravis. Neurology. 2018;90:e1425–e1434.

[337] Hamel J, Ciafaloni E. An update: myasthenia gravis and pregnancy. Neurol Clin. 2018;36:355–365.

[338] Ducci RD, Lorenzoni PJ, Kay CS, Werneck LC, Scola RH. Clinical follow-up of pregnancy in myasthenia gravis patients. Neuromuscul Disord. 2017;27:352–357.

[339] Braga AC, Pinto C, Santos E, Braga J. Myasthenia gravis in pregnancy: Experience of a portuguese center. Muscle Nerve. 2016;54:715–720.

[340] Wen JC, Liu TC, Chen YH, Chen SF, Lin HC, Tsai WC. No increased risk of adverse pregnancy outcomes for women with myasthenia gravis: a nationwide population-based study. Eur J Neurol. 2009;16:889–894.

[341] Brenner T, Abramsky O. Immunosuppression of experimental autoimmune myasthenia gravis by alpha-fetoprotein rich formation. Immunol Lett. 1981;3:163–167.

[342] Brenner T, Beyth Y, Abramsky O. Inhibitory effect of alpha-fetoprotein on the binding of myasthenia gravis antibody to acetylcholine receptor. P Natl Acad Sci USA. 1980;77:3635–3639.

[343] Tarrab-Hazdai R, Abramsky O, Fuchs S. Immunosuppression of experimental autoimmune myasthenia gravis by azathioprine. II. Evaluation of immunological mechanism. J Immunol. 1977;119:702–706.

[344] Gveric-Ahmetasevic S, Colic A, Elvedji-Gasparovic V, Gveric T, Vukelic V. Can neonatal myasthenia gravis be predicted? J Perinat Med. 2008;36:503–506.

[345] Donaldson JO, Penn AS, Lisak RP, Abramsky O, Brenner T, Schotland DL. Antiacetylcholine receptor antibody in neonatal myasthenia gravis. Am J Dis Child. 1981;135:222–226.

[346] Behin A, Mayer M, Kassis-Makhoul B, et al. Severe neonatal myasthenia due to maternal anti-MuSK antibodies. Neuromuscul Disord. 2008;18:443–446.

[347] Niks EH, Verrips A, Semmekrot BA, et al. A transient neonatal myasthenic syndrome with anti-musk antibodies. Neurology. 2008;70:1215–1216.

[348] Vincent A, Newland C, Brueton L, et al. Arthrogryposis multiplex congenita with maternal autoantibodies specific for a fetal antigen. Lancet. 1995;346:24–25.

[349] Polizzi A, Huson SM, Vincent A. Teratogen update: maternal myasthenia gravis as a cause of congenital arthrogryposis. Teratology. 2000;62:332–341.

[350] Bershad EM, Feen ES, Suarez JI. Myasthenia gravis crisis. South Med J. 2008;101:63–69.

[351] Qureshi AI, Choudhry MA, Akbar MS, et al. Plasma exchange versus intravenous immunoglobulin treatment in myasthenic crisis. Neurology. 1999;52:629–632.

[352] Pittayanon R, Treeprasertsuk S, Phanthumchinda K. Plasmapheresis or intravenous immunoglobulin for myasthenia gravis crisis in King Chulalongkorn Memorial Hospital. J Med Assoc Thai. 2009;92:478–482.

[353] Aricha R, Mizrachi K, Fuchs S, Souroujon MC. Blocking of IL-6 suppresses experimental autoimmune myasthenia gravis. J Autoimmun. 2011;36:135–141.

[354] Maurer M, Bougoin S, Feferman T, et al. IL-6 and Akt are involved in muscular pathogenesis in myasthenia gravis. Acta Neuropathol Comm. 2015;3:1.

[355] Cao Y, Amezquita RA, Kleinstein SH, Stathopoulos P, Nowak RJ, O' Connor KC. Autoreactive T cells from patients with myasthenia gravis are characterized by elevated IL-17, IFN-gamma, and GM-CSF and diminished IL-10 production. J Immunol. 2016;196:2075–2084.

[356] Sheng JR, Li LC, Ganesh BB, Prabhakar BS, Meriggioli MN. Regulatory T cells induced by GM-CSF suppress ongoing experimental myasthenia gravis. Clin Immunol. 2008;128:172–180.

[357] Sheng JR, Muthusamy T, Prabhakar BS, Meriggioli MN. GM-CSF- induced regulatory T cells selectively inhibit

anti-acetylcholine receptor- specific immune responses in experimental myasthenia gravis. J Neuroimmunol. 2011;240–241:65–73.

[358] Bryant A, Atkins H, Pringle CE, et al. Myasthenia gravis treated with autologous hematopoietic stem cell transplantation. JAMA Neurol. 2016;73:652–658.

[359] Hakansson I, Sandstedt A, Lundin F, et al. Successful autologous haematopoietic stem cell transplantation for refractory myasthenia gravis: a case report. Neuromuscul Disord. 2017;27:90–93.

[360] Behin A, Le Panse R. New pathways and therapeutic targets in autoimmune myasthenia gravis. J Neuromuscul Dis. 2018;5:265–277.

[361] Wirtz PW, Nijnuis MG, Sotodeh M, et al. The epidemiology of myasthenia gravis, Lambert-Eaton myasthenic syndrome and their associated tumours in the northern part of the province of South Holland. J Neurol. 2003;250:698–701.

[362] Titulaer MJ, Maddison P, Sont JK, et al. Clinical Dutch-English Lambert-Eaton Myasthenic syndrome (LEMS) tumor association prediction score accurately predicts small-cell lung cancer in the LEMS. J Clin Oncol. 2011;29:902–908.

[363] Fukunaga H, Engel AG, Lang B, Newsom-Davis J, Vincent A. Passive transfer of Lambert-Eaton myasthenic syndrome with IgG from man to mouse depletes the presynaptic membrane active zones. P Natl Acad Sci USA. 1983;80:7636–7640.

[364] Fukuoka T, Engel AG, Lang B, Newsom-Davis J, Prior C, Wray DW. Lambert-Eaton myasthenic syndrome: I. Early morphological effects of IgG on the presynaptic membrane active zones. Ann Neurol. 1987;22:193–199.

[365] Fukuoka T, Engel AG, Lang B, Newsom-Davis J, Vincent A. Lambert- Eaton myasthenic syndrome: II. Immunoelectron microscopy localization of IgG at the mouse motor end-plate. Ann Neurol. 1987;22:200–211.

[366] Nagel A, Engel AG, Lang B, Newsom-Davis J, Fukuoka T. Lambert- Eaton myasthenic syndrome IgG depletes presynaptic membrane active zone particles by antigenic modulation. Ann Neurol. 1988;24:552–558.

[367] Seagar MJ, Martin-Moutot N, Leveque C, et al. A Lambert-Eaton myasthenic syndrome antigen associated with presynaptic calcium channels. Biochem Soc Trans. 1993;21:423–428.

[368] Hajela RK, Huntoon KM, Atchison WD. Lambert-Eaton syndrome antibodies target multiple subunits of voltage-gated Ca2+ channels. Muscle Nerve. 2015;51:176–184.

[369] Motomura M, Lang B, Johnston I, Palace J, Vincent A, Newsom-Davis J. Incidence of serum anti-P/O-type and anti-N-type calcium channel autoantibodies in the Lambert-Eaton myasthenic syndrome. J Neurol Sci. 1997;147:35–42.

[370] Meriney SD, Hulsizer SC, Lennon VA, Grinnell AD. Lambert-Eaton myasthenic syndrome immunoglobulins react with multiple types of calcium channels in small-cell lung carcinoma. Ann Neurol. 1996;40:739– 749.

[371] Wirtz PW, Lang B, Graus F, et al. P/Q-type calcium channel antibodies, Lambert-Eaton myasthenic syndrome and survival in small cell lung cancer. J Neuroimmunol. 2005;164:161–165.

[372] O'Neill JH, Murray NM, Newsom-Davis J. The Lambert-Eaton myasthenic syndrome: a review of 50 cases. Brain. 1988;111 (Pt 3):577– 596.

[373] Argov Z, Shapira Y, Averbuch-Heller L, Wirguin I. Lambert-Eaton myasthenic syndrome (LEMS) in association with lymphoproliferative disorders. Muscle Nerve. 1995;18:715–719.

[374] Chang A, Wang HC, Hsu WC. Lambert-Eaton myasthenic syndrome in mixed small cell carcinoma and adenocarcinoma of extrapulmonary origin. J Clin Neurosci. 2013;20:604–606.

[375] Lemal R, Chaleteix C, Minard P, et al. Large granular lymphocytic leukemia associated with Lambert-Eaton myasthenic syndrome: a case report. Leuk Res Rep. 2013;2:32–33.

[376] Petersen CL, Hemker BG, Jacobson RD, Warwick AB, Jaradeh SS, Kelly ME. Wilms tumor presenting with Lambert-Eaton myasthenic syndrome. J Pediatr Hematol Oncol. 2013;35:267–270.

[377] Sillevis Smitt P, Kinoshita A, De Leeuw B, et al. Paraneoplastic cerebellar ataxia due to autoantibodies against a glutamate receptor. N Engl J Med. 2000;342:21–27.

[378] Wirtz PW, Willcox N, van der Slik AR, et al. HLA and smoking in prediction and prognosis of small cell lung cancer in autoimmune Lambert-Eaton myasthenic syndrome. J Neuroimmunol. 2005;159:230– 237.

[379] Wirtz PW, Wintzen AR, Verschuuren JJ. Lambert-Eaton myasthenic syndrome has a more progressive course in patients with lung cancer. Muscle Nerve. 2005;32:226–229.

[380] Titulaer MJ, Verschuuren JJ. Lambert-Eaton myasthenic syndrome: tumor versus nontumor forms. Ann N Y Acad Sci. 2008;1132:129–134.

[381] Titulaer MJ, Wirtz PW, Kuks JB, et al. The Lambert-Eaton myasthenic syndrome 1988–2008: a clinical picture in 97 patients. J Neuroimmunol. 2008;201–202:153–158.

[382] Burns TM, Russell JA, LaChance DH, Jones HR. Oculobulbar involvement is typical with Lambert-Eaton myasthenic syndrome. Ann Neurol. 2003;53:270–273.

[383] Khurana RK, Koski CL, Mayer RF. Autonomic dysfunction in Lambert-Eaton myasthenic syndrome. J Neurol Sci. 1988;85:77–86.

[384] Rudnicki SA. Lambert-Eaton myasthenic syndrome with pure ocular weakness. Neurology. 2007;68:1863–1864.

[385] Smith AG, Wald J. Acute ventilatory failure in Lambert-Eaton myasthenic syndrome and its response to 3,4-diaminopyridine. Neurology. 1996;46:1143–1145.

[386] Lennon VA, Kryzer TJ, Griesmann GE, et al. Calcium-channel antibodies in the Lambert-Eaton syndrome and other paraneoplastic syndromes. N Engl J Med. 1995;332:1467–1474.

[387] Zalewski N, Lennon VA, Lachance DH, Klein CJ, Pittock SJ, McKeon A. P/Q- and N-type calcium channel antibodies: oncological, neurological & serological accompaniments. Muscle Nerve. 2016;54:220–227.

[388] Sabater L, Titulaer M, Saiz A, Verschuuren J, Gure AO, Graus F. SOX1 antibodies are markers of paraneoplastic Lambert-Eaton myasthenic syndrome. Neurology. 2008;70:924–928.

[389] Titulaer MJ, Klooster R, Potman M, et al. SOX antibodies in small-cell lung cancer and Lambert-Eaton myasthenic syndrome: frequency and relation with survival. J Clin Oncol. 2009;27:4260–4267.

[390] Tschernatsch M, Singh P, Gross O, et al. Anti-SOX1 antibodies in patients with paraneoplastic and non-paraneoplastic neuropathy. J Neuroimmunol. 2010;226:177–180.

[391] Fletcher CF, Lennon VA. Do calcium channel autoantibodies cause cerebellar ataxia with Lambert-Eaton syndrome? Ann Neurol. 2003;53:5– 7.

[392] Titulaer MJ, Wirtz PW, Willems LN, van Kralingen KW, Smitt PA, Verschuuren JJ. Screening for small-cell lung cancer: a follow-up study of patients with Lambert-Eaton myasthenic syndrome. J Clin Oncol. 2008;26:4276–4281.

[393] Titulaer MJ, Soffietti R, Dalmau J, et al. Screening for tumours in paraneoplastic syndromes: report of an EFNS task force. Eur J Neurol. 2011;18:19-e13.

[394] Oh SJ. Myasthenia gravis Lambert-Eaton overlap syndrome. Muscle Nerve. 2016;53:20–26.

［395］ Keogh M, Sedehizadeh S, Maddison P. Treatment for Lambert-Eaton myasthenic syndrome. Cochrane Db Syst Rev. 2011:CD003279.

［396］ Lundh H, Nilsson O, Rosen I. Treatment of Lambert-Eaton syndrome: 3,4-diaminopyridine and pyridostigmine. Neurology. 1984;34:1324–1330.

［397］ McEvoy K. Treatment of Lambert-Eaton syndrome. In: Lisak RP, ed. Handbook of Myasthenia Gravis and Myasthenic Syndromes. New York: Marcel Dekker, 1994: 409–416.

［398］ McEvoy KM, Windebank AJ, Daube JR, Low PA. 3,4-Diaminopyridine in the treatment of Lambert-Eaton myasthenic syndrome. N Engl J Med. 1989;321:1567–1571.

［399］ Sanders DB, Howard JF, Jr., Massey JM. 3,4-Diaminopyridine in Lambert-Eaton myasthenic syndrome and myasthenia gravis. Ann N Y Acad Sci. 1993;681:588–590.

［400］ Sanders DB, Juel VC, Harati Y, et al. 3,4-diaminopyridine base effectively treats the weakness of Lambert-Eaton myasthenia. Muscle Nerve. 2017;57:561–568.

［401］ Sanders DB, Massey JM, Sanders LL, Edwards LJ. A randomized trial of 3,4-diaminopyridine in Lambert-Eaton myasthenic syndrome. Neurology. 2000;54:603–607.

［402］ Wirtz PW, Verschuuren JJ, van Dijk JG, et al. Efficacy of 3,4- diaminopyridine and pyridostigmine in the treatment of Lambert-Eaton myasthenic syndrome: a randomized, double-blind, placebo-controlled, crossover study. Clin Pharmacol Ther. 2009;86:44–48.

［403］ Titulaer MJ, Lang B, Verschuuren JJ. Lambert-Eaton myasthenic syndrome: from clinical characteristics to therapeutic strategies. Lancet Neurol. 2011;10:1098–1107.

［404］ Newsom-Davis J, Murray NM. Plasma exchange and immunosuppressive drug treatment in the Lambert-Eaton myasthenic syndrome. Neurology. 1984;34:480–485.

［405］ Bain PG, Motomura M, Newsom-Davis J, et al. Effects of intravenous immunoglobulin on muscle weakness and calci-

um-channel autoantibodies in the Lambert-Eaton myasthenic syndrome. Neurology. 1996;47:678–683.

［406］ Bird SJ. Clinical and electrophysiologic improvement in Lambert- Eaton syndrome with intravenous immunoglobulin therapy. Neurology. 1992;42:1422–1423.

［407］ Muchnik S, Losavio AS, Vidal A, Cura L, Mazia C. Long-term follow- up of Lambert-Eaton syndrome treated with intravenous immunoglobulin. Muscle Nerve. 1997;20:674–678.

［408］ Illa I. IVIg in myasthenia gravis, Lambert Eaton myasthenic syndrome and inflammatory myopathies: current status. J Neurol. 2005;252(suppl 1):I14–I18.

［409］ Boutin E, Rey C, Romeu M, Pouget J, Franques J. [Favourable outcome after treatment with rituximab in a case of seronegative non- paraneoplastic Lambert-Eaton myasthenic syndrome]. Rev Med Interne. 2013;34:493–496.

［410］ Pellkofer HL, Voltz R, Kuempfel T. Favorable response to rituximab in a patient with anti-VGCC-positive Lambert-Eaton myasthenic syndrome and cerebellar dysfunction. Muscle Nerve. 2009;40:305–308.

［411］ Vernino S, Auger RG, Emslie-Smith AM, Harper CM, Lennon VA. Myasthenia, thymoma, presynaptic antibodies, and a continuum of neuromuscular hyperexcitability. Neurology. 1999;53:1233–1239.

［412］ Vernino S, Lennon VA. Ion channel and striational antibodies define a continuum of autoimmune neuromuscular hyperexcitability. Muscle Nerve. 2002;26:702–707.

［413］ Dalakas MC. Advances in the pathogenesis and treatment of patients with stiff person syndrome. Curr Neurol Neurosci Rep. 2008;8:48–55.

［414］ Geis C, Weishaupt A, Hallermann S, et al. Stiff person syndrome- associated autoantibodies to amphiphysin mediate reduced GABAergic inhibition. Brain. 2010;133:3166–3180.

［415］ Holmoy T, Geis C. The immunological basis for treatment of stiff person syndrome. J Neuroimmunol. 2011;231:55–60.

第7章 炎症性肌病的免疫发病机制

Immunopathogenesis of Inflammatory Myopathies: Current Concepts

Marinos C. Dalakas 著

马卓然 译 姜蕊 曹学兵 校

炎症性肌病（inflammatory myopathies，IM）是一组异质性的获得性肌病，在肌肉组织中有相同的炎症表现。目前基于不同的临床、组织学及自身抗体特征，这些疾病可分为 5 类，包括皮肌炎（dermatomyositis，DM）、多发性肌炎（polymyositis，PM）、坏死性自身免疫性肌炎（necrotizing autoimmune myositis，NAM）、抗合成酶综合征重叠肌炎（antisynthetase syndrome-overlap myositis，anti-SS-OM）和包涵体肌炎（inclusion body myositis，IBM）[1-6]。因为每一类的预后、发病机制、临床表现和治疗反应不同，因而必须正确识别每一种亚型和分辨相似疾病的不同。本文聚焦于如何尽可能避免误诊、阐述疾病主要的临床病理及免疫特点，以及提供最佳治疗方法的实践指南。

IM 患者主要表现为进行使用近端肌肉的工作时呈现渐进性困难。例如，从椅子上起身、爬台阶或提起物品等[1-6]。扣纽扣和打字这类需要远端肌肉的工作早期仅见于 IBM 患者，但在晚期患者中，这些表现可见于所有类别的 IM。颈伸肌及咽肌也可受累，表现为抬头困难（头下垂）和吞咽困难。晚期患者的呼吸肌也会受影响。肌痛和肌肉压痛也可能发生，多见于 anti-SS-OM；如果肌痛明显，需考虑合并筋膜炎并排除其可能性。肌外表现可能发生于所有的 IM，但罕见于 IBM，包括全身症状，如发热、anti-SS-OM 可见关节痛

及雷诺现象[1-6]。心肌基本不受影响，因此不常发生心律失常。肺部并发症多为弥漫性实质性肺疾病，可在高分辨 CT 下显影良好，常见于 SS-OM 患者或含有抗黑色素瘤分化相关蛋白 -5 的无肌病性 DM 患者[1, 7]。

一、典型临床表现

儿童及成人均可发生 DM，其表现为种类不同的皮肤损害发生于肌无力之前，也可同时发生。典型皮肤病变（图 7-1），眶周向阳性紫红色水肿性皮疹，可发生于面部、膝部、肘部、踝部、颈部、前胸（V 字征）、背部和肩部（披肩征）的红斑皮疹，关节处紫色皮疹演变的脱屑样改变（Gottron 征）[1-8]。指甲根部毛细血管扩张、角质层不平整且增厚、手掌指尖皮肤开裂（技工手）也是典型皮肤表现[1-3]。有时可见皮突出体表的皮下钙化，尤其多见于儿童患者（图 7-2）。当 DM 的临床表现仅限于皮肤损害（无肌病性 DM）时，即使有亚临床的肌肉受累，患者的体力基本正常。儿童的早期症状是"抱怨增多"，性格易怒伴有面部红斑、疲劳、不愿社交[1-4]。

DM 可能合并系统性硬化症（systemic sclerosis，SSc）和混合性结缔组织病（mixed connective tissue disease，MCTD），需要与 anti-SS-OM 进行鉴别。成年 DM 患者恶性肿瘤风险高达 15%，尤其在疾病发作的前 3～5 年[1, 8]。常见的癌症有卵巢癌、乳

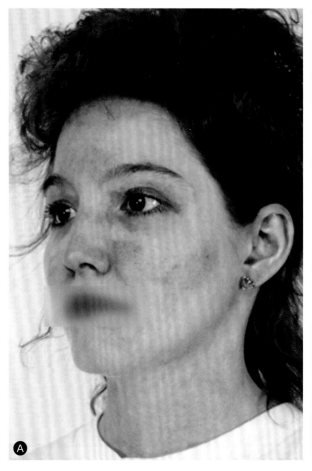

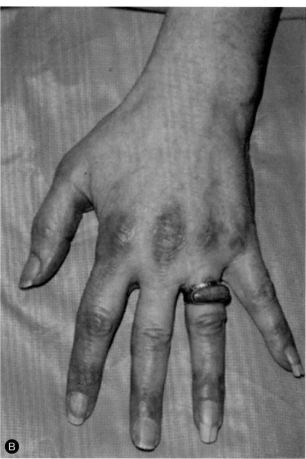

▲ 图 7-1　皮肌炎（紫红色皮疹和 Gottron 皮疹）

A. 眼睑及周围皮肤典型的向阳性紫红色皮疹；B. 掌指关节和指间关节处有 Gottron 皮疹（中指关节未受累）

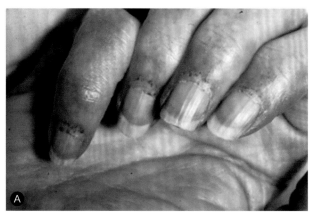

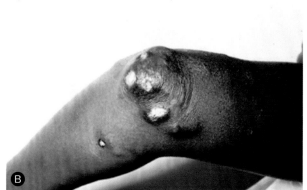

▲ 图 7-2　皮肌炎（指甲根部瘀点和慢性继发性感染）

A. 指甲根部瘀点，指尖皮肤粗糙开裂（掌面更易观察），称为"技工手"；B. 钙化突出体表皮肤，伴有慢性继发性感染

腺癌、结肠癌、黑色素瘤、鼻咽癌（亚洲）和非霍奇金淋巴瘤，需在前 3 年进行全面的年度检查[9]。

PM 罕见且易误诊[1-5]，大多数 PM 患者合并 IBM、NAM 或炎症性营养不良[1-3]。PM 为排除性诊断，最佳定义为成年起病的亚急性近端性肌病，并排除皮疹、神经肌肉疾病家族史、肌毒性药物（d-青霉胺、齐多夫定）服用史、面肌和眼外肌受累、内分泌疾病或 IBM 临床表型[1-3]。

NAM 是不同的疾病实体，目前为最常见的 IM。它起病可呈急性，数天或数周达高峰，或者呈亚急性，逐渐进展致患者严重肌无力和高肌酸激酶（CK）水平显著升高，与肌萎缩症相似[1-3, 10, 11]。NAM 也可发生于病毒感染之后或合并癌症。服用他汀类药物的患者也常被过度诊断为该病[11]。但实际上他汀类几乎不会导致或引起 NAM，除了少见的他汀起始治疗与急性横纹肌溶解碰巧同时发生。在他汀类误判为 NAM 诱因的患者中，患者患有亚急性肌病且常年服用他汀类药物，停用药物后肌病仍继续恶化，这意味着是同时存在而非诱发因素[1, 12, 13]（见下文）。多数 NAM 患者有信号识别颗粒（signal recognition particle，SRP）或 3-羟基-3-甲戊二酸单酰辅酶 A 还原酶（3-hydroxy-3-methylglutaryl coenzyme A reductase，HMGCR）抗体[1, 11-14]。

Anti-SS-OM 常表现为全身性硬化症、轻度至中度的近端肌肉无力、指关节半脱位的关节炎、"技工手"、雷诺现象和弥漫性实质性肺疾病（图 7-3）。该病的特点是存在抗合成酶抗体，主要为抗 Jo-1（又称"抗 Jo-1 综合征"），组织学具有明显的肌束膜及束周肌纤维的坏死现象[1, 15]。

IBM 是 50 岁以上人群中最常见及致残的炎症性肌病[1-5, 16]，患病率为（51.3～70）/100 万，发病率为 7.9/100 万[17, 18]。它起病隐匿，可潜伏多年，有时表现并不对称，病情持续进展，类似于迟发性肌萎缩或缓慢发病的运动神经元疾病[1-3]。当推定为 PM 的患者却治疗无效时，通常怀疑为 IBM[1-3]，较早累及远端肌肉（尤其是足伸肌和手屈肌）、前臂肌群及股四头肌萎缩（股四头肌无力导致膝盖屈曲而频繁摔倒）和轻度面部肌肉无力均可作为早期诊断的线索[1-5, 19, 20]。中轴肌也可受累，导致驼背和头下垂。> 50% 的患者会发生吞咽困难[1, 19, 20]。IBM 是一个逐渐进展的疾病，最终导致残疾[21, 22]。

二、组织病理学和自身抗体的辅助诊断

IM 的诊断是基于临床病史、肌肉受累范围和疾病进展速度（见上文），还需结合血清肌酶的检测水平、肌肉活检结果，以及某些情况下的自身抗体。肌电图在排除神经源性疾病和评估疾病活动性方面也有诊断价值。肌电图的表现为在随意

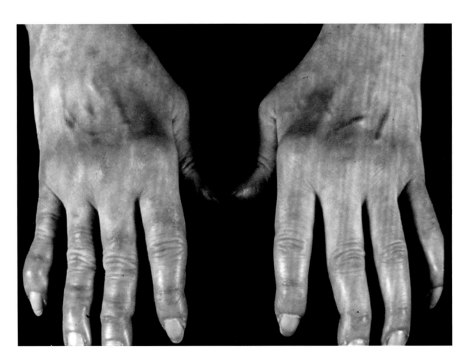

◀ 图 7-3　抗 Jo-1 综合征：肿胀及半脱位的指关节是抗 Jo-1 综合征的特点

运动时存在低波幅、短时相、多相动作电位，在疾病活跃时可出现自发性纤颤电位和正锐波。肌肉磁共振成像（MRI）可以显示肌肉和筋膜的水肿，确定萎缩肌肉的分布范围，指导选择炎症最严重的部位进行活检[1]。IM 各亚型活跃时，均可检测到血清 CK 升高，但转归为慢性时可正常。较高的 CK 水平指向 NAM，而初始水平正常可见于 DM 和 anti-SS-OM，反映出病理表现在间质组织。醛缩酶也可升高，尤其是累及筋膜时[1, 23, 24]。肌肉活检和自身抗体检测能为诊断、确定亚型和免疫发病机制提供更有意义的信息，我们将在后文中详细阐述。

（一）肌肉活检

肌肉活检可以显示每一种亚型的不同特点，尽管并不总是很典型，但基于临床结果进行解释时，仍是最有效的诊断方式。活检也可以为研究免疫病理和探明疾病机制提供有价值的证据。

DM 的炎症发生在血管周围、束间隔或束周围。由于微血管梗死导致血流灌注不足和束周萎缩，肌纤维的坏死和吞噬常发生在肌束的一部分或周围[1-5, 24]。束周萎缩的特征是肌束周围有层状的萎缩纤维，常伴血管周围浸润，即使没有皮损表现也可诊断 DM（图 7-4）[1-5, 23, 24]。

虽然 anti-SS-OM 的组织学表现可能与 DM 相似，但该类亚型会显著影响肌束膜，致使肌束膜及束周呈现坏死特征，伴有肌动蛋白核内聚集物形成[1, 15, 25, 26]。

在 PM 和 IBM 中，炎症发生在血管周围和肌内膜的多个位点，炎症反应主要为 CD8+ T 细胞完成，他们侵袭表达 I 类主要组织相容性复合体（MHC I）抗原的健康、非坏死的肌纤维（正常肌纤维不会表达 MHC I 抗原；图 7-5）[1-5]。MHC/CD8 复合体有助于诊断和排除非免疫性炎症，如一些肌营养不良的疾病[1-5, 19-21]。IBM 除了这些典型炎症特点，还有一些慢性肌病的变化，如结缔组织和纤维大小变异性增加；具有蓝红色物质的自噬小体（图 7-6）；由于异常线粒体导致的"破碎红"纤维，或者细胞色素氧化酶染色阴性的纤维；嗜刚果红淀粉样蛋白沉积于空泡旁，用结晶紫或荧光显微镜最易观察[1-5, 16, 19, 20, 24]。多达 30% 有典型临床表现的 IBM 患者，其活检结果仅显示炎症，而并不能发现自噬小体和淀粉样沉积，容易误诊为 PM[1, 27, 28]。这些有 IBM 临床表现的患者，其诊断是基于临床病理之间的相关性[1, 27, 28]。

NAM 存在大量的被巨噬细胞浸润或包绕的坏死肌纤维（图 7-7）。淋巴细胞浸润少量散布，

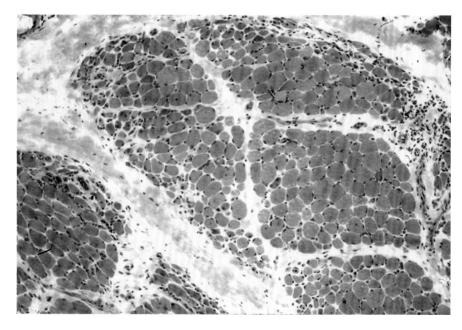

◀ 图 7-4　皮肌炎组织学表现。皮肌炎患者肌肉活检的横切面显示在肌束周围存在多层的选择性肌纤维萎缩（束周萎缩）

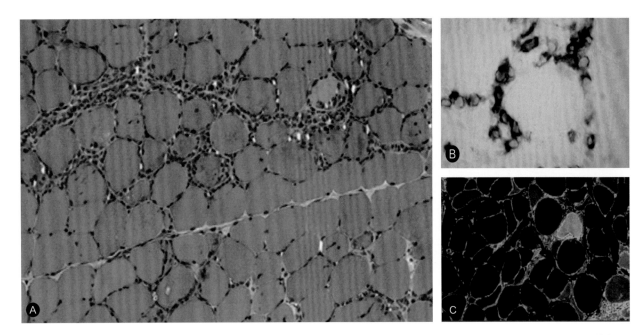

▲ 图 7-5 多发性肌炎组织学中主要的 3 种成分。为区分非 IM 和这种罕见的 IM，有一些重要的特征可支持后者的组织学诊断，在符合临床表现的背景下，以上 3 种特征可支持诊断 PM

A. 肌内膜炎症伴淋巴细胞浸润看似健康的肌纤维；B. 具有细胞毒性的 CD8⁺ T 细胞是有侵袭肌纤维的主要类型；C. 广泛存在 MHC I 表达

MHC I 上调多见于坏死纤维 [1, 11]。众多患者的肌肉活检可见补体沉积在血管及坏死肌纤维上。高达 65% 的患者有特异性抗体，尽管是非致病性抗体。

（二）自身抗体

无论是直接针对核 RNA 或细胞质抗原，根据检测方法的不同，多达 75% 的 IM 患者可检测出自身免疫性抗体 [1]。尽管致病作用尚不清楚，一些抗体似乎对不同的临床表型和人类白细胞抗原 -DR（HLA-DR）基因型存在特异性。抗体类型有如下几种。

1. 抗氨酰基 -tRNA 合成酶抗体，见于 20%～30% 的患者 [1, 6, 14, 25]。8 种不同的抗合成酶中，抗组氨酰基 -tRNA 合成酶抗体（抗 Jo-1）最常见，占所有抗合成酶的 75%，且如上所述，抗 Jo-1 阳性提示 anti-SS-OM。

2. NAM 特异性抗体，作用于翻译转运蛋白 SRP 或 100kd 的自身抗原，该抗原确认为 HMGCR，是他汀类药物的靶点 [1, 11, 13]。然而这些抗体在未使用他汀类的患者更常见，在全部 NAM 患者中检出

率高达 65%[1, 13]。

3. DM 有关的抗体包括：① Mi-2，与典型皮肤损害有关；②黑色素瘤分化相关蛋白 -5（melanoma differentiation-associated protein-5，MDA-5） 尤其与无肌病性皮肌炎或者弥漫性实质性肺疾病有关 [1, 29]；③转录中介因子 -1（transcriptional intermediary factor-1，TIF-1）与核基质蛋白 NXP-2 和癌症相关的成人 DM 高度相关 [29]。

4. 33%～51% 的 IBM 患者可检测到抗胞质 5'-核苷酸酶 -1A（anticytosolic 5'-nucleotidase-1A，anti-cN1A）[30]。

这些抗体没有致病意义，也可见于肌炎或风湿性疾病的其他类型。但它们出现在 IBM 意味着免疫失调和 B 细胞活化。

三、与恶性肿瘤相关

如前文所述，与恶性肿瘤相关的两种 IM 亚型是 DM 和 NAM。随着更多的认识，一些自身抗体可能会增加相关恶性肿瘤风险。以 TIF-1 和

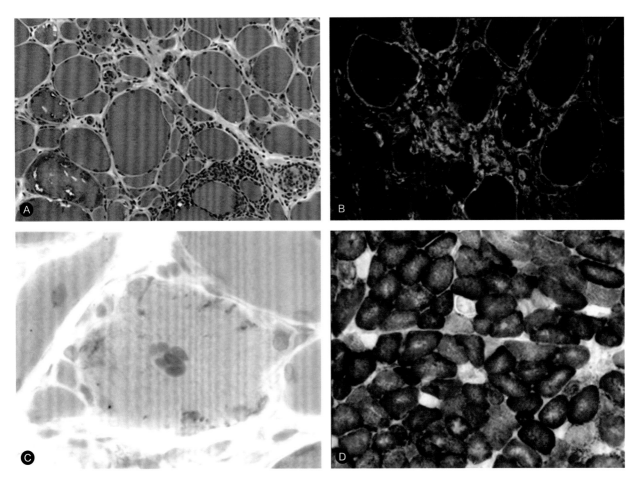

▲ 图 7-6 典型包涵体肌炎的四种基本组织学特征

A. 肌内膜炎症伴淋巴细胞浸润，看似健康的肌纤维（同样见于多发性肌炎），红边空泡常出现在未被 T 细胞包绕的纤维中；B. CD8⁺ 细胞毒性 T 细胞入侵表达 MHC I 的肌纤维（广泛存在 MCH I 上调）；C. 结晶紫染色下可见滤泡周围有淀粉样蛋白沉积的肌纤维，肌纤维通常位于空泡周围（刚果红染色后在罗丹明过滤器下观察也显像良好）；D. COX 阴性的肌纤维表明线粒体功能障碍。25% 的患者不能观察到空泡，这些患者如果满足 IBM 的临床标准，并具备上述其他组织学特点，可考虑为"临床诊断的 IBM"

核基质蛋白 NXP-2 为靶点的抗体与癌症相关的成人 DM 有关，以 HMGCR 为靶点的抗体，其 50 岁以上的患者多与癌症相关的 NAM 有关。在最近一项包含 349 例 IM 患者的病例系列研究中，其中 75 例（21%）通常在一年内发生癌症；这些患者中，48% 为有抗 TIF-1 抗体的 DM，剩余为 NAM 患者[31]。

四、免疫发病机制

IM 病因未知，但与自身免疫发病机制关系密切，且每一种亚型都有其特点。

（一）皮肌炎

在 DM 中，早期活化的补体 C5b-9 膜攻击复合体[1-5, 32]，导致毛细血管坏死、肌内毛细血管减少、局部缺血和类似微梗死的肌纤维破坏[1-5]；剩下的毛细血管扩大管腔以代偿局部缺血[1-5]。残余的肌纤维束周萎缩反映了束内灌注不足，这在肌纤维周围表现显著。C1q 与内皮细胞结合激活了膜攻击复合体，随后释放促炎症细胞因子，上调内皮细胞的黏附分子，促进活化的淋巴细胞，

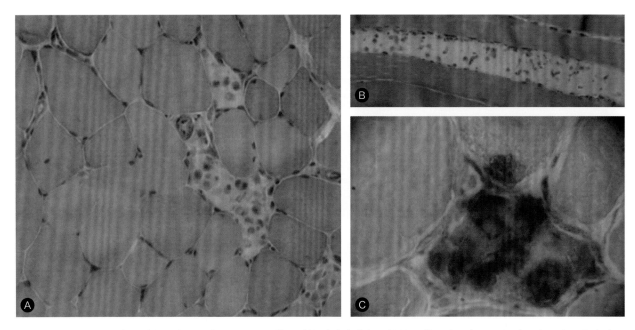

▲ 图 7-7　坏死性自身免疫性肌炎。散布的坏死肌纤维和酸性磷酸酶染色阳性的巨噬细胞。未见 T 细胞浸润，主要的炎症细胞是巨噬细胞

包括 B 细胞、CD4+ T 细胞、浆细胞样树突状细胞迁移到肌膜周围和肌膜内间隙。Ⅰ型干扰素诱导蛋白表达增加使先天免疫在肌膜周围区域也发挥了作用 [33]；这种效应似乎继发于缺血性损伤，维 A 酸诱导基因 -1 信号感知到缺血性损伤，并通过激活干扰素和 MHC Ⅰ，使得局部炎症自动扩大（图 7-8）[34]。

（二）多发性肌炎和包涵体肌炎

在 PM 和 IBM 中，CD8+ 细胞毒性 T 细胞包绕且侵入健康、非坏死但异常表达 MHC Ⅰ 的肌纤维 [1-3, 35-37]。正常肌纤维的肌膜并不表达 MHC Ⅰ，可能是由活化的 T 细胞分泌的细胞因子诱导出现。CD8/MHC Ⅰ 是 PM 和 IBM 的特征，其检测有助于证实组织学诊断 [2-5, 24, 37]。CD8+ T 细胞含有指向肌纤维表面的穿孔素颗粒，释放后引起肌坏死 [38, 39]。通过对浸润 CD8+ T 细胞表达的 T 细胞受体（TCR）分子的分析，发现了 TCR 链的克隆扩增和抗原结合区域存在保守序列，这提示抗原驱动的 T 细胞应答 [40-43]。协同刺激分子的表达，以及黏附分子、趋化因子和细胞因子的上调进一步支持了这一观点（图 7-9）[44-46]。MHC Ⅰ

的上调和过载可能还会引起糖蛋白错误折叠，使肌纤维内质网受压 [47]。参与白细胞募集、运输和激活的趋化因子和细胞因子包括 IL-6、IL-8 和 IL-10；调控活化正常 T 细胞表达和分泌的趋化因子 T 细胞激活性低分泌因子（reduced upon activation, normal T cell expressed and secreted factor, RANTES）；单核细胞趋化蛋白 -1；巨噬细胞炎症蛋白 -1a（macrophage inflammatory protein-1a, MIP-1a）；表达在肌内膜炎症细胞和邻近区域细胞外间质的 IP-10 及其受体 [48, 49]。金属蛋白酶是一种钙依赖的含锌离子的肽链内切酶，参与细胞外间质的重塑，表达在具有自身侵袭性的 CD8+T 细胞上，使肌纤维进行细胞间的直接接触，促进了淋巴细胞黏附于肌肉 [49, 50]。B 细胞也会活化，且在 IBM[51] 中最为显著，抗细胞质 5'-核苷酸酶 1A（anticytoplasmic 5'- nucleotidase 1A，cN1A，NT5C1A）自身抗体作用于参与 RNA 加工的 cN1A 核蛋白支持 B 细胞活化这一观点 [30, 31]。这些抗体没有致病性，也不是 IBM 特有，但会导致 IBM 患者肌肉的自身免疫功能失调。浆细胞和髓样树突细胞，即强效抗原提呈细胞（APC），也可见于 PM、DM 和 IBM 的肌内膜 [33]，

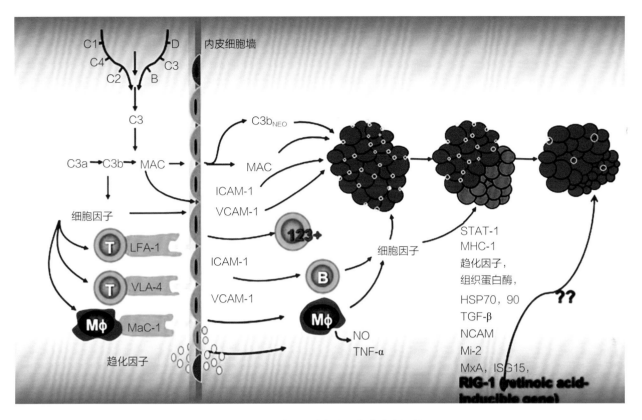

▲ 图 7-8　皮肌炎中提出的免疫致病机制

早期补体 C3 活化，导致 C3b、C3bNEO 和攻膜复合物（MAC）形成，这些因子沉积在肌内毛细血管的内皮细胞壁，导致毛细血管损伤、局部缺血或微梗死发生，这在肌束周围区域表现最显著，还会有束周萎缩出现。活化的补体释放细胞因子，引起 CD4+ T 细胞、巨噬细胞、B 细胞、CD123+ 浆细胞样树突状细胞活化，增强内皮细胞壁的血管细胞黏附分子（VCAM）和细胞间黏附分子（ICAM）表达，整合素、晚期活化抗原（late activation antigen，VLA）-4 和淋巴细胞功能相关抗原 -1（lymphocyte function associated antigen-1，LFA-1），通过锚定 VCAM 及 ICAM，促进淋巴细胞迁移至肌内组织。束周纤维表现出重塑和再生（表达 TGF-β、NCAM、Mi-2）、细胞应激（表达 HSP70、90）、免疫激活（表达 MHC Ⅰ、趋化因子、STAT-1），以及先天免疫相关的分子（如 MxA、ISG15、Rig-1）。先天性免疫在炎症和束周萎缩中的作用是继发于缺氧和缺血损伤，可能是由维 A 酸诱导基因 -1（retinoic acid-inducible gene-1，RIG-1）信号感知，该信号反过来通过 β 干扰素导致局部炎症的自动放大

MAC. 攻膜复合物；LFA-1、VLA-4、MaC-1、ICAM、VCAM. 细胞间黏附分子；TNF. 肿瘤坏死因子；STAT-1. 信号转导及转录激活因子 1；MHC Ⅰ. Ⅰ 类主要组织相容性复合体；HSP. 热激蛋白；TGF. 转化生长因子；NCAM. 神经细胞黏附分子；Mi-2.Mi-2 抗体；MxA. 黏病毒抗性蛋白 A；ISG15. 干扰素刺激基因 15

但它们的作用暂不明晰；目前也不清楚肌肉是否能维持生发中心的形成。在 IBM，除了自身免疫外，还会有一个强大的退化过程（见下文）。

（三）坏死性自身免疫性肌炎

NAM 坏死肌纤维中有巨噬细胞浸润、MHC Ⅰ 表达和补体沉积；这些发现被粗略地解释为 NAM 存在补体依赖的细胞毒性作用，并且募集的巨噬细胞侵入肌纤维，意味着也有依赖抗体的细胞毒性（ADCC）[11, 14, 52]。然而没有确切证据

支持这些抗体通过 ADCC 机制在肌纤维坏死的病因和诱因方面存在致病作用 [53]。SRP（与蛋白质合成有关的核糖核蛋白）与 HMGCR（与胆固醇生物合成有关的酶）在机体普遍存在，且非肌肉组织特异性抗原，它们主要位于内质网中；如前所述，针对这种细胞质靶点的抗体选择性引起肌纤维细胞坏死的机制尚未建立 [53]。进一步来说：① MHC Ⅰ 表达和 C5b-9 补体沉积于坏死肌纤维对于 NAM 来说缺乏特异性，因为在任何病因导致肌纤维坏死和再生都能见到上述现象，如很常

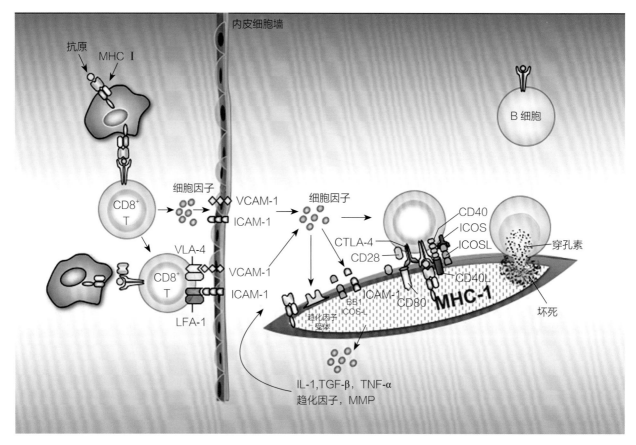

▲ 图 7-9　多发性肌炎和包涵体肌炎中提出的 T 细胞介导的肌纤维损伤的机制

抗原特异性 CD8+ T 细胞在肌膜附近增加，随后肌膜内也增多，穿过内皮细胞层，通过 T 细胞受体直接与肌纤维表面异常表达的 MHC I 结合。协同刺激分子（BB1 和 ICOS-L）及其配体（CD28、CTLA-4 和 ICOS），以及 ICAM-1/LFA-1 的上调，稳定了肌纤维上 CD8+ T 细胞和 MHC I 之间突触的相互作用。调节性 Th17 细胞在 T 细胞活化中发挥了基本作用。自身侵袭性 T 细胞释放的穿孔素颗粒调控肌纤维坏死。活化 T 细胞释放的细胞因子，如 γ 干扰素（IFN-γ）、白细胞介素 -1（interleukin, IL-1）、肿瘤坏死因子（TNF），可能促进 MHC I 上调和加强 T 细胞的细胞毒性。活化的 B 细胞或浆细胞样树突状细胞在肌膜内克隆扩增可能参与这一过程，但作用仍不明确，要么作为抗原提呈细胞发挥作用，或者分泌细胞因子和抗体

MHC. 主要组织相容性复合体；TNF. 肿瘤坏死因子；TGF. 转化生长因子；MMP. 基质金属蛋白酶；ICOS、ICOSL、CD40、CD40L、CD80、CTLA4、CD28. 细胞间作用的黏附分子

见的肌萎缩[54]；②抗 -SRP 或抗 -HMGCR 抗体通过 ADCC 机制导致坏死的这一观点仅是因为巨噬细胞浸润的坏死纤维有补体沉积，但这对于 NAM 缺乏特异性[52]，根据 Engel 和 Biesecker[55] 基础的经典实验可以得出，非免疫性肌病（如肌萎缩）中的所有坏死肌纤维能够显著激活补体，并反过来刺激细胞浸润和巨噬细胞；③这些抗体能导致肌肉纤维萎缩或影响体外再生的说法与 NAM 的病因无关，因为巨噬细胞介导的肌纤维坏死会导致毁灭性的肌肉破坏[56]，而不只是肌纤维萎缩。值得注意的是，抗 -SRP 或抗 -HMGCR 抗

体更能与再生肌纤维结合，并与神经细胞黏附分子（neural cell adhesion molecule, NCAM）共定位，而不会引起肌纤维坏死[52]，考虑到 HMGCR 和 SRP 在蛋白质合成中的固有作用，这表明其更可能在肌纤维重塑而不是破坏中发挥作用[53]。

尽管没有致病性，但抗 -SRP 和抗 -HMGCR 抗体仍然有重要的疾病诊断价值，因为高达 65% 的 NAM 患者可以检测到以上抗体[1]。然而，它们与他汀类药物暴露史[11] 的关系仍然存疑。他汀类药物可以上调体外培养细胞的 HMGCR，而 HMGCR 是他汀类作用的靶点，但世界各地许多

中心的研究表明抗 –HMGCR 自身抗体在未使用他汀类药物的 NAM 患者更常见 [13, 57]。由于 NAM 是目前最常见的炎症性肌病，而且 > 25% 的 40 岁以上的美国人服用他汀类药物，他汀类药物和 NAM 之间的联系很可能是一种偶然现象 [12]。一些学者提出不应使用"他汀肌病"这个术语 [58]，因为只有少数的 NAM 患者曾服用他汀类药物，即使在这些患者中，NAM 的症状也是在他汀类药物使用多年后才出现，其致病作用存疑。

五、诱发因素和免疫遗传学

诱发这些疾病的原因仍不清楚。已经提出了遗传风险因素针对不确定环境因素调控免疫反应的说法，但尚未证明 [1, 6]。基因和疾病之间的联系支持了某些遗传相互作用，如 HLA-DRB1*03 与抗 –Jo-1、HLA-DRB1*11:01 和抗 –HMGCR 阳性的 NAM，以及 HLA-DRB1*03:01/*01:01 和 IBM [1-5]。病毒可能是破坏耐受性的原因，但试图从肌肉中扩增病毒，包括柯萨奇病毒、流感病毒、副黏病毒、流行性腮腺炎病毒、巨细胞病毒和 EB 病毒，但都失败了 [1-5]。和病毒有关的最佳证据是反转录病毒，因为感染了 HIV 或人类嗜 T 淋巴细胞病毒 –1 的个体会发展成 PM 或 IBM [59, 60]。然而，反转录病毒抗原只在肌内膜的巨噬细胞中可以检测到，而不在肌纤维中。自身侵袭性 T 细胞是克隆驱动的，有些是反转录病毒特异性的 [59]。HIV 相关的 PM 和 IBM 应该与抗反转录病毒药物诱导的中毒性线粒体肌病区别，后者在停药后会有所改善 [61]。

（一）免疫检查点抑制药诱发自身免疫性肌炎

在过去的几年里，越来越多的晚期恶性肿瘤患者接受免疫检查点抑制药（immune checkpoint inhibitor, ICPI）治疗后出现免疫相关的神经系统并发症，包括各类 IM [62]。神经系统事件可能快速进展，因此在治疗的所有阶段都需要保持警惕，即使是在治疗结束后，因为早期使用类固醇和静脉注射免疫球蛋白（IVIg）的免疫治疗干预是有效的。

TCR 与 APC/MHC 的相互作用引起 T 细胞上的共刺激因子 CD28、CTLA-4 和 PD-1 与 APC 上对应受体 CD80（B7-1）/CD86（B7-2）和 PDLI-1/PDL-2 的参与（图 7–10）[62]。该过程激活下游事件，引起细胞增殖和分化。当 CD28 结合 CD80（B7-1）/CD86（B7-2）受体，它会表达正向（+）激活信号；相反，活化 T 细胞上的 CTLA-4 与 CD80/CD86 亲和力更高，它们结合后会表达反向（–）抑制信号，阻碍 T 细胞活化。与其他 APC 一样，肿瘤细胞也在其细胞表面表达抑制性配体 PD-L1/PDL-2 和 B7-1/B7-2，它们分别与 T 细胞上的 PD-1 和 CTLA-4 结合，下调 T 细胞的反应（图 7–3）；这些受体 / 配体的相互作用如同"关闭键"，像是在告诉 T 细胞离开肿瘤细胞，因此 T 细胞不会攻击肿瘤 [62]。但是，ICPI 阻止 CTLA-4 或 PD-1 结合它们相对应的受体 CD80/86 和 PDL-1，抑制 T 细胞和肿瘤细胞之间固有的"抑制性"共刺激相互作用，从而产生正向信号；ICPI 根本上为重新打开开关，引起正向的共刺激和强大的细胞活化，就像把免疫系统的"刹车"松开（图 7–10）[62]。这种阻断使 T 细胞能够杀死肿瘤细胞，但会由此产生更强的共刺激，引起不受控制的 T 细胞活化，破坏免疫耐受，导致针对肌肉组织的免疫相关事件。目前市场上的主要药物为，针对 CTLA-4（易普利姆玛单抗）、PD-1（派姆单抗和那武单抗）和 PD-L1（阿特珠单抗、阿维鲁单抗和德瓦鲁单抗）。

在所有的炎症性肌病亚类中，派姆单抗、易普利姆玛单抗和那武单抗引发的最常见的自身免疫性肌病是 DM 和 NAM，尤其是 NAM。部分 NAM 患者可并发重症肌无力，表现为头下垂、近端肌无力、肌痛、呼吸困难、眼肌瘫痪或延髓麻痹。在 654 例接受 ICPI（派姆单抗组 =389 例，那武单抗组 =264 例，两者均服用 =1 例）治疗的患者中，5 例派姆单抗组的患者进行肌肉活检证实患有肌病（2 例 NAM、1 例 DM 和 2 例非特异性肌病）[63]。也有报道嗜酸细胞性筋膜炎和眼眶肌炎。ICPI 也能恶化 PM。患者对类固醇和 IVIg 有治疗反应，特别是如果治疗开始及时的话。考

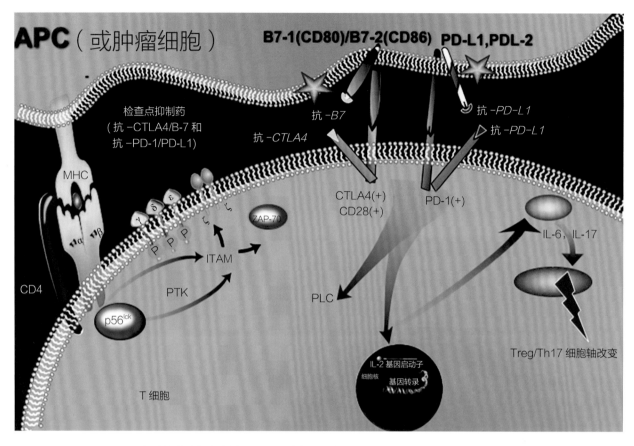

▲ 图 7-10　免疫检查点抑制药诱发正向 T 细胞的刺激（ICIP；抗 -CTLA4/B7 和抗 -PD-1/PD-L1）

当通过各种受体 / 配体相互作用调控的关键共刺激因子结合 APC 时，T 细胞会被激活，这些受体配体有：CD28/CTLA4、T 细胞上的 PD-1 及其相对应的配体 B7-1（CD80）/B7-2（CD86）、APC 和肿瘤细胞上的程序性死亡受体配体 1 和 2（programmed death-ligand 1，PD-L1 和 PD-L2）。当结合 B7-1（CD80）/B7-2（CD86）受体时，CD28 表达正向（+）激活信号；活化 T 细胞上的 CTLA4 与 CD80/CD86 亲和力更高，它们结合时，表达反向（-）抑制信号阻断 T 细胞活化。ICPI 阻止 CTLA4 或 PD-1 结合其相对应的受体 CD80/CD86 和 PDL-1（* 标记），抑制了 T 细胞和肿瘤细胞之间固有的抑制性（-）相互作用。对抑制性信号的抑制作用引起正向的共刺激过程，产生强大而不受控的 T 细胞活化（就像把免疫系统的"刹车"松开）。ICPI 诱导的活化 T 细胞增强了 Th1 和 Th17 细胞的反应，增加了 IL-6 和 IL-17 等细胞因子的生成，导致调节性 T 细胞（regulatory T cell，Treg）功能异常和 Treg /Th17 细胞轴的改变，这对体液免疫和自身免疫病的发展至关重要。APC. 抗原提呈细胞；MHC. 主要组织相容性复合体；PTK. 酪氨酸激酶；PLC. 磷脂酶 C

虑到 ICPI 的使用迅速增加，预计上述情况将出现得更加频繁，因此需要提高认识[62]。

（二）散发性 IBM 中的非免疫因素，炎症和变性之间的"交叉对话"

IBM 是一个复杂的疾病，除了前文提到的自身免疫性因素，还存在着重要的变性因素，因为可以观察到嗜刚果红淀粉样蛋白沉积在一些肌纤维上[16, 19, 20]。同阿尔茨海默病相似，这些沉积物与淀粉样前体蛋白（amyloid precursor protein，APP）、β 淀粉样蛋白、载脂蛋白 -E、α 突触核蛋

白、衰老蛋白、泛素和磷酸化 tau 蛋白发生免疫反应，表明存在蛋白聚集[16]。泛素或 tau 蛋白、TDP43，以及 p62 的免疫染色被推荐为诊断标志物[1, 16, 64]。体外试验结果也证实了 β 淀粉样蛋白参与了细胞内毒性途径[19]，但这些蛋白聚集物（也见于其他空泡性肌病）如何诱发炎症性肌病，以及是什么引发了疾病、炎症或蛋白聚集，目前尚不清楚[1, 19]。将 T 细胞侵入的肌纤维进行激光显微切割，与没有 T 细胞侵入或空泡化的肌纤维进行比较，发现炎症信号（如 γ 干扰素受体）上调存在差异[65]。有力的证据表明，老化异常的蛋白质稳

态（控制蛋白质的网络）、MHC I 或一氧化氮诱导的细胞应激、长期的炎症和促炎症细胞因子（如 γ 干扰素和 IL-1β）[66, 67, 68] 可能共同诱发或增强变性，引起后续的应激原分子和错误折叠蛋白质的积累 [1, 66, 68]（图 7-11）。

六、治疗

（一）皮肌炎、多发性肌炎和坏死性自身免疫性肌炎

根据经验单日泼尼松 1mg/kg，口服，≤ 100mg/d，是一线用药方案，但这并未经过随机对照试验 [1-6, 69, 70]。部分临床医生倾向于开始就加用一种免疫抑制药。对于病情严重或快速恶化的患者，推荐在口服糖皮质激素前，先用 1mg/kg 的甲泼尼龙静脉注射 3～5 天。3～4 周后，根据患者的反应逐渐减少泼尼松剂量，最好将每日的剂量改为隔天使用 [1-3]。如果到那时，患者日常生活中仍有缺乏体力和活动量减少的客观表现，将会加快减少剂量以开启进阶治疗。有一种错误是把"追逐"CK 水平作为治疗反应的标志，尤其有些患者自诉表现"感觉更好"，但实际情况并未改善。当患者体力改善时，血清 CK 水平会下降。但只有 CK 水平下降并不是体力改善的标志 [1-3]。

在对糖皮质激素有反应的患者中，经验性使用咪唑硫嘌呤、麦考酚酸酯、甲氨蝶呤、环孢霉

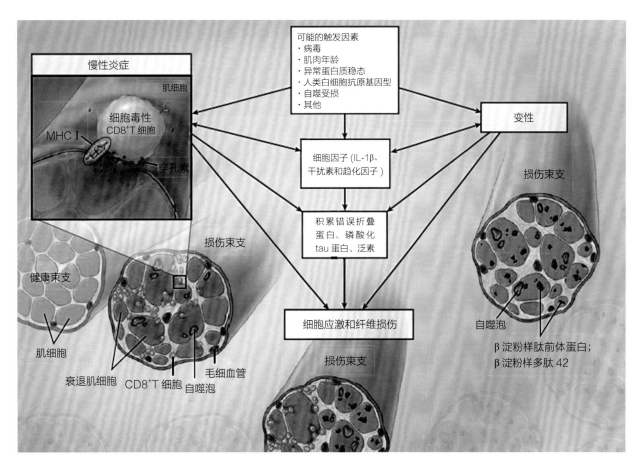

▲ 图 7-11　包涵体肌炎中炎症和变性之间的机制

包涵体肌炎发病机制的假说强调长期存在的慢性炎症（图 7-6）和变性之间的相互作用，导致细胞应激和淀粉样蛋白与错误折叠蛋白的沉积，这同神经炎性疾病（如阿尔茨海默病）相似，使得包涵体肌炎可成为"神经炎症"的外周模型。诱发疾病的因素尚不明确，但病毒、肌肉衰老、蛋白质失调（如异常蛋白质稳态）和 HLA 基因型可能单独或联合发挥作用。炎症或变性是否为主要因素仍存在很大争议，目前仍不清楚

MHC. 主要组织相容性复合体（经许可转载，引自 Dalakas MC. Inflammatory muscle diseases. *NEJM*. 2015;372:1734-1747.）

素是为了起到"减少类固醇"作用 [1, 71, 72]。当并发弥漫性实质性肺疾病时，可以使用环磷酰胺和他克莫司 [6, 69, 70, 73]。对于糖皮质激素缓解无效或病情进展迅速的患者，可用 IVIg 2gm/kg[1-6, 69, 70]。在一个双盲试验中，IVIg 对于难治性 DM 是有效的 [74]；可能需要每月输液以维持缓解疗效。开放标签试验表明，IVIg 对于 PM 和 NAM 也有效 [1-3, 71, 72]。皮下 Ig 也可维持缓解疗效 [75]。

如果糖皮质激素和 IVIg 也无效，应该重新探讨诊断，再次进行肌肉活检。如果诊断得到再次确认，用于其他免疫疾病的生物制药可以是进一步的选择 [71, 72]。其中，第一种是利妥昔单抗（抗 – CD20 抗体），剂量为 2g（分 2 次，每 2 周注射 1 次），对部分 DM、PM 和 NAM 患者有效。然而，一项 200 例患者的安慰剂对照试验，由于试验设计问题导致患者基本未达到主要终点 [76]；尽管 8 周时，对照组和利妥昔单抗组没有差异，但 44 周时所有的患者接受了利妥昔单抗，其中 83% 达到改善 [77]。有抗 Jo-1、Mi-2 或抗 SRP 抗体的患者也可能有治疗反应 [55, 78]。肿瘤坏死因子（TNF）抑制药（英夫利昔单抗、阿达利单抗、依那西普）无效，还可能恶化或诱发疾病 [79]。其他用于试验性研究的生物制药，包括阿仑单抗，据报道对 PM 有效 [80]；抗补体 C5（依库珠单抗），对补体介导的疾病有效，

可能适用于 DM 和 NAM 治疗；抗 IL-6（妥珠单抗）[81] 和抗 IL-1 受体（阿那白滞素）[82] 对部分患者有效；总的来说，IM 治疗的长期结果明显改善，10 年生存率＞ 90%[83]。

（二）包涵体肌炎

由于 T 细胞调控的细胞毒性作用和前文概述的促炎症细胞因子对淀粉样蛋白聚集的增强，免疫抑制药已经投入了 IBM 的试验，但都失败了，可能是因为在患者寻求医疗建议时发病已较长时间，而那时退行性变也已达晚期 [1-3, 69-72]。糖皮质激素、甲氨蝶呤、环孢霉素、咪唑硫嘌呤或麦考酚酸酯均无效，尽管一些患者用药初期会感觉有轻微的改善，但并没有长期的益处 [84]。IVIg 在对照试验中显示也是无效的，但也可能暂时地给部分患者提供帮助，尤其是存在危及生命的吞咽困难患者，可以作为一种治疗选择 [85, 86]。阿仑单抗可以维持病情短期稳定 [87]，但需要对照试验论证。阿那白滞素和卡那单抗同样也无效 [88]。针对肌肉抑制的 β 转化生长因子（transforming growth factor，TGF）分子或肌肉生长因子的试验正在进行中，但早期结果令人失望。虽然预期寿命可能正常，但大多数晚期疾病患者需要辅助设备，如手杖、助行器或轮椅 [22]。

参考文献

[1] Dalakas MC. Inflammatory muscle diseases. N Engl J Med. 2015; 372:1734–1747.

[2] Dalakas MC. Polymyositis, dermatomyositis and inclusion-body myositis. N Engl J Med. 1991;325:1487–1498.

[3] Dalakas MC, Hohlfeld R. Polymyositis and dermatomyositis. Lancet. 2003;362:971–982.

[4] Dalakas MC. An update on inflammatory and autoimmune myopathies. Neuropathol Appl Neurobiol. 2011;37: 226–242.

[5] Engel AG, Hohlfeld R. The polymyositis and dermatomyositis complex. In: AG Engel AG, Franzini-Armstrong C, eds. Myology, New York, McGraw-Hill, 2008: 1335–1383.

[6] Emste RC. Reed AM idiopathic inflammatory myopathies: current trends in pathogenesis, clinical features and up-to-date treatment recommendations. Mayo Clin. Proc. 2013;88:83–105.

[7] Femia AN1, Vleugels RA, Callen JP. Cutaneous dermatomyositis: an updated review of treatment options and internal associations. Am J Clin Dermatol. 2013;14:291–313.

[8] Dalakas MC. Images in clinical medicine. Calcifications in dermatomyositis. N Engl J Med. 1995 Oct 12;333(15):978.

[9] Hill CL, Zhang Y, Sigurgeirsson B, et al. Frequency of specific cancer types in dermatomyositis and polymyositis: a population-based study Lancet. 2001;357:96–100.

[10] Stenzel W, Goebel HH, Aronica E. Immune-mediated necrotizing myopathies: a heterogeneous group of diseases with specific myopathological features. Neuropathol Appl Neurobiol. 2012;38:632–646.

[11] Mammen AL, Chung T, Christopher-Stine L, et al. Autoantibodies against 3-hydroxy-3-methylglutaryl-coenzyme A reductase in patients with statin-associated autoimmune myopathy. Arthritis Rheum. 2011;63:713– 721.

[12] Dalakas MC. Necrotizing autoimmune myopathy (NAM): antibodies seem to be specific markers in aiding diagnosis (editorial). J Neurol Neurosur Psychiatry. 2016;87:1037.

［13］ Allenbach Y, Drouot L, Rigolet A, et al. Anti-HMGCR auto-antibodies in European patients with autoimmune necrotizing myopathies: inconstant exposure to statin. Medicine (Baltimore). 2014;93:150–157.

［14］ Casiola-Rosen L, Mammen AL. Myositis autoantibodies Curr Opin Rheumatol. 2012;24:602–608.

［15］ Stenzel JO-1 Stenzel W, Preusse C, Allenbach Y, et al. Nuclear actin aggregation is a hallmark of anti-synthetase syndrome-induced dysimmune myopathy. Neurology. 2015;84:1346–1354.

［16］ Askanas V, Engel WK, Nogalska A. Sporadic inclusion-body myositis: a degenerative muscle disease associated with aging, impaired muscle protein homeostasis and abnormal mitophagy. Biochim Biophys Acta. 2015;1852:633–643.

［17］ Badrising UA, Maat-Schieman M, van Duinen SG, et al. Epidemiology of inclusion body myositis in the Netherlands: a nationwide study. Neurology. 2000;55:1385–1388.

［18］ Wilson FC, Ytterberg SR, St Sauver JL, et al. Epidemiology of sporadic inclusion body myositis and polymyositis in Olmsted County, Minnesota. J Rheumatol. 2008;35:445–447.

［19］ Dalakas MC. Sporadic inclusion body myositis: diagnosis, pathogenesis and therapeutic strategies. Nat Clin Prac Neurol. 2006;2: 437–447.

［20］ Needham M, Mastaglia FL. Inclusion body myositis: current pathogenic concepts and diagnostic and therapeutic approaches. Lancet Neurol. 2007;6:620.

［21］ Cox FM, Titulaer MJ, Sont JK, Wintzen AR, Verschuuren JJ, Badrising UA. A 12-year follow-up in sporadic inclusion body myositis: an end stage with major disabilities. Brain. 2011;134(Pt 11):3167–3175.

［22］ Peng A, Koffman BM, Malley JD, Dalakas MC. Diseases progression in sporadic inclusion body myositis (s-IBM): observations in 78 patients. Neurology. 2000;55:296–298.

［23］ Pestronk A. Acquired immune and inflammatory myopathies: pathologic classification. Curr Opin Rheumatol. 2011;23:595–604.

［24］ Dalakas MC. Pathophysiology of inflammatory and autoimmune myopathies. Press Medical. 2011;40:237–247.

［25］ Mescam-Mancini L, Allenbach Y, Hervier B, et al. Anti-jo-1 antibody- positive patients show a characteristic necrotizing perifascicular myositis. Brain. 2015;138:2485–2492.

［26］ Bucelli RC, Pestronk A. Immune myopathies with perimysial pathology: clinical and laboratory features. Neurol Neuroimmunol Neuroinflamm. 2018;5:e434.

［27］ Brady S, Squier W, Sewry C, Hanna M, Hilton-Jones D, Holton JL. A retrospective cohort study identifying the principal pathological features useful in the diagnosis of inclusion body myositis BMJ Open. 2014;4:e0045524.

［28］ Lloyd TE, Mammen AL, Amato AA, Weiss MD, Needham M, Greenberg SA. Evaluation and construction of diagnostic criteria for inclusion body myositis Neurology. 2014:83:426–433.

［29］ Fiorentino DF1, Chung LS, Christopher-Stine L, et al. Most patients with cancer-associated dermatomyositis have antibodies to nuclear matrix protein NXP-2 or transcription intermediary factor 1γ. Arthritis Rheum. 2013;65:2954–2962.

［30］ Pluk H, P van Hoeve BJ, van Dooren SH, et al. Autoantibodies to cytosolic 5'-nucleotidase 1A in inclusion body myositis. Ann.Neurol. 2013;73:397–407.

［31］ Hida A, Yamashita T, Hosono Y, et al. Anti-TIF1-γ antibody and cancer- associated myositis: a clinicohistopathologic study. Neurology. 2016;87: 299–308.

［32］ Emslie-Smith AM, Engel AG. Microvascular changes in early and advanced dermatomyositis: a quantitative study. Ann Neurol. 1990;27:343–356.

［33］ Greenberg SA, Pinkus JL, Pinkus GS, et al. Interferon-α/β-mediated innate immune mechanisms in dermatomyositis. Ann

Neurol. 2005;57:664–678.

［34］ Suárez-Calvet X, Gallardo E, Nogales-Gadea G, et al. Altered RIG-I/ DDX58-mediated innate immunity in dermatomyositis. J Pathol. 2014;233:258–268.

［35］ Emslie-Smith AM, Arahata K, Engel AG. Major histocompatibility complex class I antigen expression, immunolocalization of interferon subtypes, and T cell-mediated cytotoxicity in myopathies. Hum Pathol. 1989;20:224–231.

［36］ Engel AG, Arahata K. Mononuclear cells in myopathies: quantitation of functionally distinct subsets, recognition of antigen-specific cell- mediated cytotoxicity in some diseases, and implications for the pathogenesis of the different inflammatory myopathies. Hum Pathol. 1986;17:704–721.

［37］ Dalakas MC. Signaling pathways and immunobiology of inflammatory myopathies. Nature Clinic Practice Rheumatol 2006;2:219–227.

［38］ Goebels N, Michaelis D, Engelhardt M, et al. Differential expression of perforin in muscle-infiltrating T cells in polymyositis and dermatomyositis. J Clin Invest. 1996;97:2905–2910.

［39］ Schmidt J, Rakocevic G, Raju R, Dalakas MC. Upregulated inducible costimulator and ICOS-ligand in inclusion body myositis muscle: significance for CD8+ T cell cytotoxicity. Brain. 2004;127:1182–1190.

［40］ Hofbauer M, Wiesener S, Babbe H, et al. Clonal tracking of autoaggressive T cells in polymyositis by combining laser microdissection, single-cell PCR, and CDR3-spectratype analysis. P Natl Acad Sci USA. 2003;100:4090–4095.

［41］ Bender, A. Ernst N, Iglesias A, Dornmair K, Wekerle H, Hohlfeld R. T cell receptor repertoire in polymyositis: clonal expansion of autoaggressive CD8+ T cells. J Exp Med. 1995;181,1863–1868.

［42］ O'Hanlon TP, Dalakas MC, Plotz PH, Miller FW. Predominant α/β T cell receptor variable and joining gene expression by muscle-infiltrating lymphocytes in the idiopathic inflammatory myopathies. J Immunol. 1994;152:2569–2576.

［43］ Amemiya K, Granger RP, Dalakas MC. Clonal restriction of T-cell receptor expression by infiltrating lymphocytes in inclusion body myositis persists over time: studies in repeated muscle biopsies. Brain. 2000;123:2030–2039.

［44］ Wiendl H, Mitsdoerffer M, Schneider D, et al. Muscle fibres and cultured muscle cells express the B7.1/2-related inducible co-stimulatory molecule, ICOSL: implications for the pathogenesis of inflammatory myopathies. Brain. 2003;126:1026–1035.

［45］ De Paepe B, Creus KK, De Bleecker JL. Role of cytokines and chemokines in idiopathic inflammatory myopathies. Curr Opin Rheumatol. 2009; 21:610–616.

［46］ Murata K, Dalakas MC. Expression of the costimulatory molecule BB-1, the ligands CTLA-4 and CD28, and their mRNA in inflammatory myopathies. Am J Pathol. 1999;155:453–460.

［47］ Nagaraju K, Casciola-Rosen L, Lundberg I, et al. Activation of the endoplasmic reticulum stress response in autoimmune myositis: potential role in muscle fiber damage and dysfunction. Arthritis Rheum. 2005;52:1824–1835.

［48］ De Bleecker JL De Paepe B, Vanwalleghem IE, Schröder JM. Differential expression of chemokines in inflammatory myopathies. Neurology. 2002;58:1779–1785.

［49］ Choi Y, Dalakas MC Expression of matrix metalloproteinases in the muscle of patients with inflammatory myopathies. Neurology. 2000;54:65– 71.

［50］ Li M, Dalakas MC. Expression of human IAP-like protein in skeletal muscle: An explanation for the rare incidence of muscle fiber apoptosis in T-cell mediated inflammatory myopathies. J Neuroimmunol. 2000;106:1–5.

［51］ Bradshaw EM, Orihuela A, McArdel SL, et al. A local antigen-driven humoral response is present in the inflammatory myopathies. J Immunol. 2007;178:547–556.

[52] Allenbach, Y, Arouche-Delaperche L, Preusse C, et al. Necrosis in anti- SRP+ and anti-HMGCR+myopathies: role of autoantibodies and complement. Neurology. 2018;6:e507–e517.

[53] Dalakas MC. Are autoantibodies pathogenic in necrotizing myopathy? Nature Rev Rheumatol. 2018;14:251–252.

[54] Spuler D, Engel AG. Unexpected sarcolemmal complement membrane attack complex deposits on nonnecrotic muscle fibers in muscular dystrophies. Neurology. 1998;50:41–46.

[55] Engel AG, Biesecker G. Complement activation in muscle fiber necrosis: demonstration of the membrane attack complex of complement in necrotic fibers. Ann Neurol. 1982;12:289–296.

[56] Arouche-Delaperche L, Allenbach Y, Amelin D, et al. Pathogenic role of anti-signal recognition protein and anti-3-hydroxy-3-methylglutaryl-CoA reductase antibodies in necrotizing myopathies: myofiber atrophy and impairment of muscle regeneration in necrotizing autoimmune myopathies. Ann Neurol. 2017;81:538–548.

[57] Watanabe Y, Uruha A, Suzuki S, et al. Clinical features and prognosis in anti-SRP and anti-HMGCR necrotizing myopathy. J Neurol Neurosurg Psychiatry. 2016;87:1038–1044.

[58] Alshehri A, Choksi R, Bucelli R, Pestronk A. Myopathy with anti- HMGCR antibodies: Perimysium and myofiber pathology. Neurol Neuroimmunol Neuroinflamm. 2015 Jun 4;2(4):e124. doi: 10.1212/NXI. 0000000000000124. eCollection 2015 Aug.

[59] Dalakas MC, Rakocevic G, Shatunov A, Goldfarb L, Raju R, Salajegheh M. Inclusion body myositis with human immunodeficiency virus infection: four cases with clonal expansion of viral-specific T cells. Ann Neurol. 2007;61:466–475.

[60] Cupler EJ, Leon-Monzon M, Miller J, Semino-Mora C, Anderson TL, Dalakas MC. Inclusion body myositis in HIV-1 and HTLV-1 infected patients. Brain. 1996;119:1887–1893.

[61] Dalakas MC, Illa I, Pezeshkpour GH, Laukaitis JP, Cohen B, Griffin JL. Mitochondrial myopathy caused by long-term zidovudine therapy. N Engl J Med. 1990;322:1098–1105.

[62] Dalakas MC. Neurological complications of check-point inhibitors: what happens when you "take the brakes off" the immune system. Therap Adv Neurol Dis. 2018;11:1756286418799864.

[63] Kao JC, Liao B, Markovic SN, et al. Neurological complications associated with anti–programmed death 1 (PD-1) antibodies. JAMA Neurol. 2007;74:1216–1222.

[64] Salajegheh M, Pinkus JL, Taylor P, et al. Sarcoplasmic redistribution of nuclear TDP-43 in inclusion body myositis. Muscle and Nerve. 2009;40:19–31.

[65] Ivanidze J, Hoffmann R, Lochmüller H, et al. Inclusion body myositis: laser microdissection reveals differential up-regulation of IFN-γ signaling cascade in attacked versus nonattacked myofibers Am J Pathol. 2011;179:1347–1359.

[66] Schmid J, Barthel K, Zschüntzsch J, et al. Nitric oxide stress in sIBM muscle fibres: inhibition of iNOS prevents IL-1β-induced accumulation of β-amyloid and cell death. Brain. 2012;135:1102–1114.

[67] Schmidt J, Barthel K, Wrede A, Salajegheh M, Bähr M, Dalakas MC. Interrelation of inflammation and APP in sIBM: IL-1β induces accumulation of β-amyloid in skeletal muscle. Brain. 2008;131:1228–1240.

[68] Dalakas MC. Molecular links between inflammation and degeneration: lessons on "Neuroinflammation" using IBM as a model. Ann. Neurology. 2008;64:1–3.

[69] Dalakas MC. Immunotherapy of myositis: issues, concerns and future prospects. Nat. Rev. Rheumatol. 2010;6:129–137.

[70] Mastaglia FL, Zilko PJ. Inflammatory myopathies: how to treat the difficult cases. J Clin Neurosci. 2003;10:99–101.

[71] Dalakas MC. Immunopathogenesis of inflammatory myopathies. Ann Neurol. 1995;37(suppl):74–86.

[72] Dalakas MC. Inflammatory, immune and viral aspects of inclusion body myositis. Neurology. 2006;66(suppl):533–538.

[73] Oddis CV, Sciurba FC, Elmagd KA, Starzl TE. Tacrolimus in refractory polymyositis with interstitial lung disease. Lancet 1999;353:1762–1763.

[74] Dalakas MC, Illa I, Dambrosia JM, et al. A controlled trial of high-dose intravenous immunoglobulin infusions as treatment for dermatomyositis. N Engl J Med. 1993;329:1993–2000.

[75] Danieli MG, Pettinari L, Moretti R, Logullo F, Gabrielli A. Subcutaneous immunoglobulin in polymyositis and dermatomyositis: a novel application. Autoimmun Rev. 2011;10:144–149.

[76] Oddis CV, Reed AM, Aggarwal R, et al.; RIM Study Group. Rituximab in the treatment of refractory adult and juvenile dermatomyositis and adult polymyositis: a randomized, placebo-phase trial. Arthritis Rheum. 2013;65:314–324.

[77] Aggarwal R, Bandos A, Reed AM, et al. Predictors of clinical improvement in rituximab-treated refractory adult and juvenile dermatomyositis and adult polymyositis. Arthritis Rheumatol. 2014;66: 740–749.

[78] Valiyil R, Casciola-Rosen L, Hong G, Mammen A, Christopher-Stine L. Rituximab therapy for myopathy associated with anti-signal recognition particle antibodies: a case series Arthritis Care Res. 2010;62:1328–1334.

[79] Dastmalchi, M. Grundtman C, Alexanderson H, et al. A high incidence of disease flares in an open pilot study of infliximab in patients with refractory polymyositis. Ann. Rheum. Dis. 2008;67:1670–1677.

[80] Thomson, B. Corris P, Miller JA, Cooper RG, Halsey JP, Isaacs JD. Alemtuzumab (campath-1H) for treatment of refractory polymyositis. J. Rheumatol. 2008;35:2080–2082.

[81] Narazaki M, Hagihara K, Shima Y, Ogata A, Kishimoto T, Tanaka T. Therapeutic effect of tocilizumab on two patients with polymyositis Rheumatology (Oxford). 2011;50:1344–1346.

[82] Zong M Dorph C, Dastmalchi M, et al. Anakinra treatment in patients with refractory inflammatory myopathies and possible predictive response biomarkers: a mechanistic study with 12 months follow-up. Ann Rheum Dis. 2014;73:913–920.

[83] Taborda AL, Azevedo P, Isenberg DA. Retrospective analysis of the outcome of patients with idiopathic inflammatory myopathy: a long-term follow-up study. Clin Exp Rheumatol. 2014;32:188–193.

[84] Benveniste O, Guiguet M, Freebody J, et al. Long-term observational study of sporadic inclusion body myositis. Brain. 2011;134(Pt 11):3176– 3184.

[85] Dalakas MC, Sonies B, Dambrosia J, Sekul E, Cupler E, Sivakumar K. Treatment of inclusion body myositis with IVIg: a double-blind, placebo- control study. Neurology. 1997;48:712–716.

[86] Cherin P, Pelletier S, Teixeira A, et al. Intravenous immunoglobulin for dysphagia of inclusion body myositis. Neurology. 2002;58:326.

[87] Dalakas MC, Rakocevic G, Schmidt J, et al. Effect of alemtuzumab (CAMPATH 1-H) in patients with inclusion-body myositis. Brain. 2009;132:1536–1544.

[88] Kosmidis ML, Alexopoulos H, Tzioufas AG, Dalakas MC. The effect of anakinra, an IL1 receptor antagonist, in patients with sporadic inclusion body myositis (sIBM): a small pilot study. J Neurol Sci. 2013;334:123–125.

第8章 吉兰-巴雷综合征

Guillain-Barré Syndrome

Matthew J. G. Burford　Richard A. Lewis **著**

陈　云　张雪意 **译**　郭珍立 **校**

2016 年，Georges Guillain、Jean-Alexandre Barré 和 André Strohl 发表 2 例以深腱反射消失和脑脊液（CSF）蛋白-细胞分离为核心特征的急性多神经病患者报告的百年纪念，报告中的 2 例患者参加了第一次世界大战期间的索姆河战役，在那场毁灭性的战斗中，他们能够从数千名重伤士兵中认识到这种疾病难能可贵，并因此举世瞩目。60 年前，Jena Baptiste Octave Landry 曾描述过一个类似的患者，由于腰椎穿刺术直到 19 世纪 90 年代才由 Quincke 发展起来，患者中没有描述 CSF 的特点。该综合征的名称最初包括 Landry 和 Strohl（Landry-Guillain-Barré-Strohl 综合征）。但随着时间的推移，Landry 因为没有描述疾病全部特征而被删除，Strohl 为康复科医师，主要贡献为神经电生理的描述，因此 Strohl 的名称也被删除。近 100 年里，我们对该综合征的认识取得了很大的进步，目前该综合征包括许多亚型，现有的治疗措施大大改善了许多患者的预后。然而，每个患者都有过突如其来而又明显的症状，并且使得很多人遗留重大残疾。

根据多项尸检发现吉兰-巴雷综合征（GBS）病理表现为炎症细胞浸润和神经纤维脱髓鞘，一直认为 GBS 等同于急性炎性脱髓鞘性多发性神经病（acute inflammatory demyelinating polyneuropathy，AIDP）[1]。然而，通过对急性轴索型 GBS 的病例报告 [2] 和急性麻痹综合征回顾性研究中的流行病学特征的评估 [3, 4]，很明显，GBS 是包括一组不同亚型的急性免疫性神经病变（表 8-1）。这包括"经典的"AIDP 和多种轴索型急性神经病变，其中最常见的是急性运动轴突性神经病（acute motor axonal neuropathy，AMAN）。轴索型 GBS 还包括急性运动感觉轴突性神经病（acute motor sensory axonal neuropathy，AMSAN）、Fisher 综合征（Fisher syndrome，FS；以眼肌瘫痪、反射消失和共济失调三联征为特征），局限受累型 GBS（数个神经系统特定区域受累为特征）和重叠综合征 [5, 6]。这些不同综合征的统一特征是急性、单相病程，并累及具有相似免疫病理生理基础的周围神经系统。

随着脊髓灰质炎病毒的减少，GBS 现在是全世界急性松弛性瘫痪的最常见原因。由于可导致呼吸肌无力和自主神经损伤，GBS 也是最常见的神经系统疾病之一，在美国每年有 6000 例患者住院治疗 [7]。及时识别和给予支持性治疗是优化预后的关键。

一、流行病学

GBS 相对少见，在美国和欧洲的年发病率 1/10 万。这种发病率随着年龄的增长而增加，第一个 10 年的年发病率为 0.6/10 万，第 9 个 10 年的年发病率为 2.7/10 万 [8]。男性发病率稍低，男女比例为 1.5 : 1.9[9]。虽然 GBS 在全球范围内

分 类	靶向抗体	临床特征	变异症状
急性炎性脱髓鞘性多发神经根神经病（AIDP）	未知	• 上升性四肢轻瘫 • 深腱反射减低 • 常见脑神经受累 • 常见呼吸系统受累	面部双瘫伴感觉异常[a]
急性运动轴突性神经病（AMAN）[b]	GM1、GD1a	• 上升性四肢轻瘫 • 脑神经受累罕见	急性运动传导阻滞神经病变[c]/可逆传导障碍的AMAN[d]
急性运动感觉轴突性神经病（AMSAN）[e]	GM1,GD1a	AMAN的特征表现和感觉障碍	
Fisher综合征（FS）[e]	GQ1b	• 眼肌瘫痪 • 共济失调 • 深腱反射减低	部分症状 • 急性瞳孔散大 • 急性上睑下垂 • 急性共济失调神经病[f]
Bickerstaff脑干脑炎（BBE）[g]	GQ1b	• 脑病 • 嗜睡 • 眼肌瘫痪、共济失调（±）	部分症状 • 急性共济失调性抖动
咽颈臂型GBS（PBC）[a]	GT1a	• 吞咽无力 • 上肢无力和深腱反射减弱	部分症状 • 急性口咽部功能障碍
重叠综合征[h]	不确定	上述症状的不同组合	

表8-1 吉兰-巴雷综合征的临床变异

a. Ropper AH. Further regional variants of acute immune polyneuropathy: bifacial weakness or sixth nerve paresis with paresthesias, lumbar polyradiculopathy, and ataxia with pharyngeal- cervical-brachial weakness. *JAMA Neurol*. 1994;51:671–675.

b. Kuwabara Y. Axonal Guillain-Barré Syndrome: concepts and controversies. *Lancet Neurol*. 2013;12:1180–1188.

c. Capasso M, Caporale CM, Pomilio F, Gandolfi P, Lugaresi A, Uncini A. Acute motor conduction block neuropathy: another Guillain–Barré syndrome variant. *Neurology*. 2003;61:617–622.

d. Kuwabara S, Yuki N, Koga M, et al. IgG anti-GM1antibody is associated with reversible conduction failure and axonal degeneration in Guillain–Barré syndrome. *Ann Neurol*.1998;44:202–208.

e. Fisher M. An unusual variant of acute idiopathic polyneuritis(syndrome of ophthalmoplegia, ataxia, and areflexia). *NEJM*. 1956;255:57–65.

f. Notturno F, Caporale CM, Uncini A. Acute sensory ataxic neuropathy with antibodies to GD1b and GQ1b gangliosides and prompt recovery. *Muscle Nerve*. 2008;37:265–268.

g. Bickerstaff ER, Cloake PC. Mesencephalitis and Rhombencephalitis. *Br Med* J. 1951;2:77–81.

h. Sekiguchi, Mori, Misawa, Sawai, Yuki, Beppu, Kuwabara. How often and when Fisher syndrome is overlapped by Guillain-Barré Syndrome or Bickerstaff brainstem encephalitis? *Eur J Neurol*. 2016,23:1058–1063.

都有发生，但不同国家的发病率差异很大，芬兰的年发病率最低（0.38/10万）[10]，孟加拉国儿童的年发病率最高（3.5/10万）[11]。不同亚型GBS的发病率也因地理位置而异。在美国和欧洲国家，大多数GBS患者为AIDP，据报道高达90%[12]。同样，印度86%的GBS患者为AIDP[13]。在中美洲和南美洲的许多国家，AMAN在GBS患者中所占比例较高。例如，在阿根廷和墨西哥，AMAN占GBS患者的30%～38%。东南亚许多国家的AMAN发病率也较高，为23%～78%，其中中国发病率最高[14]。有研究表明，AMAN发病率存在季节性变化，在西方国家、中东和远东地区以冬季居多，但在中国北部、印度和拉丁美洲以夏季居多。这很可能与前驱感染有关，即冬季上呼吸道感染多发，而夏季腹泻多发[15, 16]。

二、前驱感染

70% 的 GBS 患者在神经病变发生的前 3 周内有确定的前驱感染事件。上呼吸道感染和胃肠道感染占大多数。到目前为止，最常见的前驱感染是空肠弯曲杆菌，在所有 GBS 患者中，有多达 31% 的患者与空肠弯曲杆菌有关 [17]。其他常见的前驱感染包括巨细胞病毒（CMV）、EB 病毒（EBV）和肺炎支原体 [18, 19]。自 2014 年开始寨卡病毒感染的发病率不断增加，随后也报告了许多其他前驱感染患者 [20, 21]。

GBS 被认为主要是由周围神经髓鞘病（如 AIDP）或淋巴结 / 旁节轴突（如 AMAN 和轴索变异）成分的抗体介导的自身免疫反应引起的。这在 AMAN 和其他轴索变异的 GBS 中得到了最好的描述，它们与周围神经系统神经节苷脂抗体的关联性比 AIDP 更强。例如，AMAN 与靶向神经节苷脂 GM1 和 GD1a 的免疫球蛋白 G（IgG）抗体水平升高密切相关。在注射神经节苷脂（用于治疗各种神经系统疾病）后，患者出现了高水平 GM1 抗体的 AMAN[22]。同样，与前驱空肠弯曲杆菌感染相关的 AMAN 患者也可能产生 GM1 或 GD1a 的抗体。这些抗体的形成机制已被证明是由于分子模拟机制。空肠弯曲杆菌某些血清型的脂寡糖（lipooligosaccharide，LOS）成分已被证明与人类 GM1 神经节苷脂具有结构同源性 [23]。后来证明，用纯 GM1 神经节苷脂或空肠弯曲菌脂寡糖免疫兔均可建立 AMAN 动物模型 [24, 25]。还表明，某些唾液酸转移酶基因变异的空肠弯曲杆菌产生模拟其他神经节苷脂分子（如 GQ1b、GT1a 等）的寡糖分子，这些分子与 GBS 的其他轴索损伤亚型有关 [26]。某些感染性疾病发病率的区域差异以及潜在的相同传染源基因型的差异可能解释了 GBS 亚型的一些地理分布差异。尽管在其他前驱感染中 GBS 的发病机制被认为是相似的，但是空肠弯曲菌和轴索 GBS 的分子模拟数据不太一致。事实上，AIDP 中特异性自身抗体的证据一直不一致，有持续的证据表明 T 细胞在 AIDP 的发病机制中发挥作用 [27, 28]。

尽管感染是 GBS 中最常见的前驱事件，但 GBS 也与非感染事件有关。疫苗与 GBS 的关系一直存在争议，仍然是一个有争议的领域。主要的相关事件发生在 1976 年猪流感疫苗，尽管仍存在争议，但相关综述已明确指出，该疫苗与 GBS 之间存在关联，在接种疫苗后的 2～3 周，相对风险高达 12 倍。这引起了人们对随后流感疫苗的关注，但在此后的任何年份，包括 2009 年，都没有发现与 H1N1 疫苗有显著关联，即与接种疫苗预防的疾病、住院和死亡人数相比，由该疫苗引起的每 1/100 万的风险是微不足道的 [29]。早期狂犬病疫苗制剂也被认为与 GBS 有关 [30]，尽管缺乏证据表明 GBS 与当前疫苗之间存在明确的联系，但这仍然是一个备受争议的话题，也是监测疫苗安全性的一个重要领域 [31]。手术也被认为与 GBS 的发生有关，特别是对于已有自身免疫病或恶性肿瘤的患者 [32]，但这些发现随后受到质疑，需要进一步研究 [33]。

三、临床症状

GBS 的诊断仍基于临床症状。典型的临床表现为急性、对称性、进行性、上升性无力和深腱反射消失，在感染后数天至数周内伴或不伴有感觉症状。症状在数天或数周内发展，50% 的患者在 2 周内达到高峰，85% 的患者在 3 周内达到高峰 [34]。其他可能出现的症状包括延髓、呼吸和自主神经受累。虽然 "典型" 表现很容易识别，但非常早期、轻微或非典型表现往往容易漏诊，这可能解释了为什么患者在确诊之前要去 2 次急诊室。早期诊断对 GBS 很重要，因为延迟诊断与较差的预后相关 [35]。

无力通常开始于下肢，患者抱怨步行或爬楼梯困难，随后进展到上肢，持续数小时至数天。60% 的患者首发症为下肢无力，20% 的患者则为上肢无力。然而，在疾病高峰期，绝大部分患者（90%～95%）都出现四肢轻瘫。无力通常对称出现。虽然少数患者表现为不对称性无力，但患者在 1 周内进展为对称性。除了四肢无力外，面瘫在 GBS 中也很常见，通常是双侧的。1/3 的患者在发病时出现面瘫，60% 的患者在疾病最严重时出现。甚至有一种罕见的脱髓鞘性 GBS 变异型表现为感觉异常和双侧面瘫，其中双侧面瘫是一种典型特征 [36]。因此，即使在没有四肢无力的情况下，双侧面瘫也应考虑 GBS 的变异型 [37, 38]。

反射消失通常被认为是 GBS 的诊断要点，75% 的患者在就诊时出现反射消失。然而，即使在疾病高峰期，也有 10% 的患者会保留一些反射 [37, 38]。保留反射在轴索病变亚型中更常见，如 AMAN，其中 10% 的患者在整个综合征中反射正常或反射活跃 [39]。认识到某些 GBS 患者可以保留反射能够防止诊断延迟。

感觉症状在 GBS 中很常见。85% 的 GBS 患者出现感觉异常，主要在四肢远端 [37]。即使在 AMAN（一种纯运动综合征）中，也有 10% 的患者有肢体远端感觉异常 [40]。疼痛是 GBS 的共同特征，可能出现在无力之前。最常见的疼痛类型是肌肉疼痛、感觉异常性疼痛和神经根痛。2/3 的 GBS 患者可能出现疼痛，但在更严重的患者和感觉障碍的患者中更常见 [41]。尽管阳性感觉症状很常见，但检查时感觉缺失的情况不太常见，40%～67% 的患者在就诊时出现感觉缺失 [37, 38]。然而，与无力相比，感觉障碍通常是轻微的。轴索病变型 GBS 以感觉为主的形式很少见，被称为急性感觉共济失调性神经病（acute sensory ataxic neuropathy，ASAN）[42, 43]。

在 GBS 患者中可能存在一定程度的延髓受累。疾病高峰期口咽功能障碍发生率高达 50%。眼肌瘫痪不太常见，但在疾病高峰期发生率高达 15%[37]。这并不能解释不太常见的变异型，例如，FS 或轴索变异型 GBS 的咽颈臂型（PCB），其中口咽功能障碍（在 PCB 中）和眼肌瘫痪（在 FS 中）是特异性表现 [44, 45]。

呼吸系统受累是 GBS 的一个令人担忧且常见的特征。这可能是由于膈神经和肋间神经受累，或者口咽受累，导致对分泌物处理和气道保护不足。需要机械通气的 GBS 患者比例各不相同，但可高达 44%[46]。在一系列的需要机械通气的 397

例患者中，大多数患者在发病的第一周内就进行了机械通气。预测未来机械通气需求的因素包括发病 3 天内入院、面瘫或延髓麻痹，以及更严重的全身无力。这些因素被纳入评分系统，即 Erasmus GBS 呼吸功能不全评分（Erasmus GBS respiratory insufficiency score，EGRIS；表 8-2）[47]。

自主神经功能障碍是一种常见且可能危及生命的 GBS 并发症。虽然报告各不相同，但高达 83% 的 GBS 患者存在自主神经功能障碍 [48]。自主神经功能障碍的临床特点多种多样，可影响交感或副交感神经系统。心血管疾病的影响范围从良性的（如窦性心动过速或直立性低血压）到严重的、持续性高血压或低血压或心律失常。可能有胃肠道或泌尿生殖系统表现，如肠梗阻 [49]、尿潴留、失禁 [50] 和括约肌功能障碍 [51]。自主神经功能障碍在 AIDP 中较 AMAN 更常见 [52]。可逆性后部白质脑综合征（PRES）与 GBS 有关，可能与导致脑血管自我调节的自主神经功能障碍有关 [53]。

表 8-2　Erasmus GBS 呼吸功能不全评分（EGRIS）		
评估项目	类　别	评　分
无力发病到入院的时间	＞7 天	0 分
	4～7 天	1 分
	≤3 天	2 分
入院时面瘫或延髓麻痹	不存在	0 分
	存在	1 分
住院时 MRC 总评分	60～51 分	0 分
	50～41 分	1 分
	40～31 分	2 分
	30～21 分	3 分
	≤20 分	4 分
EGRIS		0～7 分

MRC. 医学研究理事会

四、鉴别诊断

GBS 的鉴别诊断很多，包括突然导致无力的疾病。临床诊断框架和病史有助于提高鉴别诊断能力。

五、诊断

如前所述，GBS 主要依靠临床诊断。

诊断检查旨在为诊断提供支持依据，并评估其他可能诊断。有用的检测包括脑脊液分析、血清检测和神经电生理检测。

当考虑 GBS 时，应尽早进行腰椎穿刺脑脊液分析。这主要有两个原因。首先，它可以为诊断提供支持性依据。其次，也许在初始评估中更重要的是，它有助于排除其他可能的诊断。GBS 脑脊液检查的特征性表现是蛋白 - 细胞分离，即蛋白升高，而细胞正常（正常脑脊液白细胞计数）。这一发现强烈支持在正确的临床背景下诊断 GBS[34, 38]。然而，值得注意的是，正常的脑脊液蛋白水平并不能排除 GBS。在症状出现的第 1 周，多达 50% 的 GBS 患者的脑脊液蛋白可能是正常的[5]。事实上，少数患者（12%~17%）如果在症状出现的第 1 周后进行检测，其脑脊液蛋白水平将会表现正常[38]。虽然脑脊液蛋白在 GBS 病程早期可能不会升高，但正常的脑脊液细胞计数对于排除其他诊断很重要。绝大多数 GBS 患者（85%）的脑脊液白细胞计数正常（< 5/μl）。虽然有一小部分患者的脑脊液白细胞计数可能略有升高，但 GBS 患者的脑脊液白细胞计数一般 ≤ 50/μl[38]。如果脑脊液白细胞计数升高，则为感染性多神经病（CMV、HIV 和莱姆病）、脊髓灰质炎（西尼罗病毒、肠道病毒等），病因应考虑炎症性和恶性肿瘤性。在疗程早期进行脑脊液分析的最后一个原因是静脉注射免疫球蛋白（IVIg），这是一种治疗 GBS 的常见治疗方法，可能导致脑脊液白细胞计数升高（无菌性脑膜炎），这可能会混淆诊断[55]。

应尽早进行神经传导检查和肌电图（NCS/EMG），以确定 GBS 的亚型，并评估周围神经系统导致无力的其他可能病因（多发性单神经炎、肌病、神经肌肉接头疾病）。80%~90% 的 GBS 患者在第 1 周内出现 NCS/EMG 异常[54]。然而，2%~9% 的 GBS 患者可能在症状出现后 7 天内电生理检查正常，需要进行其他一系列检查。最早的异常包括 H 反射消失、F 波消失或延长、低振幅的复合肌肉动作电位（compound muscle action potential，CMAP）[55, 56]。一种需要识别特征性的变化是相对于正中神经和尺神经感觉反应而言，存在腓肠神经感觉豁免模式。腓肠神经感觉豁免可以帮助区分 GBS 和其他相似疾病[57]。虽然以前被认为这是脱髓鞘型 GBS 的主要特征，但在轴索损伤中也观察到腓肠神经感觉[58]。

多年来，人们提出了各种神经电生理诊断标准来定义 GBS 及其亚型（如 AIDP、AMAN 等）[55, 59, 60, 61]。急性炎性脱髓鞘性多发神经根神经病（AIDP）的特征是提示脱髓鞘（远端 CMAP 波幅降低、传导速度减慢、远端运动潜伏期延长、传导阻滞和 F 波潜伏期延长），具体的界限值因所使用的特定标准而不同。

轴索型 GBS 的电诊断标准（AMAN 和 AMSAN）最初的假设是，这些形式以轴突变性为病理生理特征。因此，早期定义 AMAN 和 AMSAN 的标准主要集中在没有脱髓鞘特征的情况下 CMAP 波幅的降低[56, 61]。然而，人们已经认识到 AMAN 的电生理亚型，其特征是远端运动潜伏期延长、可逆传导消失和（或）运动传导速度减慢。这些变化被认为与郎飞结功能障碍和轴突变性有关[62, 63]。由于这些可逆性变化可能符合脱髓鞘的神经电生理诊断标准，因此最近有人呼吁制订新的电诊断标准[64, 65]。随着人们对 AMAN 神经电生理诊断特征的不断了解，可能需要一系列的 NCS/EMG 研究来确定其潜在的病理生理学[66, 67, 68]。GBS 的其他变异的神经电生理特征，如 FS 或 PCB 变异型，已在小系列中被描述，尽管这些变异往往轻微和（或）局限，但与类似于 AMAN 的郎飞结 / 轴突病理生理学最一致[69-72]。

血清检测有助于建立支持性证据，评估其他可能诊断，并监测并发症。初步检查应包括基础代谢检查，以评估电解质水平和肾功能。电解质水平有助于评估 GBS 中导致无力的其他原因和预后［显著低钠水平（＜ 133mmol/L）表明 GBS 患者死亡风险增加］[73]。如果白细胞计数升高会引起人们对近期或活动性感染的怀疑。肝功能评估主要依靠转氨酶升高，这可能提示某种感染（CMV、EBV、甲型肝炎、乙型肝炎或丙型肝炎等）。另外，转氨酶升高可能提示肌肉疾病，应及时评估血清肌酸激酶，需要排除类似 GBS 的肌病。评估常见的前驱感染（空肠弯曲菌的粪便培养，CMV、EBV 或肺炎支原体的血清检测）可提供支持 GBS 诊断的依据，并确定可能需要治疗的活动性感染。抗神经节苷类抗体（如 IgG 抗 GM1、Gd1a、GQ1b 等）尤其是在 GBS 的轴索变异型中被发现的。然而，除了 GQ1b 外，这些检测敏感性不高，可出现在 90% 以上的 FS 患者和许多伴有眼外肌麻痹的其他亚型的 GBS 患者。对 HIV 和莱姆病流行地区的血清检测可以识别可能类似 GBS 的急性感染。当存在临床怀疑时，在某些情况下可以考虑对其他鉴别诊断进行特异性检测，包括筛查重金属、维生素水平（如维生素 B_1）、乙酰胆碱受体结合或肌肉特异性激酶（MuSK）抗体（重症肌无力）和尿胆色素原 / 血清 δ- 氨基乙酰丙酸（卟啉症）。

影像学检查主要有助于排除其他可能的诊断。对于未累及延髓的四肢瘫患者，影像学检查尤为重要，颈椎磁共振成像（MRI）可以排除结构性病因或脊髓实质受累。在 GBS 中可能看到的一些可以支持诊断但非特异性的发现，包括对比剂增强现象和（或）神经根肿大[74, 75]。

六、管理

（一）支持性治疗

GBS 的正确管理侧重于积极监测和治疗并发症，并及时启动免疫调节治疗。考虑到病情加重的风险，首选在 ICU 或负压病房进行监测，特别是在疾病的早期。

呼吸衰竭是 GBS 较为常见和严重的并发症之一。如前所述，不同研究中 GBS 机械通气发生率不同，大多数研究表明发生率为 25%～30%[38, 47]。早期识别呼吸衰竭风险较高的患者能够帮助医院决定处理方式（如是否入院或转到 ICU 进行密切监测）。从症状出现到入院的时间较短、不能咳嗽、无法从床上将肘部或头部抬起，以及疾病进展迅速可预测是否需要机械通气[76, 77]。Walgaard 等根据症状出现到入院的天数、无力的严重程度［由医学研究理事会（Medical Research Council，MRC）定义］，以及是否存在面瘫或延髓麻痹等表现，设计了 EGRIS 预测模型，有助于预测症状出现后第一周内对机械通气的需求[47]。虽然早期临床特征可能有助于确定与 GBS 相关的呼吸衰竭的相对风险，但密切监测呼吸功能是必要的，以指导正确处理患者。床边肺功能检查包括用力肺活量（FVC）、最大吸气压力［MIP 或 PImax，又称用力吸气负压（NIF）和最大呼气压（maximal expiratory pressure，MEP 或 PEmax）］，这些应根据病情的严重程度和进展速度，每 3～6 小时检查 1 次。即将发生的呼吸衰竭的迹象包括 FVC＜1L 或＜ 20ml/kg，MIP ＞ −30cmH$_2$O 和（或）MEP＜40cmH$_2$O[76]，这些测量值构成了 "20/30/40" 规则，出现上述任何一种症状的患者都应收住 ICU，并可能进行气管插管。FVC、MIP、MEP 的监测趋势也非常重要。这些参数较基线下降 30% 预示着需要机械通气[75]。在法国的一项系列研究中，FVC 较基线下降 50% 预测在 36h 内开始机械通气，FVC＜1L 预测在 18h 内开始机械通气[78]。动脉血气分析和持续指脉氧监测有助于监测并发症，但这些测量值的变化发生在急性呼吸衰竭的后期，与床边肺功能检查相比，它们对预测措施的帮助较小[78, 79]。

早期气管插管和机械通气是治疗急性呼吸衰竭的首选治疗方法。无创通气虽然有时可有效预防其他原因导致的急性呼吸衰竭（如肌无力危象）的插管，但无法有效预防 GBS 患者对机械通气的需求[80]。由于无创通气并不能减少 GBS 中需要机械通气的患者，这可能导致在紧急情况下必须进行插管。紧急插管可导致 GBS 的严重并发症，如自主神经功能紊乱和罕见的缺氧性脑损伤[81]。

在没有任何肺部疾病的机械通气 GBS 患者中，有 1/3 的患者在 3 周内可以拔管[82]。预测拔管成功的因素包括与插管前水平相比 MIP < −50cmH$_2$O、FVC > 20ml/kg、FVC 提升 4ml/kg，且无肺部并发症[83]。多达 50% 的机械通气的 GBS 患者可能需要气管切开，建议气管切开术的时间为 14 天。如果肺功能参数有所改善，气管切开术可能会推迟到 14 天以上，以给患者更多的时间恢复[83, 84]。

如前所述，自主神经功能紊乱在 GBS 中很常见，可涉及自主神经系统的任何部分。由于 20% 的患者经历了可能危及生命的心血管并发症，如心律失常或低血压 / 高血压，适当的管理最初集中在密切监测。心血管监测应包括心率监测和频繁的生命体征监测[84]。轻度心血管疾病表现包括窦性心动过速、窦性心动过缓、轻度高血压或轻度低血压，如果无临床症状或终末器官损伤，通常不需要治疗。低血压可能和血管容积扩张有关。如果需要血管活性药物，应使用作用时间最短、有效剂量最小的药物。这是因为 GBS 中自主神经功能紊乱的患者可能对这些药物反应剧烈[51]。同样，严重、反复发作的或持续的心律失常，特别是慢性心律失常，可能需要临时起搏[85]。低血压或缓慢型心律失常也可能由气管内吸痰引起[86]。自主神经功能紊乱可能在受影响更严重的 GBS 患者中更为常见[87]。这一点尤其重要，因为这些患者发生感染和血栓栓塞并发症的风险也会增加，这些并发症可能会导致心脑血管疾病[88]。因此，监测导致心脑血管疾病的其他原因是很重要的。GBS 的胃肠道和泌尿生殖系统并发症的监测包括每日腹部检查。影像学检查，如腹部或肾、输尿管及膀胱平片（kidney ureter bladder position，KUB），以及超声检查，可能有助于评估肠梗阻或尿潴留。如果怀疑膀胱功能障碍，尿流动力学检查可能也有帮助[84, 89]。

多学科共识小组推荐的其他支持性治疗措施包括预防血栓栓塞、及时实施身体康复和疼痛治疗。虽然最佳的预防方案还没有得到很好的研究，但一般的建议是对 GBS 患者使用皮下肝素和弹力袜，直到他们能够持续走动。个性化的康复计划包括缓慢加强训练肢体定位、矫形器、营养支持，应在患者能够耐受的情况下实施。疼痛是 GBS 的一个共同特征。目前没有理想的镇痛方案。但两项小型研究表明加巴喷丁[90]和卡马西平[91]有一定疗效。其他镇痛药，包括非甾体抗炎药和阿片样物质，虽然尚未研究，但也已被使用。阿片类镇痛药必须谨慎使用，因为这些可能会引起胃肠道并发症[84]。

虽然不建议在发生 GBS 的 1 年内进行免疫接种，但未来的免疫接种不需要停止。可根据具体情况做出有关免疫接种的决定。

（二）免疫疗法

除了支持性治疗外，迅速实施免疫调节治疗已被证实能够加速恢复。治疗性血浆置换（PLEX）和 IVIg 在临床预后和治疗效果方面是相同的[92, 93]。

在 Cochrane 综述中总结的 6 项对照试验中，PLEX 是第一个被证明对 GBS 有效的治疗方法[94-100]。在这些试验中，接受 PLEX 治疗的患者与对照组相比，运动恢复更快，无论有无辅助都能更快地恢复行走，更快地脱离机械通气，并且更有可能在 4 周后在残疾量表上提高 ≥ 1 分。PLEX 对长期预后也有所改善，接受治疗的患者在 1 年内更有可能完全恢复力量，在 1 年内发生严重运动后遗症的可能性更小，并且在 1 年内死亡率更低[100]。PLEX 通常在 10～14 天进行 5 次单独的交换，使用 5% 的白蛋白作为替代液[97, 101]。PLEX 引起的不良事件很少见，包括由柠檬酸钙螯合引起的感觉异常、低纤维蛋白原血症、低血压和出血[102]。每隔一天的间隔疗法被认为可以减少由于血清因子的清除而发生凝血功能障碍的风险。由于 PLEX 可能在一些治疗中心无法使用，而且相当一部分 GBS 患者有 PLEX 的禁忌证（如血流动力学不稳定、活动性感染、已存在的凝血功能障碍或无法获得血管通路）[103]，故 IVIg 的应用更为广泛。

有 5 项试验比较了 IVIg 和 PLEX 在 GBS 患者中的疗效，Cochrane 综述支持在 4 周后的残疾评分改善、恢复无辅助下行走所需时间和停止机械通气所需时间方面获益相同[92, 93, 104-107]。在 1 年的死亡或致残方面，PLEX 与 IVIg 也没有显著差异[93]。GBS 中 IVIg 的推荐剂量为 2g/kg，连续静脉滴注 2 天 [1g/（kg·d）] 或 5 天 [0.4g/（kg·d）][108]。与 IVIg 相关的不良事件可分为即时反应和迟发反应。即时反应通常是轻微的（如肌痛、头痛、发热/发冷），并可通过减慢输液速度和使用对症药物来控制。很少有与 IVIg 相关过敏反应的报道，可能在 IgA 缺乏的患者中更常见，在这些患者中应避免使用 IVIg。迟发性不良反应比较少见，包括急性肾损伤、血栓栓塞事件（心肌梗死、深静脉血栓形成/肺栓塞和缺血性卒中）和无菌性脑膜炎[109]。

值得注意的是，大多数 GBS 的治疗试验都是在症状出现后 2 周内进行的，而且完全是中度至重度的患者（不能独立行走）。因此，在这些之外，关于 PLEX 或 IVIg 的益处的证据有限。然而，一项比较不同数量 PLEX 治疗的试验显示，轻度受影响的 GBS 患者（能行走但不能跑步）在接受 2 轮 PLEX 治疗时，运动恢复更快，病情恶化的可能性更小，需要机械通气的可能性更小[98]。

虽然大多数 GBS 患者随着时间的推移而稳定和（或）缓慢改善，但 10% 的 GBS 患者在完成治疗的 2～4 周可能会经历短暂的肌力恶化[110, 111]。这些短暂的变化被称为与治疗相关的波动，与初始治疗后持续的或反弹的抗体的产生有关。早期试验表明，这些患者中的一些人可能受益于重复使用 IVIg 或 PLEX 治疗，但也注意到，即使没有接受第二次治疗的患者仍然病情稳定或得到改善[112]。对于在最初稳定或改善后出现病情恶化的患者，一个重要的需要考虑的因素是，这些患者是否可能真的有 CIDP 急性发作，而不是 GBS。当临床恶化发生在发病后更远的时间（＞9 周）或有 ≥ 3 次的单独恶化时，应增加对急性 CIDP 的怀疑[113]。

对于初次治疗后病情无改善或病情恶化的 GBS 患者，开始第二个疗程的治疗存在广泛的争议[114]。除了个别患者和以前试验中的少量患者外，

没有明确的证据表明重复或联合治疗优于单一疗程的治疗。PLEX 联合 IVIg 治疗的随机试验与单独 IVIg 治疗没有区别[115]。然而，一项针对预后不良患者的小型非对照试验发现，第二疗程 IVIg 可能是有益的[116]。目前正在进行一项前瞻性试验，以进一步调查这个问题（SID-GBS 试验）。

在 GBS 中应避免使用皮质类固醇激素。糖皮质激素治疗 GBS 的 6 项试验的 Meta 分析显示口服皮质类固醇治疗的患者比接受安慰剂的患者症状改善更少。静脉注射糖皮质激素的试验显示，与安慰剂相比，结果没有显著差异[117, 118]。轴突型 GBS 的动物模型显示，糖皮质激素会导致更多的轴突丢失，其机制可能与抑制巨噬细胞向周围神经迁移、影响巨噬细胞对轴索细胞碎片的清除和延迟损伤的轴索再生有关[119]。

人们对 GBS 的治疗越来越感兴趣的一个领域是补体抑制药。由于 GBS 的病理机制主要被认为与一种导致补体激活的自身抗体有关，这已经成为许多免疫神经疾病治疗的潜在靶点[120]。轴索型 GBS 的动物模型显示，补体抑制可以防止钠通道的中断[121]，并防止由神经节苷脂抗体引起的小鼠神经肌肉连接的电生理和结构变化[122]。来自一项人类试验（ICA-GBS）的初步数据表明，当与 IVIg 一起给药时，依库珠单抗（Eculizumab，一种 C5 抑制药）在 GBS 患者中使用相对安全[123]。此外，来自 ICA-GBS 和 JET-GBS 的疗效数据[124] 试验将阐明是否在 GBS 未来的治疗中使用补体抑制药。

（三）特殊群体免疫治疗

1. 儿童　基于可获得性甚至对幼儿的易用性和症状改善的数据，IVIg 是儿童的首选治疗方法。已经有 3 项随机试验显示了 IVIg 对儿童的疗效[125-127]。虽然 PLEX 被认为对儿童是安全有效的，但由于研究数据是基于回顾性研究或从成人试验中推断，因此还较为有限。然而，一项针对 ICU 中严重患儿的试验表明，在机械通气时间方面，PLEX 可能优于 IVIg，其他结果相似[128]。

2. 妊娠期女性　GBS 在妊娠中很少见，但更有可能发生在孕中期或孕晚期。基于在其他免疫

疾病的使用，IVIg 和 PLEX 治疗是安全的[129, 130]。一项针对 GBS 妊娠的回顾性研究显示，未发现与使用 IVIg 或 PLEX 相关的母亲或胎儿伤害的报告[131]。建议由神经学科医生、产科医生和新生儿医生组成的多学科团队做出治疗和管理决定，以优化治疗效果[46]。

3. 老年人　老年 GBS 患者（60—80 岁）尚未被广泛研究，但与年轻患者相比，有更严重的残疾、更高的死亡率、更慢的恢复速度。老年患者与年轻患者中与 IVIg 或 PLEX 相关的发生不良反应的比例没有差异[132]。

七、预后

随着危重症和支持性治疗技术的进步，GBS 的死亡率逐年下降，但仍保持在 3%[133]。虽然死亡率有所下降，但临床结果更难预测。来自早期 IVIg 和 PLEX 试验的队列数据表明，一些预测死亡或不良结果的因素包括年龄 > 50 岁、更严重的无力和前驱感染性腹泻与 48 周时死亡或无法行走相关[134, 135]。使用来自治疗试验人群的扩展队列，创建了一个分级量表，以更好地预测 GBS 患者 6 个月的预后。Erasmus GBS 结局量表（EGOS）采用基于年龄、既往腹泻疾病和住院第 2 周 GBS 残疾评分的 7 分量表，并预测患者在 6 个月时无法行走的概率。将患者分为 4 组，EGOS 评分为 1～3 分的患者有 0.5% 的风险，评分为 3.5～4.5 分的患者有 7% 的风险，评分为 5 分的患者有 27% 的风险，评分为 5.5～7 分的患者有 52% 的风险[136]。

EGOS 评分有局限性，它需要在患病 2 周时进行 GBS 残疾评分，不能对预后进行早期预测。最近改良的 EGOS 评分（mEGOS）包括年龄、前驱感染性腹泻、入院时或入院后 7 天的 MRC 总分。mEGOS 可用于预测患者在 4 周、3 个月和 6 个月时无法行走的风险（表 8-3）[137]。

除了临床症状外，许多其他的发现也与预后有关[138]。与较差预后相关的电生理结果通常与轴突丢失相关。CMAP 远端波幅降低（＜正常神经下限的 20%）或神经不兴奋与不良预后相关[55, 139]。虽然轴突丢失与较差的预后相关，但呼吸衰竭更多地与脱髓鞘电生理相关[140]。

表 8-3　Erasmus GBS 结局量表评分		
分　类	评分类别	评　分
发病年龄（岁）	＞ 60	1 分
	41～60	0.5 分
	≤ 40	0 分
腹泻（≤ 4 周）	无	0 分
	有	1 分
GBS 残疾评分（发病后 2 周）	0 分或 1 分	1 分
	2 分	2 分
	3 分	3 分
	4 分	4 分
	5 分	5 分
Erasmus GBS 结局量表评分		1～7 分

参考文献

［1］ Asbury AK, Arnason BG, Adams RD. The inflammatory lesion in idiopathic polyneuritis: its role in pathogenesis. Medicine (Baltimore). 1969;48:173–215.

［2］ Feasby TE, Gilbert JJ, Brown WF, et al. An acute axonal form of Guillain Barré polyneuropathy. Brain. 1986;109:1115–1126.

［3］ Ramos-Alvarex M, Bessudo L, Sabin AB. Paralytic syndromes associated with noninflammatory cytoplasmic or nuclear neuronopathy. JAMA. 1969;207:1481–1492.

［4］ McKhann GM, Cornblath DR, Griffin JW, et al. Acute motor axonal neuropathy: a frequent cause of acute flaccid paralysis in China. Annals Neurol. 1993;33:333–342.

［5］ Yuki N, Hartung H-P. Guillain-Barré syndrome. NEJM. 2012;366:2294– 304.

［6］ Sekiguchi Y, Mori M, Misawa S, et al. How often and when Fisher syndrome is overlapped by Guillain-Barré Syndrome or Bickerstaff brainstem encephalitis? Eur J Neurol. 2016;23:1058–1063.

［7］ Frenzen PD. Hospital admission for Guillain Barré syndrome in the United States, 1993–2004. Neuroepidemiology. 2007;29:83–88.

[8] Sejvar JJ, Baughman AL, Wise M, Morgan OW. Population incidence of Guillain-Barré syndrome worldwide: a systematic review and meta- analysis. Neuroepidemiology 2011;36:123–133.

[9] Chio A, Cocito D, Leone M, Giordana MT, Mora G, Mutani R; Piemonte and Valle d'Aosta Register for Guillain-Barré Syndrome. Guillain-Barré syndrome: a prospective, population-based incidence and outcome survey. Neurology. 2003;60:1146–1150.

[10] McGrogan A, Madle GC, Seaman HE, de Vries CS. The epidemiology of Guillain Barré syndrome worldwide. Neuroepidemiology. 2009;32:150– 163.

[11] Islam Z, Jacobs BC, Islam MB, Mohammad QD, Diorditsa S, Endtz HP. Incidence of Guillain Barré syndrome in children, Bangladesh. Emerg Infect Dis. 2011;17:1317–1318.

[12] Hadden RD, Cornblath DR, Hughes RA, et al. Electrophysiological classification of Guillain-Barré syndrome: clinical associations and outcome. Ann Neurol. 1998;44:780–788.

[13] Kalita J, Misra UK, Das M. Neurophysiological criteria in the diagnosis of different clinical types of Guillain-Barré syndrome. J Neurol Neurosurg Psychiatry. 2008;79:289–293.

[14] Kuwabara S, Yuki N. Axonal Guillain-Barré syndrome: concepts and controversies. Lancet Neurol. 2013;12:1180–1188.

[15] Webb AJ, Brain SA, Wood R, Rinaldi S, Turner MR. Seasonal variation in Guillain-Barré Syndrome: a systemic review, meta-analysis and Oxfordshire cohort study. J Neurol Neurosurg Psych. 2015;86:1196–1201.

[16] Shrivastava M, Nehal S, Seema N. Guillain-Barré syndrome: demographics, clinical profile and seasonal variation in a tertiary centre of central India. Indian J Med Res. 2017;145:203–208.

[17] Poropatich KO, Walker CL, Black RE. Quantifying the association between Campylobacter infection and Guillain Barré Syndrome: a systematic review. J Health Popul Nutr. 2010;28:545–552.

[18] Winer JB, Hughes RAC, Anderson MJ, Jones DM, Kangro H, Watkins RPF. A prospective study of acute idiopathic neuropathy. II: antecedent events. J Neurol Neurosurg Psychiatry. 1988;51:613–618.

[19] Jacobs BC, Rothbarth PH, van der Meché FGA, et al. The spectrum of antecedent infections in Guillain-Barré syndrome: a case-control study. Neurology. 1998;51:1110–1115.

[20] De Oliveira WK, Carmo EH, Henriques CM, et al. Zika virus infection and associated neurologic disorders in Brazil. NEJM. 2017;376:1591– 1593.

[21] Parra B, Lizarazo J, Jimenez-Arango JA, et al. Guillain Barré syndrome associated with zika virus infection in Columbia. NEJM. 2016;375:1513– 1523.

[22] Illa I, Ortiz N, Gallard E, Juarez C, Grau JM, Dalakas MC. Acute axonal Guillain Barré syndrome with IgG antibodies against motor axons following parenteral gangliosides. Ann Neurol. 1995;38:218–224.

[23] Yuki N, Taki T, Inagaki F, et al. A bacterium lipopolysaccharide that elicits Guillain-Barré syndrome has a GM1 ganglioside-like structure. J Exp Med. 1993;178:1771–1775.

[24] Yuki N, Yamada M, Koga M, et al. Animal model of axonal Guillain- Barré syndrome induced by sensitization with GM1 ganglioside. Ann Neurol. 2001;49:712–720.

[25] Yuki N, Susuki K, Koga M, et al. Carbohydrate mimicry between human ganglioside GM1 and Campylobacter jejuni lipooligosaccharide causes Guillain-Barré syndrome. P Natl Acad Sci USA. 2004;101:1404– 1409.

[26] Yuki N. Guillain Barré syndrome and anti-ganglioside antibodies: a clinician-scientist's journey. Proc Jpn Acad. 2012;88:299–326.

[27] Wanschitz J, Maier H, Lass H, Budka H, Berger T. Distinct time pattern of complement activation and cytotoxic T cell response in Guillain-Barré syndrome. Brain. 2003;126:2034–2042.

[28] Csurhes PA, Sullivan AA, Green K, Pender MP, McCombe PA. T cell reactivity to P0, P2, PMP-22, and myelin basic protein basic protein in patients with Guillain-Barré syndrome and chronic inflammatory demyelinating polyradiculoneuropathy. J Neurol Neurosurg Psychiatry. 2005;76:1431–1439.

[29] Souyah N, Yacoub HA, Khan HM, et al. Guillain-Barré syndrome after vaccination in the United States, a report from the CDC/FDA vaccine adverse reporting system (1990–2009). J Clin Neuromusc Dis. 2012;14:66–71.

[30] Hemachuda T, Griffin DE, Chen WW, Johnson RT. Immunologic studies of rabies vaccination-induced Guillain Barré syndrome. Neurology. 1988;38:375–378.

[31] Gee J, Sukumaran L, Weintraub E; Vaccine Safety Datalink Team. Risk of Guillain Barré syndrome following quadrivalent human papillomavirus vaccine in the Vaccine Safety Datalink. Vaccine. 2017;35:5756–5758.

[32] Nagarajan E, Rubin M, Wijdicks EFM, Hocker S. Guillain Barré syndrome after surgical procedures: predisposing factors and outcome. Neurology Clinical Practice. 2017;7:1–9.

[33] Expression of concern: Guillain Barré syndrome after surgical procedures: predisposing factors and outcome. 2017. Neurol Clin Practice. December 30, 2016. http://www.doi.org/10.1212/CPJ. 0000000000000341.

[34] Asbury AK, Cornblath DR. Assessment of current diagnostic criteria for Guillain-Barré syndrome. Ann Neurol. 1999;27(supp):S21–S24.

[35] Dubey D, Kapotic M, Freeman M, et al. Factors contributing to delay in diagnosis of Guillain Barré syndrome and impact on clinical outcome. Muscle Nerve. 2016;53:384–387.

[36] Ropper AH. Further regional variants of acute immune polyneuropathy: bifacial weakness or sixth nerve paresis with paresthesias, lumbar polyradiculopathy, and ataxia with pharyngeal- cervical-brachial weakness. JAMA Neurol. 1994;51:671–675.

[37] Ropper AH. The Guillain Barré syndrome. NEJM. 1992;326:1130– 1136.

[38] Fokke C, van den Berg B, Drenthen J, Walgaard C, van Doorn PA, Jacobs BC. Diagnosis of Guillain-Barré syndrome and validation of Brighton criteria. Brain. 2014;137:33–43.

[39] Yuki N, Kokubun N, Kuwabara S, et al. Guillain-Barré syndrome associated with normal or exaggerated tendon reflexes. J Neurol. 2012;259:1181–1190.

[40] Kuwabara N, Yuki N. Axonal Guillain-Barré syndrome: concepts and controversies. Lancet Neurol. 2013;12:1180–1188.

[41] Ruts L, Drenthen J, Jongen JL, et al; Dutch GBS Study Group. Pain in Guillain-Barré syndrome: A long term follow-up study. Neurology. 2010;75:1439–1447.

[42] Notturno F, Caporale CM, Uncini A. Acute sensory ataxic neuropathy with antibodies to GD1b and GQ1b gangliosides and prompt recovery. Muscle Nerve. 2008;37:265–268.

[43] Oh SJ, LaGanke C, Claussen GC. Sensory Guillain-Barré syndrome. Neurology. 2001;56:82–86.

[44] Ropper AH. Unusual clinical variants and signs in Guillain-Barré SYNDROME. Arch Neurol. 1986;43:1150–1152.

[45] Fisher M. An unusual variant of acute idiopathic polyneuritis (syndrome of ophthalmoplegia, ataxia, and areflexia). NEJM. 1956;255:57–65.

[46] Harms M. Inpatient management of Guillain-Barré syndrome. Neurohospitalist. 2011;1:78–84.

[47] Walgaard C, Lingsma HF, Ruts L, et al. Prediction of respiratory insufficiency in Guillain-Barré syndrome. Ann Neurol. 2010;67:781–787.

［48］ Bredin CP. Guillain-Barré syndrome: the unsolved cardiovascular problems. Irish J Med Sci. 1977;146:273–279.

［49］ Burns TM, Lawn ND, Low PA, Camilleri M, Wijdicks EF. Adynamic ileus in severe Guillain-Barré´ syndrome. Muscle Nerve. 2001;24:963– 965.

［50］ Sakakibara R, Uchiyama T, Kuwabara S, et al. Prevalence and mechanism of bladder dysfunction in Guillain-Barré syndrome. Neurourol Urodynamics. 2009;28:432–437.

［51］ Zochodne DW. Autonomic involvement in Guillain-Barré syndrome: a review. Muscle Nerve. 1994;17:1145–1155.

［52］ Asahina M, Kuwabara S, Suzuki A, Hattori T. Autonomic function in demyelinating and axonal subtypes of Guillain-Barré syndrome. Acta Neurol Scand. 2002;105:44–50.

［53］ Chen A, Kim J, Henderson G, Berkowitz J. Poterior reversible encephalopathy syndrome in Guillain-Barré syndrome. J Clin Neurosci. 2015;22:914–916.

［54］ Misbah SA, Chapel HM. Adverse effects of intravenous immunoglobulin. Drug Safety. 1993;9:254–262.

［55］ Hadden RDM, Cornblath DR, Hughes RAC, Zielasek HP, Toyka KV, Swan AV. Electrophysiological classification of Guillain-Barré syndrome: clinical associations and outcome. Ann Neurol. 1998;44:780–788.

［56］ Gordon PH, Wilbourn AJ. Early electrodiagnostic findings in Guillain- Barré syndrome. Arch Neurol. 2001;58:913–917.

［57］ Derksen A, Ritter C, Athar P, et al. Sural sparing pattern discriminates Guillain-Barré syndrome from its mimics. Muscle Nerve. 2014;50:780– 784.

［58］ Umapathi T, Li Z, Verma K, Yuki N. Sural-sparing is seen in axonal as well as demyelinating forms of Guillain-Barré syndrome. Clin Neurophys. 2015.126:2376–2380.

［59］ Albers JW, Donofrio PD, McGonagle TK. Sequential electrodiagnostic abnormalities in acute inflammatory demyelinating polyneuropathy. Muscle Nerve. 1985;8:528–539.

［60］ Cornblath DR. Electrophysiology in Guillain–Barré syndrome. Ann Neurol. 1990;27(suppl):S517–S20.

［61］ Ho TW, Mishu B, Li CY, et al. Guillain–Barré syndrome in northern China: relationship to Campylobacter jejuni infection and anti-glycolipid antibodies. Brain. 1995;118:597–605.

［62］ Kuwabara S, Yuki N, Koga M, et al. IgG anti-GM1antibody is associated with reversible conduction failure and axonal degeneration in Guillain–Barré syndrome. Ann Neurol. 1998;44:202–208.

［63］ Capasso M, Caporale CM, Pomilio F, Gandolfi P, Lugaresi A, Uncini A. Acute motor conduction block neuropathy: another Guillain–Barré syndrome variant. Neurology. 2003; 61:617–622.

［64］ Uncini A, Kuwabara S. Electrodiagnostic criteria for Guillain-Barré syndrome: a critical revision and the need for an update. Clin Neurophys. 2012;123:1487–1495.

［65］ Chan Y, Punzalan-Sotelo AM, Kannan TA, et al. Electrodiagnosis of reversible conduction failure in Guillain-Barré syndrome. Muscle Nerve. 2017;56:919–924.

［66］ Uncini A, Manzoli C, Notturno F, Capasso M. Pitfalls in electrodiagnosis of Guillain-Barré syndrome subtypes. J Neurol Neurosurg Psychiatry. 2010;81:1157–1163.

［67］ Kokubun N, Nishibayashi M, Uncini A, Odaka M, Hirata K, Yuki N. Conduction block in acute motor axonal neuropathy. Brain. 2010;133:2897–2908.

［68］ Tsang T, Umapathi T, Yuki N. Serial electrodiagnostic studies increased the diagnostic yield of axonal Guillain-Barré syndrome. Clin Neurophys. 2013;124:209–213.

［69］ Fross RD, Daube JR. Neuropathy in the Miller Fisher syndrome: clinical and electrophysiologic findings. Neurology. 1987;37:1493–1498.

［70］ Umapathi T, Tan EY, Verma K, Yuki N. Non-demyelinating, reversible conduction failure in Fisher syndrome and related disorders. JNNP. 2012;83:941–948.

［71］ Koga M, Yuki N, Ariga T, Morimatsu M, Hirata K. Is IgG anti-GT1a antibody associated with pharyngeal-cervical-brachial weakness or oropharyngeal palsy in Guillain–Barré syndrome? J Neuroimmunol. 1998;86:74–79.

［72］ Arai M, Susuki K, Koga M. Axonal pharyngeal-cervical-brachial variant of Guillain-Barré syndrome without Anti-GT1a IgG antibody. Muscle Nerve. 2003;28:246–250.

［73］ Colls BM. Guillain-Barré syndrome and hyponatremia. Intern Med J. 2003;33:5–9.

［74］ Byun WM, Park WK, Park BH, Ahn SH, Hwang MS, Chang JC. Guillain- Barré syndrome: MR imaging findings of the spine in eight patients. Radiology. 1998;208:137–141.

［75］ Mulkey SB, Glasier CM, El-Nabbout B, et al. Nerve root enhancement on spinal MRI in pediatric Guillain-Barré syndrome. Pediatr Neurol. 2010;43:263–269.

［76］ Lawn ND, Fletcher DD, Henderson RD, Wolter TD, Wijdicks EF. Anticipating mechanical ventilation in Guillain-Barré syndrome. Arch Neurol. 2001;58: 893–898.

［77］ Sharshar T, Chevret S, Bourdain F, Raphaël JC; French Cooperative Group on Plasma Exchange in Guillain-Barré Syndrome. Early predictors of mechanical ventilation in Guillain–Barré syndrome. Crit. Care Med. 2003;31:278–283.

［78］ Chevrolet J, Deleamont P. Repeated vital capacity measurements as predictive parameters for mechanical ventilation need and weaning success in the Guillain-Barré syndrome. Am Rev Respir Dis. 1991;144:814–818.

［79］ Ropper AH, Kehne SM. Guillain-Barré syndrome: management of respiratory failure. Neurology. 1985;35:1662–1665.

［80］ Wijdicks FM, Roy TK. BiPAP in early Guillain-Barré syndrome may fail. Can J Neurol Sci. 2006;33:105–106.

［81］ Wijdicks FM, Henderson RD, McClelland RL. Emergency intubation for respiratory failure in Guillain-Barré syndrome. Arch Neurol. 2003;60:947–948.

［82］ Henderson RD, Lawn ND, McClelland RL, Wijdicks FM. The morbidity of Guillain-Barré syndrome admitted to the intensive care unit. Neurology. 2003;60:17–21.

［83］ Nguyen TN, Badjatia N, Malhotra A, Gibbons FK, Qureshi MM, Greenberg SA. Factors predicting extubation success in patients with Guillain-Barré syndrome. Neurocrit Care. 2006;5:230–234.

［84］ Hughes RA, Wijdicks EF, Benson E, et al.; Multidisciplinary Consensus Group. Supportive care for patients with Guillain-Barré syndrome. Arch Neurol. 2005;62:1194–1198.

［85］ Emmons PR, Blume WT, DuShane JW. Cardiac monitoring and demand pacemaker in Guillain-Barré syndrome. Arch Neurol. 1975;32:59–61.

［86］ Favre H, Foex P, Guggisberg M. Use of demand pacemaker in a case of Guillain-Barré syndrome. Lancet. 1970;1:1062–1063.

［87］ Truax BT. Autonomic disturbances in the Guillain-Barré syndrome. Sem Neurol. 1984;4:462–468.

［88］ Greenland P, Griggs RC. Arrhythmic complications in Guillain-Barré syndrome. Arch Intern Med. 1980;140:1053–1055.

［89］ Sakakibara R, Hattori T, Kuwabara S, Yamanishi T, Yasuda K. Micturitional disturbance in patients with Guillain-Barré syndrome. J Neurol Neurosurg Psychiatry. 1997;63:649–653.

［90］ Pandey CK, Bose N, Garg G, et al. Gabapentin for the treatment of pain in Guillain-Barré syndrome: a double-blinded, placebo-controlled, crossover study. Anesth Analg. 2002;95:1719–1723.

［91］ Tripathi M, Kaushik S. Carbamezapine for pain management in Guillain-Barré syndrome patients in the intensive care unit. Crit Care Med. 2000;28:655–658.

［92］ van der Meche FG, Schmitz PI; Dutch Guillain-Barré Study

Group. A randomized trial comparing intravenous immune globulin and plasma exchange in Guillain-Barré syndrome. N Engl J Med. 1992;326:1123–1129.

[93] Hughes RA, Raphael JC, Swan AV, van Doorn PA. Intravenous immunoglobulin for Guillain-Barré syndrome. Cochrane Db Syst Rev. 2001;2:CD002063 178.

[94] Greenwood R, Hughes R, Bowden A, et al. Controlled trial of plasma exchange in acute inflammatory polyradiculoneuropathy. Lancet. 1984;323: 877–879.

[95] Osterman P, Lundemo G, Pirskanen R, et al. Beneficial effects of plasma exchange in acute inflammatory polyradiculoneuropathy. Lancet. 1984;324:1296–1299.

[96] The Guillain-Barré Syndrome Study Group. Plasmapheresis and acute Guillain-Barré syndrome. Neurology. 1985;35:1096–1104.

[97] French Cooperative Group on Plasma Exchange in Guillain-Barré Syndrome. Efficiency of plasma exchange in Guillain-Barré syndrome: role of replacement fluids. Ann Neurol. 1987;22:753–761.

[98] Farkkila M, Kinnunen E, Haapanen E, Livanainen M. Guillain-Barré syndrome: quantitative measures of plasma exchange therapy. Neurology. 1987;1:877–879.

[99] French Cooperative Group on Plasma Exchange in Guillain-Barré Syndrome. Appropriate number of plasma exchanges in Guillain-Barré syndrome. Ann Neurol. 1997;41:298–306.

[100] Chevret S, Hughes RAC, Annane D. Plasma exchange for Guillain-Barré syndrome. Cochrane Db Syst Rev. 2017;2:CD001798.

[101] Szczepiorkowski Z, Winters J, Bandarenko N, et al. Guidelines on the use of therapeutic apheresis in clinical practice: evidence-based approach from the apheresis applications committee of the American Society for Apheresis. J Clin Apheresis. 2010; 25:83–177.

[102] Winters JL. Plasma exchange: concepts, mechanisms, and an overview of the American Society for Apheresis guidelines. Hematology Am Soc Hematol Educ Program. 2012;2012:7–12.

[103] Raphael JC, Chevret S, Harboun M; Jars-Guincestre M-C for the French Guillain-Barré Syndrome Study Group. Intravenous immune globulins in patients with Guillain-Barré syndrome and contraindications to plasma exchange: 3 days versus 6 days. J Neurol Neurosurg Psychiatry. 2001;71:235–238.

[104] Bril V, Ilse WK, Pearce R, Dhanani A, Sutton D, Kong K. Pilot trial of immunoglobulin versus plasma exchange in patients with Guillain-Barré syndrome. Neurology. 1996;46:100–103.

[105] Plasma Exchange/Sandoglobulin Guillain-Barré Syndrome Trial Group. Randomized trial of plasma exchange, intravenous immunoglobulin, and combined treatments in Guillain-Barré syndrome. Lancet. 1997;349:225–230.

[106] Nomura T, Hamaguchi K, Hosakawa T, et al. A randomized controlled trial comparing intravenous immunoglobulin and plasmapheresis in Guillain-Barré syndrome. Neurol Therap. 2001;18:69–81.

[107] Diener HC, Haupt WF, Kloss TM, Rosenow F, Philipp T, Koeppen S. A preliminary, randomized study comparing intravenous immunoglobulin, plasma exchange, and immune absorption in Guillain-Barré syndrome. Eur Neurol. 2001;46:107–109.

[108] Feasby T, Banwell B, Benstead T, et al. Guidelines on the use of intravenous immune globulin for neurologic conditions. Transfus Med Rev. 2007;21(2 suppl 1):S57–S107.

[109] Orbach H, Katz U, Sherer Y, Shoenfeld Y. Intravenous immunoglobulin: adverse effects and safe administration. Clin Rev Allergy Immunol. 2005;29:173–184.

[110] Osterman PO, Fagius J, Safenberg J, Wikstrom B. Early relapse of acute inflammatory polyradiculoneuropathy after sucessful treatment with plasma exchange. Acta Neurol Scand. 1988;77:273–277.

[111] Ropper AH, Albers JW, Addison R. Limited relapse in Guillain-Barré syndrome after plasma exchange. Arch Neurol. 1988;45:314–315.

[112] Kleyweg RP, van der Meche FGA. Treatment related fluctuations in Guillain-Barré syndrome after high-dose immunoglobulins or plasma- exchange. J Neurol Neurosurg Psychiatry. 1991;54:957–960.

[113] Ruts L, van Koninsgsveld R, van Doorn PA. Distinguishing acute- onset CIDP from Guillain-Barré syndrome with treatment related fluctuations. Neurology. 2005;65:138–140.

[114] Verboon C, van Doorn P, Jacobs B. Treatment dilemmas in Guillain- Barré syndrome. J Neurol Neurosurg Psychiatry. 2017;88:346–352.

[115] PSGBS Study Group. Randomised trial of plasma exchange, intravenous immunoglobulin, and combined treatments in Guillain-Barré syndrome. Lancet. 1997;349:225–230.

[116] Farcas P, Avnun L, Frisher S, Herishanu YO, Wirguin I. Efficacy of repeated intravenous immunoglobulin in severe unresponsive Guillain- Barré syndrome. Lancet. 1997;350:1747.

[117] Hughes R, Swan A, Raphael JC, Annane D, von Koningsveld R, van Doorn PA. Immunotherapy for Guillain-Barré syndrome: a systematic review. Brain. 2007;130:2245–2257.

[118] Hughes R, Brassington R, Gunn AA, van Doorn PA. Corticosteroids for Guillain-Barré syndrome. Cochrane Db Syst Rev. 2016;10:CD001446.

[119] Wang Y, Lv H, Shi Q, et al. Action mechanism of corticosteroids to aggravate Guillain-Barré syndrome. Sci Rep. 2015;5:1393.

[120] Pilch K, Spaeth P, Yuki N, Wakerley B. Therapeutic complement inhibition: a promising approach for treatment of neuroimmunogical diseases. Expert Rev Neurother. 2017;17:579–591.

[121] Phongsisay V, Susuki K, Matsuno K, et al. Complement inhibitor prevents disruption of sodium channel clusters in a rabbit model of Guillain-Barré syndrome. J Neuroimmunol. 2008;205:101–104.

[122] Halstead SK, Zitman FM, Humphreys PD, et al. Eculizumab prevents anti-ganglioside antibody-mediated neuropathy in a murine model. Brain. 2008;131:1197–1208.

[123] Davidson AI, Halstead SK, Goodfellow JA, et al. Inhibition of complement in Guillain-Barré syndrome: the ICA-GBS study. J Peripher Nerv Syst. 2017;22:4–12.

[124] Yamaguchi N, Misawa S, Sato Y, et al.; JET-GBS Group. A prospective, multicenter, randomized Phase II study to evaluate the efficacy and safety of eculizumab in patients with Guillain-Barré Syndrome (GBS): protocol of Japanese Eculizumab Trial for GBS (JET- GBS). JMIR Res Protoc. 2016;5:e210.

[125] Gurses N, Uysal S, Cetinkaya F, Işlek I, Kalayci AG. Intravenous immunoglobulin treatment in children with Guillain-Barré syndrome. Scand J Infect Dis. 1995;27:241–243.

[126] Wang R, Feng A, Sun W, Wen Z. Intravenous immunoglobulin in children with Guillain-Barré syndrome. J Appl Clin Pediatrics. 2001;16:223–224.

[127] Korinthenberg R, Schessl J, Kirschner J, Monting JS. Intravenously administered immunoglobulin in the treatment of childhood Guillain- Barré syndrome: a randomized trial. Pediatrics. 2005;116:8–14.

[128] El-Bayoumi MA, El-Refaey AM, Abdelkader AM, El-Assmy MM, Alwakeel AA, El-Tahan HM. Comparison of intravenous immunoglobulin and plasma exchange in the treatment of mechanically ventilated children with Guillain-Barré syndrome: a randomized study. Crit Care. 2011;15:R164.

［129］ Watson WJ, Katz VL, Bowes WA. Plasmapheresis during pregnancy. Obstet Gynecol. 1990;76:451–457.

［130］ Branch DW, Porter TF, Paidas MJ, Belfort MA, Gonik B. Obstetrics uses of intravenous immunoglobulin: successes, failures, and promises. J Allergy Clin Immunol. 2001;108(4 suppl):S133–S138.

［131］ Chan YL, Tsui MH, Leung TN. Guillain-Barré syndrome in pregnancy. Acta Obstet Gynecol Scand. 2004;83:319–325.

［132］ Peric S, Berisavac I, Tamas OS, et al. Guillain-Barré syndrome in the elderly. J Periph Nerv Syst. 2016;21:105–110.

［133］ Alshekhlee A, Hussain Z, Sultan B, Katirji B. Guillain-Barré syndrome: incidence and mortality rates in US hospitals. Neurology. 2008;70:1608–1613.

［134］ Hadden RDM, Karch H, Hartung HP, et al; Plasma Exchange/ Sandoglobulin Guillain-Barré Syndrome Trial Group. Preceding infections, immune factors and outcome in Guillain-Barré syndrome. Neurology. 2001;56:758–765.

［135］ Visser LH, Schmitz P, Meulstee J, van Doorn PA, van der Meché. Prognostic factors of Guillain-Barré syndrome after intravenous immunoglobulin or plasma exchange. Neurology. 1999;53: 598–604.

［136］ Von Koningsveld R, Steyerberg EW, Hughes R, Swan AV, van Doorn PA, Jacobs BC. A clinical prognostic scoring system for Guillain-Barré syndrome. Lancet Neurol. 2007;6:589–594.

［137］ Walgaard C, Lingsma HF, Ruts L, van Doorn PA, Steyerberg EW, Jacobs BC. Early recognition of poor prognosis in Guillain-Barré syndrome. Neurology. 2011;76:968–975.

［138］ Rajabally YA, Uncini A. Outcome and its predictors in Guillain-Barré syndrome. J Neurol Neurosurg Psychiatry. 2012;83:711–718.

［139］ Cornblath DR, Mellits ED, Griffin JW, et al. Motor conduction studies in Guillain-Barré syndrome: description and prognostic value. Ann Neurol. 1988;23:354–359.

［140］ Durand MC, Porcher R, Orlikowski D, et al. Cilnical and electrophysiological predictors of respiratory failure in Guillain-Barré syndrome: a prospective study. Lancet Neurol. 2006;5:1021–1028.

第 9 章　CIDP 及相关变异和重叠疾病
CIDP and Related Variants and Overlap Disorders

Jeffrey A. Allen　著

贾复敏　张雪意　译　　郭珍立　校

慢性免疫性神经病变最早出现在 1890 年的医学文献中，当时 Eichorst 描述了一个临床特征类似于吉兰 – 巴雷综合征（GBS）的患者 [1]。该患者及其后续在慢性进展或复发性病程方面与 GBS 明显不同。1931 年，Andre-Thomas 报道了临床相似患者的脑脊液（CSF）蛋白细胞分离现象 [2]，20 世纪 50 年代，Lambert 详细地描述了脱髓鞘的电生理特征 [3]。10 年后 Austin 发现一些患者使用皮质类固醇后病情有所改善 [4]。20 世纪 60 年代，Dyck 描述了这种疾病的组织病理学特征 [5]，在 1975 年使用了"慢性炎性多神经根神经疾病"这个术语来描述具有这种临床特征的患者 [6]。

尽管这些基本特征已经定义了慢性炎症性多神经病，但现在人们已经充分认识到，有许多慢性免疫性疾病紊乱影响周围神经的不同组成成分。虽然临床表现、诊断数据，甚至治疗方法表面上重叠，但潜在的免疫生物学是多样的。哪些综合征应该被赋予一个明确的名称，哪些综合征应该被认为该疾病的变体？目前，对于如何最好地处理慢性免疫介导的神经病变谱系疾病，尚未达成共识。这是一门不断发展的学科，它强调了慢性免疫神经病变的丰富异质性，并旨在强调个体疾病的独特性，从而可以采用更有针对性的方式进行诊断、判断预后和治疗。

一、慢性炎性脱髓鞘性多发性神经病

慢性炎性脱髓鞘性多发性神经病（CIDP）是一种以进行性或复发性运动或感觉症状为特征的免疫介导的周围神经疾病。CIDP 现在被认为是一种具有典型和非典型变异的综合征。根据欧洲神经病学会联盟（European Federation of Neurological Societies，EFNS）和周围神经病学会（Peripheral Nerve Society，PNS）的标准，"典型的" CIDP 指的是具有进行性、对称、广泛性的以运动和感觉症状为主的患者，而多灶性、以感觉或运动症状为主的患者被认为是"非典型的" [7]。

（一）流行病学

CIDP 在每 10 万人中影响 1～8.9 人 [8]，每年发病率高达 1.6/10 万 [9]。大多数流行病学研究显示，男性略占优势，平均发病年龄在生命的第 5 个 10 年 [10]。尽管所有年龄层都可能受到影响，但患病率随着年龄增大而稳步增加，在 70—79 岁达到最高峰。

（二）临床表现

CIDP 的初期进程＞ 8 周，随后的过程可能是复发 – 缓解性、进展性、阶梯性或单相性。为了区分 CIDP 和 GBS，临床医生必须特别注意达到症状最严重程度（最低点）的时间和随后的疾病进程。虽然大多数患者的发病是逐渐进展的，功能障碍是在数个月或更长时间内积累，但 5%～16% 的患者表现为类似 GBS 的快速进展性肢体无力，在 8 周内达到最低点[7, 11]。由于 CIDP 的治疗策略和预后与 GBS 有很大差异，因此早期识别急性起病的 CIDP（A-CIDP）很重要（表 9-1）。脑神经受损、需要机械通气的呼吸衰竭、不能独立行走、自主神经受累和既往感染史是有利于诊断 GBS 的特征[11, 12]。当感觉症状和体征与肢体无力不成比例时，应考虑 A-CIDP 的诊断。≥ 3 次的复发和 > 8 周的恶化表明诊断为 A-CIDP 而不是 GBS[11, 12]。

表 9-1　区分 GBS 和 A-CIDP 的特征	
支持 GBS 诊断特征	**支持 A-CIDP 诊断的特征**
• 脑神经受损 • 呼吸衰竭 • 明显的自主神经受累症状 • 前驱感染史	• 在开始时主要为感觉症状 • 恶化 > 8 周 • ≥ 3 次复发

GBS. 吉兰 - 巴雷综合征；A-CIDP. 急性起病的慢性炎性脱髓鞘性多发性神经病

1. 典型的 CIDP　EFNS/PNS 采用"典型的" CIDP 名称来描述四肢近端和远端相对对称肢体无力和感觉功能障碍的 CIDP 患者[7]。平衡和步态经常受损，导致一些患者需要购置移动支持设备。上肢症状可能表现为难以完成扣上衬衫、转动钥匙、使用键盘或类似的手部相关的任务。上肢近端损伤发生率较低。虽然运动和感觉症状是 CIDP 的主要临床特征，但其他症状已经得到了很好的认识。疲劳是一种常见的主诉，高达 75% 的患者可能会很严重[13]。四肢远端的中度或重度疼痛可能影响 ≥ 1/3 的患者[14]。震颤（50% 的患者）[15]，轻度自主神经功能障碍（25%）[16]，以及通常累及面神经的脑神经功能障碍（5%～20%）[17] 很少会发生进展。只有极少数的情况下会发生呼吸衰竭。

神经系统检查显示广泛性多模态功能缺损，并常常显示反射减弱或缺失。运动和感觉异常通常在上肢和下肢远端最为明显，但近端区域也往往不能幸免。可以观察到震颤和共济失调，如果大而有髓鞘的纤维丢失严重，可观察到假性手足徐动症。如果有一侧感觉丧失严重，则可能出现共济失调步态，如果有下肢远端明显无力，则可能出现跨阈步态。

2. 非典型的 CIDP　与"典型的"CIDP 一样，"非典型的"CIDP 的核心症状是运动和（或）感觉性周围神经功能障碍。它与"典型的"CIDP 的不同之处在于受累的模式或主要受影响的方式。CIDP 的"非典型"变异被公认包括远端获得性脱髓鞘性对称性神经病（distal acquired demyelinating symmetric，DADS）、Lewis-Sumner 综合征［Lewis-Sumner syndrome，LSS；又称多灶性获得性髓鞘性感觉运动神经病（multifocal acquired demyelinating sensory and motor neuropathy，MADSMN）］、感觉性 CIDP 和运动性 CIDP（表 9-2）[7]。

在临床诊断上，DADS 与典型的 CIDP 的主要症状区别为远端突出的感觉症状。如果存在乏力，通常是轻微的，仅限于下肢远端。尽管临床累及受限，电生理学研究显示远端运动潜伏期明显延长，在较小程度上运动传导速度减慢，模拟了远端突出的临床受累模式 2/3 的 DADS 患者存在单克隆免疫球蛋白 M（IgM）抗体病（DADS-M），其中 ≥ 50% 的患者表达抗髓鞘脂相关糖蛋白（抗 MAG）抗体。单克隆 γ 病的存在具有重要的诊断和治疗意义。虽然没有试验专门研究无单克隆 γ 病的 DADS 患者的治疗反应，但回顾性研究显示，对免疫治疗有类似于典型的 CIDP 的阳性反应。相比之下，与抗 MAG 神经病变相似，DADS-M 患者对免疫治疗的反应不太满意[18]。这些观察结果表明，没有单克隆 γ 病的 DADS 最好被认为是一种限制形式的 CIDP，而 DADS-M 可能是一种独特的临床综合征（见下文关于抗 MAG 神经病变的讨论）。

LSS 是指 CIDP 的一种区域变异，表现为不对称的感觉和运动功能障碍，临床上类似于多发

表 9-2　典型的 CIDP 和非典型变异体				
分　类	缩略词	症　状	体　征	电生理学的区别
典型的 CIDP	CIDP	近端和远端无力和麻木	四肢 DTR 缺失或↓	广泛性脱髓鞘特征，可见轻微的不对称性
非典型的 CIDP	DADS	主要是远端感觉症状＞运动症状	近端区域的 DTR 可能为正常或↓	远端突出的脱髓鞘，相对对称
	Lewis-Sumner 综合征（LSS）或 MADSMN	运动和感觉不对称	未受累肢体 DTR 可能是正常的	多灶性脱髓鞘；运动和感觉都受累
	运动性 CIDP	近端和远端运动症状	DTR 通常↓	广泛性运动脱髓鞘感觉不受影响
	感觉性 CIDP；CISP	近端和远端感觉症状	四肢 DTR 缺失或↓	感觉反应正常或降低，SSEP 时间延长；运动不受影响

CIDP. 慢性炎性脱髓鞘性多发性神经病；CISP. 慢性免疫性感觉性多发性神经根病；DTR. 深腱反射；MADSMN. 多灶性获得性髓鞘性感觉运动神经病；SSEP. 躯体感觉诱发电位；↓. 下降

经许可转载，引自 Allen JA. Chronic demyelinating polyneuropathies. *Continuum (Minneapolis)*. 2017;23(5):1310–1331.

性单神经病[19]。症状的多灶性分布将这些患者与典型的 CIDP 区分开来，而神经生理学研究中传导阻滞（conduction block，CB）的存在将其与血管性多发单神经病变区分开来。50%～80% 的 LSS 患者在发病后数年内仍保持多灶性和不对称损伤，而其余患者则演变为更典型的 CIDP 模式[20]。虽然有报道称，经糖皮质类固醇治疗后病情恶化，但大多数患者对免疫治疗的反应类似于典型的 CIDP[21]。LSS 现在被大多数人认为是 CIDP 的变异型[7]。然而，多灶性临床和电生理特征可能认为 LSS 可以更好地归类为多灶性运动神经病（multifocal motor neuropathy，MMN），甚至可能值得属于一个独特的类别。没有特异性的自身抗体与 LSS 相关。

感觉性 CIDP 占所有 CIDP 患者的 5%～15%[22]。这种表型的分类具有挑战性。大多数感觉神经病变都是轴突性的，没有免疫介导的基础。在其他患者中，损伤目标主要是背根神经节，这引起了患者对副肿瘤过程或干燥综合征的关注。在运动神经传导研究中，一些纯感觉综合征患者将显示出明显的脱髓鞘证据，并将其更合适地定性为 DADS。很少有患者发展为纯感觉神经病变，对免疫治疗有反应，电生理学显示感觉神经脱髓

鞘。区分感觉 CIDP 与慢性特发性轴突神经病变的临床特征包括早期感觉共济失调、全身性反射消失、脑神经受累、上肢快速受累和发病年龄＜55 岁[23]。也许最具有特征的免疫系统介导感觉神经病变是慢性免疫性感觉性多发性神经根病（chronic immune sensory polyradiculopathy，CISP）。CISP 的临床特征是进行性麻木和共济失调、深腱反射减弱、力量正常[24]。神经传导正常，但体感诱发电位延迟。脑脊液常常提示蛋白升高，腰椎磁共振成像可显示神经根增强或增大。腰椎感觉神经根活检可见脱髓鞘、髓鞘再生和炎症改变。这些特征将 CISP 病理的原发部位定位于神经根。CISP 患者通常在静脉注射免疫球蛋白（IVIg）或皮质类固醇治疗后改善。

纯运动型 CIDP 是一种特征不明显的疾病，可能占 CIDP 的 4%[22]。描述纯运动型 CIDP 的文献通常局限于非常少的病例系列，其中一些包括不对称的功能缺损和类似 MMN[25] 的传导阻滞（CB）或轻微的感觉异常[26]。与 MMN 不同，纯运动型 CIDP 肢体无力模式是在上肢和下肢呈弥漫性和对称性。无延髓受累（bulbar involvement）和对免疫治疗的有益的反应，可将运动性 CIDP 与下运动神经元疾病或肌萎缩侧索硬化（ALS）

区分开来。虽然大多数纯运动型 CIDP 与典型 CIDP 一样对免疫治疗有反应，但皮质类固醇治疗后的临床恶化也有报道[26]。这种现象已经在 MMN 中得到了很好的描述，并提出了运动 CIDP 将被更好地归类为 MMN 的扩散变异型，而不是 CIDP 的限制变异型。

（三）CIDP 电生理学

神经传导在 CIDP 的诊断中具有重要作用。支持周围神经脱髓鞘的电生理学表现包括存在运动远端潜伏期延长、运动传导速度减慢、运动 CB、时间离散度，以及最小 F 波潜伏期延长或缺失。上肢和下肢的感觉反应往往缺失或减弱。偶尔上肢感觉反应受影响比例超出腓肠反应（一种所谓的腓肠神经豁免模式）。虽然这一发现不能诊断脱髓鞘性多发性神经病，但它被认为是支持

的。脱髓鞘的电生理证据的缺乏应促使探索替代诊断。

多组电诊断指南已被提出作为一种手段来定义脱髓鞘改变的程度，必须存在考虑神经病变脱髓鞘[27]。目前使用最广泛的指南是 EFNS/PNS 提出的指南（表 9-3）[7]。这些标准指定，满足"明确的"CIDP 电诊断标准[2]2 条或 2 条以上的神经必须表现出远端运动潜伏期延长超过正常上限的 50%，传导速度减慢超过正常下限 30%，最小 F 波潜伏期延长超过正常上限的 30%，或者部分运动传导阻滞（CB）。肯定的运动传导阻滞，相对于远端，近端复合肌肉动作电位振幅降低 50%；单根神经脱髓鞘异常和运动 CB（30%～50%）仍被怀疑是脱髓鞘性多发性神经病，但确定程度较低（很可能或可能，表 9-3）。当对 5～8 条运动神经进行神经传导研究时，EFNS/PNS 电诊断

表 9-3　根据 EFNS/PNS 进行的 CIDP 电诊断标准（2010）

(1) 确定：至少有以下内容之一

 (a) 2 条运动神经远端潜伏期延长≥ ULN 的 50%（不包括腕部正中神经病变）

 (b) 2 条运动神经传导速度下降≥ LLN 的 30%

 (c) 2 条神经 F 波潜伏期≥ ULN 的 30%（远端 CMAP 负相波波幅为正常值下限的≥ 50% 且＜ 80%）

 (d) 如果两条神经远端 CMAP 负相波波幅≥ LLN 的 20% ＋≥ 1 条其他神经脱髓鞘参数[a] ≥ 1 条其他神经，则 2 条神经中没有 F 波

 (e) 部分运动传导阻滞：若 2 条神经远端 CMAP 负相波波幅≥ LLN 的 20%，近端 CMAP 负相波波幅相对于远端降低≥ 50%；或者 1 条神经＋≥ 1 条其他神经脱髓鞘参数[a] 在≥ 1 条其他神经

 (f) 异常波形离散：2 条神经中近端与远端相比较 CMAP 负相波时限增宽≥ 30%

 (g) 远端 CMAP 时限（从第一个负峰开始到最后一个负峰返回基线的时间间隔）≥ 1 根神经（中位≥ 6.6ms，尺侧≥ 6.7ms，腓骨≥ 7.6ms，胫骨≥ 8.8ms）＋≥ 1 根其他脱髓鞘参数[a] ≥ 1 根其他神经

(2) 很有可能

 若 2 条神经远端 CMAP 负相波波幅≥正常下限的 20%，近端 CMAP 负相波波幅相对于远端降低≥ 30%；或者 1 条神经＋≥ 1 条其他神经脱髓鞘参数[a] 在≥ 1 条其他神经

(3) 可能

 和（1）一样，但只有 1 条神经

---

a. 任何符合上述标准（a～g）的神经

应用标准：测试正中神经、尺神经、腓神经（刺激腓骨头下方）和一侧的胫神经。如果不符合标准，则在另一侧测试相同的神经和（或）在腋窝和欧勃氏点刺激尺神经和正中神经。手掌温度保持≥ 33℃，外踝保持≥ 30℃。肘部的尺神经不考虑传导阻滞，对于可能的传导阻滞，欧勃氏点与腕部之间的波幅要降低≥ 50%

CIDP. 慢性炎性脱髓鞘性多发性神经病；EFNS/PNS. 欧洲神经病学会联盟和周围神经病学会；CMAP. 复合肌肉动作电位；ULN. 健康人群高限；LLN. 健康人群低限

经许可转载，引自 Van den Bergh PY, Hadden RD, Bouche P, et al.; European Federation of Neurological Societies; Peripheral Nerve Society. European Federation of Neurological Societies/Peripheral Nerve Society guideline on management of chronic inflammatory demyelinating polyradiculoneuropathy: report of a joint task force of the European Federation of Neurological Societies and the Peripheral Nerve Society—first revision. *Eur J Neurol.* 2010;17(3):356–363.

标准对 CIDP "确定" "可能" 诊断的敏感性为 96.7%（特异性 79.3%）[28]。

CIDP（慢性炎性脱髓鞘性多发性神经病）患者的电生理评估通常始于一侧上肢和一侧下肢的运动和感觉记录。如果观察到明确的电生理改变，则无须进一步检测。如果仍然存在诊断不确定性，那么评估对侧的相同神经或刺激腋窝和欧勃氏（Erb）点（位于锁骨上的胸锁乳突肌后缘，如刺激可引起许多臂肌收缩）的尺神经和正中神经可以增加电诊断的灵敏度[29]。对肢体温度的敏锐关注是至关重要的，因为升温不足可能导致传导速度减慢的错误结论。上肢手掌处应保持 ≥ 33℃，下肢外踝处应保持 ≥ 30℃。当穿过易于压迫或卡压的部位时观察到运动传导速度减慢或 CB（传导阻滞），需要小心。在 CIDP 圈闭区不受优先影响。手腕部正中神经、肘部尺神经和膝部腓神经传导速度减慢不支持广泛性脱髓鞘多发性神经病，除非相邻神经节段也有脱髓鞘变化[30, 31]。在运动波幅降低的情况下，远端潜伏期延长或传导速度减慢也需要一个关键的解释。与振幅相关的传导速度减慢是快传导纤维丧失或未成熟神经纤维再生缓慢的结果，可在任何导致轴突变性的神经疾病中见到[32, 33]。当同时存在轴突丢失时，不确定程度的传导速度减慢或远端潜伏期延长并不表明脱髓鞘性多神经病变。CIDP 和非典型变异体均显示周围神经脱髓鞘的证据，但异常类型和程度不同（表 9-2）。

远端获得性脱髓鞘性对称性神经病（DADS）的电生理异常类似于典型的 CIDP，但远端神经节段传导速度减慢加重，远端潜伏期延长受影响程度大于近端神经节段的传导速度减慢。局灶性 CB 和波形离散在 DADS 中不太常见。Lewis-Sumner 综合征（LSS）的电生理特征是多灶性神经传导阻滞，阻断节段的传导速度减慢程度较小。大多数患者表现为感觉波幅降低。然而，如果被阻断的节段位于感觉神经刺激部位的近端，并且没有发生沃勒变性，则可能存在临床感觉障碍，但感觉神经传导可能正常。运动性 CIDP 与典型的 CIDP 的区别在于感觉反应的保存，而与

MMN 的区别在于广泛的脱髓鞘改变，而不限于单个神经。纯感觉型 CIDP 可能是电生理特征最具挑战性的 CIDP 变体。根据大多数 CIDP 指南，诊断不符合 CIDP 诊断标准，因为运动反应没有周围神经脱髓鞘的证据。感觉传导速度低于正常下限的 80% 且感觉幅度保持不变会增加感觉 CIDP 的可能性，保留腓肠肌的电生理模式也是如此。当病变部位在背根神经节近端时，CIDP 的 CISP 变异型可能表现出正常的感觉神经传导反应。无中枢神经系统（CNS）疾病的体感诱发电位延迟可作为临床疑似 CISP 的诊断标准。

（四）诊断资料

建议对所有疑似 CIDP 患者进行血清和尿副蛋白筛查。如果发现单克隆 γ 病需要进行骨骼检查以寻找骨硬化或溶骨性病变，血液学会诊对于探讨淋巴增生性疾病或恶性浆细胞异质性也是有价值的。患有 IgM 单克隆 γ 病的患者应进行抗 MAG 抗体评估。血清学检测在其他方面通常不引人注目，尽管在开始治疗之前筛查糖尿病、肾或肝损害，以及伴随的自身免疫病是合理的。虽然大多数患者不需要评估莱姆病、神经结节病、淀粉样变性、HIV、POEMS 或遗传性神经病，但如果有临床指征，应该进行研究（表 9-4）。

脑脊液显示 80%～95% 的典型 CIDP 患者存在蛋白-细胞分离。非典型 CIDP 变异型患者的脑脊液特征可能与典型的 CIDP 相似，但并非异常正常或仅有轻度蛋白升高。DADS 患者的 CSF 蛋白通常升高，但通常比典型 CIDP 患者的程度低。感觉 CIDP 中，有高达 73% 的患者存在蛋白-细胞分离[23]，而在 LSS，只有 33%～42% 的 LSS 患者具有高 CSF 蛋白水平。脑脊液多核细胞增多 > 10/mm^3，尤其是 > 50/mm^3 应引起对 HIV、莱姆病、肉瘤和淋巴瘤的关注。更重要的是，除了 CIDP 外，在许多情况下都可以看到蛋白-细胞分离，因此在没有 CIDP 特征的临床和电生理结果的情况下，应谨慎解释。

典型 CIDP 的磁共振成像（MRI）可能显示神经根或神经丛增粗或强化。在 LSS 患者中，类

表 9-4　CIDP 的诊断研究

- CIDP 工作期间需要进行的研究
  - 临床体格检查
  - 神经传导研究
- 对选定患者开展的检查项目以支持 CIDP 诊断
  - 脑脊液检查，包括细胞和蛋白质
  - 磁共振成像（MRI）评估脊神经根、臂丛和腰骶丛
  - 神经活检
- CIDP 患者进行其他检测以发现伴随的疾病
  - 免疫固定法检测血清和尿液中的副蛋白
  - 空腹血糖
  - 全血计数
  - 肾功能
  - 肝功能
  - 抗核抗体
  - 甲状腺功能
- 如有临床需要，需进行研究
  - 口服葡萄糖耐量试验
  - 骨骼调查
  - 伯氏疏螺旋体血清学
  - 可提取核抗原抗体
  - C 反应蛋白
  - 血管紧张素转换酶
  - HIV 抗体
  - 血管内皮生长因子
  - 胸部计算机层体摄影（CT）
  - 镓扫描或正电子发射体层成像（PET）/CT
- 怀疑有遗传性神经病，继续如下检查
  - 父母和兄弟姐妹的检查
  - 适当的基因测试
  - 神经活检

CIDP. 慢性炎性脱髓鞘性多发性神经病

改编自 Van den Bergh PY, Hadden RD, Bouche P, et al.; European Federation of Neurological Societies; Peripheral Nerve Society. European Federation of Neurological Societies/Peripheral Nerve Society guideline on management of chronic inflammatory demyelinating polyradiculoneuropathy: report of a joint task force of the European Federation of Neurological Societies and the Peripheral Nerve Society—first revision. *Eur J Neurol.* 2010;17(3):356–363.

似的影响在神经或神经丛的分离节段处可见到[34]。外周神经超声也可检测神经或神经丛粗大，当在上肢运动神经或臂丛检测到时，这可能具有特殊的诊断价值[35]。由于缺乏对神经粗大和强化的明确定义，MRI 和超声都有局限性，因此，它们的可信度是可变的。

神经活检很少在常规诊断过程中进行，但有时对诊断困难的患者有帮助。神经活检的常见适应证包括临床怀疑血管炎、淀粉样变性、结节病或淋巴瘤性神经浸润。CIDP 典型的组织病理学发现包括节段性脱髓鞘和髓鞘再生，以及轴突变性[36]。也可以看到"洋葱球"，被认为是施万细胞和巨噬细胞对损伤和修复的重复循环的反应。也许由于 CIDP 的斑片状和多灶性，仅在少数患者中检测到炎性浸润。当存在时，可以在神经外膜和神经束膜区域看到 T 淋巴细胞的血管周围聚集，并且可以在神经内膜血管周围观察到巨噬细胞簇[37]。

（五）病理生理学

CIDP 的免疫病理机制尚未明确，但涉及体液免疫和细胞免疫。受累患者的神经活检偶尔会发现神经外膜和神经内膜的 T 细胞和巨噬细胞的侵袭，并伴有巨噬细胞介导的髓鞘剥离。这一发现，结合 CIDP 患者血液中辅助性、效应性和调节性 T 细胞亚群平衡的改变，以及 T 细胞来源的细胞因子的升高，支持 T 细胞在诱导或维持免疫反应中的作用[38]。检测到 CIDP 患者血清和脑脊液中的炎性趋化因子受体[39]，尤其是 CXCR-3，以及基质金属蛋白酶[40]，进一步表明全身 T 细胞激活和 T 细胞跨血脑屏障迁移。体液免疫的基础是腓肠神经髓鞘上沉积的补体固定的 IgG 和 IgM[41]，高达 65% 的患者出现脑脊液寡克隆 IgG 条带[42]，被动移植研究中，来自 CIDP 患者的患病血清诱导受体动物周围神经脱髓鞘[43]。观察到未接受治疗的 CIDP 患者 Fcγ Ⅱ B 表达受损也支持体液免疫。Fcγ Ⅱ B 表达于髓系细胞和 B 细胞，在免疫耐受和自身免疫的平衡中起重要作用[44]。此外，观察到血浆置换（PLEX）可能去除致病性自身抗体和其他炎症介质，以及使用利妥昔单抗的 B 细胞耗尽疗法对部分 CIDP 患者有效，也支持了体液免疫系统的致病性作用。尽管有强有力的证据表明体液免疫，但针对任何单独定义的抗原的抗体相对较少。不同系列的 CIDP 患者中已经报道了针对外周髓鞘和神经束蛋白、Contactn-1、PMP22、

P0、神经胶质蛋白和神经节苷脂的抗体，但在大多数 CIDP 患者中，抗原靶点尚不清楚。

免疫攻击在 CIDP 中的精确定位已经进化到不仅包括致密的髓鞘，还包括结节或结旁区域。多项证据支持 CIDP 结节区功能障碍。测量轴突兴奋性的电生理学研究已经证明 CIDP 的超极化改变和增加的刺激阈要求 [45, 46]。这些观察结果的一种解释可能是自身抗体介导的膜改变，这是由于钠离子通道簇的破坏和郎飞节 Na^+/K^+-ATP 酶功能的受损，导致超极化和兴奋性降低 [47]。尽管局灶性脱髓鞘通常被认为是 CB 的原因，但结节兴奋性的改变导致神经刺激阈值的增加可能是这种经典的电生理学 CIDP 发现的另一种解释 [45]。此外，临床对 IVIg 或 PE 的反应有时可以迅速评估，通常在治疗后几天内。脱髓鞘或轴突再生是临床快速改善的不合理解释。对 CIDP 的兴奋性、快速的治疗反应和攻击相关神经的缺乏明确识别的效应细胞的研究表明，自身抗体（± 补体）除了诱导致密髓磷脂内的结构损伤外，还可能破坏节点功能。

（六）诊断标准

目前为止有 > 15 套正式的 CIDP 诊断标准 [27]。EFNS/PNS 标准 [7] 是兼具诊断敏感性（73%）和特异性（90%）的最佳组合。尽管 EFNS/PNS 的应用在很大程度上仅限于临床试验，但 EFNS/PNS 标准相对容易执行，在常规临床治疗中可能未得到充分利用。这些标准不仅强调了临床和电生理诊断异常的重要性，而且还确认了有助于做出 CIDP 诊断的支持性数据（表 9-5）。强制性临床标准包括是否存在符合"典型"或"非典型"CIDP 的症状和体征。电生理学上，当观察到单个预定义的脱髓鞘异常时，可以满足 EFNS/PNS 定义的最低标准（"可能"）（表 9-3）。如果除单个脱髓鞘异常外，还观察到可能 CB（≥ 30%），则应用"可能的"电生理标记。如果发现≥ 2 个的预先确定的脱髓鞘异常，那么该研究将被归类为电生理学"确定"。然后标准结合临床和电生理学结果进行总体分类，将其分为"确定""很可能""可能"的 CIDP。对于电诊断确定性程度较低的患者，支持性证据的整合可以增加诊断的确定性（表 9-6）。重要的是，为了满足这些标准，应该在适当的临床环境中进行适当的排除性研究（表 9-7）。应认识到 EFNS/PNS 和所有其他 CIDP 诊断标准的局限性。特别是，CIDP 的一些感觉异常可能没有被完全捕捉到，特别是那些病变的主要部位位于背根（如 CISP）的那些。因轴突变性受严重影响的患者中，该标准也可能无法检测到脱髓鞘的标志性变化。此外，该标准也许无法涵盖可能对治疗有反应的患者，这些患者具有 CIDP 临床特征和电生理改变相似但不符合预先定义的脱髓鞘。这些问题是今后修改现有标准

表 9-5　支持性 CIDP 标准

- 脑脊液蛋白升高，白细胞计数 < $10/mm^3$
- MRI 显示马尾、腰骶或颈神经根或臂或腰骶丛钆增强和（或）粗大
- 至少一条神经的感觉电生理异常
  - 正常腓肠神经伴异常的正中神经（不包括腕管综合征引起的腕部正中神经病变）或桡神经感觉神经动作电位
  - 传导速度 < 正常下限的 80%（则 < 70%，如果波幅 < 正常下限的 80%）
  - 无中枢神经系统疾病的体感诱发电位延迟
- 免疫治疗后客观的临床改善
- 神经活检显示明确的脱髓鞘和（或）通过电子显微镜可见髓鞘再生或单纤维证据

CIDP. 慢性炎性脱髓鞘性多发性神经病；MRI. 磁共振成像

改编自 Van den Bergh PY, Hadden RD, Bouche P, et al.; European Federation of Neurological Societies; Peripheral Nerve Society. European Federation of Neurological Societies/Peripheral Nerve Society guideline on management of chronic inflammatory demyelinating polyradiculoneuropathy: report of a joint task force of the European Federation of Neurological Societies and the Peripheral Nerve Society—first revision. *Eur J Neurol*. 2010;17(3):356–363.

表 9-6　EFNS/PNS 定义的 CIDP 诊断分类
● **明确的 CIDP**
- 临床标准（"典型"或"非典型"）与"明确"电诊断标准
- 很可能的 CIDP+ 至少一个支持标准
- 可能的 CIDP+ 至少两个支持标准
● **很可能的 CIDP**
- 临床标准（"典型"或"不典型"）与"可能"电诊断标准
- 可能的 CIDP+ 至少一个支持标准
● **可能 CIDP**
- 临床标准（"典型"或"非典型"）与"可能"电诊断标准 CIDP

CIDP. 慢性炎性脱髓鞘性多发性神经病；EFNS/PNS. 欧洲神经病学会联盟和周围神经病学会

改编自 Van den Bergh PY, Hadden RD, Bouche P, et al.; European Federation of Neurological Societies; Peripheral Nerve Society. European Federation of Neurological Societies/Peripheral Nerve Society guideline on management of chronic inflammatory demyelinating polyradiculoneuropathy: report of a joint task force of the European Federation of Neurological Societies and the Peripheral Nerve Society—first revision. *Eur J Neurol*.2010;17(3):356–363.

表 9-7　排除在 CIDP 之外的神经病	
排他性条件	**在适当的临床环境中进行调查**
多灶性运动神经病（MMN）	抗 GM1 抗体
Anti-MAG	血 / 尿免疫固定蛋白、抗 MAG 抗体、骨骼检查
POEMS	血 / 尿免疫固定蛋白、血管内皮生长因子、骨骼检查
结节病	胸部和腹部影像学检查，神经活检
莱姆病（莱姆关节炎）	伯氏疏螺旋体血清学，脑脊液（脑脊液细胞增多）
白喉	临床怀疑，培养白喉棒状杆菌
血管炎	血管炎血清学标志物、神经活检
淀粉样变性	血 / 尿免疫固定、TTR 基因检测、皮肤活检、神经或脂肪垫活检
遗传相关性疾病	适当的基因检测
周围神经系统淋巴瘤	胸部和腹部影像学检查，神经活检
中毒 / 医源性	详细的药物暴露史
脊髓病	彻底检查上运动神经元表现，MRI 脊髓

CIDP. 慢性炎性脱髓鞘性多发性神经病；MMN. 多灶性运动神经病；抗 MAG. 抗髓鞘蛋白相关糖蛋白；MRI. 磁共振成像

经许可转载，引自 Allen JA. Chronic demyelinating polyneuropathies. *Continuum (Minneapolis)*. 2017;23(5):1310–1331.

时要讨论的主题。

（七）鉴别诊断和诊断方面的挑战

尽管 CIDP 的早期诊断对于避免潜在的不可逆功能障碍至关重要，但越来越多的人认识到，许多患者被误诊为 CIDP，随后在没有明确治疗效果证据的情况下接受了长时间的免疫治疗[48, 49]。常见的误诊包括电生理解释中的错误，夸大了轻度或中度脑脊液细胞－蛋白分离的重要性，以及依赖患者报告的治疗获益的主观感知作为诊断工具。这些错误在临床"非典型"患者中尤其明显。中毒、代谢、血管炎和遗传性疾病都有可能伪装成 CIDP。尽管临床"典型"CIDP 患者可以相对快速地开始治疗，只需进行最少的额外检查，但临床"非典型"患者和具有"典型"临床表现但对免疫疗法无反应的患者需要进行更彻底的研究（表 9-7）。其他自身免疫性和感染性疾病偶尔也会与慢性炎性脱髓鞘性多发性神经根神经病（CIDP）同时发生，包括 HIV 感染、慢性活动性肝炎、系统性红斑狼疮或其他结缔组织疾病、炎性肠病、结节病和甲状腺疾病。骨髓或实体器官移植后 CIDP 也有罕见的报道。与伴发疾病相关的 CIDP 可能与特发性 CIDP 没有区别，但专科医生需要确保治疗方法与感染性疾病、风湿病或其他疾病共同治疗。CIDP 也很少与复发性多灶性 CNS 脱髓鞘疾病相关，其临床和影像学特征类似多发性硬化（MS）[50]。目前尚不清楚这种疾病的发病机制是否与 MS 或 CIDP 重叠，或者是联合中枢和外周脱髓鞘（combined central and peripheral demyelination，CCPD）是一种独特的疾病，但可能是由于对外周和中枢髓鞘共同抗原的免疫反应。令人感兴趣的是，副结抗体 NF155 在一些 CCPD 患者中检测到[51]。类似于 CIDP 和 MS 的情况的患者可能会被评估是否存在神经束蛋白抗体，因为这可能有重要的治疗意义（请参阅下面的神经病变与副结蛋白抗体）。

（八）CIDP 所致的残疾

CIDP 患者的残疾程度可能相当严重。在一项对 94 名患者进行平均 8.9 年评估的研究中，54% 的患者最高的 Rankin 残疾评分水平被记录为 4～5 分（意味着在没有帮助的情况下不能行走或独立生活）[8]。在另一项对 267 例患者的研究中，诊断的平均 Rankin 评分为 2.9 分，表明患有中度残疾[52]。已知的长期 CIDP 预后不良的预测因素包括起病年龄较大、起病时四肢无力、病情进展、中枢神经系统受累，以及神经活检或电生理学显示有明显的轴突丢失[53, 54, 55]。考虑到大多数患者在一线 CIDP 免疫疗法中可得到改善，所以及时诊断

CIDP 是至关重要的，在发展为严重残疾和潜在的不可逆转的神经缺损之前启动适当的免疫治疗。

（九）治疗

CIDP 的免疫治疗干预需要理解两个重要的原则。第一，最适当的干预措施是什么？第二，最佳的短期和长期管理战略是什么？虽然可以获得随机对照试验数据来指导有效的具体干预措施，但关于如何在整个疾病过程中最好的管理患者仍有许多需要了解的地方。

1. CIDP 的免疫治疗　静脉注射免疫球蛋白、皮质类固醇激素和血浆置换是有效的 CIDP 治疗选择，且具有相似的疗效。50%～70% 的患者对其中一种干预措施有反应，另外 50% 的无反应患者在尝试第二次治疗时有所改善，总体上 80%～90% 的患者在治疗后有所改善[52]。尽管血浆置换的耐受性限制了其用于严重影响或治疗难治性个体，但对于最佳的一线干预是哪一种尚无共识。

目前的指南推荐静脉注射免疫球蛋白或皮质类固醇激素作为一线治疗[7]。IVIg 的疗效是基于 1993—2008 年进行的将 IVIg 与安慰剂进行比较的 5 项随机、安慰剂对照试验（Ⅰ类证据）。最具信息量的试验（免疫细胞相关性脑病试验）在 117 名患者中比较了静脉注射免疫球蛋白 2mg/kg 负荷剂量，随后每 3 周 1mg/kg 的维持剂量与安慰剂进行比较[56]。在治疗组中，6 个月残疾改善和维持的患者比例显著增加（54% vs. 21%）。在一项有 28 例患者参加的非盲随机对照试验中，对皮质激素进行了评估，将不治疗与泼尼松从 120mg 每隔一天减量进行了比较，持续了 12 周。3 个月后泼尼松组患者病情改善，而未经治疗的患者病情恶化（Ⅱ类证据）[57]。一项比较静脉注射免疫球蛋白和静脉注射甲泼尼龙的随机对照试验表明，其中静脉注射免疫球蛋白比皮质类固醇更有效和耐受性更强，但皮质类固醇治疗的患者在治疗后的前 6 个月复发的频率较低[58]。尽管长期复发率相似（静脉注射免疫球蛋白 87%，皮质类固醇激素 79%），但停用皮质类固醇后恶化的

中位时间（14 个月）长于静脉注射免疫球蛋白（4.5 个月）[59]。

目前静脉注射免疫球蛋白和皮质类固醇的理想剂量尚未明确。IVIg 通常以 2g/kg 的负荷剂量连续给药 2~5 天。维持剂量在临床实践中差异很大。在 ICE 试验的基础上 [56]，建议初始维持剂量为每 3 周至少 1g/kg 或同等剂量。一般可接受的泼尼松龙诱导剂量为 60mg/d，数月至数年逐渐递减 [60]。无论选择哪一种作为一线治疗，对最初选择难以接受的患者应改用其他治疗，除非有医学禁忌。虽然没有专门针对"非典型"CIDP 变异体的治疗试验，大多数人会采用类似于"典型"CIDP 的"非典型"疾病的治疗方法，但也有一些显著的例外。首先，只有缓慢进展的症状和轻微残疾的远端获得性脱髓鞘性对称性神经病（DADS）患者可以不经免疫诱导治疗而进行临床随访。其次，运动性 CIDP 和 LSS 患者应给予 IVIg，而不是皮质类固醇，因为在这些 CIDP 患者亚群中，皮质类固醇可能导致恶化 [61, 62]。

最近，一项大型前瞻性、随机、双盲、安慰剂对照临床试验表明，皮下注射免疫球蛋白（SCIg）对维持治疗 CIDP 有效。63% 接受安慰剂治疗的患者出现了复发或停药，相比之下，39% 的患者接受低剂量 SCIg 治疗［0.2g/（kg·w）］和 33% 接受高剂量 SCIg 治疗［0.4g/（kg·w）］[63]。虽然有些患者不喜欢自行皮下注射免疫球蛋白，但一般来说，SCIg 比 IVIg 有更有利的不良反应。由于 SCIg 通常每周给药 1~2 次，因此可以达到更稳定的免疫球蛋白状态，有可能避免一些 IVIg 患者所经历的循环末期恶化或失效（wearoff）。尤其是那些静脉通路有困难的患者，SCIg 可能是 IVIg 的一个合理替代品。

长期依赖 IVIg 或皮质类固醇的患者有时使用其他免疫治疗药物治疗，希望减少对一线药物的需求（表 9-8）。硫唑嘌呤、甲氨蝶呤和 β 干扰素 1a 的随机对照试验未能显示治疗效果 [64]，虽然没有一个试验的规模足够大到可以排除小的益处。最近一项双盲、随机、安慰剂对照的口服芬戈莫德研究，是一种鞘氨醇 -1- 磷酸受体

表 9-8　CIDP 的处理方法	
治　疗	证据质量
一线治疗 [a]	
静脉注射免疫球蛋白	Ⅰ 类
皮质类固醇	Ⅱ 类
血浆置换	Ⅰ 类
对病例系列或非对照研究有益的治疗 [b]	
咪唑硫嘌呤	Ⅳ 类
霉酚酸酯	Ⅳ 类
甲氨蝶呤	Ⅳ 类
阿仑单抗	Ⅳ 类
环磷酰胺	Ⅳ 类
环孢霉素	Ⅳ 类
依那西普	Ⅳ 类
α 干扰素	Ⅳ 类
β 干扰素 -b1a	Ⅳ 类
利妥昔单抗	Ⅳ 类
他克莫司	Ⅳ 类
干细胞移植（造血的）	Ⅳ 类
随机对照试验研究的治疗没有显示疗效 [c]	
咪唑硫嘌呤	第一阶段
甲氨蝶呤	第一阶段
干扰素 -b1a	第一阶段
芬戈莫德	第一阶段

a. 基于临床试验数据的质量，目前的指南推荐静脉注射免疫球蛋白（IVIg）或皮质类固醇作为一线治疗。血浆置换通常用于受到严重影响或难治性患者

b. 来自非对照或回顾性系统的数据表明，一些患者可能受益于几种免疫治疗药物，但在缺乏随机研究的前瞻性数据的情况下，每种药物的作用尚不明确，应考虑到个体患者的疾病严重程度、先前尝试的治疗和风险分析

c. 随机对照试验未能显示治疗效果，尽管没有一个试验可以排除对一些患者有效

（SP1）调节药，可隔离淋巴结中的淋巴细胞，也未能达到防止芬戈莫德治疗患者病情恶化的主要目标 [65]。来自一些非对照或回顾性系列的数据

表明，一些患者可能受益于环孢素、环磷酰胺、利妥昔单抗、阿仑珠单抗、霉酚酸酯、他克莫司和自体造血干细胞移植。然而，由于缺乏随机研究的前瞻性数据，侵袭性免疫抑制在 CIPD 中的作用并不明确，应考虑到每个患者的疾病严重程度、既往尝试的治疗和风险分析。

2. 免疫治疗策略　在长期 CIDP 治疗期间，指导慢性管理或剂量优化的数据有限。客观记录治疗反应对指导短期和长期治疗决策至关重要。对于开始使用皮质类固醇的患者，在确定是否有治疗反应之前，可能需要长达 12 周的疗程。大多数对 IVIg 有反应的患者是在第三次维持输注时产生反应的。在任何一种情况下，如果 3～6 个月后仍没有明确的治疗反应，则建议重新考虑治疗药物、治疗剂量或诊断的正确性。治疗应答者可以继续所选的治疗，直到达到最大的效益。鉴于观察到许多 CIDP 患者只需要短暂的免疫治疗疗程，并且 IVIg 的过度治疗是常见的[66]，所以有必要尝试结构化的剂量减少策略，最好在治疗诱导的前几个月内。

目前尚不清楚最佳减量或优化治疗的策略。一种提出的算法处理，单次初始 IVIg 剂量 2g/kg 治疗患者，在 3 周和 6 周后评估临床反应[67]。如果没有临床反应或部分临床反应，则在 6 周时给予第二剂量 2mg/kg，并在进一步 3 周后再次评估反应。如果在第二剂后没有发现改善，则不再给予 IVIg。对有反应的患者进行临床监测，以防病情恶化。当发生恶化时，记录 IVIg 和恶化之间的时间间隔，并根据恶化时间间隔额外给予 2g/kg 剂量。此后，每个注射周期剂量减少 20%，直至复发。患者随后维持在复发剂量前的剂量和间隔时间。基于大型随机临床试验的其他治疗策略认为，IVIg 剂量诱导为 2mg/kg，然后每 3 周 1mg/kg[56]（或等效），直到达到最大效益，通常在 3～6 个月。此时，IVIg 优化为每 1～3 次注射周期减少 20% 剂量，同时保持稳定的注射间隔。如果病情恶化，患者剂量增加并维持在最低有效剂量，没有临床意义的治疗相关波动。因为 IVIg 治疗 CIDP 的有效性可能更依赖于血清 IgG 低谷水平而不是峰值

水平，以稳定的输注间隔减少剂量最终可能是一种优越的和生理上合理的减量策略。或者，在维持稳定的 IVIg 剂量的情况下，每 1～3 输液周期 IVIg 间隔可延长 1 周。由于大多数患者更倾向于低频率输注，因此间隔延长可能是一种更以患者为中心的方法。需要注意的是，这些逐渐减少或优化策略还有待验证，任何方法都应该针对特定的患者利益进行定制。然而，可以明确的是，无论采用何种减量策略，通过客观的检查记录和其他结果测量来确认主观临床恶化是至关重要的，因为这些恶化为长期免疫治疗暴露提供了理由，并为长期治疗优化奠定了基础。IVIg 的减少通常伴随着对复发后不可逆转的残疾的担忧。利用客观的残疾和力量损伤评估，结合患者的主观情况，可以形成更合理的长期管理方法，更好地平衡复发的早期识别和避免过度治疗。

（十）监测治疗反应

在治疗开始后，密切的临床随访是必要的，以记录免疫治疗的客观改善。虽然有些患者的治疗反应很明显，但情况并非总是如此。部分由于 CIDP 及其变体的异质性质，其中一个挑战就是缺乏构成治疗反应的明确定义。建议采用多层面的治疗监测方法，记录患者的主观体验、临床检查，以及正规的力量损伤和残疾的测量。为此许多经过验证的结果测量是可用的[68]。残疾结果包括调整后的残疾评分炎症性神经病病因和治疗残疾评分（Infammatory Neuropathy Cause and Treatment disability score，INCAT），INCAT 伤残总得分（ODSS），以及整体神经病变局限性量表（ONLS）。最近研究的残疾评分炎症整体残疾量表（I-RODS）[69] 与 INCAT 和 ONLS 量表相比，能更好地捕捉 CIDP 患者随时间推移的临床意义变化[70]。感觉和力量损伤可以通过多种方式进行评估，包括 INCAT 感觉亚评分（ISS），医学研究理事会（MRC）的总评分和马丁力量计或贾马尔测力计。用握力测功仪进行力量损伤测试似乎特别有帮助，因为它提供了一个立即可用的、相对客观的可量化的结果测量方法。尽管

一些人提出在常规临床实践中，患者的握力不能完全代表下肢或近端明显的无力，但在一项随机对照试验中，握力被证明可以客观记录 CIDP 患者的整体神经系统状况，而不仅仅局限于上肢或运动功能[71]。

虽然在很大程度上被认为是在临床试验中使用的工具，但其中许多评估可以在日常临床治疗中非常迅速地进行。当结合常规的床边评估和患者的主观经验，握力测功仪测量 I-RODS 残疾和力量损伤，可以提供宝贵的信息，可以帮助临床医生记录治疗反应（或无反应），优化长期治疗方法，并确定复发。

二、与单克隆丙种球蛋白病相关的神经病

单克隆 γ 病（M 蛋白或旁蛋白）提示潜在的 B 细胞克隆扩增。3% 的 50 岁以上和 7.5% 的 85 岁以上的人含有单克隆副蛋白。在携带 M 蛋白的患者中，8%～36% 的患者会出现症状性多神经病[72, 73]。在大多数情况下，副蛋白相关的神经病变在临床的和电生理上是多样的，且致病相关性未知。通过重链（IgM、IgG、IgA）和轻链（k 型和 λ 型）成分识别副蛋白类型可能具有诊断和治疗意义。虽然大多数（75%）是良性的［单克隆 γ 病的意义尚不确定；意义未明单克隆丙种球蛋白血症（monoclonal gammopathy of undetermined significance，MGUS）］，但每年有 1% 的风险发展为多发性骨髓瘤、淀粉样蛋白或其他恶性血液系统疾病（表 9-9）。恶性浆细胞疾病需要不同于神经病变的特殊治疗。

（一）与 IgG 和 IgA 相关的 MGUS

与 IgG、IgA 相关的 MGUS 神经病变之间的关系尚不清楚。IgG 和 IgA M 蛋白在慢性进行性或复发性脱髓鞘性多发性神经病患者中已被临床识别，临床和电生理上与经典 CIDP，以及远端轴突感觉或感觉运动性多发性神经病没有区别[74]。

表 9–9　MGUS 的定义
● IgM MGUS 是由以下两种情况定义 　- 骨髓活检无淋巴浆细胞浸润，或者可疑浸润，表型阴性 　- 没有肿瘤浸润的迹象或症状（如体质症状、高黏滞综合征、器官肿大） ● IgG 或 IgA MGUS 是由以下所有症状定义的 　- 血清单克隆成分≤ 30g/L 　- 本周氏蛋白尿≤ 1g/24h 　- 骨内未见溶解性或硬化性病变 　- 无贫血、高钙血症或慢性肾功能不全 　- 骨髓浆细胞浸润＜ 10%

MGUS. 意义未明单克隆丙种球蛋白血症；IgM. 免疫球蛋白 M；IgG. 免疫球蛋白 G；IgA. 免疫球蛋白 A

经许可转载，引自 Joint Task Force of the EFNS and the PNS. European Federation of Neurological Societies/Peripheral Nerve Society Guideline on management of paraproteinemic demyelinating neuropathies. Report of a Joint Task Force of the European Federation of Neurological Societies and the Peripheral Nerve Society--first revision. *J Peripher Nerv Syst*.2010;15(3):185–195.

没有证据支持副蛋白和神经病变之间的病理免疫联系。尽管临床试验数据有限[75]，但在大多数有无 IgG/IgA MGUS 的 CIDP 患者中观察到相似的治疗反应。这类患者的治疗方法应与无副蛋白的 CIDP 没有区别[76]。目前，没有具有说服力的证据支持使用免疫疗法用于远端轴突旁蛋白相关的多神经病变。

（二）多发性骨髓瘤相关的神经病变

多发性骨髓瘤（MM）是最常见的与单克隆性 γ 病（典型的 IgA 或 IgG kappa 或 lambda）相关的血液恶性肿瘤。5%～15% 的患者发展为临床相关的神经病变。其他表现包括溶骨性病变引起的疼痛、疲劳、贫血、高钙血症和肾功能不全。虽然 CIDP 样脱髓鞘性神经病变已有报道，但典型的神经病变是远端感觉或感觉运动轴突的异常[77]。几种致病机制可介导周围神经功能障碍，包括神经周围或血管周围 IgG 或 IgA 免疫球蛋白沉积，轻链淀粉样变浸润，以及溶解性病变引起的神经或根受压。且没有任何干预措施被证明对改善或稳定 MM 相关的多神经病变有效。

（三）POEMS 综合征

多发神经病 / 器官肿大 / 内分泌病 / 单克隆蛋白 / 皮肤改变综合征（polyneuropathy, organomegaly, endocrinopathy, M-protein, skin changes syndrome，POEMS 综合征），又称骨硬化性骨髓瘤，是一种罕见的由肿瘤浆细胞引起的副肿瘤综合征。首字母缩写而成的 POEMS 指的是 5 种占主导地位的症状和体征，包括多发性周围神经病、脏器肿大、内分泌紊乱、M 蛋白增高（IgG 或 IgA 轻链），以及皮肤色素沉着[78]。＞ 75% 的 POEMS 患者发展为多发性骨髓瘤。血管滤泡性淋巴结病（巨大淋巴结增生症）和其他恶性肿瘤很少被发现。诊断标准要求识别主要和次要表现（表 9-10）[79]。主要表现为多根神经病变、克隆浆细胞紊乱、硬化性骨病变、血管内皮生长因子（VEGF）升高和巨大淋巴结增生症。次要标准包括脏器肿大、内分泌失调、特征性皮肤变化、视盘水肿、血液容量增加和血小板增多。当 3 个主要标准，其中 2 个必须包括多根神经病变和浆细胞疾病，至少 1 个次要标准存在时，可以作出 POEMS 诊断。

其中高达 50% 的 POEMS 患者，多神经病变是主要症状。在许多方面，POEMS 综合征类似于 CIDP。经过数周和数月，远端感觉症状会向近端进展，并发展到影响运动神经，导致对称的全身性麻木和无力。剧烈疼痛很常见。神经传导研究可能与 CIDP 没有区别，通常可以看到更大程度的轴突损失和更均匀的传导速度减慢，而没有传导阻滞[80]。脑脊液蛋白水平和血清血管内皮生长因子通常会显著升高。病理研究显示，神经内膜血管、神经外膜血管和施万细胞中均有血管内皮生长因子染色。也可观察到节段性脱髓鞘、神经内膜水肿和轴突改变[81]。POEMS 的发病机制尚不清楚，但可能涉及单克隆浆细胞过度产生血管内皮生长因子，导致血管通透性增加和新生血管形成。

POEMS 治疗方法包括针对潜在的浆细胞紊乱。虽然没有随机对照的 POEMS 治疗试验可用，

表 9-10　POEMS 的诊断标准

- 强制性标准
  - 多神经病
  - 单克隆浆细胞增殖障碍（以 λ 型为主）
- 主要的标准
  - 巨大淋巴结增生症
  - 骨硬化病
  - 血管内皮生长因子（VEGF）升高
- 次要的标准
  - 脏器肿大
  - 血管外容量超负荷
  - 内分泌障碍
  - 皮肤损害
  - 视盘水肿
  - 血小板增多 / 红细胞增多症

当满足 3 个主要的临床症状，其中两个必须包括多发性周围神经病和浆细胞紊乱，以及至少一个次要的临床症状，既可以诊断为 POEMS 综合征

放疗或手术切除孤立的硬化性浆细胞瘤可能产生实质性的效果。弥漫性病变或弥散性骨髓受累的患者需要全身治疗。自体外周血干细胞移植辅以大剂量美法仑被认为是最有效的干预[82]。来那度胺 / 沙利度胺、贝伐珠单抗（抗血管内皮生长因子单克隆抗体）、化学药物治疗配合美法仑或环磷酰胺也可作为治疗选择（表 9-11）。临床改善与 VEGF 水平的降低相关。

POEMS 综合征的预后是多样的。虽然评估未经治疗的 POEMS 综合征患者的中位生存期为 12～33 个月，但在一项对 99 例接受治疗患者的研究中，中位生存期为 165 个月[83]。总生存期预后的有利因素包括白蛋白＞ 3.2g/dl、通过治疗获得完全血液学反应，以及年龄偏轻[84]。而导致总生存期缩短的风险因素包括年龄＞ 50 岁、血管外容量超负荷（包括胸腔积液和腹水）、肾小球滤过率＜ 30ml/（min·1.73m^2）、呼吸系统并发症，包括肺动脉高压和一氧化碳扩散能力受损（diffusing capacity for carbon monoxide，DLCO）、杵状指、视盘水肿和并存的巨大淋巴结增生症[84]。此外，血小板增多和骨髓浸润增加与脑血管意外风险相关[85]。

表 9-11　POEMS 综合征的治疗	
疗　法	结　局
放射疗法	50%~70% 的患者有显著的临床改善
美法仑（Melphalan）- 地塞米松	81% 患者血液学有效率，100% 患者神经功能有所改善
皮质类固醇	50% 的患者有显著的临床改善
环磷酰胺 - 地塞米松	至少 50% 的患者有显著改善
自体干细胞移植	100% 存活患者的临床症状有显著改善
沙利度胺（Thalidomide）- 地塞米松	报告 24 名患者有反应，但由于存在神经病变风险，不推荐将其作为一线治疗
来那度胺（Lenalidomide）- 地塞米松	报告的大多数患者有反应（报告 60 例患者）
硼替佐米（Bortezomib）	用作单剂（$n=1$），与地塞米松（$n=2$），环磷酰胺和地塞米松（$n=21$），以及阿霉素和地塞米松（$n=1$）。报告了所有反应
贝伐单抗（Bevacizumab）	2/3 使用它作为单一药物的患者在几周内死亡，1 例得到改善；另外两名使用它作为"挽救性"治疗的患者病情好转，但复发并在持续治疗后死亡，3.5 年和 5.5 年时 VEGF 正常。与其他烷基化剂治疗一起使用或在其他烷基化剂治疗后使用的其他 6 例中，导致 1 例死亡，4 例好转

VEGF. 血管内皮生长因子

经许可转载，引自 Dispenzieri A. POEMS syndrome: 2017 update on diagnosis, risk stratification, and management. *Am J Hematol.* 2017;92(8):814-829.

（四）与 IgM MGUS 相关的神经病变

IgM 单克隆 γ 病可见于 Waldenstrom 巨球蛋白血症、淋巴瘤或其他分泌 IgM 的恶性淋巴增生性疾病的患者中。在没有浆细胞增生性疾病的患者中（表 9-9），副蛋白被认为意义不明。虽然 IgM 单克隆 γ 病仅占所有单克隆丙种球蛋白病的 20%，但高达 50% 的副蛋白和神经病变患者携带 IgM 型。与 IgG 和 IgA 不同，IgM 相关的神经病变在表现上更为一致。大多数患者发展为慢性、缓慢进行、远端加重、感觉或感觉为主的多神经病变，伴有轻度或无力[86]。震颤和共济失调也很常见。尽管运动功能相对保留，但电生理测试仍显示运动神经脱髓鞘证据。远端运动潜伏期通常延长，近端神经节段的传导速度可能会减慢，但程度较轻。腓肠感觉反应始终是不存在的。与典型的 CIDP 不同，传导阻滞和时间离散度是罕见的。这些临床和电生理特征类似于 CIDP 的变体——DADS[18]。在具有 DADS 临床表型的患者中，IgM 单克隆蛋白可能具有重要的预后意义，因为这些神经病变通常比没有丙种球蛋白病的 DADS 更不易治疗。至少有 2/3 患有神经病变和 IgM 单克隆丙种球蛋白病患者还表现出神经抗原的 IgM 抗体反应性，其中最常见的是髓鞘相关糖蛋白（MAG）[87]。

三、与特异性自身抗体相关的多神经病

虽然炎性神经病变的诊断标准传统上依赖于特征性症状和体征，以及预先指定的电生理和实验室异常的结合，但即使是最准确的诊断标准也可能无法捕捉真实的疾病谱。特异性自身抗体的识别有可能显著改善这些疾病的诊断和分类。例如，与特发性 CIDP（其诊断准确率仅为 50%）不同[48]，在疑似抗 MAG 神经病变中检测抗神经节苷脂抗体具有极高的诊断准确率。通过加深我们对 CIDP 及相关疾病潜在免疫生物学机制的理解，可以为每位患者选择和监测最有效的治疗

方案提供理论依据，从而极大地提高治疗效果。（表9-12）。

（一）髓鞘相关糖蛋白抗体神经病变

MAG 是一种跨膜糖蛋白，集中于轴突周围施万细胞和髓鞘少突胶质细胞膜[88]。它在周围神经系统（PNS）和中枢神经系统中的胶质 - 轴突相互作用中发挥作用，对有髓轴突的正常形成和维持很重要。MAG 作为 IgM 单克隆抗体的抗原，引起获得性脱髓鞘周围神经病变。MAG 的抗原决定簇位于分子的碳水化合物成分中。抗 MAG-IgM 副蛋白与人外周神经神经节苷脂部分中的酸性糖脂发生交叉反应并结合，该部分被确定为硫化葡萄糖醛酸基红细胞糖苷脂（sulfoglucuronyl glycosphingolipid，SGPG）。与同时存在于 PNS 和 CNS 的 MAG 相反，SGPG 仅存在于周围神经。有令人信服的证据表明，MAG/SGPG 抗体与神经病变有因果关系[89]。患者的神经活检显示脱髓鞘、广泛分布的髓鞘层，以及髓鞘上的 IgM 和补体沉积（图9-1）[90]。将人类 IgM 抗 MAG 抗体被动转移到动物体内会导致神经病变，其临床和组织病理学特征与人类相似。

抗 MAG 神经病变对男性的影响比女性更为普遍，症状通常出现在 6—7 岁时。大多数患者会发展为远端感觉型共济失调性神经病，与 DADS 类似，在数年甚至数十年缓慢发展。虽然早期可能没有肢体无力，但大多数受累者最终会在远端下肢出现一定程度的运动功能障碍。深腱反射在踝部总是消失，并且通常在近端区域不存在或减弱。较不常见的抗 MAG 神经病变导致近端和远端肢体无力，临床上类似于典型的 CIDP[91]，或者可迅速发展为急性神经功能恶化[92]。

抗 MAG 神经病变的诊断依赖于血清蛋白电泳和免疫固定鉴定 IgM 副蛋白，以及酶联免疫吸附试验（enzyme linked immunosorbent assay，ELISA）检测抗 MAG 抗体和（或）抗 SGPG 抗体。电生理学研究强调脱髓鞘和远端突出的性质的神经病变。神经传导研究中普遍观察到的结果包括感觉动作电位缺失或严重降低，以及远端运动潜伏期显著延长。近端神经段的运动神经传导速度减慢程度较轻。CB 和时间离散通常不存在。通过计算末端潜伏期指数（远端距离 /

表9-12 与特异性自身抗体相关的多神经病			
自身抗体	主要临床特征	电生理学	其他数据
抗 MAG	远端加重的感觉障碍＞运动障碍伴共济失调	感觉电位↓ 远端运动 – 远端显著潜伏期↑	CSF 蛋白↑
GD1b、GQ1b	慢性共济失调性神经病伴眼肌瘫痪（CANOMAD）	感觉电位缺失，伴运动反应正常或仅轻微受损	IgM 单克隆丙种球蛋白病
GD1a、GT1b 和 GM3	多样的，但可能包括共济失调、吞咽困难或构音障碍	可能显示轴突或脱髓鞘变化	IgM 单克隆丙种球蛋白病
抗 NF155	发病年龄小、震颤、感觉性共济失调、主要的远端无力、IVIg 反应差	脱髓鞘改变包括 CV 减慢和 CB	CSF 蛋白↑
抗 CNTN1	起病迅速，攻击性强，主要运动受累，共济失调，对 IVIg 反应差	脱髓鞘变化包括 CV 减慢和 CB，但也包括肌电图上的早期去神经支配	CSF 蛋白↑
抗 NF140/186	亚急性起病，感觉性共济失调，脑神经受累	脱髓鞘改变常伴有明显的 CB	某些患者存在肾病综合征
抗 GM1	多灶性运动神经病	具有感觉反应正常的运动 CB	CSF 正常或轻度蛋白↑

抗 MAG. 抗髓鞘相关糖蛋白；CSF. 脑脊液；IgM. 免疫球蛋白 M.；IVIg. 静脉注射免疫球蛋白；CV. 传导速度；CB. 传导阻滞

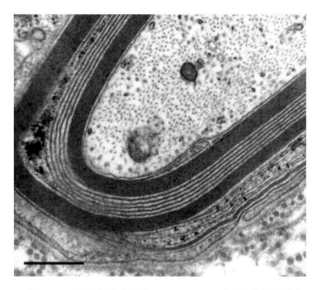

▲ 图 9-1　具有免疫球蛋白 M（IgM）κ 副蛋白的抗髓鞘相关糖蛋白（抗 MAG）神经病。腓肠神经标本的电子显微镜检查显示髓鞘广泛分布，累及中央板层（**Bar=0.5μm**）

经许可转载，引自 Rajabally YA. Neuropathy and paraproteins: review of a complex association. *Eur J Neurol*. 2011;18(11):1291-1298.

前臂运动传导速度 × 远端运动潜伏期），可以对远端加重的神经病变进行量化。无 CB 的脱髓鞘神经病变患者的末端潜伏期延长指数对抗 MAG 神经病变具有高度特异性，并从电生理学上将其与 CIDP 区分开来。CSF 蛋白虽然不是诊断所必需的，但在某些患者中有助于排除感染性或浸润性模仿。80% 的患者出现 CSF 蛋白升高，细胞数量正常。

　　抗 MAG 神经病变的长期预后通常是良好的，但由于手部震颤和步态共济失调引起的功能损害通常会随着时间的推移而慢慢累积。在一项针对 26 例抗 MAG 神经病变患者的研究中，24% 的患者在 10 年时被视为残疾，50% 的患者在 15 年时被视为残疾[93]。鉴于 MAG 与神经病变之间的致病性关联，有一种假设是通过免疫疗法降低抗体水平可以改善神经病变。尽管有许多传闻中和非受控的报告表明各种干预措施都有益处，但目前没有一种被证明有效。在 2 个随机对照试验中对抗 CD20 单克隆抗体利妥昔单抗进行评估[94, 95]。虽然在主要终点和利妥昔单抗给药方法（单疗程）方面可能限制了检测益处的敏感性，但两项研究

均未达到预先指定的主要结果指标。PE 和 IVIg后的改善在少数患者中有报道，但效果通常是暂时的。使用细胞毒性药物（环磷酰胺、氟达拉滨、苯丁酸氮芥）减少抗体合成可能对某些患者有益，但受毒性限制。抗 MAG 神经病变的免疫治疗的开始最好根据具体情况进行。无明显残疾的患者可以确信预后通常是良好，并对震颤和感觉异常提供对症治疗。对于临床上类似 CIDP 的快速恶化患者，可以尝试 IVIg 或 PE。这些干预措施的任何有益效果都是暂时的，因此可能需要重复的疗程。对于严重的慢性或进行性残疾的患者，可给予利妥昔单抗、环磷酰胺、氟达拉滨或氯霉素治疗，尽管所有这些仍未得到证实，且必须权衡可能的益处，权衡其风险[76]。

（二）抗神经节苷脂抗 GD1b 和抗 GQ1b 抗体引起的神经病变

　　神经节苷脂是含唾液酸的鞘糖脂，在周围神经髓磷脂中含量丰富，作为神经元生长和分化的决定因素，并参与细胞间识别、黏附和信号转导。神经节苷脂根据唾液酸分子的数量进行分类。例如，神经节苷脂 GM1 抗体包含一个唾液酸分子，GD1a 和 GD1b 包含 2 个，GT1 包含 3 个，GQ1b 包含 4 个。虽然抗神经节苷脂抗体尚未在大多数特发性 CIDP 患者中反复证实，但具有抗神经节苷脂抗体的患者亚群与特异性慢性免疫介导的神经病变相关。

　　慢性共济失调性神经病伴眼肌瘫痪、M 蛋白、冷凝集素和双糖基抗体（chronic ataxic neuropathy with ophthal-moplegia, M- protein, cold agglutinins and disialosyl antibodies，CANOMAD）是一种罕见的神经病，临床表现为感觉性共济失调、眼肌瘫痪和反射消失，血清学表现为 IgM 单克隆丙种球蛋白病和抗双糖基神经节苷脂的抗体，即 GD3、GT1b、GD1b 和 GQ1b[96]。共济失调通常很严重，是功能受损和残疾的主要决定因素，四肢的运动力量相对较少。这些特征导致一些人推测 CANOMAD 是 GBS 的 Miller-Fisher 综合征变体的一种慢性形式。CANOMAD 对男性的影响比

女性更为频繁，通常在 50 岁发病，在神经传导研究中通常没有感觉反应。尽管运动神经传导研究并非罕见地正常或仅显示轴突改变，但在某些患者中仍可见到运动神经脱髓鞘的电生理学证据。没有专门针对 CANOMAD 的循证治疗试验，病例报告和小病例系列报道了 IVIg、PE、皮质类固醇和利妥昔单抗的益处。

（三）抗神经节苷脂抗 GM3、GD1a 和 GT1b 抗体引起的神经病

包括 GD1a、GT1b 和 GM3 在内的几种神经节苷脂在碳水化合物结构中共享一个末端残基，即 NeuNAc（$\alpha_2 \sim \alpha_3$）Gal 表位。具有对 NeuNAc（$\alpha_2 \sim \alpha_3$）Gal 末端产生反应的抗体的患者的临床特征是多样的，包括感觉性共济失调神经病变或运动为主的神经病变，可为急性单相或慢性进行性。受累患者一个共同点是延髓神经受累，包括吞咽困难、构音障碍或发音困难[97]。在一组患有 NeuNAc（$\alpha_2 \sim \alpha_3$）Gal 反应性的 10 例患者中，8 例患者出现了一定程度的延髓损伤，4 例患者还出现了需要机械通气的严重呼吸衰竭。尽管具有双糖基活性的 CANOMAD 谱患者也可能有一定程度的延髓损伤，当对双糖基反应发生在孤立状态时，有或没有延髓损伤的患者的比例相似[96]。相反，大多数同时对 NeuNAc（$\alpha_2 \sim \alpha_3$）Gal 和二糖基表位有反应的患者存在延髓肌无力。此外，在对 NeuNAc（$\alpha_2 \sim \alpha_3$）Gal 有反应但无二糖基表位反应的患者中观察到孤立性延髓无力而无感觉共济失调。这些观察结果有助于推测双糖基抗体与感觉性共济失调最密切相关，而 NeuNAc（$\alpha_2 \sim \alpha_3$）Gal 抗体与延髓损伤更密切相关[97]。

（四）Paranodal 蛋白抗体相关的神经病变

郎飞结，又称髓鞘间隙，是动作电位沿有髓鞘轴突传播的关键结构。未绝缘的结节两侧有一个结旁区，髓鞘襻（结旁环）与轴突形成隔状连接。结构完整的结旁轴神经连接处对于结点处电压门控钠通道和近结侧区电压门控钾通道的分隔至关重要，因此，对神经冲动有效传导。已知 3 种细胞黏附分子参与分隔样连接的形成，包括接触蛋白 -1（CNTN1）、接触蛋白相关蛋白 -1（CASPR1）和神经筋膜蛋白 155（neurofascin 155，NF155）。CNTN1 与神经元上的 CASPR1 形成复合物，该复合物与旁结节环上的 NF155 结合。这些细胞黏附分子的功能障碍可能导致结旁 - 轴索神经连接处的解体和后续动作电位传导故障。

在 3.3%～7.1% 的慢性炎性多发性神经病患者中检测到抗 NF155 抗体[98-100]。在类似队列中，发现 2.4%～7.5% 的患者携带抗 CNTN1 抗体[101-103]。尽管有关 NF155 和 CNTN1 抗体的文献仅限于病例报告和小病例系列，但已经出现了一些独有的特征，将这些患者与典型的 CIDP 区分开来。具有抗 NF155 抗体的个体通常发病年龄较小，出现致残性震颤、感觉共济失调、主要的远端无力、CSF 蛋白水平很高，以及对 IVIg 的反应较差。罕见患者伴有临床上类似 MS 的中枢神经系统脱髓鞘障碍。与 CNTN1 抗体相关的表型多样的，一些患者在老年时出现快速和非常严重的症状发作、主要的运动受累、肌电图（EMG）监测中出现失神经支配的早期证据、共济失调和对 IVIg 反应差和其他表现与抗 NF155 相似的临床特征。

一些证据表明 NF155 和 CNTN1 抗体具有致病性。将抗 NF155 抗体被动转移到患有实验性自身免疫性神经炎的小鼠体内会加剧神经病理，人类神经活检显示结旁脱髓鞘[104]、间隔样连接缺失，以及结旁环和轴突之间的细胞突起插入[105]。体外实验表明，抗 CNTN1 抗体可破坏 CNTN1-CASPR1 复合物与 NF155 的结合[106]，并且将抗体被动转移到实验性自身免疫性神经炎小鼠体内，会加重神经传导缺陷的临床状态和严重程度[107]。

抗 NF155 和抗 CNTN1 抗体均为 IgG4 同种型。其他 IgG4 介导的疾病包括天疱疮和肌肉特异性激酶（MuSK）重症肌无力。IgG4 自身抗体由调节性 B 细胞产生，不能有效固定补体或与免疫球蛋白受体结合。这可能是抗 NF155 和抗 CNT1 抗体的患者对 IVIg 反应不佳，但通常通过皮质类固醇治疗改善的原因之一。利妥昔单抗的 B 细胞耗

竭治疗在其他 IgG4 介导的疾病中具有显著的有益反应，并且对于对皮质类固醇无反应或不耐受皮质类固醇的抗 CNTN1 和 NF155 抗体患者也可能是一种有效的选择。

（五）Nodal 蛋白抗体相关的神经病变

与 NF155 和 CNTN1 不同，由神经胶质细胞表达，并位于郎飞结结旁区，神经筋膜蛋白 140（NF140）和神经筋膜蛋白 186（NF180）位于郎飞结和轴突起始节段。NF140 在胚胎发育期间表达，在郎飞结的电压门控钠通道聚集中发挥作用。NF140 的表达在郎飞结形成的初始阶段后下降，但如果发生脱髓鞘病变，则会重新表达，这表明可能是为了髓鞘再形成而恢复到髓鞘前状态[108]。相反，NF186 在成熟的郎飞结中表达增加，并起稳定郎飞结复合体和维持电压门控钠通道功能的作用[109]。NF140 和 NF186 抗原作为自身抗体靶点在 CIDP 中的致病作用仍有待全面研究。在一系列符合 CIDP EFNS/PNS 诊断标准的 246 例患者中，2% 的患者对郎飞结和轴突起始节段具有 IgG 反应，表明识别了 NF140 和 NF186[110]。受累患者有几个共同的临床特征，包括亚急性起病、感觉性共济失调、明显的 CB 和脑神经受累。在大多数患者中，抗体主要为 IgG4 同种型。与具有抗 NF155 和抗 CNTN1 抗体的患者相比，大多数具有 NF140/186 反应性的患者对 IVIg，以及皮质类固醇治疗有反应。据推测，与抗 NF155 和抗 CNTN1 对结节旁分隔样连接的破坏相比，抗 NF140/186 抗体诱导的郎飞结功能改变更容易被 IVIg 缓解[110]。

（六）与意义不明的抗体相关的多神经病

与特异性神经抗原结合的血清自身抗体已在几种不同的神经病变综合征中被识别出来。在某些情况下，确定的抗体针对周围神经成分的潜在重要性，但抗体的致病作用在很大程度上是未知的。通常情况下，尚未进行确认研究或初步研究结果无法重复。这些自身抗体值得研究，但由于敏感性和特异性较差，需要谨慎的临床解释。

在小部分 CIDP 患者中发现了针对髓鞘蛋白 P2、P0 和 PMP22 的自身抗体，但是，由于缺乏可重复性并认识到这些抗体也存在于非炎性神经病变中，因此降低了他们的临床积极性[111]。LM1 是人类周围神经髓鞘中的主要糖脂，最近已成为免疫介导的脱髓鞘性多发神经病患者感兴趣的抗原靶向。与血清阴性的 CIDP 患者相比，抗 LM1 抗体阳性的患者年龄更大，脑神经受累更少，共济失调更常见[112]。临床、实验室和电生理特征在其他方面类似于特发性 CIDP。除 CIDP 外，在急性炎症性脱髓鞘多神经病和其他神经系统疾病的患者中也检测到抗 LM1 抗体[113]。LM1 抗体在 CIDP 和 AIDP 中的致病作用尚不清楚，需要研究证实 LM1 抗体在急性和慢性脱髓鞘炎性神经病中的存在。

IgM 抗硫脂单抗最初被描述在轴突、远端感觉占优势的多神经病[114]的患者中，但随后被证明存在于具有不同临床特征的患者中。那些具有抗硫脂阳性的患者经常与 MAG 存在伴随反生，可能是由于常见的硫化表位的交叉反应所致。由于对硫脂的选择性反应性很少被发现，并且与不同形式的神经病有关，因此抗硫脂抗体的有效性和致病意义尚不确定[115]。在所谓的 GALOP 综合征（步态障碍、自身抗体、迟发性、多神经变）患者中也可以得出类似的结论，其中硫化物结合发生在脂膜中（抗 GALOP 抗体）。GALOP 综合征的临床特征与抗 MAG 相关神经病变相似，GALOP 抗体可能与 MAG 发生交叉反应。

三硫代双糖 IdoA2S-GlcNS-6S（TS-HDS）是肝素低聚糖中含量丰富的双糖组分。据报道，在疼痛的、以感觉性为主的远端多神经病患者中，血清 IgM 与 TS-HDS 结合[116]。在神经活检中可见无髓鞘的轴突比有髓鞘的轴突更少，而皮肤活检常显示表皮神经纤维密度降低。免疫组织化学显示肌膜周围和神经外膜静脉边缘有 IgM 和 kappa 轻链沉积。虽然血清 IgM 结合 TS-HDS 结提出了某些特发性感觉性多发性神经病具有免疫病因的可能性，但 TS-HDS 抗体的致病意义仍有待确定。需要研究证实神经病变亚群中存在 TS-HDS 抗体。

携带成纤维细胞生长因子受体 3（fibroblast growth factor receptor 3，FGFR3）抗体的患者可能发生进行性非长度依赖性感觉性多发性神经病或神经节病，通常伴有三叉神经受累和疼痛[117]。可能存在单独的同时存在的全身性自身免疫病。受影响的患者通常脑脊液蛋白升高，电生理测试显示结果提示定位于背根神经节。在受累患者中，神经活检通常显示有髓纤维丢失，没有再生纤维簇，也提示定位背根神经节。尽管抗 FGFR3 抗体的致病意义尚未得到证实，初步研究需要独立验证，但该抗体的存在可能有助于确定一组潜在可治疗的自身免疫性多神经病患者，该疾病选择性地以背根和三叉神经节中的感觉神经元为靶点。

四、多灶性运动神经病

1985 年，Parry 和 Clark 介绍了一小部分患有纯运动不对称神经病患者。这种疾病的临床特征是命名的神经分布不对称的肢体无力和多灶性传导阻滞的电生理[118]。临床和电感觉都被保留。这种情况后来被称为 MMN。MMN 的一个有趣的方面是，这些患者与 LSS 患者几乎完全相同，只是临床和电生理异常仅限于运动神经纤维。这导致了一场持续不断的争论，即 LSS 是否应该被视为 MMN 的连续体，而不是归类为 CIDP 的变体。

（一）流行病学

MMN 是一种罕见的疾病，患病率 < 1/10 万[119]。虽然发病年龄可能在 20—70 岁，但大多数人的发病年龄在 25—55 岁，平均发病年龄为 40 岁。男性比女性受到的影响更大，男女患病比例为 3:1。

（二）临床表现

MMN 的主要临床特征是肢体无力。无力的形式是不对称的，典型分布在单个命名的神经中。在 80% 的患者中，上肢最先出现无力，90% 的患者中，远端肌肉一开始比近端肌肉受影响更大[120]。在上肢，手腕和手指伸肌无力导致手腕下垂通常是早期症状。虽然肌肉体积在病程早期可能看起来正常，但肌萎缩总是会随着时间的推移而发生。没有萎缩的肌肉无力意味着沿着神经路线的某个点上存在传导阻滞。其他运动症状包括痉挛和肌肉抽搐，可能影响 50% 以上的患者[120, 121]。无力出现后，单个命名的神经随着时间的推移慢慢恶化，其他神经在不同时间受到影响（多发性运动性单神经病）。

高达 20% 的患者可出现感觉丧失或间歇性轻微感觉症状，但症状轻微，通常仅限于下肢远端。尽管有着明显的下运动神经元改变，但感觉症状从不突出。感觉检查通常是正常的，即使在有感觉症状或仅显示轻度远端振动缺陷的患者中也是如此[120]。疼痛和其他阳性感觉现象应消失。深腱反射在受影响的肢体中减弱，但在没有无力的区域可能是完整的。有 20%～30% 的 MMN 患者有快速反射的报道，但其他上运动神经元的表现不应该没有[122]。除了罕见的第 XII 对脑神经麻痹的报道外，其他脑神经是幸免的。膈神经受累并伴有呼吸衰竭是非常罕见的[123]。

（三）MMN 的电生理学

MMN 的明确电生理特征是运动神经传导阻滞，且具有正常的感觉反应，即使在运动 CB 的各个部位（图 9-2）。CB 是在神经传导研究中确定的，通过证明与远端刺激相比，近端运动神经刺激的复合肌肉动作电位（CMAP）振幅和面积减少。相对于远端，近端波幅和面积的损失表明，在刺激点之间的神经纤维存在阻滞。提出的 EFNS/PNS MMN 标准表明，当 ≥ 2 条神经存在临床无力和电生理 CB 时，只要 CB 位于卡压部位外，感觉正常，且没有上运动神经元的发现，MMN 的诊断就可以得到可靠的结论[124]。

得出 CB 存在的结论所需的幅度减少量一直是一些争论的来源。动物模型中 CB 和时间离散度的计算机模拟显示，CMAP 近端面积减少高达 50% 可能是由于相位抵消[125]。而更具体的 CB，

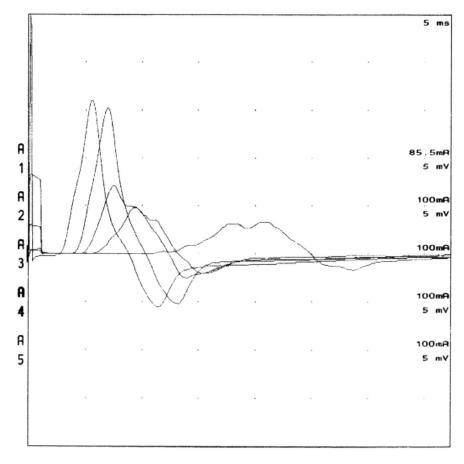

◀ 图 9-2　多灶性运动神经病变患者右侧尺神经传导阻滞。沿神经不同部位的重复刺激所诱发的复合肌肉动作电位的振幅和面积在腕部近端 6～10cm 的单一水平上突然下降

经许可转载，引自 Nobile-Orazio E. Multifocal motor neuropathy. *J Immunol*. 2001;115:4–18.

则需要 50% 或更大的幅度减少，但这是以牺牲灵敏度为代价。幅度降低 20%～30% 可能是显著的，尤其是在短段神经上发现的时候。考虑到这些因素，如果存在 50% 的降低，EFNS/PNS 标准[124] 认为 CB 是"确定的"，如果存在 30% 的降低，且满足其他条件，则认为 CB 是"可能的"（表 9–13）。

CB 最常见于前臂中段的长臂神经，但也可见于近端臂神经节段和下肢。在一些患者中，CB 可能很难识别，在临床适当的环境中缺乏 CB 不应排除 MMN 的诊断。没有可检测到的 CB 可能是由于阻滞的活动依赖性质，或者是因为阻滞的位置在近端神经节段。当存在严重轴突丢失时，CB 也很难确定。远端刺激获得的极低 CMAP（＜ 1mV）被认为太低，无法准确测定 CB[126]。

除了 CB，电生理学研究可能会揭示更广泛的证据，在一些（但不是全部）患者中，脱髓鞘伴随运动传导速度减慢，远端运动和 F 波潜伏期延长。通常情况下，运动传导速度正常或仅轻微减慢，即使在阻滞的运动节段[122]。虽然 CB 传统上被认为是节段性脱髓鞘，但观察到 CB 可以在没有其他髓鞘破坏证据的情况下发生，这表明 MMN 的免疫靶点实际上位于轴突或郎飞结上，而不是施万细胞或髓鞘本身。感觉传导检查通常是正常的或仅受轻微影响，即使在运动 CB 神经，甚至跨运动阻滞节段。

（四）诊断资料

高达 60% 的 MMN 患者的 IgM 抗 GM1 抗体滴度升高[127]。与血清阴性患者相比，抗 GM1 抗体患者往往有更严重的肢体无力、残疾和最终轴突丧失[128]。即便如此，GM1 抗体的病理意义仍不清楚。一种可能性是 GM1 在郎飞结诱导补体介导的损伤，这反过来又会导致 CB 和肌肉无力[129]。观察到一些 MMN 患者在接受 IVIg 治疗后迅速好转，这一假设得到了支持。逆转抗体介

表 9-13　传导阻滞的电生理指标
● 明确的运动性 CB
- 无论神经节段（正中、尺骨和腓骨）的长度如何，近端与远端刺激的 CMAP 负峰面积减少 ≥ 50%。对运动 CB 段远端刺激的 CMAP 负峰波幅必须 > 正常下限值的 20%，且 > 1mV，近端至远端负峰 CMAP 时程延长必须是 ≤ 30%
● 可能的运动 CB[a]
- 负峰 CMAP 面积在上肢神经较长一段（如腕至肘或肘至腋窝）减少 ≥ 30%，近端至远端负峰 CMAP 时程延长 ≤ 30% 或负峰 CMAP 面积减少 ≥ 50%（确定不变），近端至远端负峰 CMAP 时程延长 > 30%
● 上肢 CB 节段感觉神经传导正常

a. 需要在不同于常见的神经受压或压迫综合征的部位寻找传导阻滞的证据

CB. 传导阻滞；CMAP. 复合肌肉动作电位

经许可转载，引自 Joint Task Force of the EFNS and the PNS. EuropeanFederation of Neurological Societies/Peripheral Nerve Societyguideline on management of multifocal motor neuropathy. Report of ajoint task force of the European Federation of Neurological Societiesand the Peripheral Nerve Society—first revision.*J Peripher Nerv Syst.*2010;15(4):295–301.

导的节点膜超极化，而不是修复髓鞘结构损伤，可能解释这些快速的临床观察 [47]。这一概念尚未得到证实。

在一些 MMN 患者中发现了针对 GM1 以外神经抗原的 IgM 抗体。抗神经节苷脂 GM2 抗体和抗二硫肝素二糖 NS6S 抗体可能存在于 8% 的 MMN 患者（GM2）和 23% 的 NS6S 患者（NS6S）中，但也可以在其他下运动神经元疾病和一些感觉神经病中检测到 [130]。携带抗 NS6S 抗体的患者与血清阴性患者无差别。GM2 和 NS6S 抗体的低特异性和低阳性预测值限制了它们的临床应用 [131]。

高达 2/3 的患者可见肌酸激酶（CK）轻度升高 [132]。血清免疫固定电泳偶见单克隆 γ 病，多为 IgM 亚型。MMN 的常规血液学和生化实验室结果在其他方面是正常的，免疫疾病的筛查研究（抗核抗体、类风湿因子、红细胞沉降率、C 反应蛋白、核周抗中性粒细胞胞质抗体、胞质抗中性粒细胞胞质抗体）也是正常的。2/3 的患者脑脊液蛋白正常，1/3 患者脑脊液蛋白轻度升高 [120]。蛋白水平 > 100mg/dl 在 MMN 中很不寻常。

MRI 的诊断作用有限，但可能在高达 50% 的患者中显示 T$_2$ 加权 MRI 上的信号增强或神经增大。这些变化通常在臂丛和上肢远端最为明显。这种影像学异常也可在 CIDP 及其变异体中发现。MRI 异常的对称分布与 CIDP 密切相关，而不对称则提示 MMN 或 LSS 的诊断 [34]。高分辨率超声是检测 MMN（和 CIDP）神经增厚的另一种方法。尽管 68% 的 MMN 患者有臂丛增大的超声证据，但对异常的定义缺乏标准化和量化，限制了诊断用途 [133]。尽管如此，MRI 或超声成像可能会增加重要的支持性诊断数据，特别是当临床诊断可疑但电生理检查未能显示 CB 时。

当怀疑诊断为 MMN 时，很少进行神经活检。在 MMN 无法与 CIDP、LSS 或血管炎区分的情况下，神经活检可增加有用的诊断数据。感觉神经活组织检查通常是正常的，或者仅显示有髓纤维轻微减少。运动神经活检可发现脱髓鞘、慢性髓鞘再生和多灶性轴突变性的证据。

（五）病理生理学

MMN 是一种自身免疫病，传统上被认为是一种脱髓鞘疾病，随着时间的推移，继发性轴突变性积累。虽然确切的免疫发病机制尚不清楚，但目前已有多项证据表明，其主要病理部位是在郎飞结，而不是髓鞘或轴突，结区或结旁区域的超极化或去极化导致动作电位传导失败。

如前所述，IgM 抗 GM1 抗体经常在 MMN 患者中检测到，但其致病作用不确定。尽管 GM1 在运动神经和感觉神经中普遍表达，但它主要集中在周围运动神经的郎飞结和结旁区附近 [134]，对结旁膜稳定和离子通道聚集很重要 [135]。支持抗 GM1 抗体致病作用的是，观察到含有抗 GM1 抗体的人血清可诱导CB，免疫球蛋白沉积在郎飞结，动物神经结节增宽[136]。当补体存在时，抗GM1抗体可以减少 Na^+ 电流，足以阻断动作电位的产生[137]。在患有MMN的人中，运动轴突兴奋性研究显示，轴突超极化位于CB区域的远端[138]。综上所述，这些发现表明，抗体介导的节点膜 Na^+ 通道失活导致动作电位传播失败，并在运动神经传导研究中得到明显的CB[139]。进一步支持这一机制的是观察到MMN患者在接受IVIg治疗后可能会迅速改善。在IVIg治疗前后进行的神经兴奋性研究表明，MMN患者的轴突兴奋性改善，这可能归因于 Na^+ 通道表达和（或）活性的恢复[140]。IVIg治疗后的快速临床获益和轴突兴奋性的立即改善与髓鞘或轴突再生不相容，但加强了一种涉及逆转抗体介导的结膜超极化的致病机制。需要进一步的研究来更好地理解抗GM1抗体是对神经有直接的免疫致病性，还是说它们是主要由不同机制介导的次要附加现象。

（六）诊断标准

MMN的诊断是通过认识其特有的临床和电生理特征。虽然已经提出了几套诊断标准，但2010年公布的EFNS/PNS标准是在临床试验和常规临床治疗中应用最广泛[124]。EFNS/PNS MMN标准要求存在核心临床特征（表9-14）和神经传导研究预定义的异常（表9-13），以确定MMN的诊断。如果存在核心临床标准，并且神经传导研究中存在50%或更高的运动CB，则可以在不收集额外数据的情况下做出"确定的"MMN的诊断。在临床数据不太可靠的情况下（例如，如果症状和体征只出现在一条神经的分布中），或者如果神经传导异常仅满足"可能"电诊断标准，那么收集额外的支持性数据可以增加诊断的可信度。支持MMN的数据包括IgM抗神经节苷GM1抗体升高，脑脊液蛋白升高，MRI显示 T_2 加权像信号强度增加，伴有弥漫性臂丛神经肿胀，IVIg治疗后临床有客观改善。为了满足这些标准，

表 9-14 多灶性运动神经病的临床诊断标准

核心标准（必须同时存在）

1. 缓慢进行性或逐步进行性、局灶性、非对称性 [a] 肢体无力，即分布在运动神经上的至少两条神经，持续1个月以上（通常 > 6个月）

2. 除下肢轻微振动感觉异常外，无客观感觉异常 [b]

支持性临床标准

3. 主要累及上肢

4. 患肢肌腱反射减少或缺失 [c]

5. 无脑神经受累（罕见的第Ⅻ对脑神经麻痹报告）

6. 患肢肌肉痉挛和肌肉抽搐

7. 在残疾或肌肉力量方面对免疫调节治疗的反应

排除标准

8. 上运动神经元体征

9. 明显累及延髓

10. 下肢感觉障碍较轻微振动障碍更为明显

11. 最初几周弥漫性对称性无力

---

a. 非对称性，如果强度为MRC > 3，则差1MRC级；如果强度为MRC ≤ 3，则差2MRC级

b. 感觉体征和症状可能在MMN过程中发展

c. 已有报道称肌腱反射轻微增加，特别是在受影响的手臂，只要符合标准8，并不排除诊断为MMN

MRC. 医学研究理事会；MMN. 多灶性运动神经病

经许可转载，引自 Joint Task Force of the EFNS and the PNS. EuropeanFederation of Neurological Societies/Peripheral Nerve Societyguideline on management of multifocal motor neuropathy. Report of ajoint task force of the European Federation of Neurological Societiesand the Peripheral Nerve Society—first revision.*J Peripher Nerv Syst*.2010;15(4):295–301.

不应出现排除性症状或体征（表 9-14）。应在适当的临床环境下探讨伴随疾病或其他可能导致患者症状的原因（见下文的鉴别诊断）。

（七）鉴别诊断和诊断的挑战

有几种情况可能很难与 MMN 区分开来。LSS 型 CIDP 的多发单神经病变的累及模式与 MMN 相似。与 MMN 不同，LSS 患者有感觉受累的临床和电生理学证据，且缺乏抗 GM1 抗体。MMN 和 LSS 之间的区别不是微不足道的，因为 MMN 的治疗在很大程度局限于免疫球蛋白治疗，而 LSS 的治疗类似于典型的 CIDP。MMN 对免疫治疗的反应不同于 LSS，这一观察进一步支持了

以下观点，MMN 是一种不同于 LSS 的疾病，理应在 CIDP 谱系之外进行独特的分类。

其他需要诊断的纯运动障碍包括肌萎缩侧索硬化和其他运动神经元病、遗传性运动感觉神经病和包涵体肌炎。对症状的模式和类型、电生理异常和实验室数据的敏锐注意可以帮助临床医生识别这些 MMN 模拟物（表 9-15）。多发性单神经病的患者其伴有起病急、疼痛、感觉丧失，并且神经传导研究显示其轴突变性的早期应引起对血管炎性神经病或肉芽肿的关注而不是 MMN。

重要的是要记住，尽管在对抗 GM1 抗体的理解上有所进步，但对其病理意义仍不确定。包括 ALS 在内的其他下运动神经元疾病的患者偶

表 9-15　多灶性运动神经病变的鉴别诊断

分　类	临床表现					电生理现象	实验室检查	
	模　式	运　动	感　觉	深腱反射	病　程	神经传导研究	脑脊液蛋白	GM1
MMN	不对称的，神经或神经丛	+	正常	↓	缓慢的、复发的、渐进的	常有传导阻滞或有无其他脱髓鞘的特征，感觉神经动作电位正常	正常或轻度↑	高达到 60%
CIDP	全身性的	+	+	↓	复发的，进行性的	脱髓鞘的特征	↑ 80%～95%	少见
LSS 或 MADSAM	不对称的，神经或神经丛的	+	+	↓	复发的，进行性的	脱髓鞘的特征，或有无传导阻滞，感觉神经动作电位不正常	↑ 33%～42%	少见
ALS	不对称的，节段的	+	正常	↑	快速或缓慢，渐进的	轴突性	正常	少见
HNPP	不对称的，神经的	+	+	↓	复发的	脱髓鞘的特征，卡压位置更加明显	正常	无
IBM	不对称的，指屈肌和股四头肌	+	正常	正常	渐进的	正常	正常	无
Vasc	不对称的，神经的	+	+	正常或↓	逐步渐进	轴突性	正常	无

GM1. 神经节苷脂抗体；MMN. 多灶性运动神经病；CIDP. 慢性炎性脱髓鞘性多发性神经病；LSS.Lewis-Sumner 综合征；MADSAM. 多灶性获得性髓鞘性感觉运动神经病；ALS. 肌萎缩侧索硬化；HNPP. 遗传性压迫易感性神经病；IBM. 包涵体肌炎；Vasc. 血管炎

经许可转载，引自 Allen JA. Chronic demyelinating polyneuropathies.*Continuum(Minneapolis)*.2017;23(5):1310–1331.

尔也会有这些抗体，但通常是低滴度的。GM1 抗体阴性并不能排除多灶性运动神经病的诊断，阳性检测可能会在不适当的临床环境中造成诊断上的混淆。临床上疑似 MMN 但没有 CB 的患者也可能是诊断上的挑战。当只发现轴突电生理改变，但症状和体征与 MMN 相似时，就被称为多灶性运动获得性轴突病（multifocal motor acquired axonopathy，MAMA）。与 MMN 一样，MAMA 在命名的运动神经分布范围内存在临床缺陷，并可能在 IVIg 治疗后改善。尽管很难将多灶性运动获得性轴突病与运动神经元疾病区分开来，但这种疾病很可能属于 MMN 谱系[141]。

（八）MMN 导致的残障

MMN 通常被认为是一种良性疾病，但功能损害可能很严重。患者通常在个别神经区域分布出现缓慢但渐进性的无力，有时也会出现急性恶化的情况。无力的累积会导致整体功能水平的下降和活动受限。由于上肢是最先也是最突出的局灶性神经损伤，因手的力量和灵巧度较差而致残在患者中经常发生，20% 的患者可能会有严重的残疾[128]。大多数患者还会出现步态障碍，15% 的患者可能会出现严重的步态障碍[142]。乏力是 MMN 残疾的一个常见原因，50% 的患者中可能出现严重乏力[128]。

自 1980 年末期首次描述 MMN 以来，静脉免疫球蛋白已被广泛用于治疗 MMN。因此，该病的自然历史并没有得到很好的描述。延长 IVIg 治疗是否完全控制 MMN 的进展，轴突退变和长期恶化是否不可避免，存在一些争议。一些研究表明，仔细优化治疗并经常调整以避免周期末的恶化，可能有助于促进长期康复和预防轴索损伤[143]，但也有其他报道表明，尽管采取了这种方法，仍会出现逐渐恶化和残疾加重的情况[144, 145]。

（九）治疗

与 CIPD 的治疗原则一样，MMN 的有效免疫治疗需要了解：①哪种干预措施会是最有效；②短期和长期的管理策略。比 CIDP 更严重的是，

MMN 的循证治疗选择是有限的。

1. MMN 的免疫治疗　静脉注射免疫球蛋白（IVIg）是 MMN 的一线免疫治疗。在对一项在 1994—2001 年进行的 4 项随机双盲安慰剂对照试验中的 34 例患者的 Meta 分析发现，接受 IVIg 治疗的患者中 78% 的患者的短期力量可以得到改善，而接受安慰剂治疗的患者中只有 4% 的患者的短期力量得到改善[146]。与安慰剂治疗的患者相比，IVIg 治疗的患者的残疾症状也有所改善（11% vs. 39%），但这个结果在统计学上并没有较大意义[146]。这些试验中纳入的患者大部分是 IVIg 初治患者。为了更好地了解 MMN 的残疾和长期免疫球蛋白治疗的作用，我们进行了一项随机、安慰剂对照试验，44 例 MMN 患者接受了 ≥ 3 个月的稳定的 IVIg 治疗方案[147]。试验中将患者随机分为 2 组，一组进行 IVIg 治疗后再用安慰剂治疗 12 周；另一组注射安慰剂后，再 IVIg 治疗 12 周。正如在之前的研究中发现的那样，IVIg 治疗组在力量强度上有显著的统计学差异。此外，安慰剂组中 36% 的患者的残疾加重，相比之下，IVIg 组患者的残疾加重的比例为 12%（有统计学意义）。这 5 项随机临床试验共同提供了强有力的证据，证明 IVIg 是改善 MMN 患者肌肉力量和残疾症状的有效治疗方法。

IVIg 的常规起始剂量为 2g/kg 体重，连续使用 2～5 天，随后维持治疗每 3 周 1g/kg。同样有效的替代维持方案包括每周 0.4g/kg，每 2 周 1g/kg 或每月 2g/kg[124]。对于 MMN 的维持治疗，哪种方案的治疗效果最好尚不清楚。考虑到疗效、耐受性和治疗相关的波动，IVIg 的剂量最终应针对每个患者进行个体化。虽然一些 MMN 患者在接受 IVIg 后能迅速见到临床效果，但对其他患者来说，治疗效果的出现可能需要几个月的时间。因此在确定疗效之前，建议继续治疗 ≥ 3 个月。

年轻的患者，早期的治疗开始，主要的脱髓鞘特征，肢体影响少，可预测有利的治疗结果[148]。CB 和抗 GM1 抗体作为反应性预测因子的作用尚不清楚。在一项回顾性研究中，GM1 抗体升高和明确的 CB 与良好反应相关[149]，但这并没有得到

所有人的认可[150]。

与 IVIg 相比，皮下注射免疫球蛋白（SCIg）可能有以下几个优势，包括提高耐受性、提供便利性、可以将 IgG 水平维持在更高的稳态，以及避免了周期末可能产生的恶化反应[47]。一些病例报告和小病例系列表明，对于长期维持 MMN 患者的力量强度，SCIg 可能与 IVIg 一样有效。一项随机、单盲交叉试验，9 例 IVIg 反应患者比较了等量的 SCIg 和 IVIg[151]。参与者被随机分配接受 SCIg 或 IVIg，每隔 18～56 天接受 3 次 IVIg 治疗，然后再接受替代治疗。平均肌力和 SF-36 生活质量问卷在患者组间无显著差异。研究完成后，9 例患者中有 5 例倾向于继续 SCIg 疗法。在一项对 10 例接受 IVIg 治疗的 MMN 患者进行的开放标签研究中，受试者每周接受 SCIg 的剂量在 IVIg 维持剂量的 50%～100%。在低剂量 SCIg 组，5 例患者中有 4 例病情恶化[152]。在等量组中，5 例患者中有 4 例在 6 个月的随访中使用 SCIg 维持肌力。4 例接受 SCIg 治疗成功的患者中，有 3 例在试验完成后选择继续进行 SCIg。在一个更大的前瞻性系列中，21 例患者接受了 SCIg 治疗，平均随访 27.9 个月，其中 57% 在随访期间保持稳定，43% 的患者出现了一定程度的临床上症状的恶化[153]。在恶化的患者中，4 例患者停止了进行 SCIg，1 例患者使用的 SCIg 剂量增加了 15%，4 例患者在继续 SCIg 的基础上额外进行了 IVIg。在年龄、病程、IgG 剂量、残疾或力量损伤等基础临床特征中，未观察到需要长期坚持治疗的预测因素。虽然还需要大量的随机临床试验来更准确地确定 SCIg 对 MMN 治疗的疗效，但这些结果表明，对于一些 MMN 患者，尤其是那些经历了治疗相关"药效减退"或其他 IVIg 治疗相关波动的患者，SCIg 可能是一个有用的替代 IVIg 的选择。

对于 MMN 治疗的一个令人困惑的方面是，从临床上可以观察到，与其他免疫介导的神经病变不同，皮质类固醇和 PE 通常是无效的[124]。更重要的是，20% 的 MMN 患者在皮质类固醇治疗后可能会出现病情恶化。除 IVIg 外，缺乏证据支持在 MMN 治疗中可以使用免疫抑制药作为辅助治疗[154]。一项对 28 例参与者随机分配霉酚酸酯或安慰剂治疗的研究中并没有显示霉酚酸酯在残疾或力量改变方面有所帮助，接受霉酚酸酯治疗的患者对 IVIg 的需求也没有减少[155]。硫唑嘌呤、环孢素、β干扰素、甲氨蝶呤已被报道对一些患者有益，但尚未充分探索。环磷酰胺的疗效已有小范围的报道，但潜在的毒性和缺乏证实的疗效数据限制了其用于严重的 IVIg 难治性疾病的患者。利妥昔单抗在 MMN 的治疗中的作用尚不清楚，并且临床数据存在冲突。虽然一些人已经报道了疗效，但一项开放标签试验显示，在利妥昔单抗治疗的 MMN 患者中，IVIg 剂量、肌肉力量或残疾症状均无变化[156]。一项关于单克隆抗体依库利珠单抗的开放标签研究显示，10 例同样使用 IVIg 治疗的患者中有 9 例患者的 IVIg 需求没有减少，并且在 MRC 总得分上没有显著差异[157]。

2. 免疫治疗策略　在 MMN 长期治疗期间，指导慢性治疗或剂量优化的数据有限。虽然 IVIg 的短期有效反应已经得到很好的证实。但 IVIg 的治疗效果通常会随着时间的推移而减弱[142, 158]。患者使用的剂量虽然可以被调整以达到短期的疾病稳定性，但是在经过数年的随访后，可能会出现力量减弱和残疾的缓慢恶化[159, 160]。虽然增加 IVIg 剂量通常能恢复短期的 IVIg 疗效[142]，但轴突渐进退变和随之而来的临床缺陷是不可避免的。由于这些原因，治疗反应的记录对于帮助指导长期治疗决策至关重要。需要注意对于 IVIg 应答者需要按维持疾病稳定的剂量和频率滴定。由于任何特定个体在疾病的不同阶段对 IVIg 的需求可能会发生变化，因此，定期重新评估与治疗相关的波动，以及无力和残疾的缓慢积累至关重要，以便避免 IVIg 剂量过量和剂量不足。利用客观的残疾评定和力量损伤评估可能有助于确定 IVIg 的剂量界限。

（十）监测治疗反应

未接受治疗的 MMN 患者在开始接受 IVIg 治疗的时候，需要密切的临床随访以记录客观改善。尽管一些患者可能得到了快速和容易确定的改善，但在其他患者中，改善是更微妙的，可能在 IVIg 治疗后 3～6 个月都不能见到效果。该病的多病灶性质要求在监测治疗反应时进行重要考虑。严重的神经受累并由此导致的肌肉去神经和萎缩不太可能显示有意义的改善。评估较少受影响的肌肉作为一种重要的手段，以记录治疗的反应，并证明正在进行的免疫治疗是合理的。与 CIPD 一样，这最好是通过使用多面方法来捕捉患者的主观感受经验，临床检查的变化，以及进行力量损伤和残疾的正式测量。为此目的提出了若干成果衡量标准[161]。虽然 MRC 总和评分可能增加的价值不大，但在治疗过程中个别选定肌肉的 MRC 变化可能提供有意义的临床数据。用 Martin 力量计或 Jamar 测力仪测量握力损伤也有助于量化治疗后的握力改善，帮助记录停药后的复发，或者确定稳定治疗后随时间的缓慢恶化。然而，与 CIDP 和 GPRS 相比，握力随时间的显著变化相对较低，因此需要对握力的变化进行分析[161, 162]。MMN-rods© 评分是评估 MMN 患者残疾的较好的量表[163]。在 RODS-MMN 量表的开发过程中，针对 MMN 患者的独特经历，对问题进行了专门的定制。因此，它具有疾病特异性，而且由于它是使用 Rasch 统计模型构建的，因此它克服了序数量表的缺点。虽然对 MMN 的治疗结果评估状态取得了许多进展，但仍存在一些局限性。特别是可用工具的响应性普遍较低，而且在可用量表的何种变化应被用来定义患者为有反应者的问题上仍存在不确定性[162]，需要对 MMN 进行进一步的临床研究来解决这些问题。

参考文献

[1] Eichhorst H. Correspondenz-blatt fur Schweizer. Ärzte. 1890;20:559.

[2] André-Thomas. Diplégie faciale récidivante associée à un syndrome polynévritique fruste, avec hyperalbuminose du liquide céphalo-rachidien. Rev Neurol. 1931;38:650–651.

[3] Lambert EH. Electromyography and electric stimulation of peripheral nerves and muscle. In: Mayo Clinic Department of Neurology, ed. Clinical Examinations in Neurology. Philadelphia, PA: WB Saunders; 1956: 287– 317.

[4] Austin JH. Recurrent polyneuropathies and their corticosteroid treatment: with five-year observations of a placebo-controlled case treated with corticotrophin, cortisone, and prednisone. Brain. 1958;81:157–192.

[5] Dyck PJ. Histologic and teased-fiber measurements of sural nerve in disorders of lower motor and primary sensory neurons. Mayo Clin Proc. 1968;43:81–123.

[6] Dyck PJ, Lais AC, Ohta M, Bastron JA, Okazaki H, Groover RV. Chronic inflammatory polyradiculoneuropathy. Mayo Clin Proc. 1975;50(11):621– 637.

[7] Van den Bergh PY, Hadden RD, Bouche P, et al.; European Federation of Neurological Societies; Peripheral Nerve Society. European Federation of Neurological Societies/Peripheral Nerve Society guideline on management of chronic inflammatory demyelinating polyradiculoneuropathy: report of a joint task force of the European Federation of Neurological Societies and the Peripheral Nerve Society— first revision. Eur J Neurol. 2010;17(3):356–363.

[8] Lunn MP, Manji H, Choudhary PP, Hughes RA, Thomas PK. Chronic inflammatory demyelinating polyradiculoneuropathy: a prevalence study in south east England. J Neurol Neurosurg Psychiatry. 1999;66(5):677– 680.

[9] Laughlin RS, Dyck PJ, Melton LJ III, Leibson C, Ransom J, Dyck PJ. Incidence and prevalence of CIDP and the association of diabetes mellitus. Neurology. 2009;73(1):39–45.

[10] Mahdi-Rogers M, Hughes RA. Epidemiology of chronic inflammatory demyelinating neuropathies in southeast England. Eur J Neurol. 2014;21(1):28–33.

[11] Ruts L, Drenthen J, Jacobs BC, van Doorn PA; Dutch GBS Study Group. Distinguishing acute-onset CIDP from fluctuating Guillain-Barré syndrome: a prospective study. Neurology.2010;74:1680–1686.

[12] Dionne A, Nicolle MW, Hahn AF. Clinical and electrophysiological parameters distinguishing acute-onset chronic inflammatory demyelinating polyneuropathy from acute inflammatory demyelinating polyneuropathy. Muscle Nerve. 2010;41(2):202–207.

[13] Boukhris S, Magy L, Gallouedec G, et al. Fatigue as the main presenting symptom of chronic inflammatory demyelinating polyradiculoneuropathy: a study of 11 cases. J Peripher Nerv Syst 2005;10:329–337.

[14] Goebel A, Lecky B, Smith LJ, Lunn MP. Pain intensity and distribution in chronic inflammatory demyelinating polyneuropathy. Muscle Nerve. 2012;46(2):294–295.

[15] Saifee TA, Schwingenschuh P, Reilly MM, et al. Tremor in inflammatory neuropathies. J Neurol Neurosurg Psychiatry. 2013;84(11): 1282–1287.

[16] Figueroa JJ, Dyck PJ, Laughlin RS, et al. Autonomic dysfunction in chronic inflammatory demyelinating polyradiculoneuropathy. Neurology. 2012;78:702–708.

[17] Rotta FT, Sussman AT, Bradley WG, Ram Ayyar D, Sharma KR, Shebert RT. The spectrum of chronic inflammatory demyelinating polyneuropathy. J Neurol Sci. 2000;173(2):129–139.

[18] Katz JS, Saperstein DS, Gronseth G, Amato AA, Barohn RJ. Distal acquired demyelinating symmetric neuropathy. Neurolo-

gy. 2000;54:615– 620.

[19] Lewis RA, Sumner AJ, Brown MJ, Asbury AK. Multifocal demyelinating neuropathy with persistent conduction block. Neurology. 1982;32:958– 964.

[20] Attarian S, Verschueren A, Franques J, Salort-Campana E, Jouve E, Pouget J. Response to treatment in patients with Lewis-Sumner syndrome. Muscle Nerve. 2011;44:179–184.

[21] Viala K, Renié L, Maisonobe T, et al. Follow-up study and response to treatment in 23 patients with Lewis-Sumner syndrome. Brain. 2004;127:2010–2017.

[22] Nobile-Orazio E. Chronic inflammatory demyelinating polyradiculoneuropathy and variants: where we are and where we should go. J Peripher Nerv Syst. 2014;19(1):2–13.

[23] Ayrignac X, Viala K, Koutlidis RM, et al. Sensory chronic inflammatory demyelinating polyneuropathy: an under-recognized entity? Muscle Nerve. 2013;48(5):727–732.

[24] Sinnreich M, Klein CJ, Daube JR, Engelstad J, Spinner RJ, Dyck PJB. Chronic immune sensory polyradiculopathy: a possibly treatable sensory ataxia. Neurology. 2004;63:1662–1669.

[25] Sabatelli M, Madia F, Mignogna T, Lippi G, Quaranta L, Tonali P. Pure motor chronic inflammatory demyelinating polyneuropathy. J Neurol. 2001;248:772–777.

[26] Kimura A, Sakurai T, Koumura A, et al. Motor-dominant chronic inflammatory demyelinating polyneuropathy. J Neurol. 2010;257:621–629.

[27] Breiner A, Brannagan TH, III. Comparison of sensitivity and specificity among 15 criteria for chronic inflammatory demyelinating polyneuropathy. Muscle Nerve. 2014;50(1):40–46.

[28] Rajabally YA, Nicolas G, Piéret F, Bouche P, Van den Bergh PY. Validity of diagnostic criteria for chronic inflammatory demyelinating polyneuropathy: a multicentre European study. J Neurol Neurosurg Psychiatry. 2009;80(12):1364–1368.

[29] Vo ML, Hanineva A, Chin RL, Carey BT, Latov N, Langsdorf JA. Comparison of 2-limb versus 3-limb electrodiagnostic studies in the evaluation of chronic inflammatory polyneuropathy. Muscle Nerve. 2015;51(4):549–553.

[30] Rajabally YA1, Narasimhan M. Electrophysiological entrapment syndromes in chronic inflammatory demyelinating polyneuropathy. Muscle Nerve. 2011;44:444–447.

[31] Padua L, Caliandro P, Aprile I, Sabatelli M, Madia F, Tonali P. Occurrence of nerve entrapment lesion in chronic inflammatory demyelinating polyneuropathy. Clin Neurophysiol. 2004;115:1140–1144.

[32] Logigian EL, Kelly JJ, Adelman LS. Nerve conduction and biopsy correlation in over 100 consecutive patients with suspected polyneuropathy. Muscle Nerve. 1994;17:1010–1020.

[33] Feinberg DM, Preston DC, Shefner JM, Logigian EL. Amplitude-dependent slowing of conduction in amyotrophic lateral sclerosis and polyneuropathy. Muscle Nerve. 1999;22:937–940.

[34] Jongbloed BA, Bos JW, Rutgers D, van der Pol WL, van den Berg LH. Brachial plexus magnetic resonance imaging differentiates between inflammatory neuropathies and does not predict disease course. Brain Behav. 2017;7(5):e00632.

[35] Goedee HS, van der Pol WL, van Asseldonk JH, et al. Diagnostic value of sonography in treatment-naive chronic inflammatory neuropathies. Neurology. 2017;88(2):143–151.

[36] Schmidt B, Toyka KV, Kiefer R, Full J, Hartung HP, Pollard J. Inflammatory infiltrates in sural nerve biopsies in Guillain-Barré syndrome and chronic inflammatory demyelinating neuropathy. Muscle Nerve. 1996;19(4):474–487.

[37] Köller H, Kieseier BC, Jander S, Hartung HP. Chronic inflammatory demyelinating polyneuropathy. N Engl J Med. 2005;352(13):1343–1356.

[38] Schneider-Hohendorf T, Schwab N, Uçeyler N, Göbel K, Sommer C, Wiendl H. CD8+ T-cell immunity in chronic inflammatory demyelinating polyradiculoneuropathy. Neurology. 2012;78(6):402–408.

[39] Kieseier BC, Tani M, Mahad D, et al. Chemokines and chemokine receptors in inflammatory demyelinating neuropathies: a central role for IP 10. Brain. 2002;125:823–834.

[40] Leppert D, Hughes P, Huber S, et al. Matrix metalloproteinase upregulation in chronic inflammatory demyelinating polyneuropathy and nonsystemic vasculitic neuropathy. Neurology.1999;53:62–70.

[41] Dalakas MC, Engel WK. Immunoglobulin and complement deposits in nerves of patients with chronic relapsing polyneuropathy. Arch Neurol. 1980;37(10):637–640.

[42] Dalakas M, Houff SA, Engel WK, Madden DL, Sever JL. CSF "monoclonal" bands in chronic relapsing polyneuropathy. Neurology. 1980;30:864–867.

[43] Yan WX, Taylor J, Andrias-Kauba S, Pollard JD. Passive transfer of demyelination by serum or IgG from chronic inflammatory demyelinating polyneuropathy patients. Ann Neurol. 2000;47(6):765–775.

[44] Nimmerjahn F, Lünemann JD. Expression and function of the inhibitory Fcγ-receptor in CIDP. J Peripher Nerv Syst. 2011;16(suppl 1): 41–44.

[45] Sung JY, Kuwabara S, Kaji R, et al. Threshold electrotonus in chronic inflammatory demyelinating polyneuropathy: correlation with clinical profiles. Muscle Nerve. 2004;29:28–37.

[46] Cappelen-Smith C, Kuwabara S, Lin CS, Mogyoros I, Burke D. Activity- dependent hyperpolarization and conduction block in chronic inflammatory demyelinating polyneuropathy. Ann Neurol. 2000;48:826– 832.

[47] Berger M, Allen JA. Optimizing IgG therapy in chronic autoimmune neuropathies: a hypothesis driven approach. Muscle Nerve. 2015;51(3): 315–326.

[48] Allen JA, Lewis RA. CIDP diagnostic pitfalls and perception of treatment benefit. Neurology. 2015;85(6):498–504.

[49] Haliloğlu G, Yüksel D, Temoçin CM, Topaloğlu H. Challenges in pediatric chronic inflammatory demyelinating polyneuropathy. Neuromuscul Disord. 2016;26(12):817–824.

[50] Thomas PK, Walker RW, Rudge P, et al. Chronic demyelinating peripheral neuropathy associated with multifocal central nervous system demyelination. Brain. 1987;110(Pt 1):53–76.

[51] Kawamura N, Yamasaki R, Yonekawa T, et al. Anti-neurofascin antibody in patients with combined central and peripheral demyelination. Neurology. 2013;81(8):714–722.

[52] Cocito D, Paolasso I, Antonini G, et al.; Italian Network for CIDP Register. A nationwide retrospective analysis on the effect of immune therapies in patients with CIDP. inflammatory demyelinating polyradiculoneuropathy. Eur J Neurol. 2010;17(2):289–294.

[53] Bouchard C, Lacroix C, Planté V, et al. Clinicopathologic findings and prognosis of chronic inflammatory demyelinating polyneuropathy. Neurology. 1999;52(3):498–503.

[54] Simmons Z, Albers JW, Bromberg MB, Feldman EL. Long-term follow- up of patients with chronic inflammatory demyelinating polyradiculoneuropathy, with and without monoclonal gammopathy. Brain. 1995;118 (Pt 2):359–368.

[55] Sghirlanzoni A, Solari A, Ciano C, Mariotti C, Fallica E, Pareyson D. Chronic inflammatory demyelinating polyradiculoneuropathy: long-term course and treatment of60 patients. Neurol Sci. 2000;21(1):31–37.

[56] Hughes RA, Donofrio P, Bril V, et al. Intravenous immune globulin (10% caprylate-chromatography purified) for the treatment of chronic inflammatory demyelinating polyradiculoneuropathy (ICE study): a randomised placebo-controlled trial. Lancet Neurol. 2008;7:136–144.

[57] Dyck PJ, O'Brien PC, Oviatt KF, et al. Prednisone improves

chronic inflammatory demyelinating polyradiculoneuropathy more than no treatment. Ann Neurol. 1982;11:114–136.

［58］ Nobile-Orazio E, Cocito D, Jann S, et al. Intravenous immunoglobulin versus intravenous methylprednisolone for chronic inflammatory demyelinating polyradiculoneuropathy: a randomised controlled trial. Lancet Neurol. 2012;11:493–502.

［59］ Nobile-Orazio E, Cocito D, Jann S, et al. Frequency and time to relapse after therapy discontinuation in CIDP patients treated for six months with IVIg or IV Methylprednisolone (IMC follow-up study). J Peripher Nerv Sys. 2013;18:S80–S81.

［60］ Kuitwaard K, van Doorn PA. Newer therapeutic options for chronic inflammatory demyelinating polyradiculoneuropathy. Drugs. 2009;69:987– 1001.

［61］ Eftimov F, Liesdek MH, Verhamme C, et al. Deterioration after corticosteroids in CIDP may be associated with pure focal demyelination pattern. BMC Neurol. 2014;14:72.

［62］ Attarian S, Verschueren A, Franques J, et al. Response to treatment in patients with Lewis-Sumner syndrome. Muscle Nerve. 2011;44(2):179– 184.

［63］ van Schaik IN, Bril V, van Geloven N, et al. Subcutaneous immunoglobulin for maintenance treatment in chronic inflammatory demyelinating polyneuropathy (PATH): a randomised, double-blind, placebo-controlled, Phase 3 trial. Lancet Neurol. 2018;17:35–46.

［64］ Mahdi-Rogers M, Swan AV, van Doorn PA, Hughes RA. Immunomodulatory treatment other than corticosteroids, immunoglobulin and plasma exchange for chronic inflammatory demyelinating polyradiculoneuropathy. Cochrane Db Syst Rev. 2013;6:CD003280.

［65］ Hartung HP, Dalakas M, Merkies I, et al. Oral fingolimod in chronic inflammatory demyelinating polyradiculoneuropathy (FORCIDP): results from a Phase III Randomized Placebo-controlled Trial [abstract]. American Academy of Neurology 69th Annual Meeting, April 22–28, 2017, Boston, MA.

［66］ RMC Trial Group. Randomised controlled trial of methotrexate for chronic inflammatory demyelinating polyradiculoneuropathy (RMC trial): a pilot, multicenter study. Lancet Neurol. 2009;8:158–164.

［67］ Lunn MP, Ellis L, Hadden RD, Rajabally YA, Winer JB, Reilly MM. A proposed dosing algorithm for the individualized dosing of human immunoglobulin in chronic inflammatory neuropathies. J Peripher Nerv Syst. 2016;21(1):33–37.

［68］ Allen JA, Gelinas DF, Lewis RA, Nowak RJ, Wolfe GI. Optimizing the use of outcome measures in chronic inflammatory demyelinating polyneuropathy. US Neurology. 2017;13(1):26–34.

［69］ van Nes SI, Vanhoutte EK, van Doorn PA, et al. Rasch-built Overall Disability Scale (R-ODS) for immune-mediated peripheral neuropathies. Neurology. 2011;76(4):337–345.

［70］ Draak TH, Vanhoutte EK, van Nes SI, et al. Changing outcome in inflammatory neuropathies: Rasch-comparative responsiveness. Neurology. 2014;83(23):2124–2132.

［71］ Vanhoutte EK, Latov N, Deng C, et al. Vigorimeter grip strength in CIDP: a responsive tool that rapidly measures the effect of IVIG--the ICE study. Eur J Neurol. 2013;20(5):748–755.

［72］ Nobile-Orazio E, Barbieri S, Baldini L, et al. Peripheral neuropathy in monoclonal gammopathy of undetermined significance: prevalence and immunopathogenetic studies. Acta Neurol Scand. 1992;85:383–390.

［73］ Vrethem M, Cruz M, Wen-Xin H, et al. Clinical, neurophysiological and immunological evidence of polyneuropathy in patients with monoclonal gammopathies. J Neurol Sci. 1993;114:193–199.

［74］ Magy L, Chassande B, Maisonobe T, et al. Polyneuropathy associated with IgG/IgA monoclonal gammopathy: a clinical and electrophysiological study of 15 cases. Eur J Neurol. 2003;10:677–685.

［75］ Allen D, Lunn MP, Niermeijer J, Nobile-Orazio E. Treatment for IgG and IgA paraproteinaemic neuropathy. Cochrane Db Syst Rev. 2007;1:CD005376.

［76］ Joint Task Force of the EFNS and the PNS. European Federation of Neurological Societies/Peripheral Nerve Society Guideline on management of paraproteinemic demyelinating neuropathies: report of a Joint Task Force of the European Federation of Neurological Societies and the Peripheral Nerve Society—first revision. J Peripher Nerv Syst. 2010;15(3):185–195.

［77］ Kelly JJ, Kyle RA, Miles JM, et al. The spectrum of peripheral neuropathy in myeloma. Neurology. 1981;31:24–31.

［78］ Soubrier MJ, Dubost JJ, Sauvezie BJ; French Study Group on POEMS Syndrome. POEMS syndrome: a study of 25 cases and a review of the literature. Am J Med. 1994;97(6):543–553

［79］ Dispenzieri A. POEMS syndrome: 2011 update on diagnosis, risk- stratification, and management. Am J Hematol. 2011;86:560–592.

［80］ Mauermann ML, Sorenson EJ, Dispenzieri A, et al. Uniform demyelination and more severe axonal loss distinguish POEMS syndrome from CIDP. J Neurol Neurosurg Psychiatry. 2012;83(5):480–486.

［81］ Vital C, Vital A, Ferrer X, et al. Crow–Fukase (POEMS) syndrome: a study of peripheral nerve biopsy in five new cases. J Peripher Nerv Syst. 2003;8:136–144.

［82］ Kuwabara S, Dispenzieri A, Arimura K, et al. Treatment for POEMS (polyneuropathy, organomegaly, endocrinopathy, M-protein, and skin changes) syndrome. Cochrane Db Syst Rev. 2008;4:CD006828.

［83］ Dispenzieri A, Kyle RA, Lacy MQ, et al. POEMS syndrome: definitions and long-term outcome. Blood. 2003;101(7):2496–506.

［84］ Dispenzieri A. POEMS syndrome: 2017 Update on diagnosis, risk stratification, and management. Am J Hematol. 2017;92(8):814–829.

［85］ Dupont SA, Dispenzieri A,Mauermann ML, et al. Cerebral infarction in POEMS syndrome: incidence, risk factors, and imaging characteristics. Neurology. 2009;73:1308–1312.

［86］ Chassande B, Léger JM, Younes-Chennoufi AB, et al. Peripheral neuropathy associated with IgM monoclonal gammopathy: correlations between M-protein antibody activity and clinical/electrophysiological features in 40 cases. Muscle Nerve. 1998;21(1):55–62

［87］ Latov N, Hays AP, Sherman WH. Peripheral neuropathy and anti-MAG antibodies. Crit Rev Neurobiol. 1988;3:301–332

［88］ Quarles RH. Myelin-associated glycoprotein (MAG): past, present and beyond. J Neurochem. 2007 Mar;100(6):1431–1448.

［89］ Dalakas MC. Pathogenesis of immune-mediated neuropathies. Biochim Biophys Acta. 2015;1852(4):658–666.

［90］ Rajabally YA. Neuropathy and paraproteins: review of a complex association. Eur J Neurol. 2011;18(11):1291–1298.

［91］ Magy L, Kaboré R, Mathis S, et al. Heterogeneity of polyneuropathy associated with anti-MAG antibodies. J Immunol Res. 2015;2015:450391.

［92］ Baron M, Lozeron P, Harel S, et al. Plasma exchanges for severe acute neurological deterioration in patients with IgM anti-myelin-associated glycoprotein (anti-MAG) neuropathy. J Neurol. 2017;264(6):1132–1135.

［93］ Nobile-Orazio E, Meucci N, Baldini L, Di Troia A, Scarlato G. Long- term prognosis of neuropathy associated with anti-MAG IgM M-proteins and its relationship to immune therapies. Brain. 2000;123:710–717.

［94］ Dalakas MC, Rakocevic G, Salajegheh M, et al. Placebo controlled trial of rituximab in IgM anti-myelin-associated glycoprotein antibody demyelinating neuropathy. Ann Neurol. 2009;65:286–293.

［95］ Léger JM, Viala K, Nicolas G, et al. Placebo-controlled trial of rituximab in IgM anti-myelin-associated glycoprotein neuropathy. Neurology. 2013;80(24):2217–2225.

［96］ Willison HJ, O'Leary CP, Veitch J, et al. The clinical and laboratory features of chronic sensory ataxic neuropathy with anti-disialosyl IgM antibodies. Brain. 2001;124(Pt 10):1968–1977.

［97］ Rojas-Garcia R, Gallardo E, De Luna N, et al. Bulbar involvement in patients with antiganglioside antibodies against NeuNAc(alpha2-3)Gal. J Neurol Neurosurg Psychiatry. 2010;81(6):623–628.

［98］ Ng JK, Malotka J, Kawakami N, et al. Neurofascin as a target for autoantibodies in peripheral neuropathies. Neurology. 2012;79(23):2241–2248.

［99］ Querol L, Nogales-Gadea G, Rojas-Garcia R, et al. NF IgG4 antibodies in CIDP associate with disabling tremor and poor response to IVIg. Neurology. 2014;82(10):879–886.

［100］ Devaux JJ, Miura Y, Fukami Y, et al. Neurofascin-155 IgG4 in chronic inflammatory demyelinating polyneuropathy. Neurology. 2016;86(9):800–807.

［101］ Querol L, Nogales-Gadea G, Rojas-Garcia R, et al. Antibodies to contactin-1 in chronic inflammatory demyelinating polyneuropathy. Ann Neurol. 2013;73(3):370–380.

［102］ Miura Y, Devaux J2, Fukami Y, et al.; CNTN1-CIDP Study Group. Contactin 1 IgG4 associates to chronic inflammatory demyelinating polyneuropathy with sensory ataxia. Brain. 2015;138:1484–1491.

［103］ Doppler K. Destruction of paranodal architecture in inflammatory neuropathy with anti-contactin-1 autoantibodies. J Neurol Neurosurg Psychiatry. 2015;86(7):720–728.

［104］ Yan W, Nguyen T, Yuki N, et al. Antibodies to neurofascin exacerbate adoptive transfer experimental autoimmune neuritis. J Neuroimmunol. 2014;277(1–2):13–17.

［105］ Vallat JM. Paranodal lesions in CIDP associated with anti-neurofascin 155 antibodies. Neuromuscul Disord. 2017;27(3):290–293.

［106］ Labasque M, Hivert B, Nogales-Gadea G, Querol L, Illa I, Faivre- Sarrailh C. Specific contactin N-glycans are implicated in neurofascin binding and autoimmune targeting in peripheral neuropathies. J Biol Chem. 2014;289(11):7907–7918.

［107］ Manso C, Querol L, Mekaouche M, Illa I, Devaux JJ. Contactin-1 IgG4 antibodies cause paranode dismantling and conduction defects. Brain. 2016;139(Pt 6):1700–1712.

［108］ Zhang A, Desmazieres A, Zonta B, et al. Neurofascin 140 is an embryonic neuronal neurofascin isoform that promotes the assembly of the node of Ranvier. J Neurosci. 2015;35(5):2246–2254.

［109］ Freeman SA, Desmazières A, Fricker D, Lubetzki C, Sol-Foulon N. Mechanisms of sodium channel clustering and its influence on axonal impulse conduction. Cell Mol Life Sci. 2016;73(4):723–735.

［110］ Delmont E, Manso C, Querol L, et al. Autoantibodies to nodal isoforms of neurofascin in chronic inflammatory demyelinating polyneuropathy. Brain. 2017;140(7):1851–1858.

［111］ Ritz MF, Lechner-Scott J, Scott RJ, et al. Characterisation of autoantibodies to peripheral myelin protein 22 in patients with hereditary and acquired neuropathies. J Neuroimmunol. 2000;104(2):155–163.

［112］ Kuwahara M, Suzuki H, Samukawa M, Hamada Y, Takada K, Kusunoki S. Clinical features of CIDP with LM1-associated antibodies. J Neurol Neurosurg Psychiatry. 2013;84(5):573–575.

［113］ Kuwahara M, Suzuki S, Takada K, Kusunoki S. Antibodies to LM1 and LM1-containing ganglioside complexes in Guil-lain-Barré syndrome and chronic inflammatory demyelinating polyneuropathy. J Neuroimmunol. 2011;239(1–2):87–90.

［114］ Pestronk A, Li F, Griffin J, et al. Polyneuropathy syndromes associated with serum antibodies to sulfatide and myelin-associated glycoprotein. Neurology. 1991;41(3):357–362.

［115］ Giannotta C, Di Pietro D, Gallia F, Nobile-Orazio E. Anti-sulfatide IgM antibodies in peripheral neuropathy: to test or not to test? Eur J Neurol. 2015;22(5):879–882.

［116］ Pestronk A, Choksi R, Logigian E, Al-Lozi MT. Sensory neuropathy with monoclonal IgM binding to a trisulfated heparin disaccharide. Muscle Nerve. 2003;27(2):188–195.

［117］ Antoine JC, Boutahar N, Lassablière F, et al. Antifibroblast growth factor receptor 3 antibodies identify a subgroup of patients with sensory neuropathy. J Neurol Neurosurg Psychiatry. 2015;86(12):1347–1355.

［118］ G.J Parry, S Clarke. Pure motor neuropathy with multifocal conduction block masquerading as motor neuron disease [abstract]. Muscle Nerve. 1985;8:167.

［119］ Miyashiro A, Matsui N, Shimatani Y, et al.; Japanese Multifocal Motor Neuropathy Study Group. Are multifocal motor neuropathy patients underdiagnosed? An epidemiological survey in Japan. Muscle Nerve. 2014;49(3):357–361.

［120］ Nobile-Orazio E. Multifocal motor neuropathy. J Neuroimmunol. 2001;115(1–2):4–18.

［121］ Bouche P, Moulonguet A, Younes-Chennoufi AB, et al. Multifocal motor neuropathy with conduction block: a study of 24 patients. J Neurol Neurosurg Psychiatry. 1995;59(1): 38–44.

［122］ Nobile-Orazio E, Cappellari A, Priori A. Multifocal motor neuropathy: current concepts and controversies. Muscle Nerve. 2005;31(6):663–680.

［123］ Beydoun SR, Copeland D. Bilateral phrenic neuropathy as a presenting feature of multifocal motor neuropathy with conduction block. Muscle Nerve. 2000;23(4):556–559.

［124］ Joint Task Force of the EFNS and the PNS. European Federation of Neurological Societies/Peripheral Nerve Society guideline on management of multifocal motor neuropathy. Report of a joint task force of the European Federation of Neurological Societies and the Peripheral Nerve Society—first revision. J Peripher Nerv Syst. 2010;15(4):295–301.

［125］ Rhee EK, England JD, Sumner AJ. A computer simulation of conduction block: effects produced by actual conduction block versus interphase cancellation. Ann Neurol. 1990;28:146–156.

［126］ Olney RK, Lewis RA, Putnam TD, Campellone JV Jr; American Association of Electrodiagnostic Medicine. Consensus criteria for the diagnosis of multifocal motor neuropathy. Muscle Nerve. 2003;27(1):117–121.

［127］ Pestronk A, Cornblath DR, Ilyas AA, et al. A treatable multifocal motor neuropathy with antibodies to GM1 ganglioside. Ann Neurol. 1988;24(1):73–78.

［128］ Cats EA, Jacobs BC, Yuki N, et al. Multifocal motor neuropathy: association of anti-GM1 IgM antibodies with clinical features. Neurology. 2010;75:1961–1967.

［129］ Yuki N, Watanabe H, Nakajima T, Spath PJ. IVIG blocks complement deposition mediated by anti-GM1 antibodies in multifocal motor neuropathy. J Neurol Neurosurg Psychiatry. 2011;82:87–91.

［130］ Pestronk A, Chuquilin M, Choksi R. Motor neuropathies and serum IgM binding to NS6S heparin disaccharide or GM1 ganglioside. J Neurol Neurosurg Psychiatry. 2010;81(7): 726–730.

［131］ Nobile-Orazio E, Giannotta C, Musset L, Messina P, Léger JM. Sensitivity and predictive value of anti-GM1/galactocerebroside IgM antibodies in multifocal motor neuropathy. J Neurol Neurosurg Psychiatry. 2014;85(7):754–758.

［132］ Chaudhry V, Corse AM, Cornblath DR, et al. Multifocal

motor neuropathy: response to human immune globulin. Ann Neurol. 1993;33(3):237–242.

[133] Goedee HS, Jongbloed BA, van Asseldonk JH, et al. A comparative study of brachial plexus sonography and magnetic resonance imaging in chronic inflammatory demyelinating neuropathy and multifocal motor neuropathy. Eur J Neurol. 2017;24(10):1307–1313.

[134] Willison HJ, Yuki N. Peripheral neuropathies and anti-glycolipid antibodies. Brain. 2002;125:2591–2625.

[135] Susuki K, Rasband M, Tohyama K, et al. Anti-GM1 antibodies cause complement-activated disruption of sodium channel clusters in peripheral motor nerve fibers. J Neurosci. 2007;27:3956–3967.

[136] Uncini A, Santoro M, Corbo M, et al. Conduction abnormalities induced by sera of patients with multifocal motor neuropathy and anti- GM1 antibodies. Muscle Nerve. 1993;16;610–615.

[137] Takigawa T, Yasuda H, Kikkawa R, et al. Antibodies against GM1 ganglioside affect K+ and Na+ currents in isolated rat myelinated nerve fibers. Ann Neurol. 1995;37:436–442.

[138] Kiernan MC, Guglielmi JM, Kaji R, et al. Evidence for axonal membrane hyperpolarization in multifocal motor neuropathy with conduction block. Brain. 2002;125:664–675.

[139] Priori A, Cinnante C, Pesenti A, et al. Distinctive abnormalities of motor axonal strength-duration properties in multifocal motor neuropathy and in motor neurone disease. Brain. 2002;125:2481–2490.

[140] Boerio D, Creange A, Hogrel JY, Gueguen A, Bertrand D, Lefaucheur JP. Nerve excitability changes after intravenous immunoglobulin infusions in multifocal motor neuropathy and chronic inflammatory demyelinating neuropathy. J Neurol Sci. 2010;292:63–71.

[141] Fischer D, Grothe C, Schmidt S, Schröder R. On the early diagnosis of IVIg-responsive chronic multifocal acquired motor axonopathy. J Neurol. 2004;251(10):1204–1207.

[142] Erdmann PG, Lindeman E, Cats EA, van den Berg LH. Functioning of patients with multifocal motor neuropathy. J Peripher Nerv Syst. 2010;15(2):113–119.

[143] Baumann A, Hess CW, Sturzenegger M. IVIg dose increase in multifocal motor neuropathy: a prospective six month follow-up. J Neurol. 2009;256(4):608–614.

[144] Terenghi F, Cappellari A, Bersano A, Carpo M, Barbieri S, Nobile- Orazio E. How long is IVIg effective in multifocal motor neuropathy? Neurology. 2004;62:666–668.

[145] Van Asseldonk JT, Van den Berg LH, Kalmijn S, et al. Axon loss is an important determinant of weakness in multifocal motor neuropathy. J Neurol Neurosurg Psychiatry. 2006;77(6):743–747.

[146] Van Schaik IN, van den Berg LH, de Haan R,Vermeulen M. Intravenous immunoglobulin for multifocal motor neuropathy. Cochrane Db Syst Rev. 2005;2:CD004429.

[147] Hahn AF, Beydoun SR, Lawson V, et al. A controlled trial of intravenous immunoglobulin in multifocal motor neuropathy. J Peripher Nerv Syst. 2013;18:321–330.

[148] Van den Berg-Vos RM, Franssen H, Visser J, et al. Disease severity in multifocal motor neuropathy and its association with the response to immunoglobulin treatment. J Neurol. 2002;249:330–336.

[149] Van den Berg-Vos RM, Franssen H, Wokke JHJ, Van Es HW, Van den Berg LH. Multifocal motor neuropathy: diagnostic criteria that predict the response to immunoglobulin treatment. Ann Neurol. 2000;48:919–926.

[150] Léger JM, Viala K, Cancalon F, et al. Intravenous immunoglobulin as short- and long-term therapy of multifocal motor neuropathy: a retrospective study of response to IVIg and of its predictive criteria in 40 patients. J Neurol Neurosurg Psychiatry. 2008;79:93–96.

[151] Harbo T, Andersen H, Hess A, Hansen K, Sindrup SH, Jakobsen J. Subcutaneous versus intravenous immunoglobulin in multifocal motor neuropathy: a randomized, single-blinded cross-over trial. Eur J Neurol. 2009;16:631–638.

[152] Eftimov F, Vermeulen M, de Haan RJ, van den Berg LH, van Schaik IN. Subcutaneous immunoglobulin therapy for multifocal motor neuropathy. J Peripher Nerv Syst. 2009;14(2):93–100.

[153] Cocito D, Merola A, Romagnolo A, et al. Subcutaneous immunoglobulin in CIDP and MMN: a different long-term clinical response? J Neurol Neurosurg Psychiatry. 2016;87(7):791–793.

[154] Umapathi T, Hughes RA, Nobile-Orazio E, Léger JM. Immunosuppressant and immunomodulatory treatments for multifocal motor neuropathy. Cochrane Db Syst Rev. 2015;3:CD003217.

[155] Piepers S, van den Berg-Vos R,van der Pol WL, Franssen H,Wokke J, van den Berg L. Mycophenolate mofetil as adjunctive therapy for MMN patients: a randomized, controlled trial. Brain. 2007;130(Pt 8):2004–2010.

[156] Chaudhry V, Cornblath DR. An open-label trial of rituximab (Rituxan) in multifocal motor neuropathy (MMN). J Peripher Nerv Syst. 2008;13:164–165.

[157] Fitzpatrick AM, Mann CA, Barry S, Brennan K, Overell JR, Willison HJ. An open label clinical trial of complement inhibition in multifocal motor neuropathy. J Peripher Nerv Syst. 2011;16(2):84–91.

[158] Dyck PJ, Taylor BV, Davies JL, et al. Office immunotherapy in chronic inflammatory demyelinating polyneuropathy and multifocalmotor neuropathy. Muscle Nerve. 2015;52(4):488–497.

[159] Van den Berg-Vos RM, Franssen H, Wokke JH, Van den Berg LH. Multifocal motor neuropathy: long-term clinical and electrophysiological assessment of intravenous immunoglobulin maintenance treatment. Brain. 2002;125:1875–1886.

[160] Cats EA, van der Pol WL, Piepers S, et al. Correlates of outcome and response to IVIg in 88 patients with multifocal motor neuropathy. Neurology. 2010;75:818–825

[161] Vanhoutte EK, Faber CG, Merkies IS; PeriNom Study Group. 196th ENMC international workshop: Outcome measures in inflammatory peripheral neuropathies 8–10 February 2013, Naarden, The Netherlands. Neuromuscular Disord. 2013;23(11):924–933.

[162] Pruppers MH, Draak TH, Vanhoutte EK, et al.; PeriNomS Study Group. Outcome measures in MMN revisited: further improvement needed. J Peripher Nerv Syst. 2015;20(3):306–318.

[163] Vanhoutte EK, Faber CG, van Nes SI, et al.; PeriNomS Study Group. Rasch-built Overall Disability Scale for Multifocal motor neuropathy [MMN-RODS(©)]. J Peripher Nerv Syst. 2015;20(3):296–305.

缩略语

A-CIDP	acute-onset CIDP	急性发作 CIDP
ALS	amyotrophic lateral sclerosis	肌萎缩侧索硬化
CANOMAD	chronic ataxic neuropathy with ophthal-moplegia, M-protein, cold agglutinins and disialosyl antibodies	慢性共济失调性神经病伴眼肌瘫痪、M 蛋白、冷凝集素和双糖基抗体
CASPR1	contactin associated protein-1	接触蛋白相关蛋白 -1
CIDP	chronic infammatory demyelinating polyne-uropathy	慢性炎性脱髓鞘性多发性神经病
CISP	chronic immune sensory polyradiculopathy	慢性免疫性感觉性多发性神经根病
CNTN1	contactin-1	接触蛋白 -1
CB	conduction block	传导阻滞
CMAP	compound muscle action potential	复合肌肉动作电位
CSF	cerebrospinal fluid	脑脊液
DADS	distal acquired demyelinating symmetric neuropathy	远端获得性脱髓鞘性对称性神经病
EFNS/PNS	European Federation of Neurological Societies/Peripheral Nerve Society	欧洲神经病学会联盟和周围神经病学会
ELISA	enzyme linked immunosorbent assay	酶联免疫吸附试验
GBS	Guillain- Barré syndrome	吉兰 - 巴雷综合征
INCAT	Infammatory Neuropathy Cause and Treatment disability score	炎症性神经病病因和治疗残疾评分
ISS	INCAT sensory subscore	INCAT 感官子核心
IVIg	intravenous immunoglobulin	静脉注射免疫球蛋白
I- RODS	Infammatory Rasch- built overall disability scale	炎症性 Rasch 构建的总体残疾量表
LSS	Lewis-Sumner syndrome	Lewis-Sumner 综合征
MADSAM	multifocal acquired demyelinating sensory and motor neuropathy	多灶性获得性髓鞘性感觉运动神经病
MAG	myelin associated glycoprotein	髓鞘相关糖蛋白
MAMA	multifocal motor acquired axonopathy	多灶性运动获得性轴突病
MG	Monoclonal gammopathy	单克隆免疫球蛋白病
MGUS	monoclonal gammopathy of undetermined significance	意义未明单克隆丙种球蛋白血症
MMN	multifocal motor neuropathy	多灶性运动神经病
NF140/186	neurofascin 140/186	神经筋膜蛋白 140/186
NF155	neurofascin 155	神经筋膜蛋白 155
ODSS	overall disability sum score	总体残疾总分
ONLS	overall neuropathy limitations scale	总体神经病变限制量表
PLEX	plasma exchange	血浆置换
POEMS	polyneuropathy, organmegaly, endocrinopathy, M-protein, skin changes syndrome	多神经病 / 器官肥肿大 / 内分泌病 / 单克隆蛋白 / 皮肤改变综合征
RODS	rasch-built overall disability scale	构建的总体残疾量表
SCIg	subcutaneous immunoglobulin	皮下注射免疫球蛋白
SGPG	sulfoglucuronyl glycosphingolipid	硫化葡萄糖醛酸基红细胞糖苷脂
VEGF	vascular endothelial growth factor	血管内皮生长因子

第 10 章　副肿瘤性和特发性自身免疫性神经系统疾病对中枢神经系统和自身免疫性自主神经功能障碍的影响

Paraneoplastic and Idiopathic Autoimmune Neurological Disorders Affecting the Central Nervous System and Autoimmune Dysautonomia

Nicholas L. Zalewski　Sean J. Pittock　**著**

汪 慧　肖海凌　**译**　　郭珍立　**校**

概述

免疫介导的中枢神经系统（CNS）疾病已日益成为神经病学领域的一个重要疾病类别。自 21 世纪初以来，美国神经学协会每年举办一次关于自身免疫性神经病学的特别兴趣小组（special interest groups，SIG）会议，2018 年，美国神经病学学会批准成立自身免疫性神经病学科。此外，自 2006 年梅奥诊所建立第一个自身免疫神经病学诊所和 2007 年的临床培训项目以来，美国各地已经开始了许多此类诊所和研修项目基金项目。

该疾病类别虽然十分罕见，但目前所估计的自身免疫性脑炎患病率（13.7/100 000），与感染性脑炎相当，可见其作为一个整体并不少见 [1]。免疫治疗方案对致残的神经疾病和与潜在的恶性肿瘤有至关重要的临床意义。随着已被确定的自身抗体的数量增加及对其病理生理机制的理解加深，人们在该神经学领域已取得了巨大的进步 [2]。记忆特定自身抗体所报道的广泛的神经系统特征和潜在的相关恶性肿瘤是一项艰巨且不必要的任务；相反，对医生来说，更重要的是要认识到疑似副肿瘤或自身免疫性神经系统疾病患者的一般

诊断和治疗理念 [3]。

为了帮助临床医生评估鉴别诊断复杂的神经系统患者的自身免疫性病因，以疾病为导向，通过各种检测方法对多种神经抗体进行综合评估，可在订购后的数天到数周内提供结果（图 10-1），具体情况取决于测试设备。

（一）T 细胞介导的神经系统疾病（表 10-1）

这些疾病包括大多数传统的副肿瘤神经系统疾病［例如，1 型抗神经元核抗体（ANNA-1 或抗 Hu）相关感觉神经病变，伴有中枢神经系统过度兴奋的 IgG 相关性脑脊髓炎］，但还有一些是最近才发现的疾病。在血清或脑脊液中检测到的以细胞内抗原为靶点的 IgG，通常被认为是非致病性的，由 CD8$^+$T 细胞介导的神经元损伤的生物标志物。许多是副肿瘤来源的，通常难以治疗。在肿瘤细胞中表达的细胞内神经组织蛋白（例如，小细胞肺癌合并 ANNA-1 或浦肯野细胞细胞质抗体 1 型的腹膜性卵巢癌 PCA-1）代表最初免疫的肿瘤抗原。抗原肽在瘤床的树突状细胞在区域淋巴结被呈递给免疫系统，CD4 阳性的 T 细胞向 B 细胞提供适当的信号传导，而 B 细胞

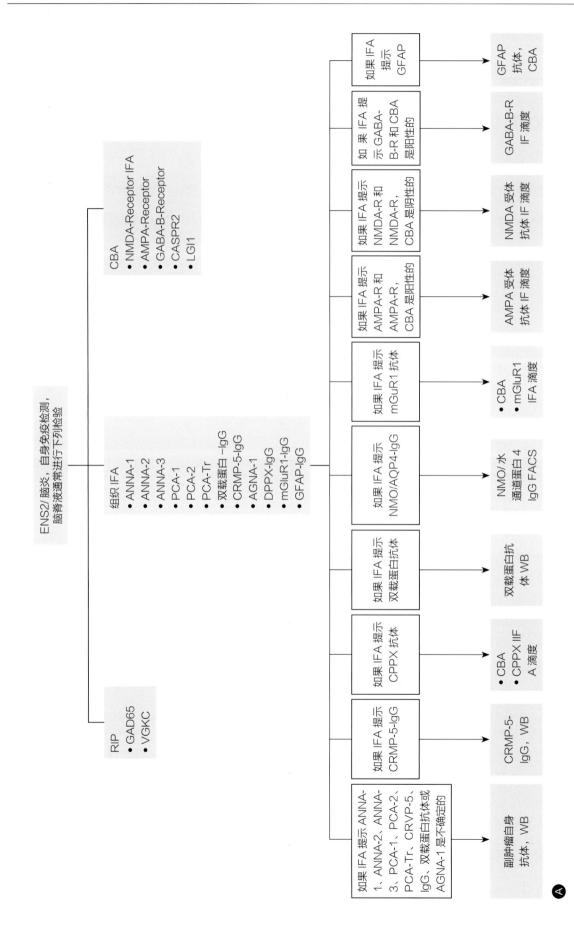

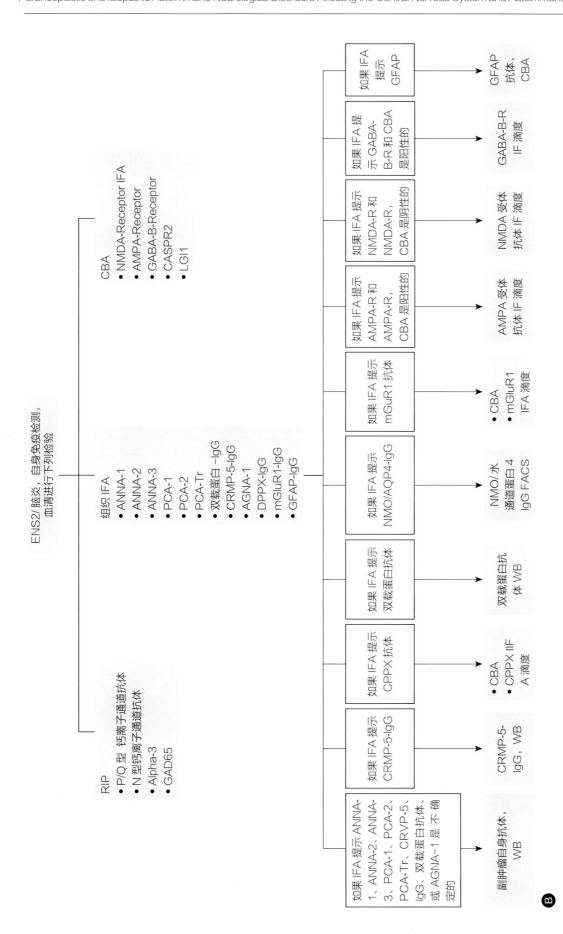

▲ 图 10-1　A. 通过脑脊液评估自身免疫性脑病的算法；B. 通过血清评估自身免疫性脑病的算法。副肿瘤和自身免疫性神经系统疾病可简化为两种基本的病理生理学类别：
① T 细胞介导的疾病，其中相关的自身免疫性靶向细胞内蛋白（如细胞核或细胞质），并不是直接的致病性；② 主要由 B 细胞促进的自身抗体介导的疾病

RIP. 放射免疫沉淀试验；IFA. 免疫荧光试验；CBA. 细胞基础测定法；WB. 免疫印迹法；FACS. 荧光受体测定法；FACS. 荧光激活细胞分选法

表 10-1　在 CNS 免疫介导的神经病中靶向细胞表面抗原的神经抗体

自身抗体	免疫介导的神经系统疾病的可能性	肿瘤相关性	神经学特征
ANNA-1 (Hu)	高	恶性肿瘤占 88%：小细胞肺癌，肺外小细胞癌，胸腺瘤很少见。儿童（恶性肿瘤的可能性要小得多）：神经母细胞瘤	• CNS：边缘系脑炎、脑脊髓炎、小脑共济失调、脊髓病、脑干脑炎、眼阵挛-肌阵挛、运动障碍（舞蹈病等）、脑神经病变（尤其是感觉神经性耳聋） • 其他：神经病变（80%；单纯感觉，混合感觉运动，主要是自主神经、很少是运动神经、胃肠道运动障碍（25%）；神经根病、神经丛病、肌病
ANNA-2 (Ri)	很高	恶性肿瘤占 86%：肺癌和乳腺癌	• CNS：脑干脑炎（眼阵挛-肌阵挛、脑神经病变、喉痉挛和牙关紧闭）、脊髓病、运动障碍、脑病、癫痫 • 其他：神经病变（感觉运动神经病）>多发性神经根病>马尾综合征
ANNA-3	很高	恶性肿瘤占 90%：小细胞肺癌、肺腺癌、食管癌	• CNS：小脑共济失调、脊髓病、脑干和边缘系统脑炎 • 其他：感觉和感觉运动神经病
Zic4	（依赖于共存的自身抗体）	恶性肿瘤 94%：小细胞肺癌	CNS：小脑共济失调
Ma (Ma-1)	很高	乳腺、肺（SC 和非 SC）、胃肠道、非霍奇金淋巴瘤、睾丸、扁桃体、生殖细胞、肾脏	• 女性>男性 • CNS：小脑共济失调、脑干脑炎>边缘系统脑炎>运动疾病>脊髓病 • 其他：多神经病
Ta (Ma-2)	很高	90% 的恶性肿瘤：主要是睾丸或肾上腺外生殖细胞，也包括乳腺、肺、非霍奇金淋巴瘤、卵巢	• 男性>女性 • CNS：下丘脑脑炎、间脑（发作性睡病/猝倒）综合征、脑炎、运动障碍、眼阵挛、肌阵挛、边缘系统脑炎、小脑共济失调、脑干脑炎、垂体功能减退、脊髓病 • 其他：多神经病
AGNA (SOX1)	（依赖于共存的自身抗体）	90% 的恶性肿瘤：小细胞肺癌	• CNS：小脑共济失调、边缘系统脑炎 • 其他：Lambert-Eaton 综合征、感觉运动神经病
双载蛋白 (Amphiphysin)	很高	恶性肿瘤占 80%：小细胞肺癌和乳腺癌	• CNS：脑干脑炎、脑病、脊髓病伴/不伴中枢神经系统过度兴奋性的脑脊髓炎（如僵人综合征或痉挛）、小脑共济失调、肌阵挛、局灶性疼痛和瘙痒、以及脑神经病变（包括视神经病变、感觉神经根病、感觉神经病）、Lambert-Eaton 综合征、肌无力 • 其他：周围神经病变（躯体和自主神经病变伴神经根病、感觉神经病）、肌无力

续　表

自身抗体	免疫介导的神经系统疾病的可能性	肿瘤相关性	神经学特征
CRMP-5	很高	恶性肿瘤占 80%：小细胞肺癌、胸腺瘤、胸腺癌、肾腺癌、肺腺癌、乳腺癌、甲状腺癌、睾丸癌	● CNS：边缘系统脑炎、脑神经病变（特别是伴/不伴葡萄膜炎、玻璃体炎或视网膜炎）、基底神经节炎（舞蹈病、帕金森病、偏瘫、小脑共济失调、脑病、脊髓病、眼肌痉挛-肌阵挛、嗅觉/味觉丧失 ● 其他：周围神经病变（通常是不对称、疼痛性多神经病）、自主神经病、神经肌肉接头疾病
PCA-1（Yo）	很高	80%的恶性肿瘤：卵巢癌、输卵管癌、浆液性浅表乳头状癌>乳腺腺癌。男性腺癌为罕见	● CNS：小脑共济失调占 90%、脑干脑炎、脊髓病 ● 其他：周围神经疾病（10%）伴有多灶性或弥漫性周围神经病变
PCA-2（MAP1B）	很高	80%的恶性肿瘤：小细胞肺癌	● CNS：脑干或边缘系统脑炎、小脑共济失调 ● 其他：神经病变（自主神经、运动神经）、Lambert-Eaton 综合征
GAD65	可变，取决于滴度（>20~100nmol/L 与神经系统疾病的相关性更高）	恶性肿瘤罕见：胸腺瘤、肾细胞癌、乳腺癌或结肠腺癌	● CNS：最常见的特征包括自身免疫性脑病伴边缘系统脑炎、自身免疫性癫痫、僵人综合征谱系、小脑共济失调；报告的其他特征包括运动障碍（舞蹈病、帕金森病、眼肌痉挛）、脑干脑炎、瘫痪、脊髓病 ● 其他：可能的胃肠道运动障碍
GFAP	中-高（当存在于脑脊液中时）	恶性肿瘤占 38%：结肠类癌、黑色素瘤、多发性骨髓瘤、卵巢畸胎瘤、前列腺腺癌	● CNS：脑膜脑炎、脑炎、脊髓炎、视盘水肿、震颤、共济失调、进行性认知障碍、亚急性头痛、精神障碍 ● 其他：自主神经功能障碍
ITPR1	尚不明确	1/3 的恶性肿瘤：乳腺癌、肺癌、肾细胞癌、子宫内膜癌、多发性骨髓瘤	● CNS：小脑共济失调、脑炎、癫痫、脊髓病 ● 其他：周围神经病变、自主神经功能障碍

ANNA-1（Hu）.1 型抗神经元核抗体；CNS. 中枢神经系统；ANNA-2（Ri）.2 型抗神经元核抗体；ANNA-3.3 型抗神经元核抗体；Zic4. Zic 家族成员 4；SC. 小细胞；AGNA（SOX1）.抗胶质细胞核抗体；CRMP-5. 衰反应调节蛋白 -5；PCA-1（Yo）.浦肯野细胞质抗体 1 型；PCA-2（MAP1B）.浦肯野细胞质抗体 2 型；GAD65. 谷氨酸脱羧酶 65- 亚型；GFAP. 神经胶质细胞原纤维酸性蛋白；ITPR1. 肌醇 1,4,5- 三磷酸受体 1 型

会产生抗体（可在血清和脑脊液中检测到）。细胞毒性 T 细胞目标是肿瘤细胞。当这些 T 细胞识别出它们在神经细胞上的目标肽时，神经症状和体征就会出现。重要的是，这些靶肽通常不会显示在活神经细胞的表面上，除非受到促炎性细胞因子的影响，促进细胞因子上调 I 类主要组织相容性复合体（MHC I）分子的表面表达，它们含有来自细胞区室内的多肽。只有这样，在免疫监视过程中渗透所有组织的活化肽特异性 CD8+ 细胞毒性 T 细胞才能接触到这些抗原（图 10-2）[3]。

（二）抗体介导的神经系统自身免疫（表

10-2）在过去 10 年中，被识别为 IgG 靶标的通道和受体的数量迅速增长。分子生物学和质谱技术的进步促进了这些发现。细胞表面抗原包括神经递质受体、离子通道、水通道和通道复合蛋白。与这些靶标结合的 IgG 会破坏导致神经功能缺损的正常细胞功能。功能性通道 / 受体破坏或细胞损伤的机制直接发生（激动药或拮抗药作用于受体）或间接发生（激活补体级联反应、导致细胞介导的细胞毒性和抗原内化的 FcR）[3]。抗体介导的疾病通常与癌症的相关性较低，与传统的副肿瘤性 T 细胞介导的疾病相比，对治疗的反应通常更强烈[4]。

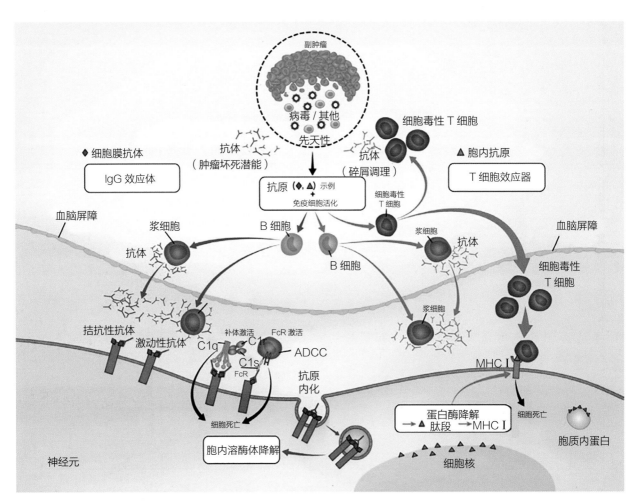

▲ 图 10-2　副肿瘤和非副肿瘤（特发性）神经自身抗体的免疫致病机制。在副肿瘤自身免疫的情况下，肿瘤靶向免疫反应是由某些肿瘤的质膜（红菱形）或细胞质、细胞核或核仁（绿色三角形）中表达的肿瘤神经蛋白启动的。而这些抗原也在以下神经细胞中表达，因此两者有相同的靶标。尽管有证据支持非副肿瘤性的自身免疫病中存在类似感染诱导的模拟状态（例如，单纯疱疹脑炎后出现的 NMDAR 脑炎），但在大多数情况下，起始抗原的来源仍然难以捉摸
ADCC. 依赖抗体的细胞毒性；C1q、C1r、C1s. 均为补体；MHC. 主要组织相容性复合体；FcR. Fc 受体

第 10 章　副肿瘤性和特发性自身免疫性神经系统疾病对中枢神经系统和自身免疫性自主神经功能障碍的影响

Paraneoplastic and Idiopathic Autoimmune Neurological Disorders Affecting the Central Nervous System and Autoimmune Dysautonomia

表 10-2　在中枢神经系统免疫介导的神经疾病中靶向细胞表面抗原的神经抗体

抗　体	免疫介导的神经系统疾病的可能性	肿瘤相关性	神经学特征
NMDA 受体	很高（脑脊液的特异性更大）	恶性肿瘤占 38%：卵巢畸胎瘤占 94%，也包括卵巢外畸胎瘤、肿瘤、乳腺癌、睾丸癌、卵巢癌、胸腺瘤、胰腺癌	• 前驱症状：（70% 有发热、头痛、感染症状等） • CNS：行为快速变化（焦虑、抑郁、精神病、躁狂、失眠、畸症等）、运动障碍（口面部等）、中枢性低通气，以及自主神经不稳定、昏迷、眼阵挛、肌阵挛、眼动危象、肌张力障碍、进行性偏瘫、小脑共济失调
LGI1	高	恶性肿瘤占 6%：胸腺瘤、其他患者	• CNS：前臂张力障碍性癫痫、边缘系脑炎、脑病、CJD、癫痫、步态障碍、精神症状、失眠、肌阵挛、下丘脑功能障碍、快速眼动睡眠障碍、舞蹈病 • 其他：低钠血症、神经性疼痛和周围神经过度兴奋、自主神经病变
CASPR2	高（对脑脊液的特异性更大）	恶性肿瘤占 19%：胸腺瘤、小细胞肺癌或乳腺癌或前列腺癌	• CNS：Morvan 综合征、边缘系脑炎、小脑共济失调、精神症状、癫痫、脑干脑炎、运动障碍（舞蹈病）、肌阵挛 • 其他：周围神经过度兴奋性（神经性肌强直）、神经性疼痛、自主神经病变
AMPA 受体	很高	恶性肿瘤占 64%：小细胞肺癌、胸腺瘤、肺癌、乳腺癌、卵巢畸胎瘤、黑色素瘤	CNS：边缘系统脑炎、认知功能障碍、精神症状、癫痫、失语、偏瘫、昏迷（长期）、失眠、嗜睡、单纯的精神症状、头痛、眼球震颤
GABA$_B$ 受体	很高	恶性肿瘤占 50%：小细胞肺癌、其他神经内分泌肿瘤	CNS：边缘系统脑炎、难治性癫痫、脑病、脊髓病、小脑共济失调、行为症状、眼阵挛 - 肌阵挛
GABA$_A$ 受体	高	50% 的恶性肿瘤：小细胞肺癌、霍奇金淋巴瘤、胸腺瘤	CNS：边缘系脑炎伴有难治性癫痫、脑病、脑干脑炎、偏瘫、肌阵挛、口面部运动障碍、舞蹈症、僵人综合征谱系、幻觉、肌张力障碍、小脑共济失调、头痛
P/Q 型和 N 型人电压门控钙通道（VGCC）	关于中枢神经系统疾病为低 - 中等的可能性	20% 有恶性肿瘤病史、新发现的占 5%：小细胞肺癌、乳腺癌或科妇科腺癌、淋巴瘤、扁桃体癌	• CNS：小脑共济失调；其他报告的相关性包括脑病、癫痫、帕金森病、脊髓病、肌张力障碍、舞蹈病、感觉神经性耳聋、僵人综合征 • 其他：Lambert-Eaton 综合征、自主神经功能障碍、神经根病、重症肌无力、肌病、神经丛病
视神经脊髓炎（NMO）水通道蛋白 4（AQP4）	很高	恶性肿瘤＜10%：胸腺瘤和癌（乳腺、肺、鼻咽、子宫、膀胱、胃肠道、甲状腺、前列腺、皮肤）	• CNS：视神经炎、横贯性脊髓炎（通常为纵向广泛）、极后区综合征、急性脑干综合征、症状性脑综合征、MRI 上伴有典型的 NMO 病变 • 其他：急性间脑综合征、高肌酸激酶血症
髓鞘少突胶质糖蛋白（MOG）	很高	非副肿瘤性的	CNS：急性播散性脑脊髓炎（ADEM）、视神经脊髓炎频谱疾病、复发性视神经炎、脊髓炎（长和短）、脑炎、脑干脑炎在磁共振上伴有脱髓鞘样病变

抗 体	免疫介导的神经系统疾病的可能性	肿瘤相关性	神经学特征
神经元神经节的乙酰胆碱受体	关于中枢神经系统为低可能性	恶性肿瘤史占30%，新发现的癌症占12%：腺癌（乳腺、肺、胃肠道、甲状腺、子宫、关于肾脏的、前列腺、淋巴瘤、慢性淋巴细胞白血病（CLL）、多发性骨髓瘤、胸腺瘤、小细胞肺癌、黑色素瘤、膀胱癌、扁桃体癌、卵巢癌	• CNS：已报告的关联包括认知功能障碍、脑病、癫痫、运动障碍、僵人综合征 • PNS：神经异常，周围神经病变、重症肌无力
甘氨酸受体	高	胸腺瘤、淋巴瘤（占10%患者）	CNS：兴奋过度伴有进行性脑脊髓炎、强直性肌阵挛（PERM）或僵人综合征谱系障碍、脑炎、小脑共济失调
代谢型谷氨酸受体1型（mGluR1）	很高	恶性肿瘤罕见：霍奇金淋巴瘤、前列腺癌	CNS：小脑共济失调；其他报道的特征包括味觉障碍、精神病学表现、癫痫和记忆丧失
代谢型谷氨酸受体5型（mGluR5）	很高	恶性肿瘤占100%：霍奇金淋巴瘤	CNS：Ophelia综合征（边缘系统脑炎）、面孔失认症、强迫运动、头痛、人格改变、抑郁症
二肽基肽酶样蛋白6（DPPX）	高	恶性肿瘤占10%：血液系统	• CNS：脑炎（通常起病隐匿）、CNS过度兴奋备包括PERM表型或成分（肌阵挛）；其他特征包括精神病学特征、小脑共济失调、震颤、过度神经麻痹驱体感觉障碍、失眠、异态睡眠、构音障碍、吞咽困难、复视和呼吸衰竭 • 其他：自主神经功能障碍会很突出，特别是胃肠运动亢进或减退、体重明显减轻
抗浦肯野细胞抗Tr型（PCA-Tr）	很高	90%恶性肿瘤：霍奇金淋巴瘤，很少为非霍奇金淋巴瘤	CNS：小脑共济失调；其他报道的特征包括脑病、味觉障碍、癫痫和阿迪瞳孔
神经元细胞黏附蛋白（IgLON5）	中度（听力下降伴有神经退化）	不太可能相关的恶性肿瘤：腺癌、淋巴瘤	CNS：睡眠障碍（非快速眼动睡眠障碍和快速眼动睡眠障碍、阻塞性睡眠呼吸暂停、气喘、失眠）、脑干特征（步态不稳、吞咽困难、眼球运动异常、舞蹈病、肌张力障碍和唇舌运动障碍）；CNS过度兴奋备包括僵人综合征、认知功能障碍和精神病学特征，以及自主功能障碍
神经连接蛋白（Neurexin-3α）	尚不明确	尚不明确（很罕见）	• 前驱症状：发热、头痛、胃肠道症状 • CNS：严重脑炎、癫痫、面部运动障碍、呼吸衰竭

NMDA.N-甲基-D-天冬氨酸；LGI1.富亮氨酸胶质瘤失活基因1；CJD.克-雅病；CASPR2.接触蛋白相关蛋白样2；NMO.视神经脊髓炎；PNS.周围神经系统；mGluR1.代谢型谷氨酸受体1型；mGluR5.代谢型谷氨酸受体5型；CNS.中枢神经系统

一、影响 CNS 的免疫介导的神经系统疾病

影响 CNS 的自身免疫和副肿瘤神经系统疾病的临床表现是多样化的[5]，通常是"亚急性"症状，并存在病毒感染、头痛和其他不适等，然而，这些特征是非特异性的，也可与其他神经系统疾病一起出现。神经系统的任何组成部分都可能受到影响，疾病表现往往是多灶性的；然而，更独立或局限的表现也会发生。CNS、PNS 和自主神经系统（autonomic nervous system，ANS）均可单独或同时受影响；在本章中，我们将关注 CNS 的表现。

（一）临床表现

某些临床特征（多灶性运动神经病[6]、癫痫持续状态[7]、快速进展 / 频繁的癫痫发作[8]、面部肌张力异常发作[9]、口面部运动异常[4, 10]、眼阵肌阵挛[11, 12]、边缘系统脑炎[9]、脑干脑炎[13]、脊髓炎[14]、CNS 高度兴奋[15]）更容易引起对免疫介导神经系统疾病的怀疑；然而，即使是特定的自身抗体，其临床特征和严重程度也可能不尽相同（表 10-1 和表 10-2）。除了充分评估患者的神经系统表现外，医生还应仔细回顾癌症病史、与年龄相匹配的癌症筛查状态，并评估可能与恶性肿瘤相关的全身症状。在评估临床表现时，对其他"亚急性"疾病过程（如感染、恶性肿瘤、快速进展的神经退行性变性疾病）保持广泛的诊断考虑也是很重要的。

（二）诊断评估

考虑到通常为非特异性的特征和可能的免疫介导神经系统疾病的重要意义，神经科医生应该有一个较低的门槛来获得全面客观的神经系统评估。虽然评估是个体化的，但应根据每个患者的临床表现对神经特异性自身抗体进行评估[例如，自身免疫性脑病组（图 10-2）vs. 自身免疫性自主神经功能障碍组]。对神经特异性抗体的评估包括许多技术手段，这些技术根据每个检测设备的

顺序和类型的不同而不同，间接组织免疫荧光或免疫组化、放射免疫沉淀试验（RIP）和荧光免疫沉淀试验（FIPA）、免疫印迹法 / 线印迹（WB/LB）和酶联免疫吸附试验（ELISA）。细胞受体测定法（CBA）使用转染了相关蛋白的 HEK293 细胞，现在被认为比以前的方法具有更高的敏感性和特异性，这些检测技术开始取代其他不使用构象抗原肽的检测方法。这些检测通过荧光显微镜观察 IgG 染色或流式细胞术［荧光激活细胞分选法（fluorescence-activated cell sorter，FACS）］进行解释。在梅奥诊所，所有样本首先通过间接组织免疫荧光进行筛选，随后根据需要进行特异性 CBA 检测。当怀疑某一自身抗体的指标很高时（自身免疫性脑病诊断），医生也可以要求直接进行 CBA 检测。这一逐步过程提高了检测结果的特异性，并可以筛选新的自身抗体。

医生需要认识到，自身抗体图谱对临床诊疗是有用的，原因有很多：①为患者的神经症状建立免疫介导的病因学；②重点搜索在患者风险因素背景下可能具有高度预测性的抗体或抗体簇的癌症相关性[16]；③解释在癌症治疗过程中表现出的、不能用治疗毒性或转移解释的神经症状；④监测血清阳性患者在癌症治疗过程中的免疫反应；⑤检测以前血清阳性患者的早期癌症复发。同样重要的是要认识到，自身抗体阴性并不排除特发性或副肿瘤性自身免疫。除了特异性抗体评估外，还应进行脑脊液（如有核细胞总数和分类、寡克隆区带、免疫球蛋白指数）、磁共振成像（MRI）、系统恶性肿瘤评估［胸部、腹部和骨盆的计算机体层摄影（CT）或正电子发射断层成像（PET）和适合年龄的癌症筛查］的一般诊断评估，以及在鉴别诊断中潜在的拟态因子检测。神经科医生应考虑评估非器官特异性的自身免疫标志物（如抗核抗体），这些标志物可能与自身免疫病有关，但这种升高通常是非特异性的，在普通人群中通常也会出现轻微的升高。获得其他基线客观的神经学评估可作为诊断和治疗监测的重要生物标志物［如肌电图（EMG）/ 神经传导检查（NCS）、脑电图（EEG）[17]、自主神经评估[18]、神经心理

评估 [5]、脑 PET/CT[19] 等]。

（三）治疗

如果在诊断评估中发现恶性肿瘤，最初的处理应侧重于癌症治疗［如手术、化学药物治疗和（或）放射治疗］[20, 21, 22]。如果不存在恶性肿瘤（特发性自身免疫），或者恶性肿瘤已得到治疗，但仍然存在致残神经体征，则应考虑免疫治疗，3个 M 的一般治疗概念是很重要的 [23]，M1= 最大可逆性（最初的积极治疗可在多大程度上逆转缺陷）；M2= 维持可逆性（防止复发 / 在最大可逆性后恶化）；以及 M3= 维持缓解所需的最小治疗剂量。为了最大限度地减少不良反应，免疫治疗的类型、剂量和持续时间应该经常评估。M1 通常包括为期 6～12 周的积极静脉治疗，3～5 天静脉注射（IV）1000mg 甲泼尼龙，以及为期 6～12周的每周 1 次的额外治疗。类似的方法可用于0.4g/kg 剂量的静脉注射免疫球蛋白（IVIg）和（或）5～7 次血浆置换（PLEX）治疗。我们也有一个较低的门槛来考虑早期使用环磷酰胺治疗侵袭性T 细胞介导的疾病，或者利妥昔单抗治疗 B 细胞介导的疾病。通过治疗前和治疗后的测量（临床检查结果、MRI、EEG、神经心理评估、癫痫发作频率等）评估客观的可逆性治疗反应，这对于诊断和治疗目的都是至关重要的。根据特定自身抗体的治疗反应和预期病程，维持治疗方案通常包括霉酚酸酯、硫唑嘌呤、甲氨蝶呤或利妥昔单抗。由于许多维持免疫疗法所需的治疗效果需要时间，因此通常需要与急性和维持免疫疗法重叠。

二、神经特异性抗体的临床和诊断特点

（一）靶向神经核和细胞质抗原的神经抗体

1. ANNA-1 1 型抗神经核抗体（ANNA-1 或抗 Hu）靶向于细胞内抗原胚胎致死、视力异常和果蝇 1 样（ELAVL 或 Hu）[24, 25]。ANNA-1 相关的神经系统疾病具有典型的副肿瘤性、严重性、多灶性、进行性和难治性 [24]。约 90% 的患者患有小细胞肺癌（SCLC）[24, 26]。CNS 受累可包括边缘系统脑炎、脑脊髓炎、小脑共济失调、脊髓病、脑干脑炎、眼阵挛 - 肌阵挛（儿童）和运动障碍 [24, 27]。周围神经系统（PNS）受累和自主神经紊乱伴胃肠动力障碍也很常见 [22, 24]。积极的癌症治疗和监测是获得良好预后的关键 [22, 24]。患者应在就诊时通过胸部、腹部和骨盆 CT 或PET/CT[28] 筛查潜在的恶性肿瘤，6 个月后每年至少筛查 1 次，持续 3～4 年。除了肿瘤的治疗外，难治性神经症状通常使用大剂量皮质类固醇、PLEX 和（或）环磷酰胺治疗；治疗效果通常较差，主要目标是阻止疾病进展，而不是期待明显的逆转 [24, 29]。

2. ANNA-2 2 型抗神经核抗体（ANNA-2 或抗 Ri）针对神经肿瘤学腹侧抗原 1,2（Nova 1,2或 Ri）[30]。ANNA-2 自身抗体的存在经常与癌症（86% 的肺癌和乳腺癌）有关 [20, 26, 30, 31]。最常见的中枢神经系统表现为脑干脑炎，包括眼阵挛 - 肌阵挛、脑神经病变、小脑共济失调、喉痉挛和牙关紧闭 [30, 31, 32]。其他不太常见的特征包括脊髓病、运动障碍、脑病和癫痫 [30]。针对 T 细胞介导的过程的治疗可能会产生高度不同的反应。

3. Ma-1/Ma-2 抗 Ma-1 抗体针对副肿瘤 Ma抗原 PNMA-1 和 PNMA-2，而抗 Ma-2 抗体仅针对 PNMA-2[13, 33, 34]。在 90% 的患者中，抗 Ma-2脑炎与潜在的恶性肿瘤（睾丸或性腺外生殖细胞）有关，而癌症发生的频率和类型与抗 Ma-1 自身抗体（乳腺癌、肺癌等）的差异更大 [13]。睾丸切除术对于一些有抗 MA-2 自身抗体阳性的患者来说可能是合适的，以揭示显微镜下的睾丸生殖细胞肿瘤 [13]。抗 MA-2 脑炎在男性中更为常见，其中枢神经系统特征包括下丘脑脑炎、间脑综合征（发作性睡病 / 猝倒）、脑干脑炎（包括眼阵挛 -肌阵挛）、小脑共济失调、边缘系统脑炎、运动障碍、全垂体功能减退症和脊髓病 [13, 33, 35]。抗MA-1 脑炎在女性中更为常见，其临床特征多种多样，包括脑干脑炎（通常伴有明显的眼球运动异常）、小脑共济失调、边缘系统脑炎、运动障碍和脑脊髓病 [13, 34]。恶性肿瘤的治疗和监测是获得

良好预后的关键，积极的 T 细胞导向治疗可能会在 50% 的患者中获得益处（改善或稳定）[13]。这种特殊的自身抗体相关性脑炎是为数不多可以显示出令人印象深刻的 MRI 异常的伴有强烈的 Gd 强化区域，有时可能模拟出肿块或恶性肿瘤[36, 37, 38]。早期和积极的大剂量类固醇和环磷酰胺治疗可能会阻止快速进展和认知障碍。不幸的是，大多数患者在就诊时已被诊断为神经元损伤晚期。

（二）双载蛋白

在 80% 的患者中，靶向细胞内 / 突触双载蛋白的抗体与潜在的恶性肿瘤（SCLC 和乳腺癌）相关[39, 40]。PNS 的表现可能更为常见，但典型的 CNS 表现可包括脑干脑炎、脑病、脊髓病、伴 / 不伴 CNS 高兴奋性的脑脊髓炎（如 SPS）、小脑共济失调、肌阵挛、局灶性疼痛和瘙痒，以及包括视神经病变和视网膜炎在内的脑神经疾病[39, 40]。与这种自身抗体相关的治疗反应可能差异较大。

1. CRMP-5 在 80% 的患者中，抗衰反应调节蛋白 -5（抗 CRMP-5 或 CV2）抗体与副肿瘤过程（小细胞肺癌和胸腺瘤）有关[41, 42]。CNS 的特点多种多样，包括边缘系统脑炎、脑神经病变（尤其是伴或不伴有葡萄膜炎、玻璃体炎或视网膜炎的视神经病变）、基底节炎（舞蹈病、帕金森病、偏侧斜视）、小脑共济失调、脑病、脊髓病和斜视眼阵挛 - 肌阵挛[42, 43]。PNS 的参与和自主功能障碍也很常见。MRI 表现与边缘系统脑炎或基底节 T_2 信号一致，部分患者可见高信号[42]。通常需要使用静脉注射皮质类固醇、PLEX 和环磷酰胺进行积极治疗。玻璃体内注射曲安奈德可用于视神经炎 / 玻璃体炎[44]。

2. PCA-1 浦肯野细胞抗体 1 型（PCA-1 或抗 Yo）靶向小脑变性相关蛋白 2（cerebellar degeneration-related protein 2，CDR2）。在 80% 的患者中，PCA-1 抗体与癌症（卵巢癌、输卵管癌、乳腺癌）有关[20, 26, 45-48]。考虑到与癌症的特异性联系，绝大多数患者发生在女性。在 90% 的患者中，CNS 的特征以小脑共济失调表型为主[20, 45, 46]。

一些患者还具有其他特征，包括伴有或不伴有脑神经病变的脑干脑炎和脊髓病[48]。PNS 的特征可以组合在一起或单独出现。患者进展到轮椅依赖的速度很快，并且对激进的治疗具有抵抗力；侵袭性癌症治疗和免疫治疗有助于临床症状的稳定[49]。接受评估的患者如果被绑在轮椅上 3 个月或以上而疾病没有进展，可能不需要免疫治疗。

3. PCA-2 或 MAP1B PCA-2 抗体的靶点是微管相关蛋白 1B（MAP1B）[50]。80% 的患者与恶性肿瘤有关（小细胞肺癌）[26, 50, 51]。CNS 的典型特征包括脑干脑炎、边缘系统脑炎和小脑共济失调[50, 51]。包括自主神经功能障碍和肌无力综合征（Lambert-Eaton 综合征）在内的 PNS 特征也可能与此相关。

4. GAD65 谷氨酸脱羧酶 65- 异构体（GAD65）抗体广泛存在于普通人群中（8%），常与系统性自身免疫病（70% 的 1 型糖尿病、甲状腺疾病、恶性贫血、白癜风等）有关[52]。与其他细胞内抗原靶向抗体相比，癌症（胸腺瘤、癌症）很少与这种自身抗体相关[52, 53]。鉴于这种抗体可在多种疾病中被检测到，临床医生需要认识到，若将神经系统体征归因于 GAD65 自身免疫，则抗体滴度应＞ 20nmol/L（正常≤ 0.02nmol/L；因此是正常上限的 1000 倍），并且经常在脑脊液中检测到 GAD65 抗体[52]。GAD65 神经自身免疫最常见的中枢神经系统表现包括边缘系统脑炎的自身免疫性脑病、自身免疫性癫痫、僵硬综合征或谱系，以及小脑共济失调[52, 54, 55]。其他特征包括舞蹈症、眼肌瘫痪和帕金森综合征。15% 的 GAD65 神经自身免疫性患者存在白癜风[54]。治疗效果差异较大，可能受免疫治疗前症状持续时间的影响（例如，1/3 的相关癫痫患者对免疫治疗有反应，小脑共济失调患者的反应为 50%）[52, 56]。大剂量静脉注射皮质类固醇通常用于治疗这种疾病，但考虑到与 1 型糖尿病的相关性，在整个治疗过程中应特别注意监测血糖。静脉注射丙种球蛋白、霉酚酸酯和其他典型的免疫疗法也经常使用。

5. GFAP 近年来，在免疫介导的神经系统疾病患者中发现了针对神经胶质细胞原纤维酸性蛋白（GFAP）的抗体[57]。38% 的患者患有癌症（如卵巢畸胎瘤、腺癌等）[14, 57]。典型的表型是伴有头痛和视盘水肿的脑膜脑炎，在 MRI 上常伴有脑室周围的放射状强化[14, 57]。这些特征（如脑膜炎、脑炎、脊髓炎）也可以单独出现，以及其他一些表现（如震颤、小脑共济失调和精神症状）。有些患者会出现自主神经功能障碍。常伴有血管周围强化或脊髓中央管强化通常有助于鉴别[14]。大多数患者的脑脊液呈炎性改变，伴有淋巴细胞增多。患者通常对大剂量静脉注射皮质类固醇的方案有反应，同时口服皮质类固醇的时间延长；鉴于类固醇减量的高复发率，通常需要维持免疫治疗（如霉酚酸酯）。

（三）针对细胞表面蛋白的神经性抗体

1. NMDA 受体　抗 N- 甲基 -D- 天冬氨酸（N-methyl-D-aspartate，NMDA）受体脑炎涉及靶向 NMDA 受体 1（NR1）亚单位的 IgG，引起选择性的交联和内化，并使突触电流减少[10, 58, 59]。38% 的患者患有恶性肿瘤（卵巢畸胎瘤占 94%），盆腔 MRI 或经阴道盆腔超声对使用这种自身抗体进行癌症筛查特别有帮助[4, 10, 58]。女性居多（90%），发病年龄通常较早（中位数 23 岁，> 45 岁，仅 5%，8 个月—76 岁）。前驱症状常见（70% 伴有发热、头痛、身体不适、全身感染症状），随后的神经系统表型通常包括快速行为变化（焦虑、抑郁、精神病、躁狂、畸张症）、脑病（认知功能障碍、昏迷）和癫痫；也常见运动障碍（主要是口面部）、中枢性换气不足和自主神经不稳定[4, 10, 58, 59]。失眠、眼阵挛 - 肌阵挛、眼肌危象、肌张力障碍、进行性偏瘫和小脑共济失调（儿童）也有描述。临床症状可能晚于感染性脑炎出现，尤其是水痘 - 带状疱疹性脑炎后可能出现临床症状。脑脊液抗体检测较血清更敏感、更特异[58]。部分患者可检测到针对水通道蛋白 4（AQP4）、髓鞘寡突胶质糖蛋白（MOG）和 GFAP 的伴随抗体[14]。EEG 异常率 > 90%，30% 呈典型的超级 delta 刷状，25% 的患者有脑电发作[4, 10, 58, 59, 60]。患者头颅 MRI 通常是正常的（2/3 急性，1/2 全程），

或者在颞叶、基底节、丘脑和白质区域显示非特异性的一过性 T_2 高信号，这与疾病的严重程度没有明显的联系[61]。相关的脑萎缩可能是可逆的，但小脑萎缩可能是不可逆的，并与不良预后相关[62]。50% 的患者对一线治疗［静脉注射皮质类固醇、静脉注射免疫球蛋白、PLEX］有反应，而其他患者则需要更长时间和更积极的治疗，包括利妥昔单抗和（或）环磷酰胺[4, 58, 59, 60]。由于鞘内抗体的产生，治疗效果可能有延迟甚至难治，在某些患者中，实质性恢复可能需要长达 18 个月的时间；最终 75% 的患者完全或接近完全恢复。在恢复期，攻击性和暴力行为的波动是常见的。患者从疾病中恢复后通常被描述为安静和拘谨，这种情况通常会随着时间的推移而改善。20% 的患者会复发（几周到几年后），往往比最初的症状更轻微。在考虑复发时，评估临床特征和支持性客观异常（脑电图、脑脊液、磁共振成像）是至关重要的，尽管已痊愈，但鞘内抗体的存在可能会持续数年。

2. LGI1　在 RIPA 检测到的最初被认为是针对电压门控钾离子通道（voltage-gated potassium channel，VGKC）的抗体的患者中，20% 的患者最终被发现具有针对富含亮氨酸的胶质瘤灭活 1（LGI1）和接触蛋白相关蛋白 -2（CASPR2）的 IgG[63, 64, 65]。抗 LGI1 和抗 CASPR2 抗体血清阴性的患者（80%）的抗 VGKC 抗体的意义尚不清楚，但可能其目标是 VGKC 的细胞内成分而与病理或临床无关[66, 67]。抗 LGI1 脑炎很少与恶性肿瘤（< 5%，胸腺瘤）相关[65, 66, 68, 69]。最常见于男性患者，患者年纪在 50—70 岁，但患者可能早在 20 多岁就会受到影响。它是自身免疫性边缘系统脑炎最常见的原因，也是自身抗体相关性脑炎（仅次于抗 NMDA 受体脑炎）的第二大常见原因[5]。大多数患者出现某种程度的认知能力下降（70%～85%）和（或）癫痫（80%），而典型的边缘系统脑炎表现占 40%～50%[68]。通常为亚急性起病，病程持续数周至数月，病情严重程度通常在 3～6 个月最严重[9, 66, 70]。面臂肌张力障碍发作（faciobrachial dystonic seizure，FBDS）是

抗 LGI1 脑炎的特异性疾病，50% 的患者出现这种情况[9, 66]。这些发作主要累及手臂，通常也累及面部，也有一些发作累及腿部；持续时间一般 < 3s，频率为每天 10～300 次[9, 66, 69, 71]。FBDS 通常累及身体的一侧或另一侧，很少同时发生在双侧；它们可以由情绪、运动或听觉刺激触发，且时常有发作后恐惧和激动的临床报道。FBDS 患者的 EEG 一般正常，这些患者中有很高比例的患者被诊断为非癫痫行为事件或抽搐。也可以看到轻微的动作障碍或自主神经发作，通常描述为"无法形容的感觉""颤抖""脸红"[9, 66, 69]。半数以上的患者可发生全身性强直阵挛，通常持续到病程的后期[9, 66]。在许多患者中有阵发性眩晕的报道[68]。其他相关的中枢神经系统特征包括快速眼动睡眠障碍（REM）、下丘脑障碍、舞蹈病、肌阵挛和小脑共济失调。常伴随低钠血症，PNS 特征也可以见到[68, 72]。血清可能是一种更可靠的检测抗 LGI1 抗体可能更为可靠。早期 MRI 通常正常（约80%），但 50% 的患者在某一时刻出现内侧颞叶 T_2 高信号；同时可见对比度增强，但并不常见[9, 66, 68]。一些面臂肌张力障碍型癫痫患者可见基底节 T_1 或 T_2 高信号[71]。在极少数患者中有描述过类似于克雅病的皮质带样表现，基底节 T_2 高信号在一些患者中很少被描述。脑脊液通常正常或轻度异常。完整的系统性癌症评估往往不是必需的，然而，可以考虑做胸部 CT 以评估胸腺瘤。早期开始免疫治疗有助于获得良好预后[73]。抗 LGI1 脑炎通常与皮质类固醇的良好反应有关，一种常见的治疗方案通常包括 3～5 天静脉注射甲泼尼龙 1000mg，并延长口服或静脉注射类固醇减量，以避免早期临床的高频率（> 50%）复发。如果患者在长期类固醇减量的情况下复发，可以使用类固醇辅助减药（如霉酚酸酯、利妥昔单抗）1～3 年，但这样对长期复发率和预后尚不完全清楚。其他典型的免疫治疗也可用于对类固醇不耐受或难治的患者（如静脉注射人免疫球蛋白）。患者可以有很好的恢复，但通常存在一定程度的认知障碍。

3. CASPR2　在 20% 的患者中，抗 CASPR2 抗体与癌症（胸腺瘤）有关[66, 68, 74]。一半的血清抗 LGI1 和抗 CASPR2 抗体双阳性的患者患有癌症（1/3 胸腺瘤）[68]。与抗 NMDA 受体脑炎相比，这种自身抗体阳性患者 90% 是男性，最常见的年龄在 60—70 岁。CNS 表现具有高度的临床多样性，通常包括边缘系统脑炎、脑病、癫痫、精神症状和小脑共济失调[68, 74]。Morvan 综合征的典型表现（脑病、失眠、严重的自主神经特征、PNS 高度兴奋伴神经性肌强直，以及其他 PNS/CNS 特征）很少见。该抗体报告的其他中枢神经系统特征包括舞蹈病和肌阵挛。大脑 MRI 和脑脊液检查通常是正常的[68]。

（四）AMPA 受体

抗 α- 氨基 -3- 羟基 -5- 甲基 -4- 异噁唑丙酸（anti- α- amino- 3- hydroxy- 5- methyl- 4-isoxazolepropionic acid，AMPA）受体抗体靶向谷氨酸离子型受体 AMPA 亚型 1 和 2（GluA1，2）[75, 76]。64% 的患者存在潜在的恶性肿瘤（如小细胞肺癌、胸腺瘤、乳腺癌等）。最常见的临床表现为边缘系统脑炎，其他 CNS 特征包括脑病、突出的精神症状、癫痫、偏瘫、昏迷（严重和持续）、睡眠障碍和共济失调[75, 76]。大脑 MRI 常显示内侧颞部 T_2 高信号，基底节信号异常和更弥漫性的 T_2 高信号也很常见[75, 76]。该疾病对治疗反应可能良好，但可能有明显的延迟，并且通常比其他抗体介导的疾病差一些。

（五）GABA$_B$ 受体

在 50% 的患者中，靶向 γ- 氨基丁酸 -B 受体（GABA$_B$R）的抗体是副肿瘤性的（如小细胞肺癌、神经内分泌）[77, 78]。男性和女性患病率相当，发病年龄各异，但可能主要见于老年人。边缘系统脑炎伴严重难治性癫痫是最常见的疾病特征[77, 78]。其他 CNS 表现包括小脑共济失调、脑病、精神病特征、脑干脑炎和眼阵挛 - 肌阵挛[7, 77]。2/3 的患者大脑 MRI 异常，通常表现为弥漫性皮质 T_2 高信号。病程通常是单相的，临床表现严重的可能难以治疗。

（六）GABA$_A$ 受体

最近少数患者被报道患有抗 GABA-A 受体（GABA$_A$R）脑炎[79]。该疾病没有明确的癌症相关性，可能在年轻男性中更为普遍（39% < 18 岁）。所描述的 CNS 主要特征是癫痫频发难治性脑炎，伴有频繁的痫性发作；较低的血清滴度与更多样的特征（眼阵挛 – 肌阵挛）相关，这可能是由于共存的自身免疫[79]。与自身免疫性甲状腺疾病密切相关。多灶性皮质 – 皮质下 T$_2$ 高信号贯穿整个大脑是典型的表现，这在其他自身抗体相关的脑炎中不太常见[79]。

（七）甘氨酸受体

10% 的抗甘氨酸受体抗体阳性患者与癌症（胸腺瘤等）相关[15, 80]。主要特征包括 CNS 过度兴奋，包括僵人综合征、进行性脑脊髓炎伴强直及肌阵挛（PERM）、脑炎，并可见脑干脑炎和小脑共济失调等特征[15, 80]。临床表现从轻度到重度。脑脊液中的抗体检测可能更具特异性。许多患者对靶向抗体介导的免疫治疗（静脉注射免疫球蛋白、血浆置换和利妥昔单抗）反应良好。

（八）mGluR1

在少数患者中可以看到代谢型谷氨酸受体 1 型（mGluR1）的靶向抗体[81]。与癌症（淋巴瘤）关联性较低[82]。主要的 CNS 特征是小脑共济失调，但也有其他症状，如味觉障碍、精神症状、癫痫和记忆丧失[83]。MRI 可见小脑 T$_2$ 高信号，且随后出现萎缩。如果早期开始免疫治疗，患者往往会有反应[83]。

（九）mGluR5

代谢型谷氨酸受体 5 型是 Ophelia 综合征中抗体介导的疾病靶点，该综合征常为副肿瘤性的（50%）[84]，与霍奇金淋巴瘤相关[85]。Ophelia 综合征（边缘系统脑炎）和其他 CNS 表现，包括面容失认、不自主运动、头痛、性格改变和抑郁[84, 85]。与许多其他自身抗体相关的边缘系统脑炎病因相反，抗 mGluR5 通常与具有混淆和分离特征的轻度表型相关，通常在治疗潜在的淋巴瘤和使用免疫治疗后迅速改善。50% 患者的 MRI 异常，可在整个边缘系统显示 T$_2$ 高信号[84]。

（十）DPPX

靶向二肽基肽酶样蛋白 -6 的抗体（DPPX）是神经元 Kv4.2 钾离子通道的调节亚基，10% 的患者与恶性肿瘤患者相关（血液系统恶性肿瘤）[86, 87]。抗 DPPX 自身免疫的典型中枢神经系统表现为脑炎，与其他快速起病的抗体介导的脑炎相比，其发病往往隐匿且级别较低；典型特征包括认知能力逐渐下降、伴有焦虑的多疑或偏执性格，以及思维过程混乱。患者通常具有 CNS 过度兴奋的特征，包括 PERM 的全部表型或部分表型（肌阵挛）[86, 87]。其他特征包括小脑共济失调、震颤、明显过度惊吓反应症、躯体感觉障碍、失眠、异常睡眠、吞咽困难、构音障碍、复视和呼吸衰竭[86, 87]。自主神经功能异常的症状可能很突出，尤其是伴有体重显著减轻的胃肠运动亢进或减弱。脑部 MRI 一般正常，无脑炎的特异性表现。在静脉注射皮质类固醇或免疫球蛋白进行初步治疗后，考虑到经常报告的症状复发，患者通常需要使用利妥昔单抗维持治疗[87]。

（十一）PCA-Tr/DNER

与浦肯野细胞抗体 Tr 型（PCA-Tr）相关的抗体靶点是 delta/notch 样表皮生长因子相关受体（delta/ notch- like epidermal growth factor- related receptor，DNER），与其他副肿瘤性神经疾病不同，这种抗原在肿瘤细胞中不存在异位表达[88, 89]。PCA-Tr 完全是副肿瘤，与霍奇金淋巴瘤（很少是非霍奇金淋巴瘤）相关[90, 91]。所有患者都有小脑共济失调，但也有报道一些其他特征包括脑病、味觉障碍、癫痫和阿迪瞳孔[92, 93, 94]。PNS 和自主神经病变已有描述。虽然这种抗体以细胞表面抗原为靶点，但这种疾病对治疗的反应不如其他具有细胞表面抗原的疾病好[88]。

（十二）IgLON5

最近发现了靶向黏附分子 IgLON5 细胞外表位的抗体，表明疾病可能与免疫介导过程和（或）神经退行性变有关[95, 96, 97]。大多数患者不是副肿瘤[98]。该疾病伴有睡眠障碍（非快速眼动睡眠障碍和快速眼动睡眠障碍、阻塞性睡眠呼吸暂停、喘鸣、失眠）、脑干特征（步态不稳、吞咽困难、眼球运动异常）和多种其他 CNS 表现，包括运动障碍（舞蹈病、肌张力障碍和帕金森病）、CNS 过度兴奋包括 SPS、认知功能障碍和精神疾病特征[95, 96, 98]。也可见自主神经功能障碍。有这种抗体的患者应该进行正式的睡眠分析研究。免疫治疗的疗效参差不齐，一些患者在积极治疗（类似于进行性神经退行性变性疾病）后没有任何好转，一些患者则有明显改善[98]。

（十三）其他神经特异性抗体

CNS 免疫介导疾病中的其他神经抗体靶点包括水通道蛋白 4（AQP4）[99]、髓鞘少突胶质细胞糖蛋白（MOG）[100]、轴突蛋白 -3α[101]、肌醇 1,4,5-三磷酸受体 1 型（ITPR1）[102]、与黏附斑激酶（GRAF）[103] 相关的 GTPase 调节器（表 10-1 和表 10-2）。AQP4-IgG 和 MOG-IgG 疾病在其他章节中介绍。

三、自身免疫性和副肿瘤性自主神经障碍

自主神经系统（ANS）可能单独受到自身免疫性或副肿瘤性疾病的影响，或者作为多病灶过程的一个组成部分。交感神经、副交感神经、肠神经节、自主神经和中枢自主神经通路合并或单独损伤可导致显著的功能障碍和发病率。虽然传统上见于神经退行性变性疾病（如多系统萎缩、帕金森病等），但应在适当的临床背景下考虑自身免疫或副肿瘤病因（并发自身免疫、敏锐性、其他神经症状等）中应适当考虑。其范围和严重程

度很广，一些患者表现为广泛的自主神经功能障碍，而另一些患者表现为有限的表型（自身免疫性胃肠功能障碍）。实验模型已经支持神经自身抗体在自主神经功能障碍中的致病作用[104, 105, 106]。

影响周围和肠道神经系统的自主神经功能障碍症状包括眼干、口干、直立性低血压、无汗、泌尿生殖系统功能障碍、胃肠功能障碍（早饱、餐后不适 / 恶心、便秘 / 假梗阻、腹泻、体重减轻 / 营养不良）、不耐受热、不耐受强光（瞳孔光反射受损）。然而，这些症状也可以在非特定背景下出现，因此评估临床背景、严重程度和使用客观检测非常重要。以神经节烟碱乙酰胆碱受体抗体为靶点的自身抗体代表了自主神经功能失调的典型病症。与影响外周和（或）肠道神经系统的自主神经功能异常相关的其他抗体包括 ANNA-1、CRMP-5、电压门控钙通道抗体（通常与 Lambert-Eaton 综合征相关）、外周蛋白 IgG、PCA-2（MAP1B）、LGI1、CASPR2 和 ITPR1。非神经抗体的存在也有助于支持可能的自身免疫机制。此外，自身免疫性自主神经功能异常往往伴有干燥综合征和 吉兰 - 巴雷综合征（GBS）。

与自主神经功能异常相关的最典型的抗体介导的 CNS 疾病是 NMDAR 脑炎和抗 DPPX 自身免疫病。NMDAR 脑炎最致命的特征是伴有换气不足的中枢性自主神经功能异常和由于自主神经不稳定引起的血压 / 心率波动。抗 DPPX 自身免疫通常包括严重腹泻症状，也可以包括胃轻瘫和便秘、波动性低体温 / 高体温和心律失常。与中枢和外周通路自主神经功能异常相关的其他抗体包括 LGI1 和 CASPR2（以多汗症、流涎 / 流泪过多、心动过速、便秘、尿失禁、立毛为特征的 Morvan 综合征）。

自身免疫性自主神经功能异常的治疗方法与其他疑似自身免疫性 / 副肿瘤性疾病的治疗方法非常相似。患者应在血清中筛查一组与自主神经功能异常相关的自身抗体，并根据临床情况 / 抗体谱评估可能的潜在恶性肿瘤，并进行自主神经功能异常基线的客观记录（定量泌汗运动神经轴突反射试验、深呼吸时的心率反应、Valsalva 心

率反应、平视倾斜时的血压/心率反应、体温调节排汗试验、闪烁扫描胃肠转运研究）。某些情况下，在仰卧和站立5～10min后对分离血浆儿茶酚胺也有帮助。当经调查后怀疑为自身免疫性病因时，通常建议静脉注射免疫球蛋白或静脉注射皮质类固醇进行为期6～12周的尝试作为初始策略，以评估在重复客观试验中验证的最大可逆性，这也可以作为疑似自身免疫性自主神经功能异常的重要诊断工具[107]。在这种初始方法之后，可以根据特定的临床情况和自身抗体情况考虑采取额外的急性和（或）维持性免疫疗法。与自身免疫性CNS疾病类似，临床过程可能是复发或单相的。症状轻微的患者可单独对症治疗（如加压袜、补水、肠道治疗等）。

结论

免疫介导的神经系统疾病领域正在迅速发展。新的自身抗体正在被快速发现，这有助于揭开许多患者中具有挑战性的神经表现背后的谜团。由于个体自身抗体的罕见性，目前缺乏前瞻性数据和随机试验，使得临床管理决策具有挑战性，只能由专家意见决定。随着人们对自身免疫性和副肿瘤性神经系统疾病的认识不断提高，数据和研究有望继续增长，希望未来能有更多具体的治疗方案和随机临床试验。同时，对于神经科医生来说，重要的是要全面了解如何利用现有的检测和治疗方案来治疗疑似自身抗体相关的神经系统疾病。

参考文献

[1] Dubey D, Pittock SJ, Kelly CR, et al. Autoimmune encephalitis epidemiology and a comparison to infectious encephalitis. Ann Neurol. 2018;83(1):166–177.

[2] Dalmau J, Graus F. Antibody-mediated encephalitis. New Engl J Med. 2018;378(9):840–851.

[3] Pittock SJ, Vincent A. Introduction to autoimmune neurology. Handb Clin Neurol. 2016;133:3–14.

[4] Titulaer MJ, McCracken L, Gabilondo I, et al. Treatment and prognostic factors for long-term outcome in patients with anti-NMDA receptor encephalitis: an observational cohort study. Lancet Neurol. 2013;12(2): 157–165.

[5] Tobin WO, Pittock SJ. Autoimmune neurology of the central nervous system. Continuum (Minneapolis). 2017;23(3): 627–653.

[6] Graus F, Titulaer MJ, Balu R, et al. A clinical approach to diagnosis of autoimmune encephalitis. Lancet Neurol. 2016; 15(4):391–404.

[7] Hoftberger R, Titulaer MJ, Sabater L, et al. Encephalitis and GABAB receptor antibodies: novel findings in a new case series of 20 patients. Neurology. 2013;81(17):1500–1506.

[8] Dubey D, Singh J, Britton JW, et al. Predictive models in the diagnosis and treatment of autoimmune epilepsy. Epilepsia. 2017;58(7):1181–1189.

[9] Bastiaansen AEM, van Sonderen A, Titulaer MJ. Autoimmune encephalitis with anti-leucine-rich glioma-inactivated 1 or anti-contactin- associated protein-like 2 antibodies (formerly called voltage-gated potassium channel-complex antibodies). Curr Opin Neurol. 2017;30(3): 302–309.

[10] Dalmau J, Gleichman AJ, Hughes EG, et al. Anti-NMDA-receptor encephalitis: case series and analysis of the effects of antibodies. Lancet Neurol. 2008;7(12):1091–1098.

[11] Armangue T, Sabater L, Torres-Vega E, et al. Clinical and immunological features of opsoclonus-myoclonus syndrome in the era of neuronal cell surface antibodies. JAMA Neurol. 2016;73(4):417–424.

[12] Klaas JP, Ahlskog JE, Pittock SJ, et al. Adult-onset opsoclonus-myoclonus syndrome. Arch Neurol. 2012;69(12):1598–1607.

[13] Dalmau J, Graus F, Villarejo A, et al. Clinical analysis of anti-Ma2- associated encephalitis. Brain. 2004;127(Pt 8):1831–1844.

[14] Flanagan EP, Hinson SR, Lennon VA, et al. Glial fibrillary acidic protein immunoglobulin G as biomarker of autoimmune astrocytopathy: Analysis of 102 patients. Ann Neurol. 2017;81(2):298–309.

[15] Hinson SR, Lopez-Chiriboga AS, Bower JH, et al. Glycine receptor modulating antibody predicting treatable stiff-person spectrum disorders. Neurology Neuroimmunol Neuroinflamm. 2018;5(2):e438.

[16] Horta ES, Lennon VA, Lachance DH, et al. Neural autoantibody clusters aid diagnosis of cancer. Clin Cancer Res. 2014;20(14):3862–3869.

[17] Toledano M, Pittock SJ. Autoimmune epilepsy. Semin Neurol. 2015;35(3):245–258.

[18] McKeon A, Benarroch EE. Autoimmune autonomic disorders. Handb Clin Neurol. 2016;133:405–416.

[19] Tripathi M, Tripathi M, Roy SG, et al. Metabolic topography of autoimmune non-paraneoplastic encephalitis. Neuroradiology. 2018;60(2): 189–198.

[20] Murphy BL, Zalewski NL, Degnim AC, et al. Breast cancer-related paraneoplastic neurologic disease. Breast Cancer Res Tr. 2018;167(3): 771–778.

[21] Zalewski N, Lennon VA, Pittock SJ, McKeon A. Calcium channel autoimmunity: Cerebellar ataxia and Lambert-Eaton syndrome coexisting. Muscle Nerve. 2018;58(1):29–35.

［22］ Sillevis Smitt P, Grefkens J, de Leeuw B, et al. Survival and outcome in 73 anti-Hu positive patients with paraneoplastic encephalomyelitis/ sensory neuronopathy. J Neurol. 2002;249(6):745–753.

［23］ Toledano M, Britton JW, McKeon A, et al. Utility of an immunotherapy trial in evaluating patients with presumed autoimmune epilepsy. Neurology. 2014;82(18):1578–1586.

［24］ Lucchinetti CF, Kimmel DW, Lennon VA. Paraneoplastic and oncologic profiles of patients seropositive for type 1 antineuronal nuclear autoantibodies. Neurology. 1998;50(3):652–657.

［25］ Graus F, Cordon-Cardo C, Posner JB. Neuronal antinuclear antibody in sensory neuronopathy from lung cancer. Neurology. 1985;35(4):538–543.

［26］ Pittock SJ, Kryzer TJ, Lennon VA. Paraneoplastic antibodies coexist and predict cancer, not neurological syndrome. Ann Neurol. 2004;56(5): 715–719.

［27］ Graus F, Keime-Guibert F, Rene R, et al. Anti-Hu-associated paraneoplastic encephalomyelitis: analysis of 200 patients. Brain. 2001;124(Pt 6):1138–1148.

［28］ McKeon A, Apiwattanakul M, Lachance DH, et al. Positron emission tomography-computed tomography in paraneoplastic neurologic disorders: systematic analysis and review. Arch Neurol. 2010;67(3):322– 329.

［29］ Graus F, Vega F, Delattre JY, et al. Plasmapheresis and antineoplastic treatment in CNS paraneoplastic syndromes with antineuronal autoantibodies. Neurology. 1992;42(3 Pt 1): 536–540.

［30］ Pittock SJ, Lucchinetti CF, Lennon VA. Anti-neuronal nuclear autoantibody type 2: paraneoplastic accompaniments. Ann Neurol. 2003;53(5):580–587.

［31］ Luque FA, Furneaux HM, Ferziger R, et al. Anti-Ri: an antibody associated with paraneoplastic opsoclonus and breast cancer. Ann Neurol. 1991;29(3):241–251.

［32］ Dropcho EJ, Kline LB, Riser J. Antineuronal (anti-Ri) antibodies in a patient with steroid-responsive opsoclonus-myoclonus. Neurology. 1993;43(1):207–211.

［33］ Voltz R, Gultekin SH, Rosenfeld MR, et al. A serologic marker of paraneoplastic limbic and brain-stem encephalitis in patients with testicular cancer. N Engl J Med. 1999;340(23):1788–1795.

［34］ Dalmau J, Gultekin SH, Voltz R, et al. Ma1, a novel neuron- and testis- specific protein, is recognized by the serum of patients with paraneoplastic neurological disorders. Brain. 1999;122(Pt 1):27–39.

［35］ Overeem S, Dalmau J, Bataller L, et al. Hypocretin-1 CSF levels in anti-Ma2 associated encephalitis. Neurology. 2004;62(1):138–140.

［36］ Suwijn SR, Klieverik LP, Odekerken VJ. Anti-Ma2-associated encephalitis in a patient with testis carcinoma. Neurology. 2016;86(15): 1461.

［37］ Bosemani T, Huisman TA, Poretti A. Anti-Ma2-associated paraneoplastic encephalitis in a male adolescent with mediastinal seminoma. Pediatr Neurol. 2014;50(4):433–434.

［38］ English SW, Keegan BM, Flanagan EP, Tobin WO, Zalewski NL. Clinical reasoning: a 30-year-old man with headache and sleep disturbance. Neurology. 2018;90(17):e1535–e1540.

［39］ Folli F, Solimena M, Cofiell R, et al. Autoantibodies to a 128-kd synaptic protein in three women with the stiff-man syndrome and breast cancer. N Engl J Med. 1993;328(8): 546–551.

［40］ Pittock SJ, Lucchinetti CF, Parisi JE, et al. Amphiphysin autoimmunity: paraneoplastic accompaniments. Ann Neurol. 2005;58(1):96–107.

［41］ Yu Z, Kryzer TJ, Griesmann GE, Kim K, Benarroch EE, Lennon VA. CRMP-5 neuronal autoantibody: marker of lung cancer and thymoma- related autoimmunity. Ann Neurol. 2001;49(2):146–154.

［42］ Vernino S, Tuite P, Adler CH, et al. Paraneoplastic chorea associated with CRMP-5 neuronal antibody and lung carcinoma. Ann Neurol. 2002;51(5):625–630.

［43］ Cross SA, Salomao DR, Parisi JE, et al. Paraneoplastic autoimmune optic neuritis with retinitis defined by CRMP-5-IgG. Ann Neurol. 2003;54(1):38–50.

［44］ Pulido J, Cross SA, Lennon VA, et al. Bilateral autoimmune optic neuritis and vitreitis related to CRMP-5-IgG: intravitreal triamcinolone acetonide therapy of four eyes. Eye (London). 2008;22(9):1191–1193.

［45］ Hetzel DJ, Stanhope CR, O'Neill BP, Lennon VA. Gynecologic cancer in patients with subacute cerebellar degeneration predicted by anti-Purkinje cell antibodies and limited in metastatic volume. Mayo Clin Proc. 1990;65(12):1558–1563.

［46］ Peterson K, Rosenblum MK, Kotanides H, Posner JB. Paraneoplastic cerebellar degeneration. I. A clinical analysis of 55 anti-Yo antibody- positive patients. Neurology. 1992;42(10):1931–1937.

［47］ Shams'ili S, Grefkens J, de Leeuw B, et al. Paraneoplastic cerebellar degeneration associated with antineuronal antibodies: analysis of 50 patients. Brain. 2003;126(Pt 6):1409–1418.

［48］ McKeon A, Tracy JA, Pittock SJ, Parisi JE, Klein CJ, Lennon VA. Purkinje cell cytoplasmic autoantibody type 1 accompaniments: the cerebellum and beyond. Arch Neurol. 2011;68(10):1282–1289.

［49］ Jones AL, Flanagan EP, Pittock SJ, et al. Responses to and outcomes of treatment of autoimmune cerebellar ataxia in adults. JAMA Neurol. 2015;72(11):1304–1312.

［50］ Gadoth A, Kryzer TJ, Fryer J, McKeon A, Lennon VA, Pittock SJ. Microtubule-associated protein 1B: Novel paraneoplastic biomarker. Ann Neurol. 2017;81(2):266–277.

［51］ Vernino S, Lennon VA. New Purkinje cell antibody (PCA-2): marker of lung cancer-related neurological autoimmunity. Ann Neurol. 2000;47(3): 297–305.

［52］ McKeon A, Tracy JA. GAD65 neurological autoimmunity. Muscle Nerve. 2017;56(1):15–27.

［53］ Sinnreich M, Assal F, Hefft S, et al. Anti-GAD antibodies and breast cancer in a patient with stiff-person syndrome: a puzzling association. Eur Neurol. 2001;46(1):51–52.

［54］ Pittock SJ, Yoshikawa H, Ahlskog JE, et al. Glutamic acid decarboxylase autoimmunity with brainstem, extrapyramidal, and spinal cord dysfunction. Mayo Clin Proc. 2006;81(9):1207–1214.

［55］ Saiz A, Blanco Y, Sabater L, et al. Spectrum of neurological syndromes associated with glutamic acid decarboxylase antibodies: diagnostic clues for this association. Brain. 2008;131(Pt 10):2553–2563.

［56］ Malter MP, Frisch C, Zeitler H, et al. Treatment of immune-mediated temporal lobe epilepsy with GAD antibodies. Seizure. 2015;30:57–63.

［57］ Fang B, McKeon A, Hinson SR, et al. Autoimmune glial fibrillary acidic protein astrocytopathy: a novel meningoencephalomyelitis. JAMA Neurol. 2016;73(11):1297–1307.

［58］ Dalmau J, Lancaster E, Martinez-Hernandez E, Rosenfeld MR, Balice- Gordon R. Clinical experience and laboratory investigations in patients with anti-NMDAR encephalitis. Lancet Neurol. 2011;10(1):63–74.

［59］ Dalmau J. NMDA receptor encephalitis and other antibody-mediated disorders of the synapse: the 2016 Cotzias Lecture. Neurology. 2016;87(23):2471–2482.

［60］ Gresa-Arribas N, Titulaer MJ, Torrents A, et al. Antibody titres at diagnosis and during follow-up of anti-NMDA receptor encephalitis: a retrospective study. Lancet Neurol.

2014;13(2):167–177.

[61] Bacchi S, Franke K, Wewegama D, Needham E, Patel S, Menon D. Magnetic resonance imaging and positron emission tomography in anti- NMDA receptor encephalitis: a systematic review. J Clin Neurosci. 2018;52:54–59.

[62] Iizuka T, Kaneko J, Tominaga N, et al. Association of progressive cerebellar atrophy with long-term outcome in patients with anti-N-methyl-D-aspartate receptor encephalitis. JAMA Neurol. 2016;73(6):706–713.

[63] Pozo-Rosich P, Clover L, Saiz A, Vincent A, Graus F. Voltage-gated potassium channel antibodies in limbic encephalitis. Ann Neurol. 2003;54(4):530–533.

[64] Thieben MJ, Lennon VA, Boeve BF, Aksamit AJ, Keegan M, Vernino S. Potentially reversible autoimmune limbic encephalitis with neuronal potassium channel antibody. Neurology. 2004;62(7):1177–1182.

[65] Irani SR, Alexander S, Waters P, et al. Antibodies to Kv1 potassium channel-complex proteins leucine-rich, glioma inactivated 1 protein and contactin-associated protein-2 in limbic encephalitis, Morvan's syndrome and acquired neuromyotonia. Brain. 2010;133(9):2734–2748.

[66] van Sonderen A, Petit-Pedrol M, Dalmau J, Titulaer MJ. The value of LGI1, CASPR2 and voltage-gated potassium channel antibodies in encephalitis. Nat Rev Neurol. 2017;13(5):290–301.

[67] Lilleker JB, Jones MS, Mohanraj R, et al. The relevance of VGKC positivity in the absence of LGI1 and CASPR2 antibodies. Neurology. 2016;87(17):1848–1849.

[68] Gadoth A, Pittock SJ, Dubey D, et al. Expanded phenotypes and outcomes among 256 LGI1/CASPR2-IgG-positive patients. Ann Neurol. 2017;82(1):79–92.

[69] Binks SNM, Klein CJ, Waters P, Pittock SJ, Irani SR. LGI1, CASPR2 and related antibodies: a molecular evolution of the phenotypes. J Neurol Neurosurg Psychiatry. 2018;89(5):526–534.

[70] Arino H, Armangue T, Petit-Pedrol M, et al. Anti-LGI1-associated cognitive impairment: presentation and long-term outcome. Neurology. 2016;87(8):759–765.

[71] Flanagan EP, Kotsenas AL, Britton JW, et al. Basal ganglia T1 hyperintensity in LGI1-autoantibody faciobrachial dystonic seizures. Neurol Neuroimmunol Neuroinflamm. 2015;2(6):e161.

[72] Lahoria R, Pittock SJ, Gadoth A, Engelstad JK, Lennon VA, Klein CJ. Clinical-pathologic correlations in voltage-gated Kv1 potassium channel complex-subtyped autoimmune painful polyneuropathy. Muscle Nerve. 2017;55(4):520–525.

[73] Thompson J, Bi M, Murchison AG, et al. The importance of early immunotherapy in patients with faciobrachial dystonic seizures. Brain. 2018;141(2):348–356.

[74] van Sonderen A, Arino H, Petit-Pedrol M, et al. The clinical spectrum of CASPR2 antibody-associated disease. Neurology. 2016;87(5):521–528.

[75] Hoftberger R, van Sonderen A, Leypoldt F, et al. Encephalitis and AMPA receptor antibodies: novel findings in a case series of 22 patients. Neurology. 2015;84(24):2403–2412.

[76] Joubert B, Kerschen P, Zekeridou A, et al. Clinical spectrum of encephalitis associated with antibodies against the alpha-amino-3- hydroxy-5-methyl-4-isoxazolepropionic acid receptor: case series and review of the literature. JAMA Neurol. 2015;72(10):1163–1169.

[77] Lancaster E, Lai M, Peng X, et al. Antibodies to the GABA(B) receptor in limbic encephalitis with seizures: case series and characterisation of the antigen. Lancet Neurol. 2010;9(1):67–76.

[78] Lancaster E, Martinez-Hernandez E, Dalmau J. Encephalitis and antibodies to synaptic and neuronal cell surface proteins.

Neurology. 2011;77(2):179–189.

[79] Petit-Pedrol M, Armangue T, Peng X, et al. Encephalitis with refractory seizures, status epilepticus, and antibodies to the GABAA receptor: a case series, characterisation of the antigen, and analysis of the effects of antibodies. Lancet Neurol. 2014;13(3):276–286.

[80] Hutchinson M, Waters P, McHugh J, et al. Progressive encephalomyelitis, rigidity, and myoclonus: a novel glycine receptor antibody. Neurology. 2008;71(16):1291–1292.

[81] Sillevis Smitt P, Kinoshita A, De Leeuw B, et al. Paraneoplastic cerebellar ataxia due to autoantibodies against a glutamate receptor. N Engl J Med. 2000;342(1):21–27.

[82] Lancaster E. CNS syndromes associated with antibodies against metabotropic receptors. Curr Opin Neurol. 2017;30(3):354–360.

[83] Lopez-Chiriboga AS, Komorowski L, Kumpfel T, et al. Metabotropic glutamate receptor type 1 autoimmunity: clinical features and treatment outcomes. Neurology. 2016;86(11):1009–1013.

[84] Spatola M, Sabater L, Planaguma J, et al. Encephalitis with mGluR5 antibodies: symptoms and antibody effects. Neurology. 2018;90(22):e1964–e1972.

[85] Lancaster E, Martinez-Hernandez E, Titulaer MJ, et al. Antibodies to metabotropic glutamate receptor 5 in the Ophelia syndrome. Neurology. 2011;77(18):1698–1701.

[86] Boronat A, Gelfand JM, Gresa-Arribas N, et al. Encephalitis and antibodies to dipeptidyl-peptidase-like protein-6, a subunit of Kv4.2 potassium channels. Ann Neurol. 2013;73(1):120–128.

[87] Tobin WO, Lennon VA, Komorowski L, et al. DPPX potassium channel antibody: frequency, clinical accompaniments, and outcomes in 20 patients. Neurology. 2014;83(20):1797–1803.

[88] Graus F, Arino H, Dalmau J. Paraneoplastic neurological syndromes in Hodgkin and non-Hodgkin lymphomas. Blood. 2014;123(21):3230–3238.

[89] de Graaff E, Maat P, Hulsenboom E, et al. Identification of delta/notch- like epidermal growth factor-related receptor as the Tr antigen in paraneoplastic cerebellar degeneration. Ann Neurol. 2012;71(6):815–824.

[90] Trotter JL, Hendin BA, Osterland CK. Cerebellar degeneration with Hodgkin disease: an immunological study. Arch Neurol. 1976;33(9):660– 661.

[91] Graus F, Gultekin SH, Ferrer I, Reiriz J, Alberch J, Dalmau J. Localization of the neuronal antigen recognized by anti-Tr antibodies from patients with paraneoplastic cerebellar degeneration and Hodgkin's disease in the rat nervous system. Acta Neuropathol. 1998;96(1):1–7.

[92] Alfugham N, Roforth M, Komorowski L, et al. A comparison of tissue- based and recombinant protein-based assays for detecting PCA-Tr/DNER- IgG. Neurol Neuroimmunol Neuroinflamm. 2016;3(6):e294.

[93] Bernal F, Shams'ili S, Rojas I, et al. Anti-Tr antibodies as markers of paraneoplastic cerebellar degeneration and Hodgkin's disease. Neurology. 2003;60(2):230–234.

[94] Horta E, McKeon A, Lennon VA, Benarroch EE. Reversible paraneoplastic tonic pupil with PCA-Tr IgG and Hodgkin lymphoma. Neurology. 2012;78(20):1620–1622.

[95] Sabater L, Gaig C, Gelpi E, et al. A novel non-rapid-eye movement and rapid-eye-movement parasomnia with sleep breathing disorder associated with antibodies to IgLON5: a case series, characterisation of the antigen, and post-mortem study. Lancet Neurol. 2014;13(6):575–586.

[96] Hogl B, Heidbreder A, Santamaria J, Graus F, Poewe W. IgLON5 autoimmunity and abnormal behaviours during sleep. Lancet. 2015;385(9977):1590.

［97］ Gelpi E, Hoftberger R, Graus F, et al. Neuropathological criteria of anti-IgLON5-related tauopathy. Acta Neuropathol. 2016;132(4):531–543.

［98］ Honorat JA, Komorowski L, Josephs KA, et al. IgLON5 antibody: neurological accompaniments and outcomes in 20 patients. Neurol Neuroimmunol Neuroinflamm. 2017;4(5):e385.

［99］ Lennon VA, Wingerchuk DM, Kryzer TJ, et al. A serum autoantibody marker of neuromyelitis optica: distinction from multiple sclerosis. Lancet. 2004;364(9451):2106–2112.

［100］ Jarius S, Ruprecht K, Kleiter I, et al. MOG-IgG in NMO and related disorders: a multicenter study of 50 patients. Part 1: frequency, syndrome specificity, influence of disease activity, long-term course, association with AQP4-IgG, and origin. J Neuroinflamm. 2016;13(1):279.

［101］ Gresa-Arribas N, Planaguma J, Petit-Pedrol M, et al. Human neurexin-3alpha antibodies associate with encephalitis and alter synapse development. Neurology. 2016;86(24):2235–2242.

［102］ Alfugham N, Gadoth A, Lennon VA, et al. ITPR1 autoimmunity: frequency, neurologic phenotype, and cancer association. Neurol Neuroimmunol Neuroinflamm. 2018;5(1):e418.

［103］ Jarius S, Martinez-Garcia P, Hernandez AL, et al. Two new cases of anti-Ca (anti-ARHGAP26/GRAF) autoantibody-associated cerebellar ataxia. J Neuroinflamm. 2013;10:7.

［104］ Wang Z, Low PA, Jordan J, et al. Autoimmune autonomic ganglionopathy: IgG effects on ganglionic acetylcholine receptor current. Neurology. 2007;68(22):1917–1921.

［105］ Vernino S, Low PA, Lennon VA. Experimental autoimmune autonomic neuropathy. J Neurophysiol. 2003;90(3):2053–2059.

［106］ Lennon VA, Ermilov LG, Szurszewski JH, Vernino S. Immunization with neuronal nicotinic acetylcholine receptor induces neurological autoimmune disease. J Clin Invest. 2003;111(6):907–913.

［107］ Flanagan EP, Saito YA, Lennon VA, et al. Immunotherapy trial as diagnostic test in evaluating patients with presumed autoimmune gastrointestinal dysmotility. Neurogastroent and Motil. 2014;26(9):1285–1297.

第 11 章　系统性自身免疫病的神经系统并发症
Neurologic Complications of Systemic Autoimmune Diseases

Shamik Bhattacharyya　Martin A. Samuels　著
伍 怡 译　姜 蕊　曹学兵 校

　　系统性炎症疾病经常导致中枢神经系统（CNS）和周围神经系统（PNS）病变，并且可以神经系统病变为首发症状。另外，某些神经系统症状，如头痛等，可出现在自身免疫疾病的患者中，但与自身免疫疾病无关。这些疾病超出了传统的神经病学和风湿病学的范畴。疾病的诊断与治疗需要熟悉神经系统疾病谱，以及学科间的交流。本章节对一些自身免疫病中常见的神经系统表现进行了回顾。

一、系统性红斑狼疮

　　系统性红斑狼疮（systemic lupus ergthematosus，SLE）是一种起因不明且累及多器官的慢性炎症疾病。疾病处于不同临床阶段的表现差异很大，疾病严重程度从良性复发症状，到即使接受治疗后仍遗留永久器官损害。病理学上，疾病发生的标志事件是出现多种自身抗体和免疫复合物沉积。许多因素与 SLE 起病相关，包括药物暴露、EB 病毒感染、异常凋亡、遗传因素和环境暴露[1]。临床上，美国风湿病学会制订了 SLE 的 4 条诊断标准（表 11-1），诊断标准反映了疾病的异质性[2]。在实验室诊断中，多数患者（95%）体内可见抗核抗体（antinuclear antibody，ANA），但是这种抗体是非特异性的，在健康人群，以及其他疾病（如慢性肝病）人群中也可以见到。其他抗体，如抗双链 DNA 抗体，或者抗 Sm 抗体特异性更高但

敏感性更低[3]。

　　过去许多神经症候群归因于 SLE[4]。相较于历史沿用的术语如 CNS 狼疮、狼疮性脑炎、狼疮性硬化或狼疮性血管炎，本文中用于描述 SLE 相关神经症状的首选术语是神经精神 SLE（neuropsychiatric SLE，NPSLE）。这种区分是很重要的，因为 SLE 相关的神经损害并非总是由炎症介导（这种情况暗示脑炎所致），另外 CNS 和 PNS 均可受累（不限于 CNS 狼疮）。尸检结果中，最常见的病理学发现是大脑中不伴广泛血管炎的微梗死灶[5]。随后许多病理学研究也验证了不伴血管炎的血管损害。

　　流行病学方面，SLE 最常见的综合征是头痛、癫痫、情绪 / 焦虑障碍、认知异常、脑血管病，而脊髓病变、多发性周围神经病不太常见[6]。尽管是常见症状，但是孤立的头痛症状不太可能与 SLE 相关。流行病学研究中，SLE 患者头痛发生率与正常人群一致[7]。头痛的严重性与 SLE 的活动性无一致关系。与头痛相似，抑郁也常见于 SLE（患病率为 20%～47%），但是 SLE 与抑郁的发生是否存在因果关系尚且未知[8]。疾病活动性上升仅仅轻度增加发生严重抑郁症的风险。另外，精神症状与 SLE 的活动性明确相关，并且在 SLE 发作初期或整个发病过程中均可见精神症状[9]。精神症状经常表现为视幻觉，SLE 患者接受免疫抑制治疗后视幻觉通常可以缓解。这种现象可作为临床诊断。脑脊液通常是正常的，可以表现出非特异性的轻

表 11-1　系统性红斑狼疮分类的诊断标准

- 颊部红斑：面部颧骨区域的红斑
- 盘状红斑：片状高起于皮肤的红斑，黏附有角质脱屑和毛囊栓
- 光过敏：对日光有皮肤反应
- 口腔溃疡：口腔或鼻咽部溃疡，一般是无痛性的
- 关节炎：非侵袭性，有压痛或肿胀
- 胸膜炎或心包炎
- 肾脏病变：尿蛋白 > 0.5g/24h 或管型
- 神经病变
- 血液学疾病：溶血性贫血或白细胞减少或淋巴细胞减少或血小板减少
- 抗核抗体阳性
- 血清学：抗 dsDNA 阳性，或者抗 Sm 抗体阳性，或者抗磷脂抗体阳性（包括狼疮抗凝物、抗心磷脂抗体 IgG/IgM 或梅毒血清试验假阳性）

度炎症。头颅 MRI 无疾病特异性的异常表现。在诊断 SLE 相关精神症状之前，如果应用了类固醇治疗，需要排除类固醇的影响（见第 2 章）。

卒中是 SLE 的主要伴发病，也是死亡的主要原因。与普通人群相比，SLE 患者卒中风险增加 2 倍[10]。SLE 主要表现为缺血性卒中，卒中的病因很复杂。发病机制包括小血管异常、抗磷脂抗体综合征（antiphospholipid syndrome，APS）、源于感染性和无菌性心内膜炎的栓塞（Libman-Sacks 心内膜炎）、大血管动脉粥样硬化加剧，以及非常罕见的血管炎。因为病因不同，SLE 中的缺血性卒中可以包括大血管和小血管综合征。SLE 相关卒中并无标准指南进行评估与治疗。除卒中检查标准流程外，如头颈部血管影像、心脏影像、心率监测，所有发生缺血性卒中的 SLE 患者需要筛查抗磷脂抗体（见下文）。如果没有抗磷脂抗体，通常给予 SLE 患者抗血小板药物进行卒中二级预防，并改变高血压、高血脂和高血糖这些危险因素。以进行性头痛、反复梗死或不明原因意识混乱为表现的患者还需评估血管炎。SLE 患者动脉粥样硬化的发病率增加，颅内动脉粥样硬化在血管造影上可与血管炎表现非常相似。因此，颅内血管炎的诊断通常靠活检。

SLE 的癫痫既可以是原发性的，也可以是其他因素引起的，如电解质异常、肾功能不全或感染性脑炎。SLE 可发生局灶性和全身性癫痫发作。抗磷脂抗体的存在和既往卒中是癫痫发作的危险

因素。在病例系列报道中，无继发病因的患者中，SLE 的癫痫发作多为单次发作[11]。脑脊液分析和磁共振成像（MRI）通常不会显示癫痫患者有脑炎的迹象。治疗方法是抗癫痫治疗。

SLE 的脊髓炎并不常见，但可能发生。与其他原因的脊髓炎一致，患者表现出脊髓功能异常的亚急性症状和体征。脑脊液分析通常显示异常，表现为淋巴细胞增多。SLE 相关性脊髓炎的 MRI 常显示纵向广泛的病变。SLE 相关性脊髓炎的发病机制是异质性的。一些患者体内有抗水通道蛋白 4 抗体，可能共病视神经脊髓炎谱系疾病（neuromyelitis optica spectrum disorder，NMOSD）。然而，其他许多炎症性脊髓炎的患者体内无明确的特异抗体（图 11-1）。抗水通道蛋白 4 抗体阳性的患者按照 NMOSD 治疗。其他患者则接受免疫调节治疗，包括环磷酰胺、静脉注射免疫球蛋白（intravenous immunoglobalm，IVIg）和利妥昔单抗。这些患者的最佳治疗方法仍不清楚。

除了上述已知的 SLE 神经系统并发症，仍有许多最近报道和临床遇到的综合征，治疗按照个案具体分析。例如，SLE 与垂体炎和可逆性后部白质脑综合征有关[12,13]。随着对抗体相关的自身免疫性脑病研究更清楚，SLE 伴各类抗体的综合征（如 NMOSD）也有待探讨。先前提出的神经精神性 SLE 与抗 NMDA 受体 NR2 亚基抗体或抗核糖体 P 抗体的关联尚未临床应用或尚未被其他研究证实。

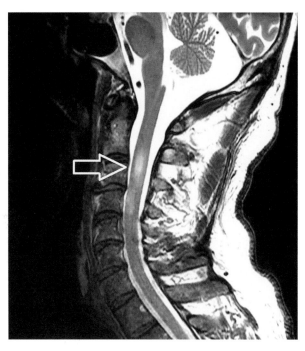

▲ 图 11-1　SLE 相关脊髓炎在颈髓 C_3 水平 T_2 高信号病变（空箭）

二、干燥综合征

由受损的泪腺和唾液腺导致的干燥症状（眼睛干燥和口腔干燥）是干燥综合征（sjögren syndrome，SS）的典型特征。该病的病理特征是外分泌腺局灶性淋巴细胞浸润。当与其他自身免疫病相联系时，SS 可以是原发性或继发性的，继发性即伴发其他自身免疫病，如类风湿关节炎（rheumatoid arthritis，RA）和 SLE。因为明显的眼干、口干造成角膜干燥和龋齿时，高度怀疑 SS。除了外分泌症状外，SS 患者通常还有其他"腺外"症状和体征。包括关节痛、雷诺现象、间质性肺病、甲状腺异常和间质性肾炎[14]。往往很难厘清这些相关症状是原发性 SS 还是自身免疫病共病的结果。

患者可以通过泪液和唾液分泌受损的客观检测，以及血清学阳性或唾液腺活检显示淋巴细胞浸润来诊断。SS 与抗 Ro/SSA 和（或）抗 La/SSA 抗体阳性有关。然而，这些血清学测试的灵敏度有限，有提示症状的患者可能需要唾液腺活检来确诊[15]。其他常见的实验室异常包括 ANA 阳性、类风湿因子阳性和高丙种球蛋白血症。低

补体水平少见，这可能预示着疾病进程更严重[16]。

SS 通常不侵犯 CNS，更常见累及 PNS。在 CNS 表现中，SS 与复发性脱髓鞘病变相关，侵犯脊髓、视神经和大脑。大多数患者（尤其是复发性脊髓炎患者）抗水通道蛋白 4 抗体阳性，可能与 NMOSD 共病[17]。也有许多其他 CNS 并发症被报道，包括对类固醇有反应的复发性脑膜脑炎、边缘系统脑炎和 CNS 血管炎。这些是相对少见的并发症，因果关系尚不清楚。

周围神经病是 SS 更为常见的并发症。有许多与此疾病相关的神经病变亚型。患者可发展为非长度依赖性纯感觉神经病（神经节病）。这种综合征始于上肢或下肢的不对称麻木，并在几个月的时间内缓慢进展，累及到其他区域。患者典型表现有感觉共济失调伴有 Romberg 征阳性和反射缺失。在少数可用的病理学研究中，感觉神经节表现为炎性浸润伴神经元丢失[18]。另一种形式的感觉神经病变是长度依赖性小纤维神经病变，以疼痛/温度感觉减弱为特征，从腿部上升进展至手臂伴有神经性疼痛的症状。振动和本体感觉在这种形式的神经病变中得以保存。通过临床检查和皮肤活检确诊，即表皮神经纤维数量减少证实小纤维神经病变。小纤维神经病的肌电图和神经传导速度是正常的。此外，SS 还与感觉运动性轴突神经病、伴有冷球蛋白血症的多发性单神经病、脑神经病变尤其是三叉神经有关。与 SS 相关的神经病变的治疗尚不清楚。尽管已经尝试过许多药物，包括 IVIg、皮质类固醇和利妥昔单抗，许多患者对免疫调节治疗只有轻微反应。疼痛采用神经性疼痛药物对症治疗。

三、类风湿关节炎

慢性滑膜炎和糜烂性关节炎是 RA 的特征性表现。RA 的病因尚不清楚，这是一种常见的疾病，成人发病率多达 0.5%～1%，且女性多于男性[19]。RA 临床表现为小关节对称性糜烂性多发性关节炎，造成长时间的晨僵。实验室检查发现全身炎症标志物升高的证据，例如，红细胞沉降

率（erythrocyte sedimentation rate，ESR）或 C
反应蛋白（C-reactive protein，CRP）血清学阳
性，以及最常见的类风湿因子［针对免疫球蛋白
G（IgG）的 Fc 片段的抗体］和抗环瓜氨酸肽抗
体（anticyclic citrullinated peptide，CCP）阳性。
这些血清学标志物的敏感性为 60%～70%，换言
之，很多患者的血清学呈阴性。抗 CCP 抗体对
RA 诊断的特异性比类风湿因子更强。

　　RA 很少侵袭 CNS。一些患者报道发现脑膜
炎临床症状伴局灶性神经体征，MRI 主要表现为
硬脑膜增强后强化，脑脊液显示淋巴细胞增多。
长期存在的 RA 与中等动脉血管炎有关，中等动
脉血管炎与结节性多动脉炎在病理学上相似。在
全身性血管炎的基础上，RA 也可能导致脑梗死。
因为 RA 得到了更有效的治疗，目前血管炎的发
病率已经下降了 4～5 倍 [20]。

　　因为颈椎退行性疾病导致的脊髓病变更常见
于 RA。RA 相关性滑膜炎侵蚀第一和第二颈椎小
关节导致寰枢椎不稳，直接引起压迫性脊髓病或
引起齿状突向上移动（颅内沉降）压迫下脑干和
椎基底动脉系统。最初的临床症状是颈部疼痛，
多由 C$_2$ 神经根病所致；脊髓病变和下脑干功能障
碍的症状随着疾病的进展而发展（图 11-2）。RA
相关的神经退行性变性疾病也会影响颈椎的下方
导致脊髓和神经根功能障碍。

　　因为 RA 的活动期可以同时累及颈椎和周围
关节，因此颈椎受累明显的患者通常也有明显的
周围关节病变。诊断一般是通过 MRI，MRI 不仅
可以显示脊髓和神经，还可以看到椎体。然而，
颈部延伸位的 MRI 无法显示寰枢椎的不稳定性。
主诉有 C$_2$ 神经根病和颈痛症状的患者，采用屈曲 /
伸展位 X 线检查可以显示寰枢椎的不稳定。然而
除了这种情况，大多数 RA 患者通过 MRI 能够发
现颈椎疾病 [21]。大多数颈椎疾病不需要干预，可
临床监测。表现为难治性症状的神经根病或脊髓
病患者需要进行手术评估。

　　在各种神经系统并发症中，因为关节畸形，
RA 患者特别容易发生压迫性神经病变，如手腕正
中神经卡压导致的腕管综合征。如有可能，治疗方

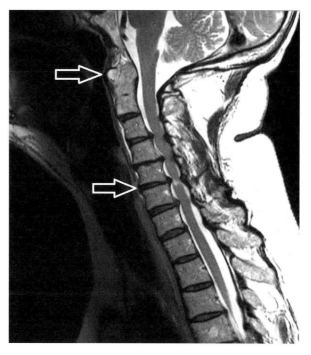

▲ 图 11-2　长期 RA 退行性脊柱疾病导致的 C$_1$～C$_2$ 侵蚀（上
方空箭）和严重椎管狭窄伴 C$_5$～C$_6$ 骨髓软化症（下方空箭）

法是手术减压。许多慢性 RA 患者也发展成亚临床
或电诊断测试发现不了的轴突神经病变。与结节
性多动脉炎相似，类风湿血管炎可导致多发单神
经病变。在疾病后期，多发部分性神经病变融合
成为长度依赖性神经病变。只有病史和神经病变
进展的速度能为多发神经逐步受累提供诊断线索。

四、硬皮病

　　硬皮病，又称系统性硬化症，是一种异质性
疾病，这类疾病都有皮肤和内部器官纤维化的表
现。这种疾病有四个主要亚型：①局限性皮肤型，
皮肤硬化局限于四肢远端，并常伴有肺动脉高压；
②弥漫性皮肤型，近端皮肤受累较多，多伴有肾
脏微血管病和肺纤维化；③无皮肤硬化型，临床
无皮肤硬化的表现，但在其他方面具有典型的器
官病变；④硬皮病重叠综合征，其中硬皮病的特
征出现在其他系统性自身免疫病的背景下，如混
合结缔组织病 [22]。临床上，特别是在疾病早期，
症状可以是非特异性的，包括雷诺现象、胃食管
反流或肌肉骨骼疼痛引起的疲劳。随着时间的推

移，更典型的体征和症状，如皮肤紧绷、呼吸困难、肾上腺危象变得更加明显。在疾病的后期，会出现更严重的并发症包括指溃疡、肾衰竭、心脏纤维化和进行性间质性肺疾病。

硬皮病的病因尚不清楚。这种疾病的发病高峰年龄是 50 岁后，与男性相比，女性发病率更高[23]。硬皮病的易感性可能源于环境暴露和遗传因素，家族聚集发病暗示这种猜想。病理上，本病的最初特征是微血管和小动脉的损伤导致小血管的丢失[24]。血管周围存在单核细胞浸润，浸润灶见各类炎性细胞混合，但无真性血管炎。临床上，甲床毛细血管的异常表明存在这种血管病变。随着时间的推移，血管损伤的初始阶段后，纤维化随之而至。虽然多种机制在硬皮病的发病机制中起作用，但是自身免疫的证据以自身抗体的形式存在于大多数患者，然而目前尚不清楚自身抗体是否具有致病性。ANA 存在于多达 95% 的患者中[25]。抗着丝点抗体与局限性皮肤型硬皮病相关，抗同种异构酶 I （抗 Scl-70）抗体一般见于弥漫性皮肤型硬皮病，增加间质性肺病的风险；抗 RNA 聚合酶 III 抗体与肾脏受累有关。还有许多其他的自身抗体目前见于报道，将来可能进入临床实践。

关于硬皮病神经系统并发症的文献主要见于病例系列报道和病例报告。因此，所描述的一些关联可能没有因果关系。局灶性硬皮病中，癫痫最常见，主要是局灶性癫痫，其次是临床全身性癫痫[26]。有趣的是，局限性皮肤病变主要影响癫痫患者的头部。这些病变在临床上表现为刀砍状硬皮斑（伴皮下萎缩的圆形凹陷区）、额顶区线性硬结或进行性面部偏侧萎缩（Parry-Romberg 综合征）[27]。皮肤损伤的同侧常有大脑 MRI 异常，表现为 T$_2$ 高信号或局灶性萎缩。在某些情况下，钆对比增强可以看到更弥漫的双侧病变。病理上，脑损伤与胶质增生和血管周围浸润有关[28]。对于癫痫患者，治疗方法包括针对硬皮病免疫抑制和针对癫痫抗癫痫治疗。考虑到头痛在一般人群中非常普遍，尽管头痛是一种常见的主诉，但是因果关系尚不清楚。

局限性皮肤型和弥漫性皮肤型均可发生脑神经病变。在脑神经中，三叉神经病变最为常见[26]。三叉神经病表现为缓慢进展的面部麻木，往往伴随烧灼痛。与三叉神经痛的阵发性不同，三叉神经病引起的麻木是持续的。虽然没有相应研究，但三叉神经病引起的面部麻木不能由糖皮质激素缓解。也观察到其他脑神经麻痹症状包括面部下垂、动眼神经控制异常和舌咽神经麻痹。系统性硬化患者也可能发生遍及全身的局灶性单神经病变以及更普遍的周围感觉运动多神经病。继发于组织纤维化的压迫性神经病更具可治性。正如所料，这类疾病主要包括腕管综合征和尺神经病变，通过外科手术松解神经来治疗。

无力是硬皮病中一个常见主诉。皮肤硬化和活动范围受限可能会导致无力感。慢性肺源性心脏病、晚期肾功能不全或缺乏使用所致的失能均导致无力感。肌肉本身也会受到硬皮病的影响。肌病有两种主要形式。"简单"形式导致轻微的、稳定的肌力减少，同时伴随肌酸激酶轻度增加及肌电图呈肌源性损害[29]。这种形式的肌病通常是静态的，不需要治疗。还有一种形式是肌炎，组织病理学上与多发性肌炎相似。临床上，肌炎进展更快、肌力下降更明显、肌酸激酶水平更高。肌电图也显示典型的自发肌肉活动。这种肌病对类固醇治疗有反应。

随着患者进行影像学检查更多，大量无症状病灶被发现。在脑部 MRI 中，硬皮病患者与对照组相比，白质高信号更多，可能与小血管疾病有关[30]。头部计算机体层摄影（CT）也在基底神经节看到脑内钙化[31]。这些患者大多数没有对应临床表现，如何应对这些发现仍不清楚。虽然这些影像学发现提示脑部进行性血管疾病，但硬皮病与缺血性卒中之间的明确关系尚未建立。

五、结节病

结节病是一种病因不明的炎性肉芽肿性疾病。这种疾病可见于世界各地，但在北欧人或非洲裔美国人中最为普遍。疾病发生存在性别差异，女性多于男性，通常在 25—45 岁发病[32]。发病机制尚不清楚，但可能与环境暴露和遗传易感性有关。结节病是一种对不明抗原的过度免疫反应，假设的触发因素包括分枝杆菌和丙酸杆菌，导致肉芽肿的形成[33]。遗传因素表现为特定种族和家庭内部特别是同卵双胞胎的患病风险增加。

临床上，肉芽肿性疾病可以发生在任何器官，但最主要的是肺部，肺结节病通常引起肺门淋巴结病或微结节性肺浸润。可能出现发热和疲劳的全身症状，以及根据受累的器官，有更具体的疾病表现，如皮疹、咳嗽、流行性腮腺炎、葡萄膜炎或心律失常。肺部疾病通常是无症状的，只有在影像学上才能发现。以名字命名的洛夫格伦综合征表现为结节性红斑（小腿上经常出现疼痛的红色结节）、肺门淋巴结肿大、关节痛和发热的综合征，是结节病的特异性诊断。结节性红斑在女性中更为常见，而踝关节周围炎症在男性中更为普遍。洛夫格伦综合征以外的患者，通常通过活检显示非干酪样肉芽肿来确诊。血清血管紧张素转换酶在结节病中可能升高，但是不够敏感（一些研究估计敏感性 < 50%），并且特异性不足以诊断[34]。正在研究的其他血清生物标志物可能在未来进入临床实践，包括壳三糖酶、白细胞介素 -2 受体和溶菌酶水平。在影像学模式中，除了使用常规 CT 和 MRI 外，全身 ^{18}F- 氟代脱氧葡萄糖 - 正电子发射断层成像（^{18}F-fluorodeoxyglucose positron emission tomography，^{18}F-FDG-PET）已经成为最有用的辅助手段，因为它可以识别隐匿的活动性疾病部位（如亚临床疾病中的心肌或活动性肺门淋巴结），并且 ^{18}F-FDG-PET 活性可用于疗效评价[35]。^{18}F-FDG-PET 比传统的镓闪烁扫描诊断准确性更高。

神经结节病（由结节病引起的神经系统症状）发生在 5% 的结节病患者中，可以侵犯 CNS 和 PNS[32]。不伴任何其他系统受累的孤立的神经系统症状，也可以发生但较少见。

当有神经系统受累的组织学证据时，诊断为"确定的"神经结节病；当全身组织学呈阳性时，诊断为"很可能的"神经结节病。当神经系统或其他部位没有肉芽肿性疾病的病理证据时，诊断

为"可能的"神经结节病[36]。

在 CNS 中，结节病对基底脑膜有偏好（图 11-3）。神经结节病最常见的症状是脑神经病变，其次是实质性病变。无菌性脑膜炎可伴有以上任何一种表现。最常见受累的脑神经是面神经，造成面部下垂、同侧味觉改变和听觉过敏。其他脑神经病变也可能发生，如视神经病变、三叉神经病变、听觉 / 前庭神经病变或控制眼球运动的脑神经功能障碍[37]。多发性脑神经病经常发生。未经治疗的结节病脑膜炎可从脑神经麻痹发展为脑实质功能障碍（如脑病或共济失调）和脑积水。MRI 显示典型的脑神经根和弥漫性软脑膜结节样强化。脑脊液分析通常异常，伴有蛋白质升高、淋巴细胞增多和少见的血糖降低。然而，很大一部分患者（可能高达 1/3）在脑脊液测试中检测不到异常[38]。

神经结节病也可导致脑部和脊髓局部病变。与大脑底部更易受累一致的是，结节病可引起垂体或下丘脑肿块，导致内分泌功能障碍，如尿崩症、甲状腺功能减退、皮质醇增多症或性腺功能减退。脑内可能发生肿块样病变（单发或多发），通常增

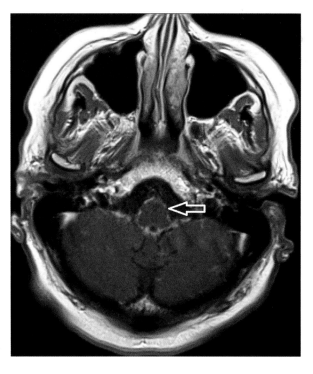

▲ 图 11-3　钆后 T_1 加权像中可见神经结节病中延髓周围（箭）和小脑叶的软脑膜强化

强后强化，可能出现癫痫或局灶性缺损症状。脊髓也可受累而引起脊髓炎，炎症是可变的，换言之，可能有长节段（＞3个椎体节段）或短节段受累。随着时间延长，出现与NMOSD相似的病变。结节病的一些显著特征是持续强化＞2个月，以及脊髓和相关脑膜尤其是软脑膜下区的同时强化[39]。

最初认为结节病中周围神经病不常见。过去曾报道的周围神经病包括慢性感觉运动神经病、局灶性或多灶性单神经病，以及GBS样亚急性神经病[40]。近来，疼痛和麻木逐渐成为结节病常见主诉，研究小组通过定量感觉测试和表皮内神经纤维密度测量来寻找小纤维神经病变，并发现结节病中小纤维神经病变的患病率惊人的高[41]。这些小样本的报道需要通过适当的控制在较大的病例系列中进行验证。

神经结节病的治疗没有明确的指导方针。系统性疾病的自发缓解率很高，但这是否同样适用于神经结节病是未知的。对于有永久性损伤风险的症状性神经系统疾病患者，皮质类固醇是一线用药，通常使用较高剂量的泼尼松（＞20mg）≥6周[32]。对于类固醇难治性疾病或类固醇不能减量时，可使用其他类固醇助减药，如甲氨蝶呤、硫唑嘌呤和抗TNF-α抑制药。据报道，英夫利昔单抗在治疗神经结节病方面有很高的成功率，＞70%的患者可以获得临床和放射学改善[42]。何时减量或停止治疗尚不清楚。包括作者在内的一些医生尝试在6个月后逐渐减量并观察疾病复发情况。

六、中枢神经系统原发性血管炎

血管炎是指血管壁的炎症，以及由于血流中断而对神经系统造成的损伤。侵犯神经系统的血管炎可能发生在系统性血管炎的背景下，也可表现为孤立的神经系统症状。当血管炎孤立发生于CNS，称为CNS原发性血管炎（primary angiitis of the CNS，PACNS），也称为原发性CNS血管炎（primary CNS vasculitis）。PACNS起病罕见，年发病率为2/100万[43]。因此，考虑这种罕见

的诊断之前，应彻底排除其他诊断，可以伪装成PACNS的疾病，包括感染（如水痘-带状疱疹病毒血管病变）或肿瘤（如血管内淋巴瘤）。

PACNS发病机制尚不清楚，但PACNS并非单一的疾病实体。PACNS病理表现多变，包括肉芽肿性血管炎、淋巴细胞性血管炎、坏死性血管炎、β淀粉样相关性血管炎。这种病理的异质性或许可以解释临床表现缺乏同质性。缺乏敏感性和特异性足以区分PACNS病因的单一的临床、影像或实验室标志物。PACNS通常见于中年人。临床上，头痛和认知改变是最常见的症状，但是这些都不是高度敏感的症状。还可以发现其他各种局灶性缺损，包括偏瘫、语言障碍、视物模糊或脑干疾病。起病速度可以是突发性的，也可以是持续数月的渐进性[44]。

实验室结果显示，全身炎症标志物如ESR或CRP一般正常。＞80%的患者出现脑脊液异常，包括细胞增多和（或）蛋白升高，但是这些异常也不是PACNS特有的[45]。目前没有可及的PACNS特异性实验室标志物。头颅MRI显示＞90%的患者存在脑部异常[45]。弥散受限序列可以看到提示急性梗死的病变，但病变多是非特异性T_2高信号病变。病变可单发或多发、肿块样、出血性，位于皮质或皮质下，累及大血管或小血管（图11-4）。因此，MRI上没有异常信号可以排除PACNS的可能，但头部MRI的异常结果对诊断没有特异性。大多数患者需进行血管成像，常规血管造影术或CT/MR血管成像均可。初步研究认为血管造影中珠状外观特异性提示PACNS。然而，随后的研究质疑此种观点。血管造影中典型的珠状外观与活检相比估计特异性为30%[46]。其他多种病因可以具有相似的外观，如可逆性脑血管收缩综合征、颅内动脉粥样硬化和成像伪影。

由于非侵入性方法存在诊断的不确定性，明确的诊断通常是通过活检取样实现。事实上，许多病例系列报道中，大多数PACNS诊断经过活检后明确为另一种诊断。组织病理学具有高度特异性，但与最终临床诊断相比活检的灵敏度为50%~75%。

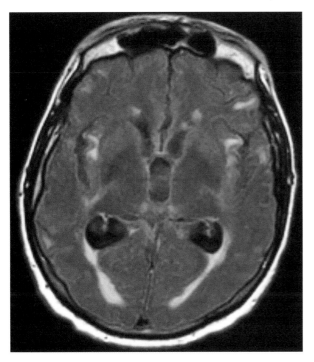

▲ 图 11-4 活检证实原发性中枢神经系统血管炎 FLAIR 序列皮质下双侧 T$_2$ 高信号

纳入影像学异常的区域，以及活检纳入皮质和软脑膜能够提高诊断灵敏度。活检的价值不仅在于诊断 PANCS，而且在于排除其他疾病的诊断，排除诊断对于这种罕见病是很重要的。

确诊的 PACNS 需要免疫抑制治疗。针对这种罕见疾病的临床试验尚无，但专家一致认为患者通常采用皮质类固醇和环磷酰胺联合治疗。很多关于替代疗法的报道包括硫唑嘌呤、利妥昔单抗、甲氨蝶呤，治疗方案通常考虑到患者的偏好、疾病的严重程度和并发症。

七、系统性血管炎综合征

神经系统的损伤也发生于系统性血管炎。血管炎分类的众多方法中，最常见的方案是根据血管大小[47]。大血管炎累及主动脉和直接的主要分支，如颈动脉、锁骨下动脉和髂动脉。两类大血管炎是 Takayasu 动脉炎和巨细胞性动脉炎。Takayasu 动脉炎主要见于年轻患者，表现为跛行症状，检查发现四肢搏动减少、双臂间存在血压差。神经症状方面，Takayasu 大动脉炎累及

颈动脉引起狭窄或闭塞，根据低灌注的程度表现为短暂性脑缺血发作或缺血性梗死。较高比例的 Takayasu 患者（在一些研究中高达 11%）经历缺血性卒中[48]。Takayasu 大动脉炎包括缺血性卒中的治疗通常采用全身性免疫抑制。

在美国，巨细胞性动脉炎（giant cell arteritis，GCA）是最常见的系统性血管炎。与 Takayasu 相比，GCA 主要影响老年患者（> 50 岁），表现为亚急性综合征，包括全身症状（发热、体重减轻）和头痛（一般为新发颞叶头皮压痛，但不总是如此）。如果不进行处理，GCA 会侵犯颈内外动脉分支导致短暂的单眼视觉丧失和下颌运动障碍。最可怕的并发症是眼动脉分支动脉阻塞导致的永久性视力丧失，通常预后不良[49]。老年人中最初出现的全身症状和头痛是非特异性的。针对预测疾病的最佳症状的研究中，预测价值最好的是下颌运动障碍[50]。体格检查中，颞动脉异常，如动脉压痛、动脉扩张或可触摸的珠状物具有显著的预测价值。实验室研究表明，ESR 和 CRP 等炎症标志物升高是常见的，但不是普遍的。ESR 通常 > 50mm/h，但是应该注意的是，一些活检证实的 GCA 患者 ESR 只有轻度升高。因此，症状提示 GCA 时，ESR 和 CRP 正常不排除 GCA 诊断。

当病史、体格检查和实验室检查结果提示 GCA 时，下一步通常是通过颞动脉取样进行活检确认。不同机构进行颞动脉活检的差异很大，比如，取材的动脉长度及单侧与双侧同时取材的对比。单侧颞动脉活检灵敏度占 87%[51]。双侧取材是否显著增加灵敏度尚有争议。活检标本的长度应该 ≥ 1.0cm，但机构之间仍有相当大的差异。组织病理学上，GCA 最常见血管壁单核炎症细胞浸润，导致弹性层破裂。顾名思义，组织病理学也可以看到巨细胞。受血管炎侵犯的部位常为跳跃性病变，视觉上被正常的区域分开。最近有研究发现 GCA 活检样本有水痘 - 带状疱疹病毒[52]。然而，这些研究均来自单中心，仍需多中心研究证实。早前关于 GCA 中水痘 - 带状疱疹病毒的研究，结果一直为阴性[53]。

治疗 GCA 的方法是免疫抑制。一旦开始怀

疑 GCA，即使尚待颞动脉活检确认，应开始使用大剂量糖皮质激素（如泼尼松 1mg/kg）。按照传统用法，糖皮质激素在 6～12 个月缓慢减量。然而，这种治疗模式受到一项关于 IL-6 抑制药托珠单抗研究的挑战。在一项 GCA 患者试验中，托珠单抗联合泼尼松治疗的无激素症状缓解率更高、不良反应更少 [54]。将来 IL-6 抑制药更可能被用于早期治疗，而不仅限于难治性疾病。

除了上述大动脉血管炎，中等动脉血管炎（如结节性多动脉炎）和小血管炎（如肉芽肿性多血管炎、显微镜下多血管炎或冷球蛋白血症）均可累及 CNS 和 PNS。然而，这些疾病并不单独侵犯神经系统。它们侵犯其他特异器官，有助于诊断。例如，肉芽肿性多血管炎除了多发性单神经病的神经症状，鼻窦炎和肺部疾病也普遍存在。再如结节性多动脉炎除了神经系统受损外，通常还会出现皮疹。在考虑血管炎的病因时，全面的多系统检查是关键。

八、抗磷脂综合征

抗磷脂综合征（antiphospholipid syndrome，APS）是同时具有临床症状和实验室异常的综合征，主要特征是血栓和妊娠并发症。APS 可以是原发性的，或者发生在其他风湿性疾病的背景下，如 SLE。要诊断 APS，根据目前的共识标准，必须符合一项临床和一项实验室标准 [55]。临床标准包括任何动脉或静脉血栓形成的发作或病态妊娠发作（任何一次胎龄 > 10 周的胎儿不明原因死亡、妊娠 34 周前因胎盘功能不全导致的早产、连续 ≥ 3 次原因不明且胎龄 < 10 周的流产）。实验室的标准可以是如下任何一条内容。

• 血浆中的狼疮抗凝物阳性［一般按照活化部分凝血活酶时间（activated partial thromboplastin time，APTT）或稀释蝰蛇毒时间试验进行检测］。

• 抗心磷脂抗体 IgG 或 IgM 高滴度（> 正常人分布的 99%）。

• 抗 β_2 糖蛋白 I 抗体 IgG 或 IgM 高滴度（> 正常人分布的 99%）。

血小板减少和网状青斑是 APS 中其他常见表现。值得注意的是，APS 抗体可以在单次测量中呈一过性阳性，因此与血栓形成的诊断意义不同。任何阳性实验室检测均需间隔 > 12 周再次进行，以明确诊断。

抗磷脂抗体单独存在不足以导致血栓形成。很多抗体阳性的患者临床上没有进展到血栓形成。很可能存在一个启动事件导致内皮损伤，如感染或药物。事实上，在小鼠模型中，单独输注抗磷脂抗体不会导致血栓形成。另外，抗磷脂抗体存在时，注射内皮毒素会加重血栓形成 [56]。抗体不存在时，患者是否可能有抗磷脂样综合征表现（血清阴性 APS）是一个正在进行讨论的议题。有些患者被归类为 Sneddon 综合征，表现为缺血性卒中和广泛性的网状青斑，而抗磷脂抗体阴性。但是，这些患者的治疗反应存在差异，Sneddon 综合征可能并非真正的血清阴性 APS [57]。

神经病学上，APS 主要与动脉缺血性卒中有关。尤其是年轻脑卒中患者，估计抗磷脂抗体出现率为 2%～46%。卒中的发病机制是异质性的。原发性动脉血栓形成发生于高凝状态。APS 也可能通过无菌性心内膜炎（通常在超声心动图上表现隐匿）导致栓塞性梗死。APS 内皮损伤引起的动脉狭窄也可能导致血管病变。因此，没有与 APS 相关的典型综合征。缺血性卒中可以是小血管区域，也可以是大血管区域，这种异质性也反映在成像上（图 11-5）。

与腿部深静脉血栓形成相比，脑静脉窦血栓形成在 APS 中并不常见。在一项脑静脉窦血栓形成的病例系列报道中，抗磷脂抗体仅见于 6% [58]。还有很多其他的神经系统综合征与 APS 有关，尽管目前还不清楚它们与 APS 是否有因果关系，尚不明确是脑血管损伤的结果，还是与同时发生的免疫紊乱有关。研究提到的其他相关症状包括头痛、癫痫、运动障碍和脊髓炎。这些相关症状仍然是推测性的。

APS 的治疗主要是抗凝治疗。动脉血栓事件比静脉血栓栓塞症发生后，血栓形成的复发风险更高。对于静脉血栓形成，传统治疗使用华法林，将国际标准化比值（international normalized ratio，INR）控制为 2～3[59]。有新的证据表明，直接 X a 因子抑制药利伐沙班可能同样有效，尽管数据仍然不确定，尚待更大的试验验证[60]。对于 APS 中的动脉血栓形成，如动脉缺血性卒中，目前还没有指导治疗的试验研究。根据专家共识，患者

采用抗凝和抗血小板双重治疗或采用较高强度的抗凝治疗（如 INR 目标值为 3～4）[61]。直接抑制药对动脉血栓形成的功效尚不清楚。

美国风湿病学会分类标准要求 11 个特征满足其中 4 条。抗磷脂抗体测试中，抗 β_2 糖蛋白 I IgG/IgM 通常用于代替梅毒假阳性检测。

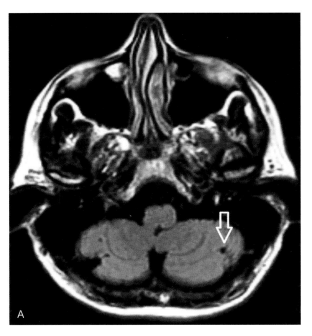
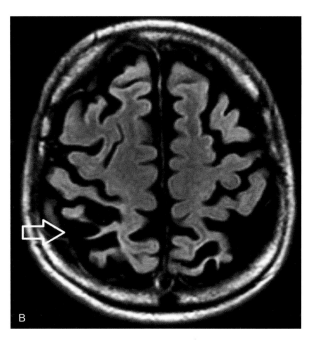

▲ 图 11-5　与抗磷脂综合征相关的缺血性梗死可以是多变的，表现为小血管（**A**）或大面积梗死（**B**）。此处图像显示先前梗死造成的脑软化

参考文献

［1］ D'Cruz DP, Khamashta MA, Hughes GRV. Systemic lupus erythematosus. Lancet. 2007;369(9561):587–596.

［2］ Hochberg MC. Updating the American College of Rheumatology revised criteria for the classification of systemic lupus erythematosus. Arthritis Rheum. 1997;40(9):1725.

［3］ Cozzani E, Drosera M, Gasparini G, Parodi A. Serology of lupus erythematosus: correlation between immunopathological features and clinical aspects. Autoimmune Dis. 2014;2014: 321359.

［4］ The American College of Rheumatology nomenclature and case definitions for neuropsychiatric lupus syndromes. Arthritis Rheum. 1999;42(4):599–608.

［5］ Johnson RT, Richardson EP. The neurological manifestations of systemic lupus erythematosus. Medicine (Baltimore). 1968;47(4):337–369.

［6］ Bertsias GK, Boumpas DT. Pathogenesis, diagnosis and management of neuropsychiatric SLE manifestations. Nat Rev Rheumatol. 2010;6(6):358– 367.

［7］ Mitsikostas DD, Sfikakis PP, Goadsby PJ. A meta-analysis for headache in systemic lupus erythematosus: the evidence and the myth. Brain J Neurol. 2004;127(Pt 5):1200–1209.

［8］ Palagini L, Mosca M, Tani C, Gemignani A, Mauri M,

Bombardieri S. Depression and systemic lupus erythematosus: a systematic review. Lupus. 2013;22(5):409–416.

［9］ Appenzeller S, Cendes F, Costallat LTL. Acute psychosis in systemic lupus erythematosus. Rheumatol Int. 2008;28(3):237–243.

［10］ Schoenfeld SR, Kasturi S, Costenbader, KH. The epidemiology of atherosclerotic cardiovascular disease among patients with SLE: a systematic review. Semin Arthritis Rheum. 2013;43(1): 77–95.

［11］ Appenzeller S, Cendes F, Costallat LTL. Epileptic seizures in systemic lupus erythematosus. Neurology. 2004;63(10):1808–1812.

［12］ Yang N, Bhattacharyya S, Weinblatt M. Refractory syndrome of inappropriate secretion of antidiuretic hormone in systemic lupus erythematosus-associated hypophysitis. J Rheumatol. 2017;44(4):541– 542.

［13］ Jung SM, Moon S-J, Kwok S-K, et al. Posterior reversible encephalopathy syndrome in Korean patients with systemic lupus erythematosus: risk factors and clinical outcome. Lupus. 2013;22(9):885– 891.

［14］ Mariette X, Criswell LA. Primary Sjögren's syndrome. N Engl J Med. 2018 379(1):97.

［15］ Ramos-Casals M, Solans R, Rosas J, et al. Primary Sjögren syndrome in Spain: clinical and immunologic expression in

1010 patients. Medicine (Baltimore). 2008;87(4):210–219.

［16］ Ramos-Casals M, Brito-Zerón P, Yagüe J, et al. Hypocomplementaemia as an immunological marker of morbidity and mortality in patients with primary Sjogren's syndrome. Rheumatol Oxf Engl. 2005;44(1):89–94.

［17］ Kahlenberg JM. Neuromyelitis optica spectrum disorder as an initial presentation of primary Sjögren's syndrome. Semin Arthritis Rheum. 2011;40(4):343–348.

［18］ Grant IA, Hunder GG, Homburger HA, Dyck PJ. Peripheral neuropathy associated with sicca complex. Neurology. 1997;48(4):855–862.

［19］ Scott DL, Wolfe F, Huizinga TWJ. Rheumatoid arthritis. Lancet. 2010;376(9746):1094–1108.

［20］ Watts RA, Mooney J, Lane SE, Scott DGI. Rheumatoid vasculitis: becoming extinct? Rheumatol Oxf Engl. 2004;43(7):920–923.

［21］ Younes M, Belghali S, Kriâa S, et al. Compared imaging of the rheumatoid cervical spine: prevalence study and associated factors. Jt Bone Spine Rev Rhum. 2009;76(4):361–368.

［22］ Denton CP, Khanna D. Systemic sclerosis. Lancet. 2017;390(10103): 1685–1699.

［23］ Chifflot H, Fautrel B, Sordet C, Chatelus E, Sibilia J. Incidence and prevalence of systemic sclerosis: a systematic literature review. Semin Arthritis Rheum. 2008;37(4):223–235.

［24］ Gabrielli A, Avvedimento EV, Krieg T. Scleroderma. N Engl J Med. 2009;360(19):1989–2003.

［25］ Ho KT, Reveille JD. The clinical relevance of autoantibodies in scleroderma. Arthritis Res Ther. 2003;5(2):80–93.

［26］ Amaral TN, Peres FA, Lapa AT, Marques-Neto JF, Appenzeller S. Neurologic involvement in scleroderma: a systematic review. Semin Arthritis Rheum. 2013;43(3):335–347.

［27］ Kister I, Inglese M, Laxer RM, Herbert J. Neurologic manifestations of localized scleroderma: a case report and literature review. Neurology. 2008;71(19):1538–1545.

［28］ Stone J, Franks AJ, Guthrie JA, Johnson MH. Scleroderma "en coup de sabre": pathological evidence of intracerebral inflammation. J Neurol Neurosurg Psychiatry. 2001;70(3):382–385.

［29］ Averbuch-Heller L, Steiner I, Abramsky O. Neurologic manifestations of progressive systemic sclerosis. Arch Neurol. 1992;49(12):1292–1295.

［30］ Argyropoulou MI, Tsifetaki N, Zikou AK, et al. Systemic sclerosis: brain abnormalities revealed by conventional magnetic resonance imaging and magnetization transfer imaging. Arthritis Rheum. 2006;54(4):1350–1352.

［31］ Heron E, Hernigou A, Chatellier G, Fornes P, Emmerich J, Fiessinger JN. Intracerebral calcification in systemic sclerosis. Stroke. 1999;30(10): 2183–2185.

［32］ Valeyre D, Prasse A, Nunes H, Uzunhan Y, Brillet P-Y, Müller-Quernheim J. Sarcoidosis. Lancet. 2014;383(9923):1155–1167.

［33］ Iannuzzi MC, Rybicki BA, Teirstein AS. Sarcoidosis. N Engl J Med. 2007;357(21):2153–65.

［34］ Ungprasert P, Carmona EM, Crowson CS, Matteson EL. Diagnostic utility of angiotensin-converting enzyme in sarcoidosis: a population- based study. Lung. 2016;194(1):91–95.

［35］ Treglia G, Taralli S, Giordano A. Emerging role of whole-body 18F- fluorodeoxyglucose positron emission tomography as a marker of disease activity in patients with sarcoidosis: a systematic review. Sarcoidosis Vasc Diffuse Lung Dis. 2011;28(2): 87–94.

［36］ Stern BJ, Royal W, Gelfand JM, et al. Definition and consensus diagnostic criteria for neurosarcoidosis: from the Neurosarcoidosis Consortium Consensus Group. JAMA Neurol. 2018;75(12):1546–1553.

［37］ Krumholz A, Stern BJ. Neurologic manifestations of sarcoidosis. Handb Clin Neurol. 2014;119:305–333.

［38］ Segal BM. Neurosarcoidosis: diagnostic approaches and therapeutic strategies. Curr Opin Neurol. 2013;26(3):307–313.

［39］ Flanagan EP, Kaufmann TJ, Krecke KN, et al. Discriminating long myelitis of neuromyelitis optica from sarcoidosis. Ann Neurol. 2016;79:437–447.

［40］ Said G. Sarcoidosis of the peripheral nervous system. Handb Clin Neurol. 2013;115:485–495.

［41］ Hoitsma E, Marziniak M, Faber CG, et al. Small fibre neuropathy in sarcoidosis. Lancet. 2002;359(9323):2085–2086.

［42］ Gelfand JM, Bradshaw MJ, Stern BJ, et al. Infliximab for the treatment of CNS sarcoidosis: a multi-institutional series. Neurology. 2017;89(20): 2092–2100.

［43］ Salvarani C, Brown RD, Calamia KT, et al. Primary central nervous system vasculitis: analysis of 101 patients. Ann Neurol. 2007;62(5):442– 451.

［44］ Bhattacharyya S, Berkowitz AL. Primary angiitis of the central nervous system: avoiding misdiagnosis and missed diagnosis of a rare disease. Pract Neurol. 2016;16(3):195–200.

［45］ Hajj-Ali RA, Singhal AB, Benseler S, Molloy E, Calabrese LH. Primary angiitis of the CNS. Lancet Neurol. 2011;10(6):561–572.

［46］ Duna GF, Calabrese LH. Limitations of invasive modalities in the diagnosis of primary angiitis of the central nervous system. J Rheumatol. 1995;22(4):662–667.

［47］ Jennette JC, Falk RJ, Bacon PA, et al. 2012 revised International Chapel Hill Consensus Conference Nomenclature of Vasculitides. Arthritis Rheum. 2013;65(1):1–11.

［48］ Hwang J, Kim SJ, Bang OY, et al. Ischemic stroke in Takayasu's arteritis: lesion patterns and possible mechanisms. J Clin Neurol Seoul Korea. 2012;8(2):109–115.

［49］ Vodopivec I, Rizzo JF. Ophthalmic manifestations of giant cell arteritis. Rheumatol Oxf Engl. 2018;57(suppl 2):ii63–72.

［50］ Smetana GW, Shmerling RH. Does this patient have temporal arteritis? JAMA. 2002;287(1):92–101.

［51］ Niederkohr RD, Levin LA. Management of the patient with suspected temporal arteritis a decision-analytic approach. Ophthalmology. 2005;112(5):744–756.

［52］ Gilden D, White T, Khmeleva N, et al. Prevalence and distribution of VZV in temporal arteries of patients with giant cell arteritis. Neurology. 2015;84(19):1948–1955.

［53］ Mitchell BM, Font RL. Detection of varicella zoster virus DNA in some patients with giant cell arteritis. Invest Ophthalmol Vis Sci. 2001;42(11): 2572–2577.

［54］ Stone JH, Klearman M, Collinson N. Trial of tocilizumab in giant-cell arteritis. N Engl J Med. 2017;377(15):1494–1495.

［55］ Miyakis S, Lockshin MD, Atsumi T, et al. International consensus statement on an update of the classification criteria for definite antiphospholipid syndrome (APS). J Thromb Haemost. 2006;4(2):295–306.

［56］ Fischetti F, Durigutto P, Pellis V, et al. Thrombus formation induced by antibodies to beta2-glycoprotein I is complement dependent and requires a priming factor. Blood. 2005;106(7):2340–2346.

［57］ Bottin L, Francès C, de Zuttere D, Boëlle P-Y, Muresan I-P, Alamowitch S. Strokes in Sneddon syndrome without antiphospholipid antibodies. Ann Neurol. 2015;77(5):817–829.

［58］ Ferro JM, Canhão P, Stam J, Bousser M-G, Barinagarrementeria F; ISCVT Investigators. Prognosis of cerebral vein and dural sinus thrombosis: results of the International Study on Cerebral Vein and Dural Sinus Thrombosis (ISCVT). Stroke. 2004;35(3):664–670.

［59］ Crowther MA, Ginsberg JS, Julian J, et al. A comparison of two intensities of warfarin for the prevention of recurrent thrombosis in patients with the antiphospholipid antibody syndrome. N Engl J Med. 2003;349(12):1133–1138.

［60］ Cohen H, Hunt BJ, Efthymiou M, et al. Rivaroxaban versus warfarin to treat patients with thrombotic antiphospholipid syndrome, with or without systemic lupus erythematosus (RAPS): a randomised, controlled, open-label, phase 2/3, non-inferiority trial. Lancet Haematol. 2016;3(9):e426–436.

［61］ Ruiz-Irastorza G, Cuadrado MJ, Ruiz-Arruza I, et al. Evidence-based recommendations for the prevention and long-term management of thrombosis in antiphospholipid antibody-positive patients: report of a task force at the 13th International Congress on Antiphospholipid Antibodies. Lupus. 2011;20(2): 206–218.